本書內容是陳偉醫師多年來研究的精華彙集，其內容普
用於一般社會大眾；但由於個人體質多少有些互異，
閱、採用本書的建議後仍未能獲得改善或仍有所疑慮
您還是向專科醫師諮詢，才能為您的健康做好最佳的

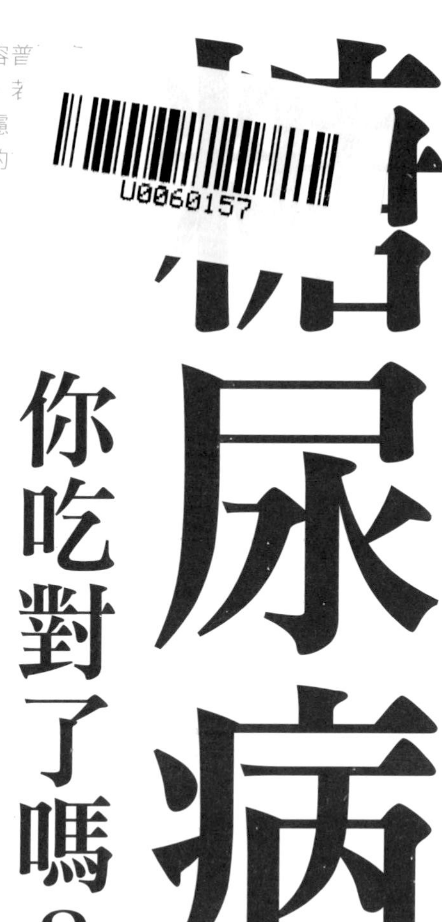

糖尿病 你吃對了嗎？

營養科醫師的飲食調養黃金法則，讓你安全、有效、快速穩定血糖

前　言　PREFACE

隨著生活水準的提高，糖尿病等慢性病的發病率越來越高。對糖尿病患者來說，飲食上可謂步步為營，這不敢吃，那不敢碰，吃飯成了一件痛苦的事。而「飲食治療」是糖尿病最基本的治療措施之一，對糖尿病的防治十分重要。就糖尿病患者來說，只要掌握合理的飲食方式，同樣能吃得好！

糖尿病患者要怎麼吃才能控制好病情呢？了解哪些食物可以吃，哪些食物不能碰，能吃的食物又該如何吃、吃多少，差不多就掌握核心了。

胰島素是人體內幾乎唯一的降糖激素，胰島素分泌不足就會導致糖代謝紊亂和血糖升高，因此選擇可促進胰島素分泌的食物對於降糖具有重要意義。

本書是專為糖尿病患者所設計，全方位介紹適合糖尿病患者的飲食法則，比如定時定量定餐、合理計算能量等，還詳細介紹具出色降糖效果的營養素，並呈現了九十多種適合糖尿病患者食用的家常食材。每道食材詳細介紹其最降糖的吃法，及搭配禁忌等內容，能為糖尿病患者的飲食提供切實的指導。

俗話說：病從口入。現代很多疾病都是因為飲食不合理所導致，但是透過食療，也同樣能把病吃好。當然，飲食療法其核心在於持之以恆，其目的是有效防病和輔助治療疾病，但依據具體病情的不同還是要遵醫囑，再配以合理的飲食。

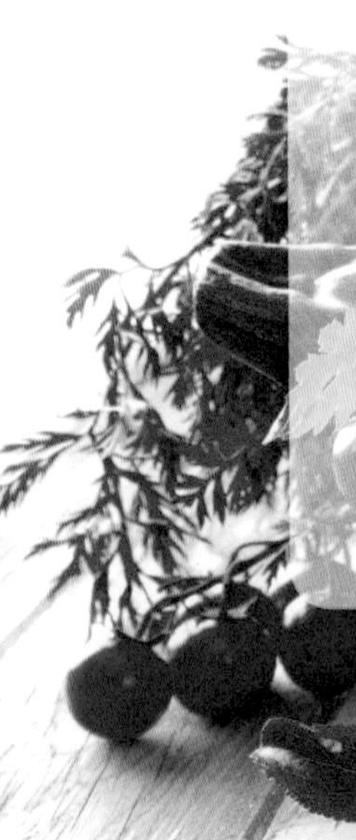

目 錄 CONTENTS

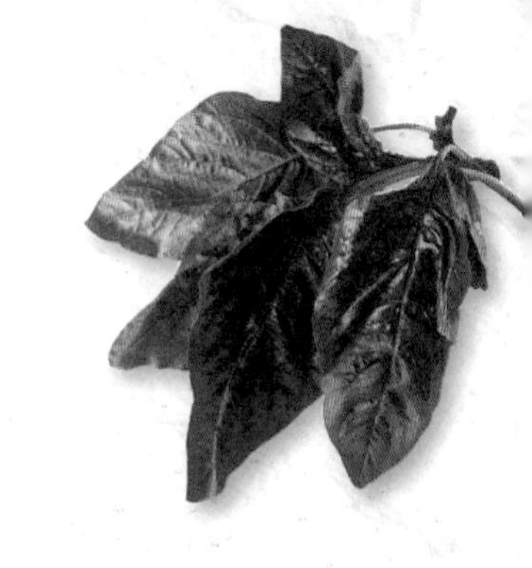

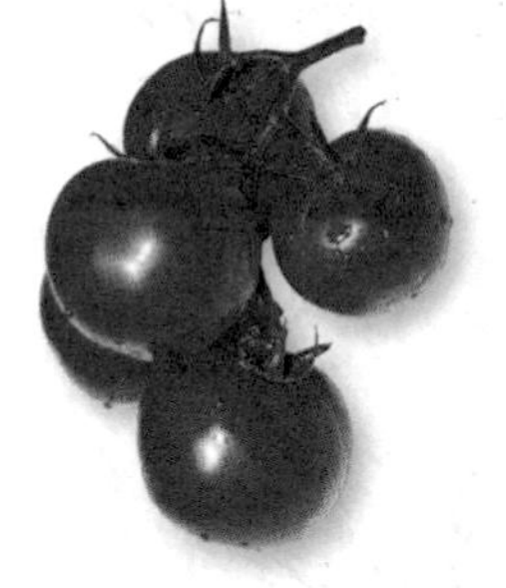

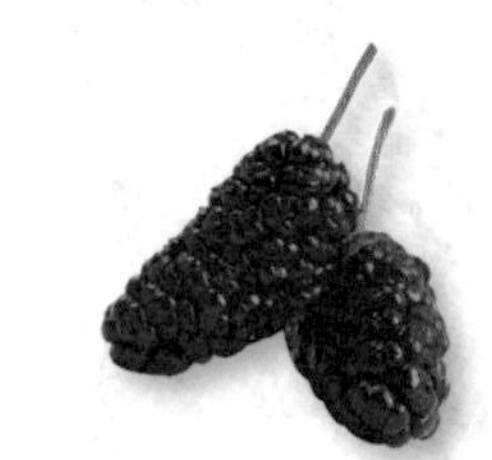

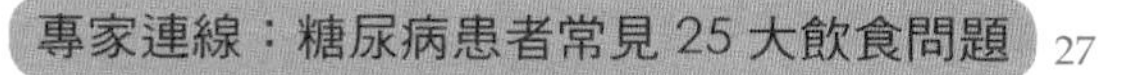

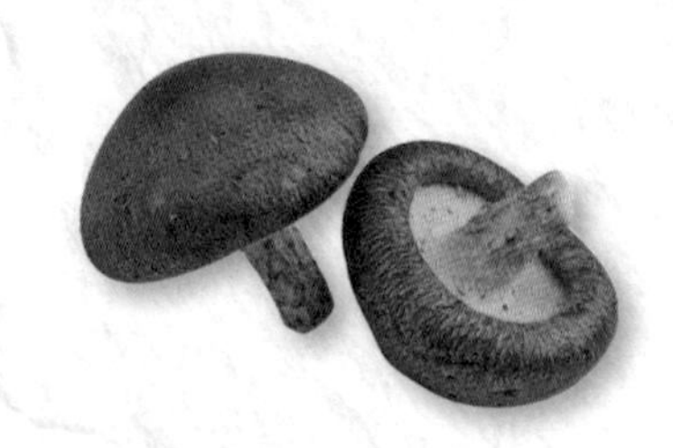

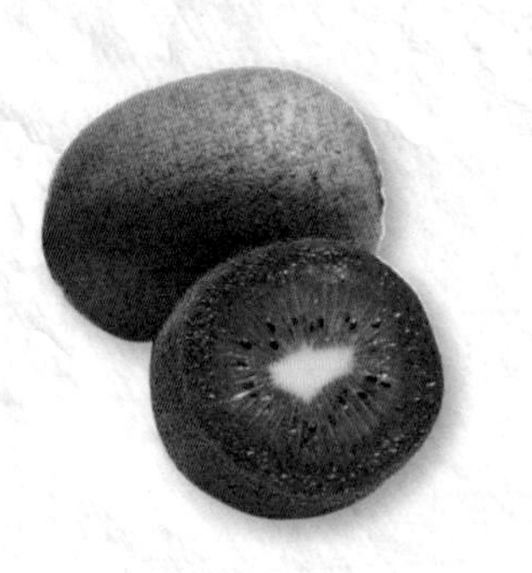

★ 隨書附贈：《糖尿病 68 個 Q&A》別冊

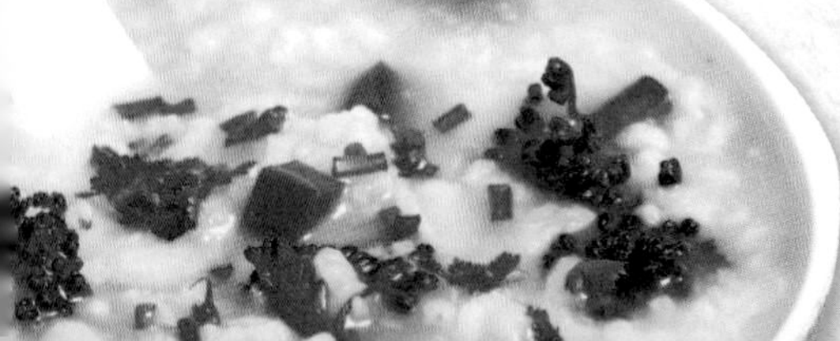

了解糖尿病，知己知彼百病不怠

什麼是糖尿病？

古代就有糖尿病（Diabetes）的記載，名為「消渴症」，意為「消瘦、煩渴」。現代醫學對糖尿病的定義是：一種內外因素長期共同作用所導致的慢性、全身性、代謝性疾病。這種代謝性疾病基本的特點就是人體內葡萄糖、蛋白質和脂肪三大產熱營養素代謝紊亂。最明顯的表現是血液中葡萄糖的含量過高以及尿中有糖。

糖尿病的重要診斷依據：血糖

血糖即血液中的葡萄糖，診斷糖尿病的主要依據是血糖（靜脈血漿葡萄糖）值。

正常人空腹血糖應在 70 ～ 100 mg/dL 的範圍內，飯後 2 小時血糖應該低於 140 mg/dL。

如果空腹血糖（FPG）大於等於 126 mg/dL，飯後或糖耐受性試驗（口服 75 公克的葡萄糖）後 2 小時血糖大於等於 200 mg/dL，即可診斷患有糖尿病。

糖尿病的診斷標準

確診為糖尿病	具有典型症狀，空腹血糖≧ 126 mg/dL 或 飯後血糖≧ 200 mg/dL 者可以確診為糖尿病
	無典型症狀，僅空腹血糖≧ 126 mg/dL 或 飯後血糖≧ 200 mg/dL，應再測一次，結果仍達以上者，可以確診為糖尿病
	無典型症狀，僅空腹血糖≧ 126 mg/dL 或 飯後血糖≧ 200 mg/dL，耐糖試驗 2 小時血糖≧ 200 mg/dL 者，可以確診為糖尿病
排除糖尿病	耐糖試驗 2 小時血糖 140 ～ 200 mg/dL 為糖耐受性減低；空腹血糖 110 ～ 126 mg/dL 為空腹血糖受損，均不診斷為糖尿病
	飯後血糖 < 140 mg/dL 及空腹血糖 < 100 mg/dL，可以排除糖尿病

糖尿病有哪些症狀？

糖尿病一定要做到早發現、早治療，因此在發現有以下十大警訊時，就要警惕，及時到醫院進行檢查確認。

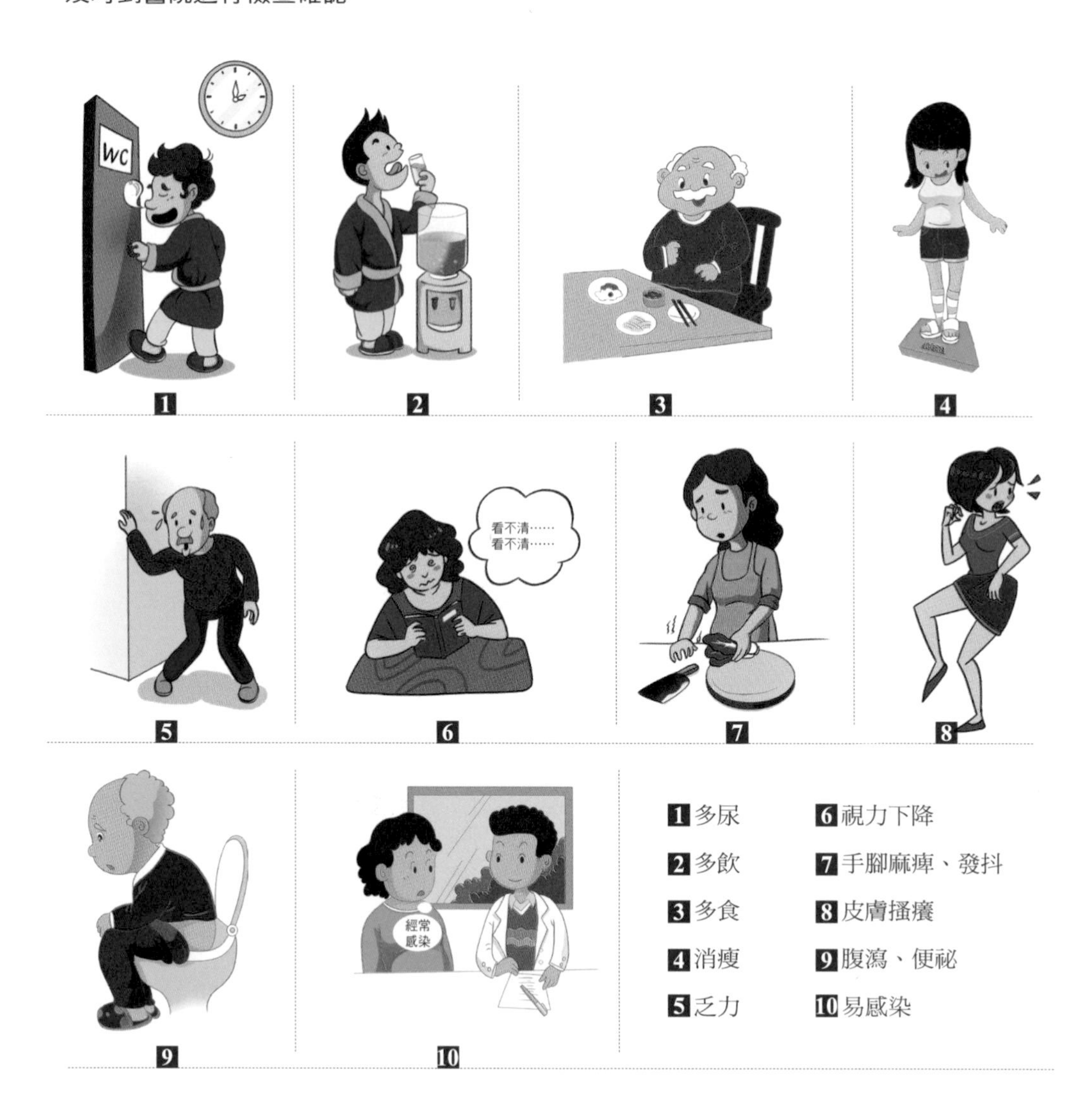

如果出現以上一種或是幾種風險徵兆（而且持續不斷），就要警惕是否罹患糖尿病。而出現的風險徵兆越多，患上糖尿病的風險也就越大。但是糖尿病的表現形式多種多樣，有的很明顯，有的很模糊；有的能自己感覺到，而有的要健康檢查才能發現，因此不能僅僅靠「症狀」診斷糖尿病，判斷糖尿病的主要依據是血糖，出現症狀時一定要及時就醫。

糖尿病有哪些類型？

根據世界衛生組織的標準，糖尿病分為四大類型，即：第 1 型糖尿病、第 2 型糖尿病、妊娠期糖尿病、特殊類型糖尿病。

第1型糖尿病

第 1 型糖尿病又叫青年型糖尿病，這是因為它常常在 35 歲以前發病，占糖尿病患者的 5%左右。患者往往發病急，「三多一少」（ 多飲、多食、多尿、體重減少）症狀較為明顯，容易發生酮酸中毒，多數患者都以酮酸中毒為首發症狀。第 1 型糖尿病依賴胰島素的治療，也就是說患者從發病開始就需使用胰島素治療，並且終生使用。

第2型糖尿病

第 2 型糖尿病也叫成人型糖尿病，多在 35 歲之後發病，占糖尿病患者的 90%以上。第 2 型糖尿病多數發病緩慢，「三多一少」症狀較輕或者不典型，早期或許沒有任何不適症狀，較少出現酮酸中毒。

第 2 型糖尿病患者體內產生胰島素的能力並非完全喪失，可以透過某些口服藥物刺激體內胰島素的分泌。但病程較長、已出現胰島功能衰竭的第 2 型糖尿病患者，同樣也需要補充胰島素來控制血糖。

妊娠期糖尿病

女性妊娠期間發生的糖尿病。其發生率為 1%～ 3%。由於妊娠期間雌激素、孕激素等胰島素的抗激素分泌增加，導致體內胰島素絕對或相對不足所致。該病多發生在有糖尿病家族史、肥胖、高齡的孕婦。

妊娠期糖尿病患者透過飲食治療與運動治療即可控制血糖，少數患者若經過上述方法仍無法將血糖控制好，須注射胰島素。隨著分娩的結束，多數妊娠期糖尿病患者血糖可恢復正常，但仍有近 1 ／ 4 的患者若干年後會發生永久性糖尿病。

特殊類型糖尿病

特殊類型糖尿病主要包括遺傳性 β 細胞缺陷、胰腺疾病、內分泌疾病，以及藥物因素所致的糖尿病。特殊類型糖尿病，要在醫生的指導下治療；對明確病因的糖尿病，要注意其發病原的治療。

糖尿病有哪些危害？

罹患糖尿病後，如果血糖控制不佳，長期處在嚴重高血糖狀態，則易發生各種急性、慢性併發症。一位糖尿病專家說過，「如果沒有併發症，糖尿病就不可怕」，預防糖尿病併發症具有十分重要的意義。

糖尿病可引發的急性併發症

糖尿病急性併發症一般包括低血糖、高滲性昏迷、酮酸中毒等。

糖尿病所引發的慢性併發症

糖尿病慢性併發症是目前糖尿病病人致死、致殘的重要原因。主要表現在對心腦血管的危害、對腎臟的危害、對周圍血管的危害、對神經的危害、對眼部的危害、對腳部的危害和各種感染。

糖尿病對身體的危害

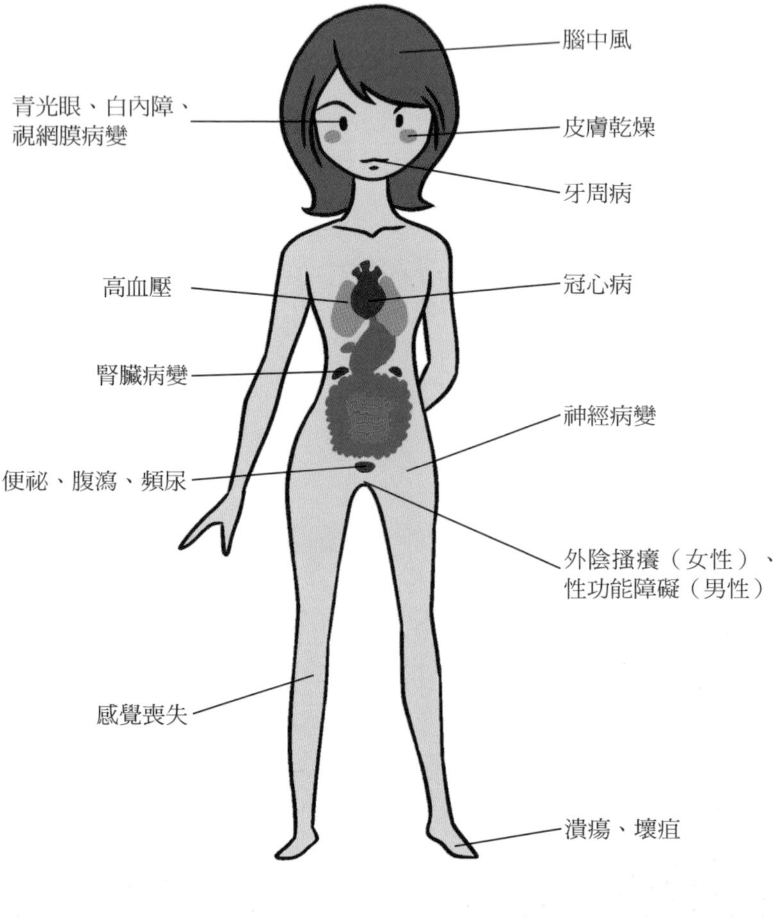

腦中風
青光眼、白內障、
視網膜病變
皮膚乾燥
牙周病
高血壓
冠心病
腎臟病變
神經病變
便祕、腹瀉、頻尿
外陰搔癢（女性）、
性功能障礙（男性）
感覺喪失
潰瘍、壞疽

糖尿病飲食調養黃金法則

積極備戰糖尿病

糖尿病的主要症狀是「三多一少」，即吃多，喝多，尿多，而體重減少。飲食是預防和控制糖尿病的有效途徑，更是糖尿病患者可以透過自我調控來讓血糖保持平穩的有效方法。那麼應該遵循的飲食法則為何呢？

合理控制飲食是糖尿病患者首要做的事

平衡膳食

平衡膳食可改善糖尿病患者的糖耐受性，降低血糖、血脂，是治療糖尿病不可缺少的手段。實際上，糖尿病患者什麼都可以吃，關鍵是怎麼吃，吃多少。每天要進食以下四大類食物：穀類與薯類，蔬菜與水果類，肉、禽、魚、蛋、豆、乳類，以及油脂類。要掌握雜糧精糧搭配、葷素搭配的原則，並且做到不挑食、不偏食。

少量多餐

規律的進食有利於血糖的控制。對於未用任何藥物，單純透過飲食治療的患者，一日至少進食3餐，而且要定時、定量，兩餐之間要間隔4～5小時。注射胰島素的病人或易出現低血糖的病人還應在3次正餐之間添2～3次加餐，即從3次正餐中挪出一部分食品留做加餐用，這樣既可以避免藥物作用達到高峰時出現低血糖，也可避免一天飲食總量過少，影響人的體力和體質。加餐時間可放在上午9～10點、下午3～4點及晚上睡前1小時。

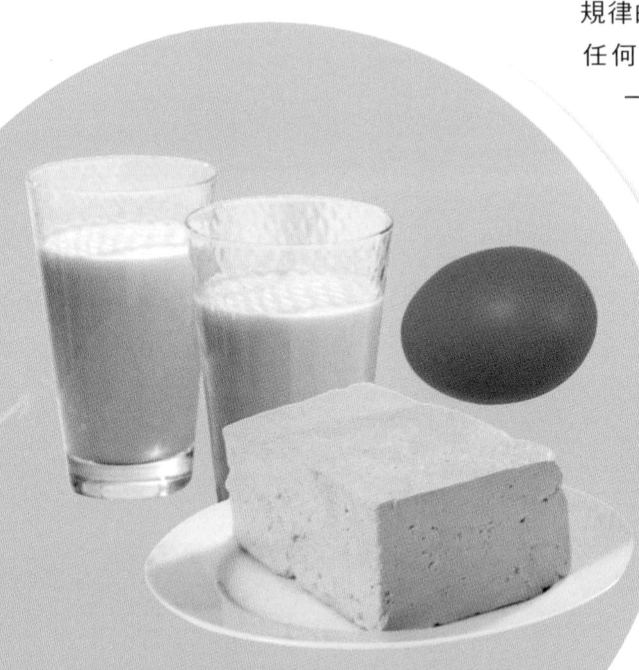

晚上就寢前的加餐，除主食外，可配牛奶、豆腐、雞蛋等富含蛋白質、對血糖影響較小的食物，以防止夜間出現低血糖。

選用優質蛋白

糖尿病患者蛋白質的攝取量應占總能量的10%~20%。富含優質蛋白的食物大都含有脂肪，因此，在選擇這類食物時，應以豬瘦肉、牛瘦肉、羊肉、雞肉、兔肉、魚和海產品等為主。

限制脂肪的攝取量

若血液中脂肪過多，或是身體積存過多脂肪，胰島素不僅分泌量下降，而且作用也減弱，以致無法把糖分送達細胞，糖分就在血液中累積，引起血糖升高，使病情更加難以控制。糖尿病患者每天的脂肪攝取量應少於每日總能量的 30%。因此，食用油應以花生油、大豆油、葵花子油、橄欖油等植物性油為主。

合理攝取碳水化合物

碳水化合物主要包括：單醣（葡萄糖、果糖、半乳糖等）、雙醣（蔗糖、乳糖、麥芽糖等）、多醣（澱粉類，也叫複合碳水化合物）。單醣和雙醣的吸收比多醣要快，它們在腸道內不需要消化酶，可被直接吸收進入血液，使血糖迅速升高。而且過多攝取含單醣和雙醣的食物，將使體內三酸甘油酯合成增強並使血脂升高。因此，糖尿病患者要減少攝取單醣和雙醣類食物。

多醣也就是複合碳水化合物，進入人體後會緩緩釋放糖分，使身體慢慢地進行消化、吸收，不會快速升高血糖。豆類與穀類是多醣的主要來源。但是當病人出現低血糖時，則要補充單醣和雙醣，以使血糖能迅速回升到正常濃度。

食用富含膳食纖維的食物

膳食纖維可以促進胰島素的分泌，降低血液中的葡萄糖含量，有利於糖尿病患者控制血糖；此外，膳食纖維還可以增加飽腹感，有利於控制體重。富含膳食纖維的食物有蔬菜、水果以及雜糧。

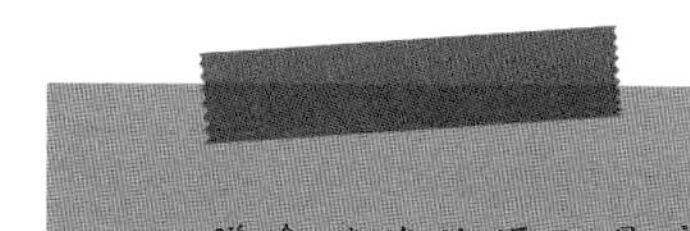

膳食纖維的攝取量應循序漸進地增加，不宜突然在短時間內由低膳食纖維飲食迅速轉變為高膳食纖維飲食，否則易出現胃腸脹氣、腹痛、腹瀉等不適。

限制鹽的攝取量

過多的鹽能夠增強澱粉酶活性，從而促進澱粉的消化，並能促進小腸吸收游離葡萄糖，導致血糖濃度升高而加重病情。因此，糖尿病患者每天的食鹽攝取量應在 4 公克以下。

最好不要飲酒

酒精能產生大量的能量，對血糖的監測有重要影響，會使血糖發生波動。當空腹大量飲酒時，將會發生嚴重的低血糖，而且酒醉狀態往往會掩蓋低血糖的症狀，此時若發生低血糖，不容易被發現，非常危險。

5 步驟計算每日所需總能量

糖尿病患者計算每日所需的總能量，有 5 個步驟。

第 1 步　計算標準體重

標準體重 ＝ 身高（公分）－105

第 2 步　判斷現有體重是消瘦還是肥胖

BMI（身體質量指數）＝ 現有體重（公斤）÷〔身高（公尺）〕^{2}

身體質量指數表（BMI 評定標準表）

等級	BMI值
重度肥胖	BMI ≧ 35
中度肥胖	30 ≦ BMI < 35
輕度肥胖	27 ≦ BMI < 30
過重	24 ≦ BMI < 27
正常值	18.5 ≦ BMI < 24
過輕	<18.5

第 3 步　判斷活動強度

活動強度一般分為四種情況：臥床休息、輕體力、中等體力、重體力。具體的界定方法如下：

輕體力勞動	以站著或少量走動為主的工作，如教師、售貨員等。 以坐著為主的工作，如辦公室工作。
中等體力勞動	如學生的日常活動等。
重體力勞動	如體育運動，非機械化的裝卸、伐木、採礦、採石等勞動。

第4步　判斷糖尿病患者所需能量

成人糖尿病患者每日每公斤體重所需能量表（kcal／kg．bw）

體型	臥床	輕體力勞動	中等體力勞動	重體力勞動
消瘦	84～105（20～25）	146（35）	167（40）	188～209（45～50）
正常	63～68（15～20）	125（30）	146（35）	167（40）
過重或肥胖	63（15）	84～105（20～25）	125（30）	146（35）

注：kj（Kcal）是能量單位，每日每公斤標準體重需要的能量

第5步　計算

每日所需總能量 ＝ 標準體重（公斤） × 每日每公斤標準體重需要的能量（大卡）

舉例　一名男性糖尿病患者，年齡60歲，大學教授，無併發症，身高173公分（1.73公尺），體重85公斤，計算其每天需要多少能量。

- 標準體重　173 － 105 ＝ 68
- 體重水平　BMI ＝ $85 \div 1.73^2 \fallingdotseq 28.4$　（輕度肥胖）
- 活動強度　條件中已說，這名糖尿病患者從事的是教師職業，教師職業應屬輕體力勞動。
- 每日需要的能量　根據「成人糖尿病患者每日每公斤體重所需能量表」，對應值是 20 ～ 25 大卡。
- 總能量　總能量＝ 68（標準體重）×（20~25）（每日每公斤體重所需熱量）＝ 1,360~1,700 大卡／日

計算每天應吃食物的量

确定三餐的熱量分配比例

可以按照自己的飲食習慣，將早、午、晚三餐按照 1 ／ 5、2 ／ 5、2 ／ 5 的熱量比例來分配。也可以按照 1 ／ 3、1 ／ 3、1 ／ 3 的熱量比例進行分配。如果有加餐，應從上一餐的熱量總數中減去加餐所產生的熱量。這樣做能防止一次進食量過多造成胰島分泌的負擔過重，出現飯後血糖過高；同時還能防止進食量過少，發生低血糖。

一般說來，加餐的最佳時間段為 9 ～ 10 點、15 ～ 16 點和 21 ～ 22 點。加餐的食物也要有選擇，不能隨意吃些零食和小吃。上午和下午的加餐可隨便一些，麵包、餅乾或豆干等都可以；晚間的加餐品種可以豐富一些，除少量主食外，最好吃一些富含優質蛋白質的食物，如雞蛋、瘦肉、魚蝦等，這些富含優質蛋白質的食物能防止夜間出現低血糖。

在前面的例子中我們計算出了大學教授的每日需要的總能量1,360~1,700大卡，如果按早餐、午餐、晚餐 1／5、2／5、2／5 的比例來分配三餐的熱量，即：

早餐的熱量 =（1,360~1,700）大卡 ×1 ／ 5 ＝ 272 ～ 340 大卡

午餐的熱量 =（1,360~1,700）大卡 ×2 ／ 5 ＝ 544 ～ 680 大卡

晚餐的熱量 =（1,360~1,700）大卡 ×2 ／ 5 ＝ 544 ～ 680 大卡

確定主食量

主食即富含碳水化合物的食物，如白米、麵粉、玉米等，是全天食物中熱量的主要來源。主食吃得少了或多了都會影響血糖的控制，建議糖尿病患者每天進食的碳水化合物產熱比不低於 50%。可根據個人每日所需要的能量來決定主食的進食量。

每日所需能量	每日建議主食量
1,200 大卡	約為 150 公克
1,300 大卡	約為 175 公克
1,400 大卡	約為 200 公克
1,500 大卡	約為 225 公克
1,600 大卡	約為 250 公克
1,700 大卡	約為 275 公克

1,800 大卡	約為 300 公克
1,900 大卡	約為 325 公克
2,000 大卡	約為 350 公克
2,100 大卡	約為 375 公克

確定副食量

一般情況下，糖尿病患者每天的副食品種及食用量大致如下：

副食品種	推薦食用量
蔬菜	500 公克
瘦肉	100 ～ 150 公克
蛋類	1 顆雞蛋（以每週 3 ～ 5 顆為宜）或 2 顆蛋清
豆類及其製品	50 ～ 100 公克
乳類及乳製品	250 公克
水果	200 公克（在病情允許的情況下食用）
油脂	不超過 25 公克

了解食物的升糖指數

食物升糖指數（Glycemic index ，GI）是衡量進餐 2 小時後，食物引起血糖上升速度的快慢和高低的一項指標參數。即低 GI 的食物引起血糖變化小，高 GI 的食物引起血糖升高幅度大。GI < 55 屬低 GI 食物；55 < GI < 75 屬中 GI 食物；GI > 75 屬高 GI 食物。食物 GI 值受食物化學成分和含量、碳水化合物的類型和結構，以及食物的加工製作方法等多種因素的影響。比如，粥煮的時間越長，升糖指數就越高；再比如，烹飪食物時的顆粒越小，升糖指數就越高。

掌握食物的升糖指數，有助於糖尿病患者監測自己的日常飲食。基本上，低 GI 食物最適合糖尿病患者食用。中 GI 食物要控制食用量，盡量少食用。最好不要吃高 GI 食物。

後面介紹食材時，有的會標注其升糖指數，供糖尿病患者在實際飲食中參考。

常見食物升糖指數表

醣類

食物名稱	升糖指數	食物名稱	升糖指數
葡萄糖	100.0	麥芽糖	105.0
砂糖	83.8	蜂蜜	73.0
蔗糖	65.0	軟糖	90.0
果糖	23.0	巧克力	49.0
乳糖	46.0		

薯類、澱粉製品

食物名稱	升糖指數	食物名稱	升糖指數
馬鈴薯	62.0	馬鈴薯泥	73.0
馬鈴薯（煮）	66.4	馬鈴薯粉條	13.6
馬鈴薯（烤）	60.0	番薯（煮）	76.7
馬鈴薯（蒸）	65.0	藕粉	32.6
馬鈴薯（微波爐烤）	82.0	番薯粉條	34.5
馬鈴薯（燒烤、無油脂）	85.0	冬粉湯（豌豆）	31.6

豆類

食物名稱	升糖指數	食物名稱	升糖指數
黃豆（浸泡，煮）	18.0	皇帝豆（加 5 公克蔗糖）	30.0
黃豆（罐頭）	14.0	皇帝豆（加 10 公克蔗糖）	31.0

蠶豆（五香）	16.9	皇帝豆（嫩、冷凍）	32.0
豆腐（燉）	31.9	皇帝豆	31.0
豆腐（凍）	22.3	鷹嘴豆	33.0
豆干	23.7	鷹嘴豆（罐頭）	42.0
綠豆	27.2	咖哩鷹嘴豆（罐頭）	41.0
刀豆	39.0	刀豆（罐頭）	45.0
扁豆	38.0	豌豆	46.0
扁豆（紅、小）	26.0	黑豆湯	64.0
扁豆（綠、小）	30.0	四季豆	27.0
扁豆（綠、小、罐頭）	52.0	四季豆（高壓處理）	34.0
小扁豆湯（罐頭）	44.0	四季豆（罐頭）	52.0

穀類及其製品

食物名稱	升糖指數	食物名稱	升糖指數
小麥（整粒、煮）	41.0	米麩	19.0
粗麥粉（蒸）	65.0	糯米飯	87.0
麵條（小麥粉）	81.6	白米＋糯米飯	65.3
麵條（強化蛋白粉、細、煮）	27.0	黑米粥	42.3
麵條（全麥粉、細）	37.0	大麥子（整粒、煮）	25.0
麵條（白、細、煮）	41.0	大麥粉	66.0
麵條（硬質小麥粉、細、煮）	55.0	黑麥（整粒、煮）	34.0
義大利麵條（實心、細）	35.0	玉米（甜、煮）	55.0
通心粉（管狀、粗）	45.0	玉米粉（粗粉、煮）	68.0
麵條（小麥粉、硬、扁、粗）	46.0	玉米粉粥	50.9

麵條（硬質小麥粉、如雞蛋、粗）	49.0	玉米粥	51.8
麵條（硬質小麥粉、細）	55.0	玉米片（高纖維）	74.0
饅頭（富強粉）	88.1	玉米片	78.5
烙餅	79.6	小米（煮）	71.0
油條	74.9	小米粥	61.5
白米粥	69..4	米餅	82.0
白米飯	83.2	蕎麥（黃）	54.0
蕎麥麵條	59.3	蕎麥粉饅頭	66.7
糙米（煮）	87.0	燕麥麩	55.0

水果類及其製品

食物名稱	升糖指數	食物名稱	升糖指數
鳳梨	66.0	李子	24.0
蘋果	36.0	櫻桃	22.0
梨子	36.0	葡萄	43.0
桃子	28.0	葡萄乾	64.0
桃子（罐頭、含果汁）	30.0	葡萄（淡黃色、小、無核）	56.0
桃子（罐頭、含糖濃度低）	52.0	橘子	43.0
桃子（罐頭、含糖濃度高）	58.0	柚子	25.0
杏桃乾	31.0	芒果	55.0
杏桃（罐頭、含淡味果汁）	64.0	奇異果	52.0
香蕉	52.0	香蕉（生）	30.0
西瓜	72.0		

蔬菜類

食物名稱	升糖指數	食物名稱	升糖指數
甜菜	64.0	胡蘿蔔	71.0
南瓜	75.0	芋頭（蒸）	47.0
山藥	51.0		

飲料類

食物名稱	升糖指數	食物名稱	升糖指數
蘋果汁	41.0	柚子汁（不加糖）	48.0
水蜜桃汁	32.7	橘子汁	57.0
梨子汁（罐頭）	44.0	可樂	40.3
鳳梨汁（不加糖）	46.0	芬達	68.0
冰淇淋	61.0	冰淇淋（低脂）	50.0

乳類及乳製品

食物名稱	升糖指數	食物名稱	升糖指數
牛奶	27.6	降糖奶粉	26.0
牛奶（加糖和巧克力）	34.0	老年奶粉	40.8
牛奶（加人工甜味、劑和巧克力）	24.0	優格（加糖）	48.0
全脂牛奶	27.0	優酪乳（普通）	36.0
脫脂牛奶	32.0	優酪乳（低脂）	33.0
低脂牛奶	11.9	優酪乳（低脂、加人工甜味劑）	14.0

掌握食物代換法，
糖尿病患者也能吃得多樣化！

食物代換是營養學上的一個概念，凡能產生 90 大卡熱量的食物即為一個食物代換的份量。換句話說，每個替換食物其所含熱量都是 90 大卡，但其重量可以不同，例如 1 個代換份量相當於米粉 25 公克、綠葉蔬菜 500 公克、水果 200 公克、牛奶 160 公克、瘦肉 50 公克、雞蛋 60 公克（帶殼）、油 10 公克等等。也就是說，吃綠葉蔬菜 500 公克，與吃 50 公克瘦肉的熱量相當，這表明蔬菜可以多吃，肉就要少吃一些了。

食物代換法的優點

易於達到膳食平衡。只要每日膳食包括四大類食品，即可構成平衡膳食。

便於控制總能量。主食和副食同時控制，對總能量就可以做到心中有數。

便於計算總能量。四大類和八小類食品中每份所含熱量均為 90 大卡左右，這樣便於快速估算每日攝取多少熱量。

做到食物多樣化。同類食品可以任意選擇，避免選食單調，使糖尿病患者感到進餐是一種享受，而非一種負擔。

利於靈活掌握。糖尿病患者掌握了糖尿病營養治療的知識，即可根據病情，在原則範圍內靈活運用。

等值油脂類食物代換表

每一代換油脂類（包括堅果類）食品提供脂肪 6 公克，熱量 90 大卡。

食品	重量（公克）	食品	重量（公克）
花生油、香油（1 湯匙）	10	豬油	10
玉米油、菜籽油（1 湯匙）	10	牛油	10
大豆油（1 湯匙）	10	羊油	10
紅花籽油（1 湯匙）	10	奶油	10
核桃、杏仁	25	葵花子（帶殼）	20
花生米	25	西瓜子（帶殼）	40

注：數據顯示，10公克菜籽油、花生油與25公克花生米、核桃的熱量相同，故花生米、核桃可多吃一些，菜籽油、花生油等就要少吃了。

等值豆類食物代換表

每一代換豆類食品提供蛋白質 9 公克，脂肪 4 公克，熱量 90 大卡。

食品	重量（公克）	食品	重量（公克）
豆皮	20	乾絲、豆干	50
黃豆	25	豆腐	100
綠豆、紅豆、芸豆、乾豌豆	25	豆漿（黃豆 1 份 +8 倍的水 磨漿）	400
黃豆粉	25	嫩豆腐	150

注：數據顯示，豆腐可多吃一些，豆皮類就要少吃一些了。

等值穀薯類食物代換表

每一代換穀薯類食品提供蛋白質 2 公克，碳水化合物 20 公克，熱量 90 大卡。

食品	重量（公克）	食品	重量（公克）
白米、小米、糯米、薏仁	25	乾粉條、乾蓮子	25
高粱米、玉米	25	油條、油餅、蘇打餅乾	25
麵粉、玉米粉	25	燒餅、烙餅	35
混合粉	25	鹹麵包、窩窩頭	35
燕麥片、裸燕麥粉	25	生麵條、蒟蒻	35
蕎麥粉、苦蕎麥粉	25	馬鈴薯	100
各種麵條	25	濕河粉	150
龍鬚麵	25	新鮮玉米（中等大小，帶棒芯）	200
通心粉	25		

注：數據顯示，200公克鮮玉米與25公克的白米或小米其熱量相同，故鮮玉米可多吃一些，白米和小米則可少吃一些。

等值蔬菜類食物代換表

每一代換蔬菜類食品提供蛋白質 5 公克，碳水化合物 17 公克，熱量 90 大卡。

食品	重量（公克）	食品	重量（公克）
大白菜、高麗菜、菠菜、油菜	500	白蘿蔔、青椒、茭白筍、冬筍	400
韭菜、茴香、茼蒿	500	南瓜、花椰菜	350
芹菜、萵筍	500	鮮豇豆、扁豆、洋蔥、蒜苗	250
黃瓜、茄子、絲瓜	500	胡蘿蔔	200
芥藍、小白菜	500	山藥、荸薺、蓮藕、豆薯	150
空心菜、莧菜、龍鬚菜	500	百合、芋頭	100
綠豆芽、蘑菇、水發海帶	500	毛豆	70
櫛瓜、番茄、冬瓜、苦瓜	500	鮮豌豆	70

注：數據顯示，500公克大白菜與100公克芋頭的熱量一樣，故白菜、菠菜等可多吃一些，芋頭就要少吃了。

等值水果類食物代換表

每一代換水果類食品提供蛋白質 1 公克，碳水化合物 21 公克，熱量 90 大卡。

食品	重量（公克）	食品	重量（公克）
柿子、香蕉、荔枝（帶皮）	150	李子、杏桃	200
梨子、桃子、蘋果	200	葡萄	200
橘子、柳橙、柚子（帶皮）	200	草莓	300
奇異果	200	西瓜	500

等值肉蛋類食物代換表

每一代換肉蛋類食品提供蛋白質 9 公克，脂肪 6 公克，熱量 90 大卡。

食品	重量（公克）	食品	重量（公克）
熟火腿、香腸	20	雞蛋粉	60
肥豬肉	25	雞蛋（大，帶殼）	60
熟叉燒肉（無糖）	35	皮蛋（大，帶殼）、鴨蛋	60
豬瘦肉、牛肉、羊肉	50	鵪鶉蛋（6 顆，帶殼）	150
排骨（帶骨）	50	雞蛋清	80
鴨肉	50	白帶魚	100
鵝肉	50	草魚、比目魚、鯉魚、甲魚	80
兔肉	100	大黃魚、鱔魚、鰱魚、鯽魚	80
蟹肉	100	對蝦、青蝦、鮮貝	80
水發魷魚	100	水發海參	350

注：數據顯示，20公克熟火腿、香腸與350公克水發海參的熱量相同，故熟火腿、香腸要少吃，水發海參可多吃一些。

糖尿病患者一定要知道的食物烹調法

糖尿病患者在飲食中，除了選對食物外，也要用合適的烹調方法，這對於少脂、低鹽、無糖的飲食原則十分重要，從而能有效控制血糖。

蔬菜能不切就不切，豆類能整粒吃就不要磨

食物的升糖指數受其形狀、大小的影響，一般來說切的越細碎升糖指數越高，因此對於薯類、蔬菜等不要切得太小，更不要製成泥狀，可盡量大塊些，吃的時候多嚼幾下，讓腸道多蠕動，這樣對控制血糖有利。

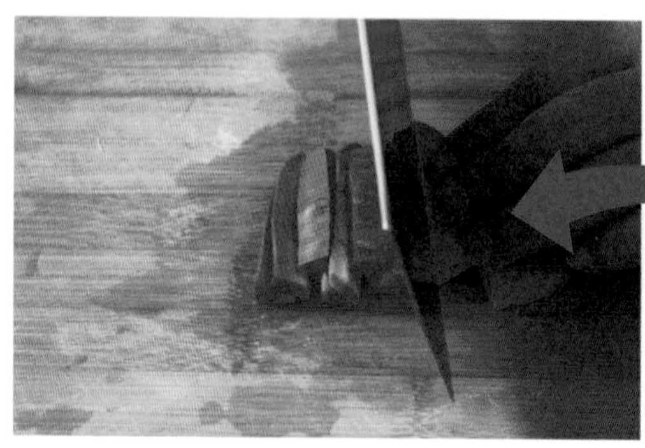

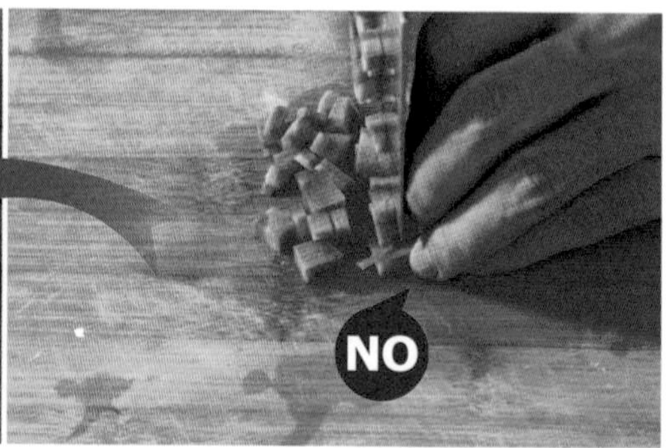

切菜的時候能切成大塊的就不要切成小塊，以免升糖指數變高。

盡量少油

烹調時，應以氽、煮、拌、蒸等少油的烹飪方式，並且盡量少放油，盡量少用煎、炸、紅燒、爆炒等耗油的烹飪方法。做湯或沙鍋燉菜時，若要放肉的話，肉不用過油，可直接放到鍋中。

多用急火，少加水

食物的軟硬、生熟、稀稠、顆粒大小對食物升糖指數都有影響。一般來說，加工時間越長，溫度越高，水分越多越糊，升糖指數就越高，因此烹飪時要用大火急火快煮快燉，並盡量少加水。

烹調時加點醋或檸檬汁

食物經發酵後產生的酸性物質，可使整個膳食中的食物升糖指數降低，在副食中加醋或檸檬汁是簡便易行的方法。

高、中、低升糖指數的食物搭配烹調

多種食物混合在一起烹製，既可以調色、調味、調口感，又可以獲得豐富的營養，不妨適當地將高、中升糖指數的食物與低升糖指數的食物一起烹飪，製作中等升糖指數的膳食。

糖尿病患者飲食必知技巧

糖尿病患者在實際飲食中，可透過一些小技巧減少脂肪、鹽分等的攝取，從而建立科學健康的飲食習慣。

減少脂肪攝取

1. 吃烤肉時盡量先滴滴油再吃，或用廚房紙巾吸乾油脂。
2. 吃鴨肉、雞肉時，除去外皮和油脂。
3. 少吃奶油類食物。
4. 盡量不吃奶酪和奶油。
5. 盡量食用低脂或脫脂的乳製品。
6. 少吃泡麵。
7. 選擇瘦肉，不吃肥肉 。
8. 喝湯時撇去湯麵上的油。
9. 吃堅果類食物要適量。

減少醣類攝取

1. 警惕隱藏在點心、麵包、餅乾、水果罐頭、飲料、巧克力中的糖分。
2. 飲用鮮奶、咖啡時，不加糖。
3. 不吃冰淇淋等糖分高的冰品。
4. 選用無糖麥片。
5. 不喝富含糖的飲料。
6. 不宜大量食用蜂蜜。
7. 不用或少用鮮奶油或奶油。
8. 飲用無糖優格。

選擇優質蛋白質

動物性食物中的蛋白質屬於優質蛋白，但是往往具有脂肪含量較高的特點；豆類及其製品中的蛋白質可與動物蛋白相媲美，因此糖尿病患者在日常飲食中可多吃豆類及豆製品，比如豆腐、豆漿、豆干等，也可適當吃些堅果類食物，比如核桃、芝麻、花生等。動物性食物要適當食用，可吃些去皮雞肉、去皮鴨肉、豬瘦肉、牛里肌、草魚、鯽魚、白帶魚、蝦、牛奶、奶酪等。

巧吃零食

糖尿病患者可以適當吃零食，如全麥麵包、餅乾以及水果、堅果等，但是需要在計算每天攝取的總能量時，從正餐中挪出一部分作為加餐。一般為了安全起見，可監測進食後 2 小時血糖及餐前血糖，來觀察零食對血糖的影響，並進行調整。

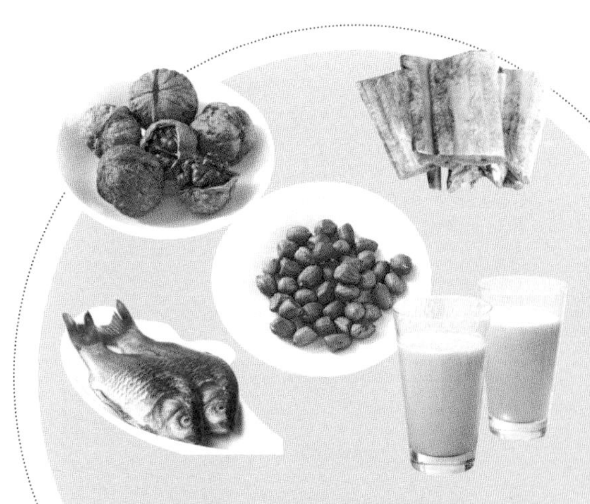

這些食物可提供豐富的優質蛋白，糖尿病患者可適當食用。

控制飯後血糖不宜做的事

糖尿病患者一定要重視飯後血糖的控制，因為有效控制飯後血糖，不僅可延緩病情，還能夠有效預防併發症的發生。糖尿病患者除了注意正常的飲食以外，還要注意飯後不能做以下這幾件事。

飯後吃水果

水果中含有的果糖和葡萄糖消化吸收快，升高血糖的作用明顯，所以，糖尿病患者不宜在飯後吃水果。最好空腹血糖在 140 mg/dL 以下（或飯後 2 小時血糖在 198 mg/dL 以下）並穩定一段時間以後再食用。食用水果前後要自我監測血糖或尿糖，根據血糖或尿糖的變化調整。

飯後立即強度運動或不動

飯後立即強度運動容易造成腸胃道血供減少，導致胃蠕動差，排空減弱，影響消化功能，但是也不要一動也不動。對糖尿病患者來說，飯後應做一些力所能及的事，1 ～ 2 小時後再適當加大運動量，中等運動強度即可，每次運動 30 分鐘到 1 小時，一週 3 次左右。

抽菸

糖尿病患者最好不抽菸，更不要飯後立即抽。相關調查研究表明，飯後抽菸會使飯後血糖升高，菸葉中的有害物質，會破壞人體臟器細胞，如調節人體血糖的胰腺。當胰腺功能受損後，其分泌胰島素的功能就會減弱，從而增加糖尿病患病的風險。同時菸草中還有一種天然成分會導致血糖、血壓升高，破壞血糖的穩定。

喝茶

茶葉中含有的茶多酚對糖尿病患者的血糖升高有抑制作用，但是如果飯後立即喝茶會使食物中的蛋白質變成不易消化的凝固物質，影響吸收，因此飯後不宜立即喝茶，應在半小時到 1 小時以後再喝。

立即洗澡

飯後洗澡，四肢體表的血流量會增多，腸胃道的血流量相應減少，從而使腸胃道的消化功能減弱，尤其是對於脾胃虛弱的糖尿病患者來說更是雪上加霜，正確的洗澡時間是飯後 1 小時以後。

專/家/連/線

糖尿病患者常見  大飲食問題

Q1. 糖尿病患者應該完全拒絕甜食嗎？

其實糖尿病患者大可不必將甜食拒於千里之外，只要食用得當，也可以適量地食用甜食。糖尿病患者可以適量食用的醣類如下：

果糖 主要存在於水果中，它在體內的代謝不需要胰島素，對血液中葡萄糖的影響也較小，而且升糖指數比較低，可適當食用。

乳糖 主要存在於乳類和乳製品中，乳糖的升糖指數比較低，在腸胃道中消化吸收較慢，食用後不易使血糖升高。

多醣 主要存在於穀物中，糖尿病患者（尤其是已經使用胰島素治療的患者），在合理控制總能量的基礎上，攝取適當比例的碳水化合物，可提高胰島素的敏感性和改善葡萄糖耐受性。

甜味劑 並不屬於醣類家族，是無營養型的甜味劑，比如糖精、木糖醇、山梨醇等，甜度是蔗糖的 200 ～ 300 倍，食品工業中僅僅是用來改善食品口味的，並不影響血糖濃度。

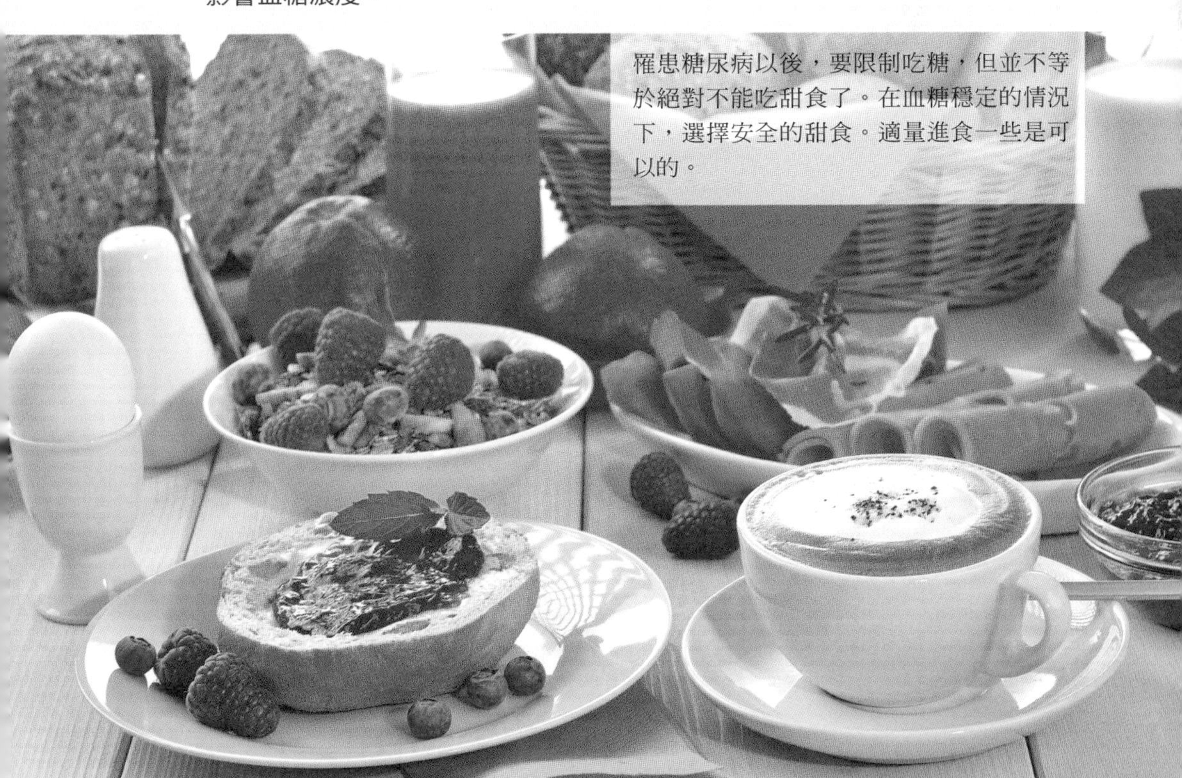

罹患糖尿病以後，要限制吃糖，但並不等於絕對不能吃甜食了。在血糖穩定的情況下，選擇安全的甜食。適量進食一些是可以的。

Q2. 糖尿病患者要養成哪些良好的飲食習慣？

合理的飲食調養和良好的飲食習慣，有利於控制糖尿病病情的發展，還能避免併發症的發生。對於病情較輕的糖尿病患者來說，養成良好的飲食習慣尤其重要。具體來說，應該做到以下幾點：

1. 改變用餐順序。糖尿病患者進食時，應先吃粗纖維的蔬菜，增加飽腹感，從而不自覺地減少後面主食的攝取。而主食應少稀多乾，多吃一些富含膳食纖維的食物，如小米、窩窩頭等。肉類等食物應放在主食後吃，這樣用量會相對減少。
2. 吃飯時應注意力集中，以保證胃液的正常分泌，促進食物的消化和吸收。不要一邊吃飯一邊看電視、上網或者同時進行其他活動。進食時一定要細嚼慢嚥，可使食物與唾液充分混合，從而使食物的營養被充分吸收利用。
3. 保持愉快的進餐情緒，不良的情緒會抑制攝食中樞，而波動的情緒可引起交感神經興奮，促使肝醣分解，導致血糖升高，對糖尿病病情控制不利。
4. 進食多樣化。糖尿病患者應在規定的總熱量內，做到營養均衡。

Q3. 糖尿病患者一點糖也不能吃嗎？

得了糖尿病，要忌吃含單醣和雙醣的食物，但這並不意味著就被剝奪了吃甜點的樂趣，只要加以注意還是可以適當吃一些的。

- 血糖控制不好時，忌吃甜食。
- 血糖控制穩定時，可少量吃些甜食，如水果、糕點等。
- 學會食物代換法，進食甜食後應相對減少主食的攝取量。
- 進食甜食前後要監測血糖，了解甜食對血糖的影響。
- 水果、甜點等甜食在兩餐之間或晚上睡覺前吃比較合適。
- 不用或少用奶油或鮮奶油。
- 烹調時不加糖。
- 飲用鮮奶時不加糖。
- 選用無糖麥片。
- 喝茶時不加糖。
- 不喝富含糖的飲料。
- 喝咖啡時不加糖。

Q4. 適合糖尿病患者的甜味劑有哪些？

科學家發明的甜味劑，使糖尿病患者既能享受到吃甜食的樂趣，又能避免因吃含單醣和雙醣的食物而造成血糖升高。

1. 木糖醇和果糖。食用後血糖升高的速度均低於食入葡萄糖或蔗糖，吸收率也低於葡萄糖，適用於血糖控制較好的糖尿病患者，但用量不宜多，食用時要計算熱能。
2. 甜葉菊類和糖精。甜度比蔗糖高 300 倍，不提供熱量，所以不會引起血糖的波動。但糖精不宜過多食用，妊娠期禁用，以免有害健康。
3. 胺基糖或醣蛋白類。甜度很高，但對血糖和熱量的影響不大。

Q5. 為什麼糖尿病患者要少食多餐？

糖尿病患者少食多餐的飲食習慣有以下好處：少食多餐可避免血糖驟然升高，對保持血糖穩定大有好處；大部分糖尿病人為第 2 型糖尿病，耐受低血糖的能力較正常人差，少量進食可避免飲食量超過胰島的負擔而使血糖升得過高；在原有兩餐之間的加餐，可以有效地預防低血糖的出現；少食多餐能保證營養的吸收和利用，尤其是有胃腸疾病的糖尿病患者，少食多餐還能減少併發症的發生。

Q6. 糖尿病患如何加餐？

少量多餐是糖尿病的飲食治療原則之一，尤其適用於消化功能比較差的患者。一日總食量不變，增加餐次、減少每餐的食量有利於腸胃道的消化吸收，可避免飯後血糖過高，從而減輕胰島 β 細胞的負擔。少量多餐還可以讓葡萄糖得到較均衡的吸收，就如同服用延緩血糖吸收的藥物一 樣，可以避免藥物作用高峰時出現低血糖。

對於病情較輕的患者，一日至少要保證 3 餐，基本保證定時定量，兩餐之間要間隔 4 ～ 5 小時。三餐的主食量可做如下分配：早餐 1 ／ 5，午餐和晚餐各 2 ／ 5，或按各 1 ／ 3 分配。

對於注射胰島素或口服降糖藥而病情依然反復的患者，為使血糖保持在相對穩定的狀態，避免發生低血糖，每天可進食 5 ～ 6 餐，可從三次正餐中勻出 25 ～ 30 公克主食留作加餐用。加餐時間可放在上午 9 ～ 10 點、下午 3 ～ 4 點及晚上睡前 1 小時。

至於睡前的加餐，除主食外，可配牛奶 1 ／ 2 杯或雞蛋 1 顆或水豆腐 50 ～ 70 公克等富含蛋白質、對血糖影響較小的食物，以防止夜間出現低血糖。

Q7. 糖尿病患者能吃水果嗎？

水果中含有大量維生素、膳食纖維和礦物質，同時含有葡萄糖、果糖和蔗糖。其中，果糖在代謝時不需要胰島素的參與，因此糖尿病患者在血糖已得到控制後不要完全不吃水果。

糖尿病患者如果空腹血糖值在 126 mg/dL 以下、飯後 2 小時血糖值在 180 mg/dL 以下、糖化血紅素在 7.0%以下，可以適當吃一些。如果患者的血糖控制不夠理想，最好徵求醫生或者營養師的建議。

對於可以適當吃水果的糖尿病患者，應盡量選擇升糖指數低、口感酸甜的水果，並且最好在兩餐之間，通常可選在上午 9 點半左右或下午 3 點半左右，也可在晚飯後 1 小時或睡前 1 小時吃水果，不提倡餐前或飯後立即吃水果。

此外，也可以在用正餐時和主食進行交換，適當減少主食的攝取量，以水果作為補充。比如，每天吃新鮮水果的量達到 200 ～ 250 公克，就要從全天的主食量中減掉 25 公克，以免全天攝取的總熱量超標。

Q8. 糖尿病患者不吃主食行嗎？

糖尿病患者不吃主食不利於病情的控制。葡萄糖是人體熱量的主要來源。如果不吃主食或主食進食過少，缺乏葡萄糖來源，人體需要熱量時，就會動員脂肪和蛋白質，使之轉化為葡萄糖，以補充血糖的不足。其中，脂肪在轉化為葡萄糖的過程中會分解產生脂肪酸，當產生的脂肪酸過多時，就會常伴有酮體產生，它們必須經過腎臟的代謝並排出，這會使糖尿病患者出現酮尿，不利於身體健康。長此以往，糖尿病患者會消瘦、體質下降、抵抗力減弱，很容易出現各種併發症。

Q9. 糖尿病患者進食哪些副食後要減少主食量？

糖尿病患者在進食含糖量高和脂肪含量高的食品後，主食需要減量。紅豆、綠豆、薏仁、番薯等含糖量均在 20%以上，馬鈴薯、山藥、芋頭、菱角、蠶豆、豌豆等含糖量也在 15%以上。另外，豆皮、澱粉等含糖量也不少。這些食品不宜吃得太多。含脂肪過多的食物包括動物油、植物油、芝麻醬、肉類（特別是肥豬肉、鴨肉皮、鵝肉皮）、蛋黃及堅果（如松子）等。

Q10. 糖尿病患者可以吃澱粉類食物嗎？

澱粉類食物要區分對待。糖尿病患者適當食用豆類，並不會使血糖有明顯的波動。但是糖尿病患者如果食用 1 粒饅頭，血糖就會很明顯地上升。因此糖尿病患者在選擇含有澱粉類的食物時，應該以該食物在體內的消化時間為依據，消化時間越長、越耐嚼的含澱粉食物越傾向於適宜糖尿病患者食用，反之則不適宜。如吃全穀物麵包、水煮整根玉米、白米飯，就比吃精米麵、黏稠的白米粥、馬鈴薯泥等要好，因血糖上升速度會減慢，消化時間會加長，也就更耐得住餓。

Q11. 糖尿病患者能不能吃海鮮？

海鮮產品能提供大量的優質蛋白質、脂肪和豐富的膳食纖維，只要不存在過敏問題，無肝、腎功能障礙，無痛風症的糖尿病患者皆適合進食海鮮。但是進食海鮮產品應注意：不可一次進食大量海鮮（如吃海鮮大餐，或僅吃海鮮而無其他食物等），每週可進食 2 ～ 3 次的海產，每次 150 ～ 200 公克；避免進食蝦頭、魷魚、蟹黃等高膽固醇的食物；注意烹調衛生，避免進食被污染或腐敗的海產品。

Q12. 體重超標的糖尿病患者如何控制飲食？

糖尿病的發生與肥胖有關，因此糖尿病患者很有必要減肥。肥胖糖尿病患者脂肪的攝取要適量，占總熱量的 20%～ 30%；每日除烹調油外，應禁食油炸食物；忌堅果、乾果；少食用動物油脂、動物內臟；烹調油應以植物油為主，每日 20 ～ 25 公克。攝取高膳食纖維，如新鮮的蔬菜、水果、穀物等，因為其含有的熱量低，有飽腹的感覺，又有礦物質以及維生素的供給，患者長期堅持會對自己的身體有極大好處。

Q13. 妊娠期糖尿病患者應如何安排飲食？

妊娠期糖尿病患者的飲食，既要使孕婦血糖達到正常，孕婦無飢餓感，又要使營養供給滿足孕婦和胎兒的需要。要控制飲食量，主要是限制米、麵、薯類食物，每日在250公克左右；每日蛋白質進食量要與正常孕婦（妊娠期一樣）基本上相同或略高一些，特別要多吃一些豆製品，增加植物蛋白質；多吃一些蔬菜補充維生素，並經常吃一些含鐵和含高鈣的食物，如牛奶、魚、蝦米來補充礦物質。

Q14. 注射胰島素是不是就不用控制飲食了？

這種觀點完全錯誤！因為胰島素治療的目的是平穩地控制血糖，胰島素的使用量必須在飲食固定的基礎上才可以調整，如果不控制飲食，血糖會更加不穩定。因此胰島素治療配合飲食治療非常必要。

Q15. 吃多的時候，加大口服降糖藥的劑量就沒事了嗎？

一些糖尿病患者在感到飢腸轆轆時常忍不住多吃飯，飯後他們可能採取自行加大服藥劑量的方法，誤認為進食量增加了，多吃點降糖藥就可把多吃的食物抵消掉。實際上，這樣做不但會使飲食控制形同虛設，而且在加重胰腺負擔的同時，還增加了低血糖及藥物毒副作用發生的可能性，非常不利於病情的控制和血糖的穩定。

Q16. 為什麼有的糖尿病患者還要準備點糖？

原則上糖尿病患者是不能隨意吃糖和甜食的，但是對於一些糖尿病不穩定的患者，當出現血糖過低或胰島素休克現象時，最有效的緊急處理方法是服用吸收速度快的糖和巧克力，使其在短時間內迅速恢復血糖濃度，以免傷害腦細胞。

Q17. 糖尿病患者能吃加工類肉食嗎？

相關專家的最新研究顯示，平均每天食用 50 公克經過煙熏、醃製或添加鹽、化學防腐劑等物質的加工類肉食（包括香腸、臘肉、熱狗、各類熟食）的人患糖尿病的風險增加 19%，每星期最多吃一次這些食物的人患糖尿病等疾病的風險較低。因為加工類肉食所含的平均鹽分是未加工類的 4 倍，所含防腐劑比後者多 50%，可引起血糖濃度升高，還能引起血壓升高，所以糖尿病患者最好不要食用加工類肉食。

Q18. 糖尿病患者怎樣選擇保健品？

正規的保健食品即國家批准的有調節血糖作用的產品，患者可以根據其產品說明的功能，各取所需。糖尿病保健食品可以分為三類：膳食纖維類，如南瓜茶、膳食纖維豐富的餅乾等；含微量營養素類，如海藻等；無糖食品（不含糖），如無糖的酥糖、飲料等。這些保健品只有輔助治療的作用，如某些保健品誇大宣傳有多種療效或能「根治」、「治癒」、「完全替代藥物和胰島素」，絕不能輕信。

Q19. 如何預防飯後高血糖？

1. 早餐以乾飯代替稀飯。稀飯是半流體狀態，進食後，胃的排空時間較短。另外稀飯加熱時間長，澱粉容易轉化為易被人體吸收的葡萄糖，因此吃稀飯比吃乾飯更容易導致飯後高血糖。
2. 飯後測量血糖。糖尿病患者不僅要重視空腹血糖，還應經常查飯後血糖。病情穩定時，每週至少也要測量 1 次飯後 2 小時血糖，每月至少 1 次三餐後 2 小時血糖。經常測量血糖便可及時有效地控制飯後高血糖。
3. 使用中效型胰島素。基礎胰島素分泌不足的患者可在睡前使用中效型胰島素，從而幫助控制空腹血糖，預防飯後高血糖。
4. 服用速效型降糖藥。服用岱蜜克龍錠（Diamicron）或速效型胰島素類似藥物都能控制好飯後高血糖。此外，醣祿錠（Glucobay）以及新開發的胰高血糖素樣肽 -1（GLP-1）等對飯後高血糖也有很好的療效。

Q20.「無糖」食品可以隨便吃嗎？

很多患者認為無糖食品不含糖，可以放心地食用，這種想法是錯誤的。無糖食品雖然不含甜味食糖，但本身仍是由含澱粉的食物製作而成，如果不加節制地大量食用，仍會導致血糖升高。面對無糖食品，我們更應該理智選擇，不應一味地選擇無糖食品，而是要選擇「低血糖指數」、「低熱量指數」的食品。

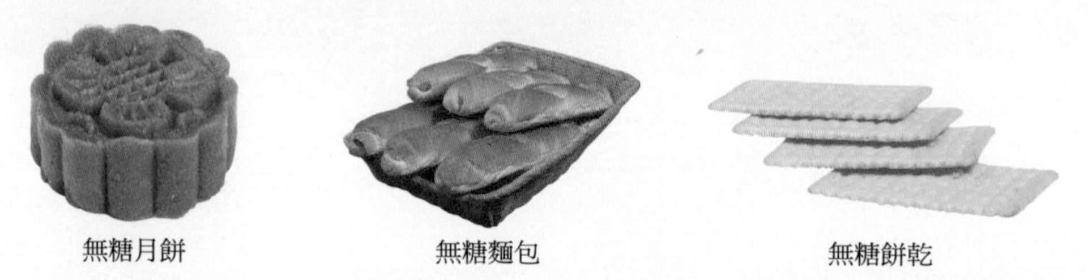

無糖月餅　無糖麵包　無糖餅乾

這些食物雖然不含糖，但主料是糧食，與米飯、饅頭一樣，吃下去也會在體內轉化成葡萄糖而導致血糖升高，只是相比同類含糖食品來說，血糖升高的幅度要低一些而已，食用時要多加注意。

Q21. 糖尿病患者應該限制飲水嗎？

糖尿病患者如果沒有併發腎臟病、心臟疾病，也未有水腫及其他限制飲水的情況，應注意多飲水，尤其在夏日，不要等渴了再喝。每天應保證攝取 6 ～ 8 杯水

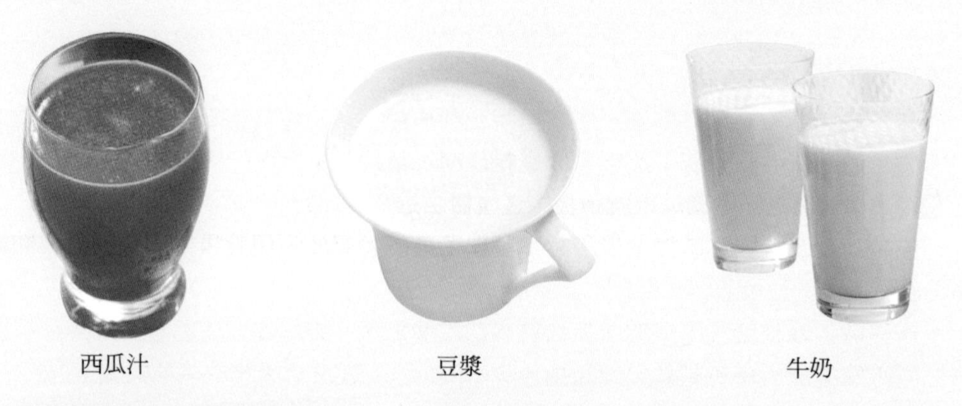

西瓜汁　豆漿　牛奶

伴有肥胖症或高血壓的糖尿病患者，平時飲水應以淡茶水、白開水等為主，牛奶、豆漿也是補充水分的佳飲。對於本身沒有肥胖症或者高血壓的糖尿病患者，平時還可以適當飲用新鮮果汁，但不宜加糖。

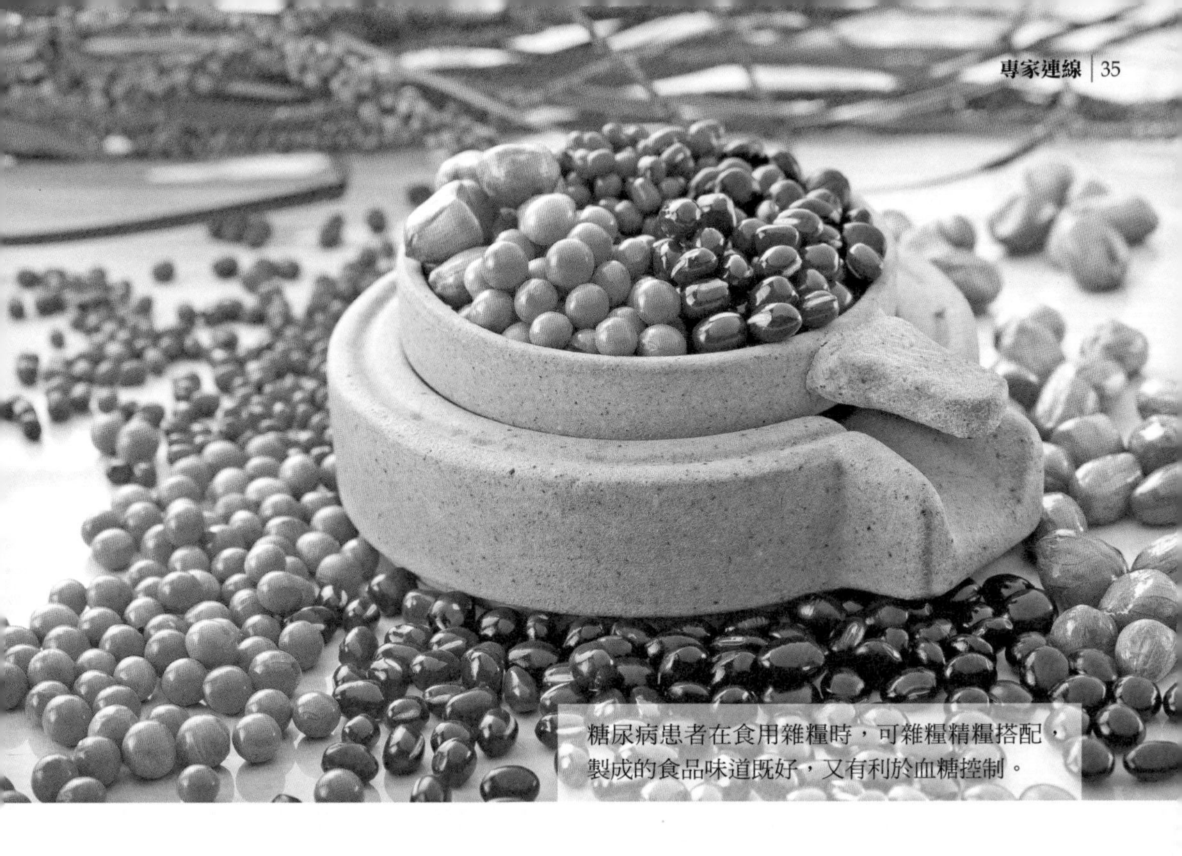
糖尿病患者在食用雜糧時，可雜糧精糧搭配，製成的食品味道既好，又有利於血糖控制。

（1,500~2,000 毫升），在活動量上升、出汗多、發熱或嘔吐、腹瀉時，應額外補充水分。同時，注意養成定時飲水的良好習慣，每天清晨和臨睡前，勞動、活動後應飲水。飯前飯後半小時內和吃飯過程中不宜大量喝水。每次飲水量宜控制在 250 ～ 300 毫升，分 2 ～ 3 次飲用。

Q22. 只吃雜糧不吃精糧血糖是否能控制得更好？

有些糖尿病患者聽說膳食纖維有降糖、降脂、通便的功效，而雜糧含有較多的膳食纖維對身體有利，因此就不吃精糧，這種做法是不可取的。

由於雜糧富含膳食纖維，能減緩身體對葡萄糖的吸收，因此攝取同量的雜糧和精糧，飯後轉化成血糖的程度是有差異的。基於上述原因，血糖居高不下的糖尿病患者，用雜糧代替精糧是可行的。但必須引起注意的是，如果吃太多含有膳食纖維的雜糧，有可能增加腸胃道的負擔，並影響蛋白質和一些微量營養素的吸收，時間長了容易造成營養不良，反而對身體不利。所以選擇主食要雜糧精糧搭配。

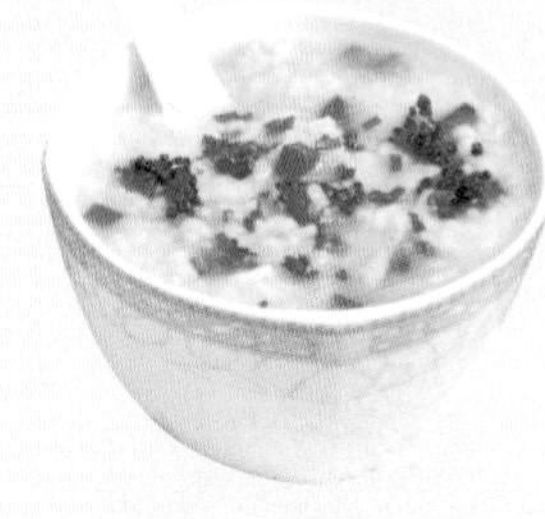

一般認為糖尿病患者最好不要經常吃粥，因為五穀中的澱粉經熬煮後會分解，致使血糖快速升高。但只要粥不煮得太稠太爛，並適當加入一些雜糧，糖尿病患者也可以適當食用。

Q23. 植物油是否多吃無妨？

有些糖尿病患者認為，植物油中含有大量的不飽和脂肪酸，對病情控制有益，不需控制其攝取量。其實，植物油同樣也是脂肪，熱量仍然很高，如果不加以控制很容易超過每日規定的總能量。營養專家提出，正常人每天植物油的攝取量應在 25 公克以下，糖尿病患者及患有胰島素抵抗症候群的病人應限制在 20 公克以下。

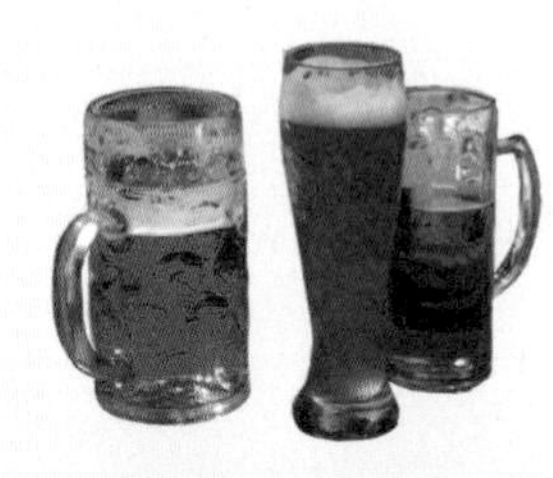

糖尿病患者最好不要飲酒。

Q24. 糖尿病患者的早餐應該選擇乾飯還是稀飯？

吃稀飯（粥）比吃乾飯（饅頭、米飯等）更易使血糖升高。因為含水的食物以及煮熟、煮爛的食物在胃中停留時間短，在腸道消化吸收的速度快，所以會使飯後血糖明顯升高。對於糖尿病患者來說，早餐和午餐前是一天中較難控制血糖的時段。因此建議糖尿病患者早餐進食以乾飯為主，這樣有利於這段時間的血糖控制，進而有利於全天的血糖控制。

Q25. 糖尿病患者在外用餐時應注意什麼？

對糖尿病患者而言，並不提倡外出用餐，應盡量減少外出用餐的次數。如果必須外出用餐，就應遵循以下基本要點和原則：盡量少吃或不吃用油煎炸的食物；多選擇以清淡方式烹調的菜餚；避免吃動物內臟等含脂肪和膽固醇較高的菜餚；不要喝澱粉較多的稠湯；盡量少喝或不喝酒；不能不吃主食，同時還應吃些蔬菜、瘦肉和豆製品；飯後盡量不吃甜點，如果真的想吃，要在正餐時減去相應的主食攝取量。

降糖必需的13大營養素
控制血糖沒得商量

防治糖尿病，飲食上的一個關鍵因素就是控制好蛋白質、脂肪、碳水化合物三種營養素的平衡，同時有針對性地攝取可使血糖平穩、延緩飯後血糖升高、修復胰島細胞等的營養素。那麼如何科學合理地攝取這些營養呢？

營養素

最佳食用量：

每日每公斤體重應攝取 1 公克（按 60 公斤體重計算，每日需 60 公克蛋白質）

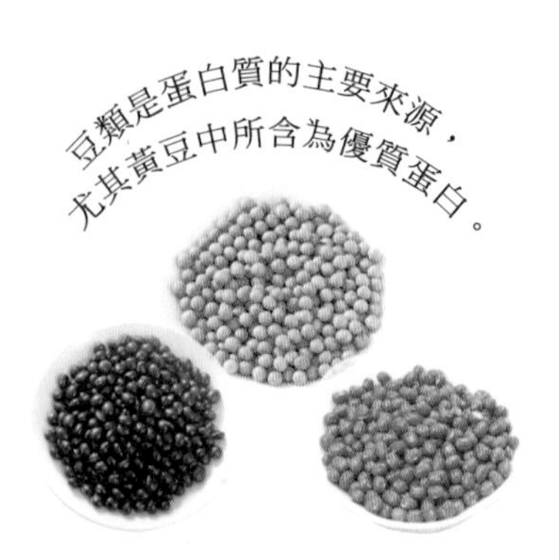
豆類是蛋白質的主要來源，尤其黃豆中所含為優質蛋白。

降糖功效

糖尿病的病因之一就是蛋白質代謝紊亂，表現為蛋白合成受阻，收支不平衡，入不敷出。此時人體就會出現負氮平衡，抗病能力下降，極易併發各種感染性疾病，因此糖尿病患者要適當補充蛋白質。此外，當糖尿病併發腎病變（腎功能尚未衰竭）時，可以適當多補充蛋白質。

其他保健功效

- 構成和修補人體組織成分。
- 供給熱量。
- 構成抗體，維持身體免疫力。
- 合成酶，促進食物的消化、吸收和利用。
- 構成血紅素，攜帶、運送氧。
- 合成激素。

攝取需知

1. 攝取蛋白質最好將二種或二種以上含蛋白質的食物搭配食用，這樣不同食物間的胺基酸可以有很好的互補作用，比如可以將穀類與豆類搭配。
2. 將植物性食物與動物性食物搭配食用，是獲得蛋白質的最好方法。比如穀物和肉類搭配。

常見食物含量（每100公克可食部分）

黃豆	35 公克
黑豆	36 公克
花生	24.8 公克
綠豆	21.6 公克
牛肉	19.9 公克
雞肉	19.3 公克
羊肉	19 公克

蛋白質與胺基酸

胺基酸是人體蛋白質的基本組成單位。構成人體蛋白質的胺基酸有 20 種，其中 9 種是人體不能自身合成、必須從食物中攝取的，稱為必需胺基酸；還有 9 種可以在體內合成，稱為非必需胺基酸；另外 2 種是在體內可以透過其他胺基酸轉化而來的，稱為條件性必需胺基酸。

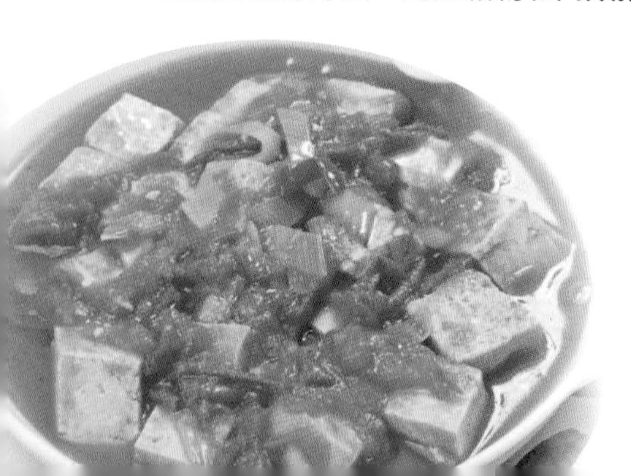
番茄燉豆腐可提供優質蛋白質，還含有豐富的鈣、鎂等，對預防糖尿病併發高血壓、冠心病有很好效果。

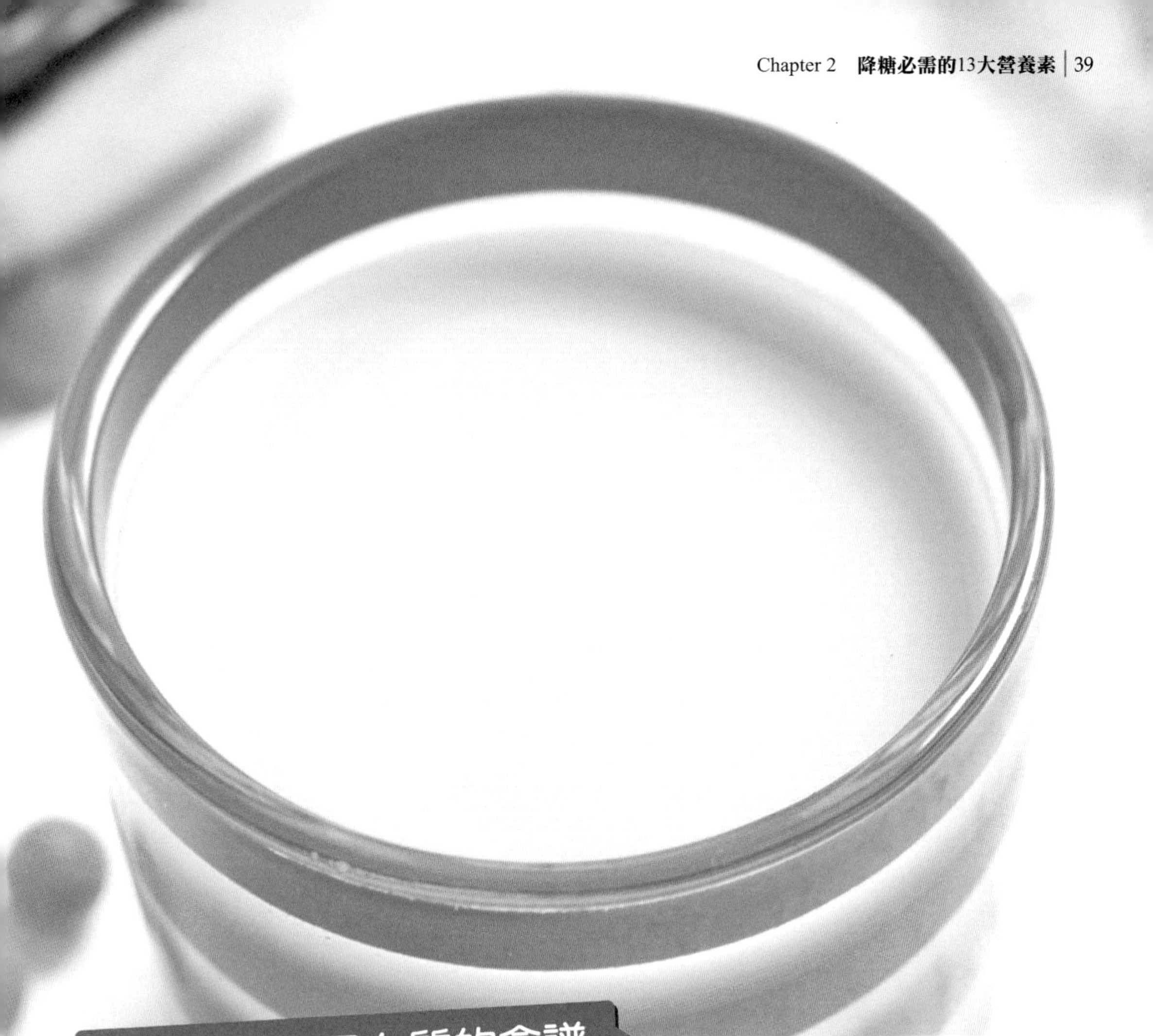

最有效補充蛋白質的食譜

黃豆漿

食材 黃豆 80 公克。

做法

❶ 黃豆用清水浸泡 8 ～ 12 小時，洗淨。

❷ 把浸泡好的黃豆倒入全自動豆漿機中，加水至上、下水位線之間，煮好過濾後即可飲用。

能量計算器

總熱量	約 287 大卡
蛋白質	28 公克
脂肪	12.8 公克
醣類	27.3 公克

營養素

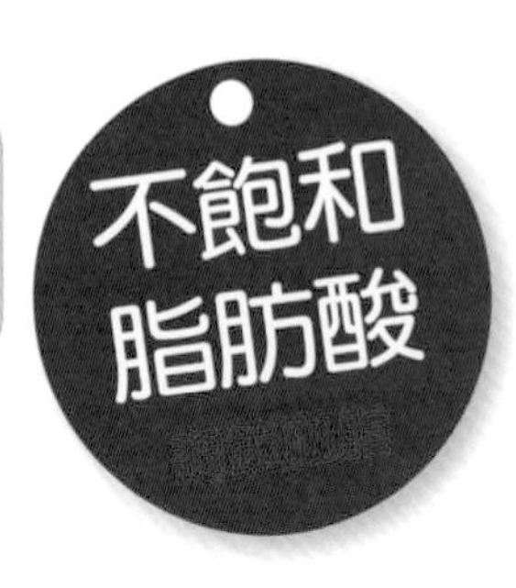

最佳食用量：

一般成人每天 50 公克（按每公斤體重 0.8 ～ 1 公克算）

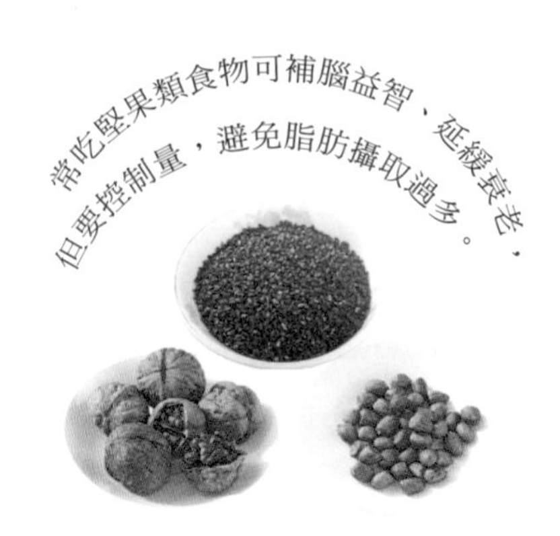

常吃堅果類食物可補腦益智、延緩衰老，但要控制量，避免脂肪攝取過多。

降糖功效

脂肪按照合成的分子內雙鍵數目分為不飽和脂肪酸和飽和脂肪酸，不飽和脂肪酸又分為單不飽和脂肪酸和多不飽和脂肪酸。對於糖尿病患者來說，要適當攝取不飽和脂肪酸，限制飽和脂肪酸的攝取。多不飽和脂肪酸是人體必需脂肪酸，主要指 ω-6 和 ω-3，這種脂肪酸人體不能自動合成，只能從食物中攝取，它可以調節血脂，增強胰島素的作用，促使血糖轉化為肝醣，使體內的葡萄糖始終處於平衡狀態，減少糖尿病的發生率。

其他保健功效

- 儲存和供給熱量。
- 構成人體組織。
- 保護臟器，維持體溫。
- 提供脂溶性維生素，並促進其吸收。
- 促進食慾，增加飽腹感。

攝取需知

1. 不吃動物油，烹調用植物油，但也要控制用量。
2. 魚肉、雞肉等白肉的飽和脂肪酸含量比牛肉、羊肉和豬肉等紅肉要少，科學健康的飲食應少吃紅肉而多吃白肉，但不能完全拒絕紅肉，可適當交替食用。
3. 盡量吃瘦肉，少吃肥肉。
4. 吃雞、鴨、鵝時，去除外皮和脂肪層。

常見食物含量（每100公克可食部分）

花生油	99.9 公克
橄欖油	99.9 公克
核桃	58.8 公克
芝麻	46.1 公克
花生	44.3 公克
腰果	36.7 公克
黃豆	16 公克
小米	3.1 公克
冬瓜	0.2 公克
綠豆	0.8 公克

主要的食物來源

- 飽和脂肪酸來源：肥肉、豬油、奶油、蛋黃等。
- 單元不飽和脂肪酸來源：橄欖油、花生油等。
- 多元不飽和脂肪酸：玉米油、魚、芝麻等。

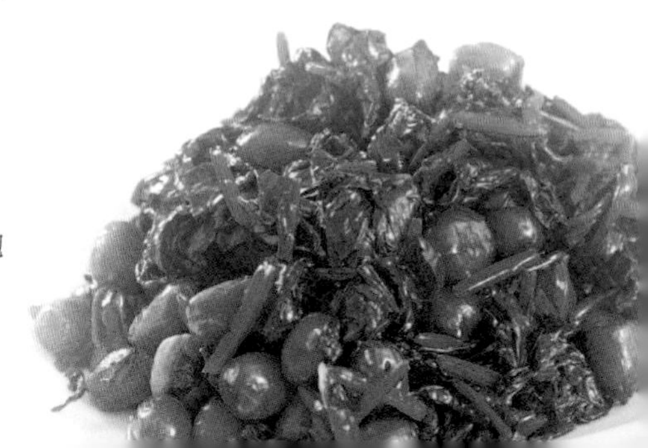

花生拌菠菜是好吃的佐餐小涼菜，還能提供豐富的不飽和脂肪酸。

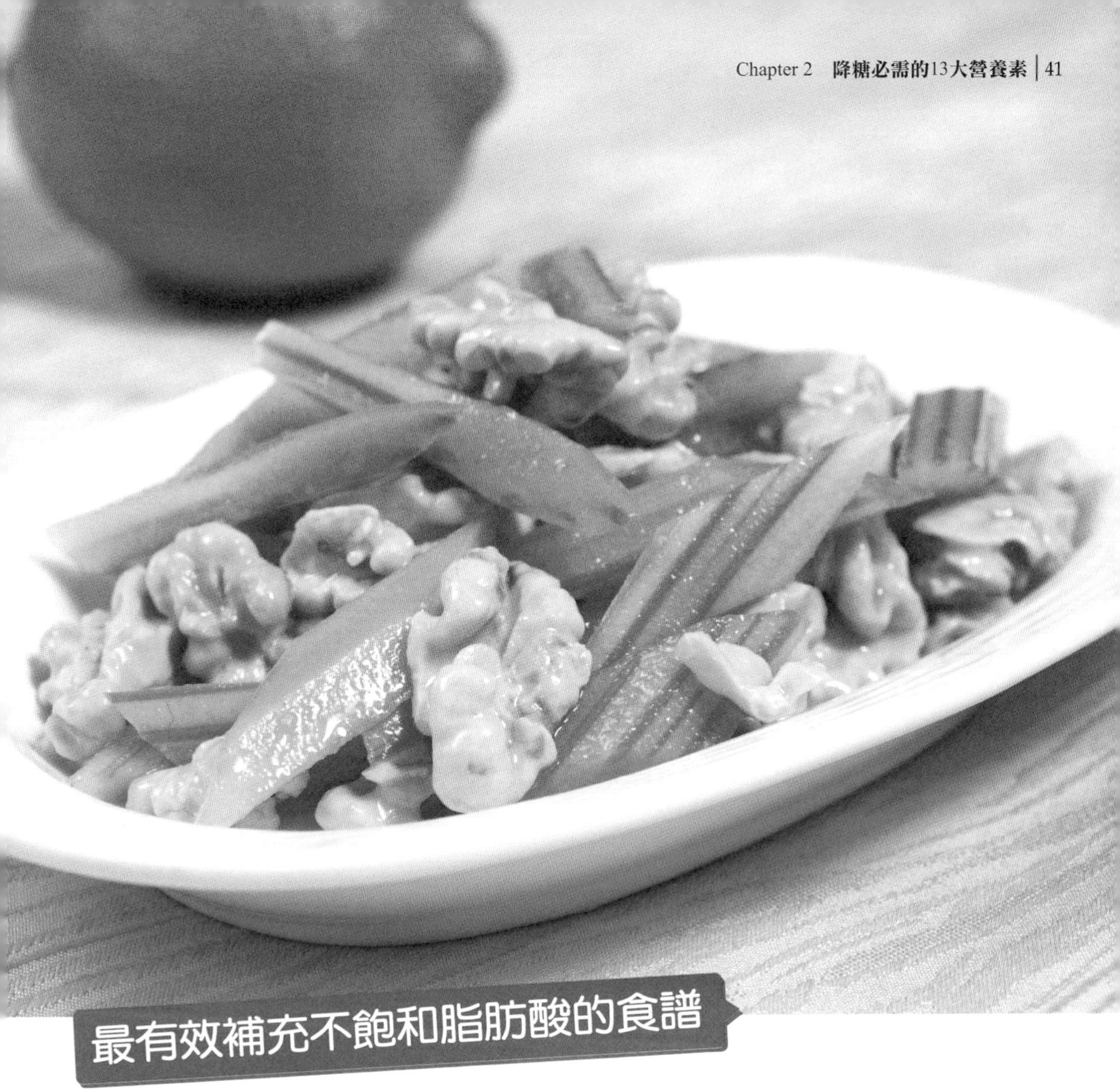

最有效補充不飽和脂肪酸的食譜

涼拌芹菜核桃仁

食材 芹菜 250 公克，核桃仁 150 公克，鹽、味精、香油各適量。

做法

❶將芹菜洗淨，切成 3 公分的長段，入沸水鍋中汆燙一下撈出，用涼水過涼，瀝乾水分，放盤中。

❷將核桃仁用熱水浸泡後，去掉表皮，用開水泡 5 分鐘取出，倒入芹菜盤中，加鹽、味精、香油拌勻即可。

能量計算器

總熱量	約 863 大卡
蛋白質	21.2 公克
脂肪	49.1 公克
醣類	18.9 公克

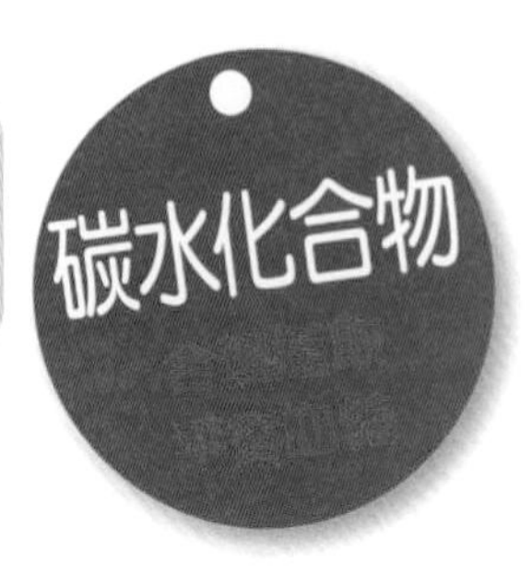

推薦攝取量：
占全天攝取總能量的 50%。

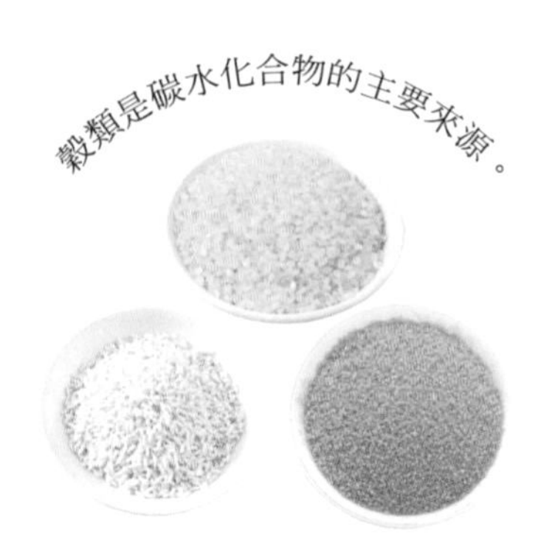
穀類是碳水化合物的主要來源。

降糖功效

碳水化合物是構成身體組織不可缺少的主要成分，並參與身體的新陳代謝過程，可在細胞內轉化為肝醣儲存起來。一定量的碳水化合物對於平衡血糖是必需的。

糖尿病人在飲食中應盡量避免單醣和雙醣，而選擇含多醣類的澱粉，澱粉在人體的吸收較慢，可防止飯後血糖激增，而單醣和雙醣會迅速升高血糖。當然發生低血糖時，可食用單醣和雙醣以使血糖快速升到正常指數。

其他保健功效

- 儲存與提供熱量。
- 構成身體組織，參與細胞的多種活動。
- 參與蛋白質和脂肪的代謝，節省蛋白質，減少酮的產生。
- 保肝解毒。

攝取需知

對於糖尿病患者來說，要吃多種多樣的穀類、水果和蔬菜，盡可能多吃些全穀物及其製品，少吃精製加工的食物。比如全麥麵包、全麥麵條、糙米、燕麥、蕎麥麵、小麥片等都是很好的選擇。少吃蛋糕、餅乾、甜點及甜飲料等。對於糖尿病患者來說，選擇含碳水化合物的食物時一定要選擇低 GI 者。

常見食物含量（每100公克可食部分）

蒟蒻粉	78.8 公克
糯米	78.3 公克
小麥粉	75.2 公克
白米	77.4 公克
小米	75.1 公克
玉米	73 公克
薏仁	71.1 公克
馬鈴薯	24.9 公克

發現生活中的碳水化合物

1. 吃蔬菜和水果，可以攝取大量的單醣，水果中尤以葡萄的單醣含量最為豐富。
2. 果糖是最甜的一種糖，在蜂蜜中含量最豐富。
3. 人們最主要的食用糖，比如白糖、紅糖等蔗糖。
4. 咀嚼饅頭、花捲等食品時嘗到的甜味就是麥芽糖。
5. 澱粉是飲食中最常見的一種碳水化合物，廣泛地存在於馬鈴薯、小麥、玉米、白米等主食中。

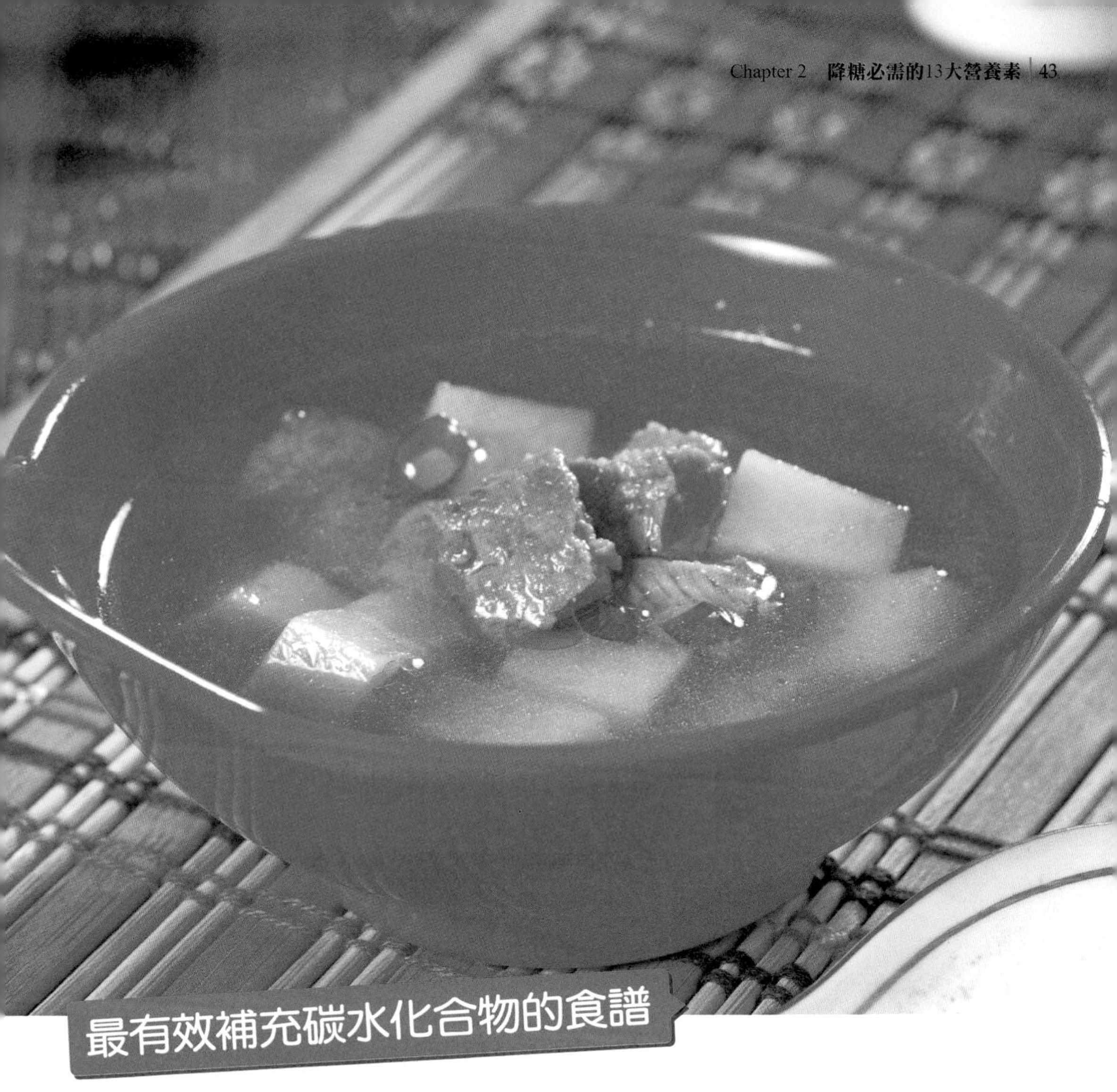

最有效補充碳水化合物的食譜

馬鈴薯牛肉湯

食材 馬鈴薯 100 公克，牛腿肉 100 公克，蔥花、薑末、鹽、植物油各適量。

做法

❶ 馬鈴薯去皮，洗淨，切塊；牛腿肉去淨筋膜，洗淨，切塊，放入沸水中汆燙去血水。

❷ 鍋置火上，倒入適量植物油，待油燒至七分熱，下蔥花和薑末炒香，放入牛肉塊炒熟。

❸ 倒入馬鈴薯塊翻炒均勻，放入適量清水煮至馬鈴薯塊熟透，用鹽調味即可。

能量計算器

總熱量	約 218 大卡
蛋白質	22 公克
脂肪	6.2 公克
醣類	18.3 公克

營養素

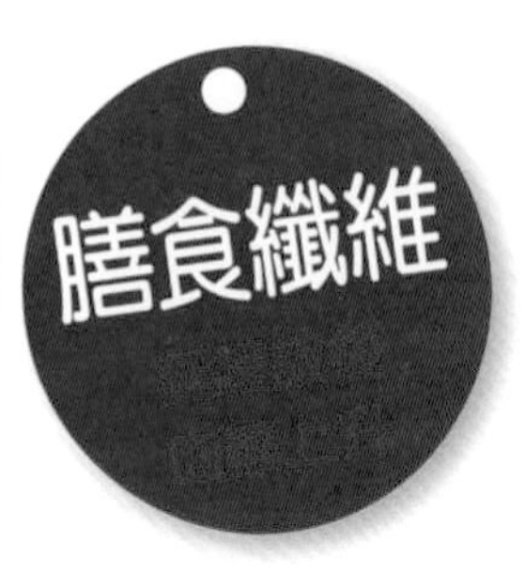

推薦攝取量：
每日 25 ～ 35 公克。

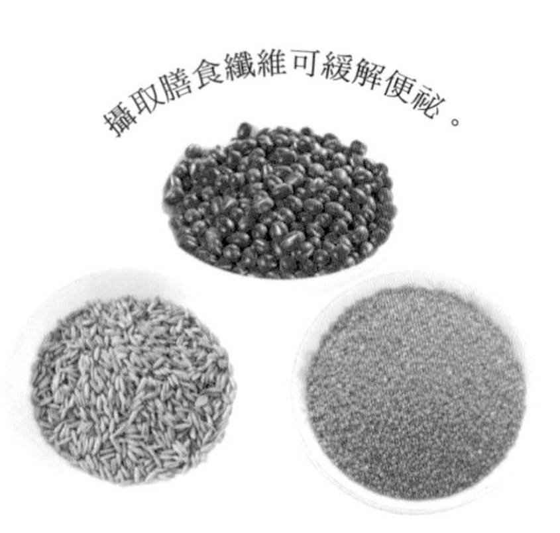
攝取膳食纖維可緩解便祕。

降糖功效

膳食纖維可延長食物在腸內的停留時間，降低葡萄糖的吸收速度，使飯後血糖不會急劇上升。還可增進胰島素與受體的結合，改善周邊胰島素的敏感性，有利於糖尿病病情的改善。

其他保健功效

- 保護腸道健康，防治便祕。
- 預防癌症。
- 預防心腦血管疾病。
- 預防糖尿病。
- 減肥。

攝取需知

1. 日常飲食不要吃得過分精細，要雜糧精糧搭配食用。
2. 吃水果時最好在保證食品安全的情況下，帶皮食用，以增加膳食纖維的攝取。
3. 多選擇全穀類食物，比如全麥麵包、全麥餅乾、燕麥等。
4. 在進食富含膳食纖維的食物時，應該慢慢咀嚼，這樣可增加飽腹感，減少進食量，有利於控制體重。不僅如此，慢慢咀嚼還能延緩葡萄糖的釋放，控制飯後血糖上升速度。

燕麥經常用於煮粥，糖尿病患者喝粥的時候要慢慢喝，這樣可減緩血糖升高速度。

常見食物含量（每100公克可食部分）

黃豆	15.5 公克
紅豆	7.7 公克
綠豆	6.4 公克
燕麥	5.3 公克
糙米	3.2 公克
玉米	2.9 公克
菠菜	1.7 公克
小米	1.6 公克

膳食纖維被譽為「第七大營養素」

膳食纖維是碳水化合物的一種，不能被人體消化和吸收，進入人體後可形成食物殘渣被排出體外，但對人體健康有著越來越重要的作用，也成為人體不可缺少的物質，被稱為人類的「第七大營養素」。

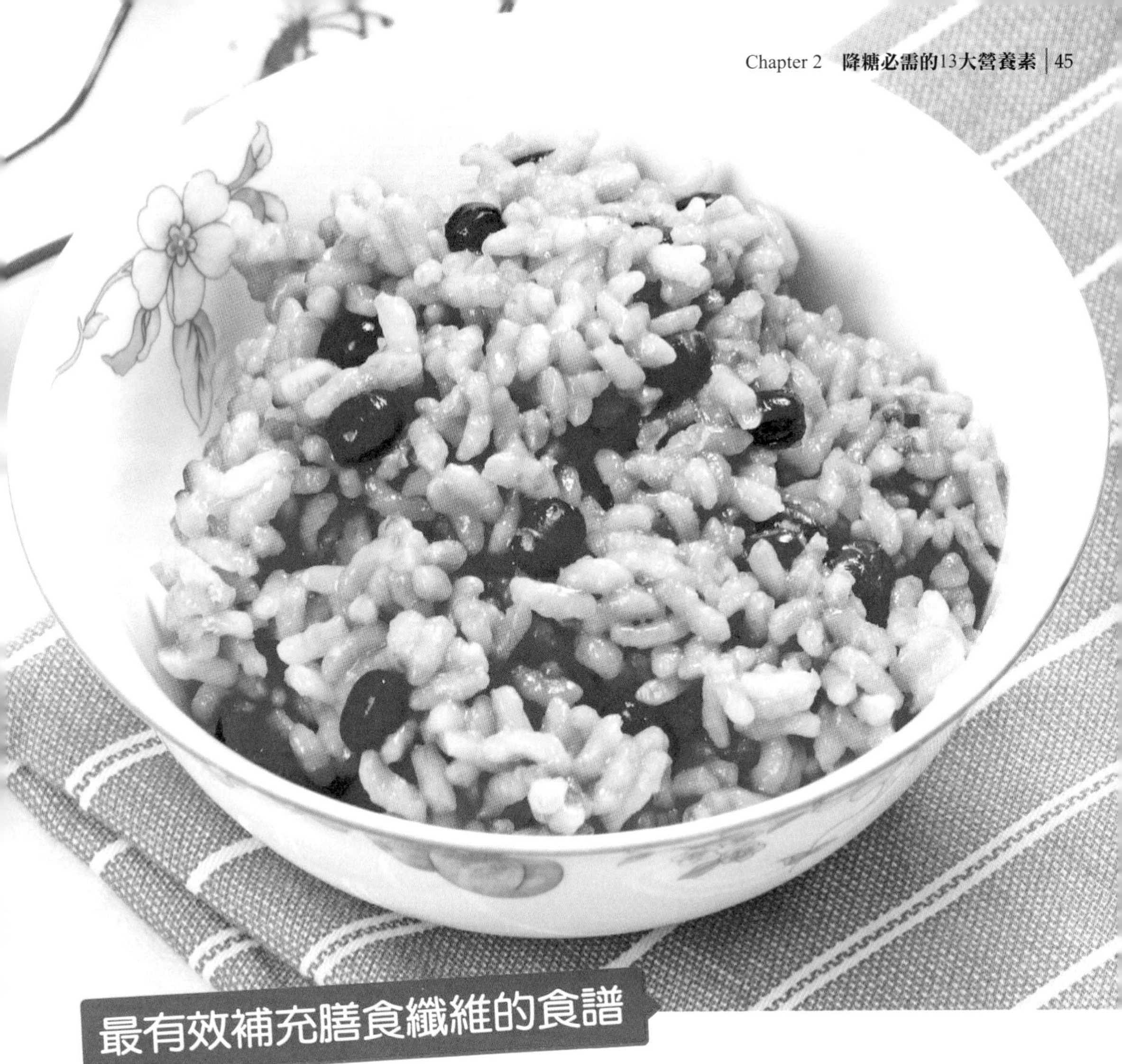

最有效補充膳食纖維的食譜

紅豆飯

食材 白米 75 公克，紅豆 25 公克。

做法

❶ 白米淘洗乾淨；紅豆洗淨，浸泡 2～3 個小時。

❷ 白米和浸泡好的紅豆倒入電鍋內，加適量清水，蓋上鍋蓋，蒸好即可。

能量計算器

總熱量	約 337 大卡
蛋白質	14.6 公克
脂肪	0.8 公克
醣類	70 公克

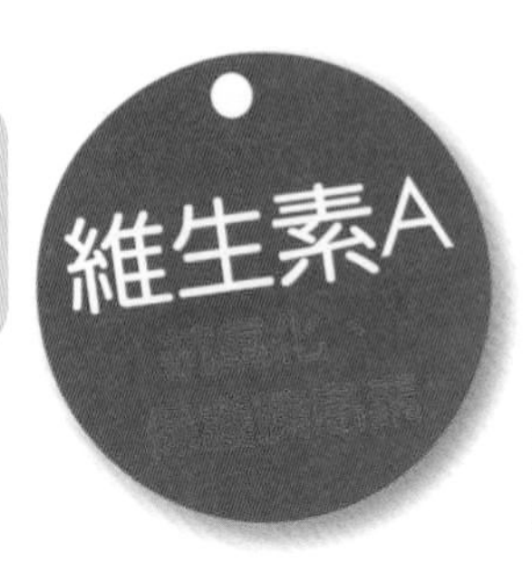

推薦攝取量：

每日 700~750 微克。

一般黃色食物中維生素A的含量較豐富。

降糖功效

具有抗氧化作用，能夠對抗破壞胰島素的自由基，穩定胰島素水平，進而控制血糖，特別是對第 1 型糖尿病影響極大。

其他保健功效

- 保護眼睛。
- 促進生長。
- 維護上皮組織的健康。

攝取需知

維生素 A 是脂溶性維生素，在烹調富含維生素 A 的食物時，要盡量用油炒或者與肉類搭配，這樣能提高維生素 A 在人體的吸收率。

常見食物含量（每100公克可食部分）

枸杞	1625 微克
胡蘿蔔	688 微克
南瓜	148 微克
番薯	125 微克
玉米	7 微克

注：豬肝中的維生素A含量較高，每100公克可食部分達4,972毫克，但其膽固醇含量較高，糖尿病患者不宜食用。

β-胡蘿蔔素與維生素A

維生素 A 只存在於動物性食物中，但 β-胡蘿蔔素是維生素 A 的前體，可在體內轉化為維生素 A，因此透過攝取富含 β-胡蘿蔔素的植物性食物也可以達到補充維生素 A 的目的。富含 β-胡蘿蔔素的蔬菜有：胡蘿蔔、番薯、玉米、南瓜、菠菜、芒果、木瓜等。對於糖尿病患者來說，不宜進食過多的動物性食物，可透過多吃植物性食物來增加維生素 A 的攝取。

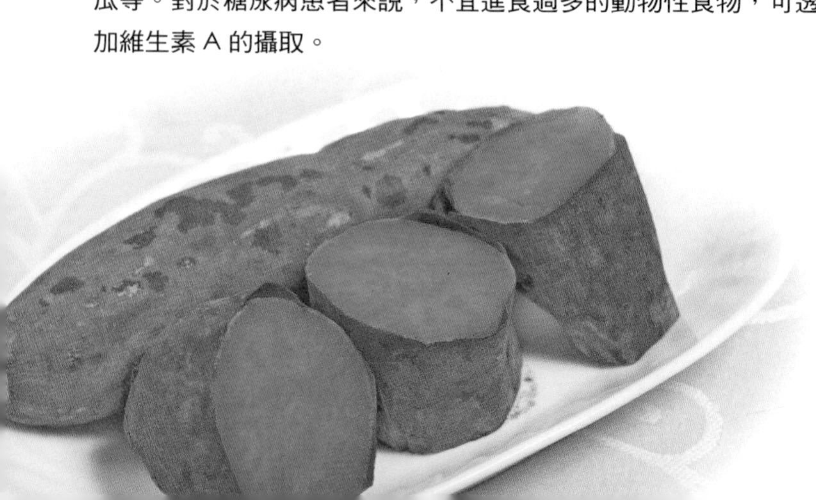

將番薯洗淨，瀝乾水分，用食品專用錫紙包好，放入烤盤中，送入微波爐，用中火烘烤 4 分鐘，翻面再用中火烘烤 4 分鐘，取出食用即可。

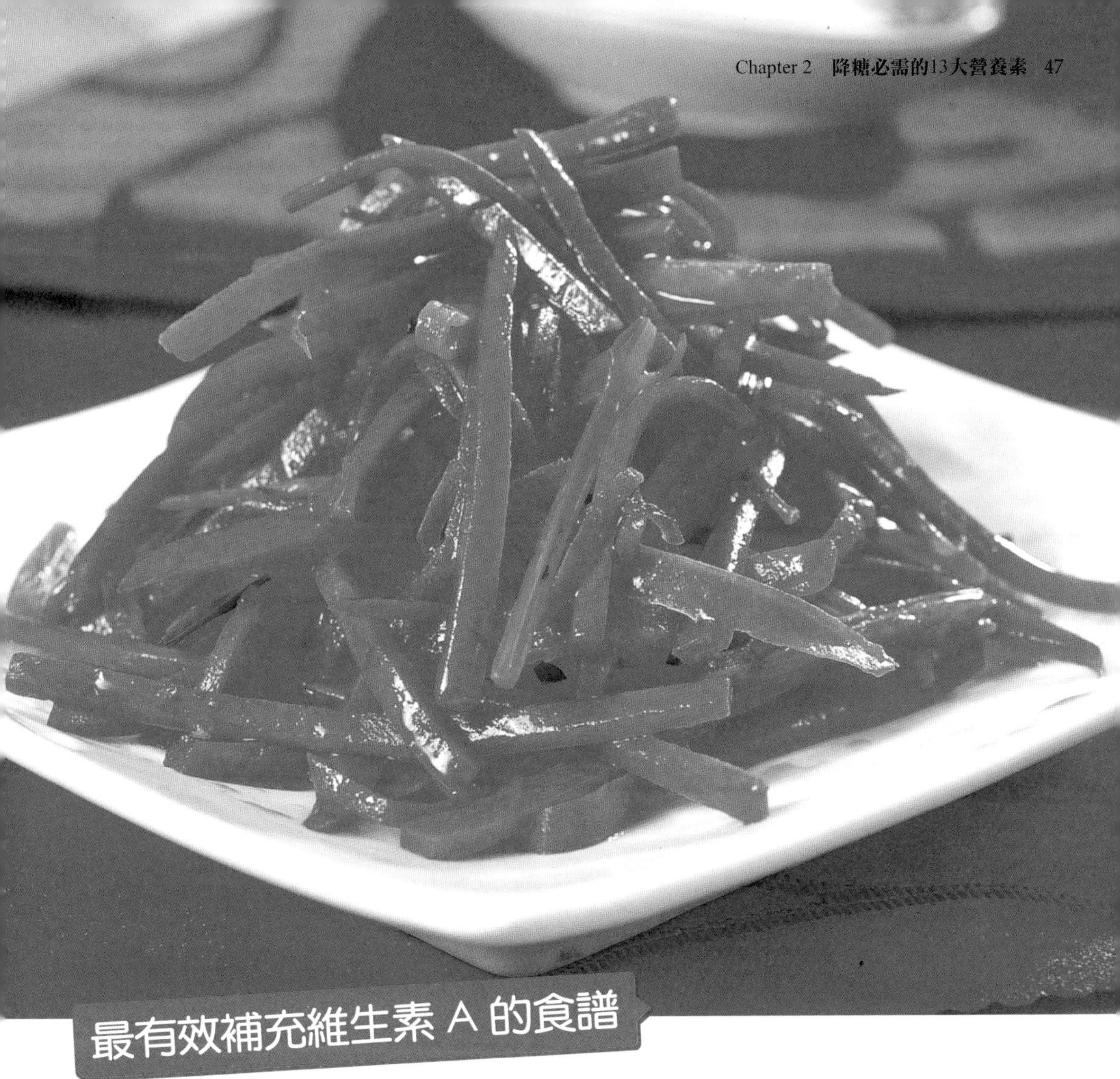

最有效補充維生素 A 的食譜

炒胡蘿蔔絲

食材 胡蘿蔔 250 公克，香菜、鹽、雞精、植物油各適量。

做法

❶ 胡蘿蔔洗淨，切絲；香菜洗淨，切段備用。

❷ 炒鍋上火，倒油燒熱，放入胡蘿蔔絲炒至變軟，加入香菜，調入鹽、雞精即可。

能量計算器

總熱量	約 143.5 大卡
蛋白質	3.5 公克
脂肪	4.5 公克
醣類	25.5 公克

營養素

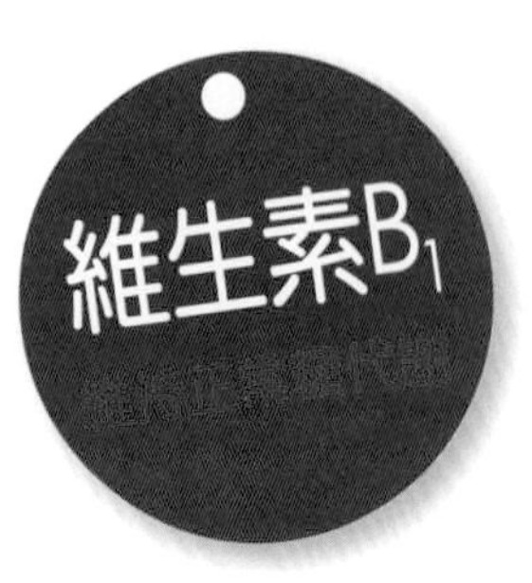
維生素B1

推薦攝取量：
每日 1.0 ～ 1.5 毫克。

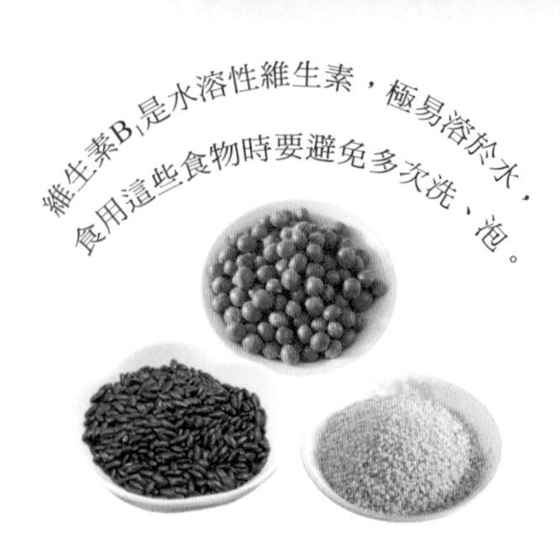
維生素B1是水溶性維生素，極易溶於水，
食用這些食物時要避免多次洗、泡。

降糖功效

維生素 B_1 是構成糖代謝的關鍵酶，體內糖代謝紊亂時，葡萄糖不能最終分解，將會導致丙酮酸在血液中堆積，產生危害。維生素 B_1 有維持正常糖代謝和神經傳導的功能，預防因高血糖所致的腎細胞代謝紊亂，避免併發微血管病變和腎臟病。

其他保健功效

- 防治腳氣病。
- 促進食慾。
- 促進糖代謝，補充體能。

攝取需知

維生素 B_1 在鹼性環境下容易被破壞，因此在煮粥、煮豆時不要加鹼。維生素 B_1 極易溶於水，因此在淘米時淘洗次數不宜過多，以免致其流失。

常見食物含量（每100公克可食部分）

食物	含量
核桃	10.15 毫克
豌豆	0.43 毫克
黃豆	0.41 毫克
小米	0.33 毫克
黑米	0.33 毫克
豬肉	0.22 毫克
玉米	0.21 毫克
芝麻	0.66 毫克

勞動量大時補充維生素B_1

當勞動量或運動量過大時，體內的熱量被大量消耗，及時補充維生素 B_1 可迅速產生熱量，補充體力。

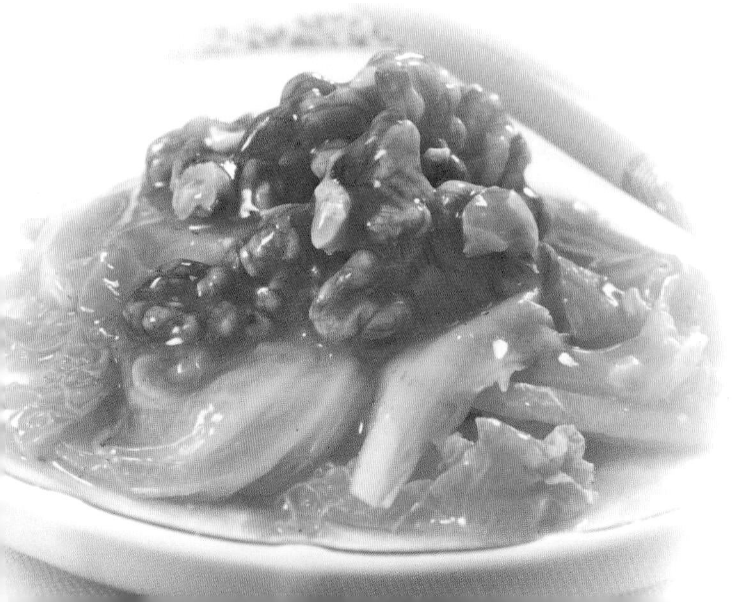

糖尿病患如果不愛生吃核桃，可以來一道核桃仁白菜，用以補充維生素 B_1。

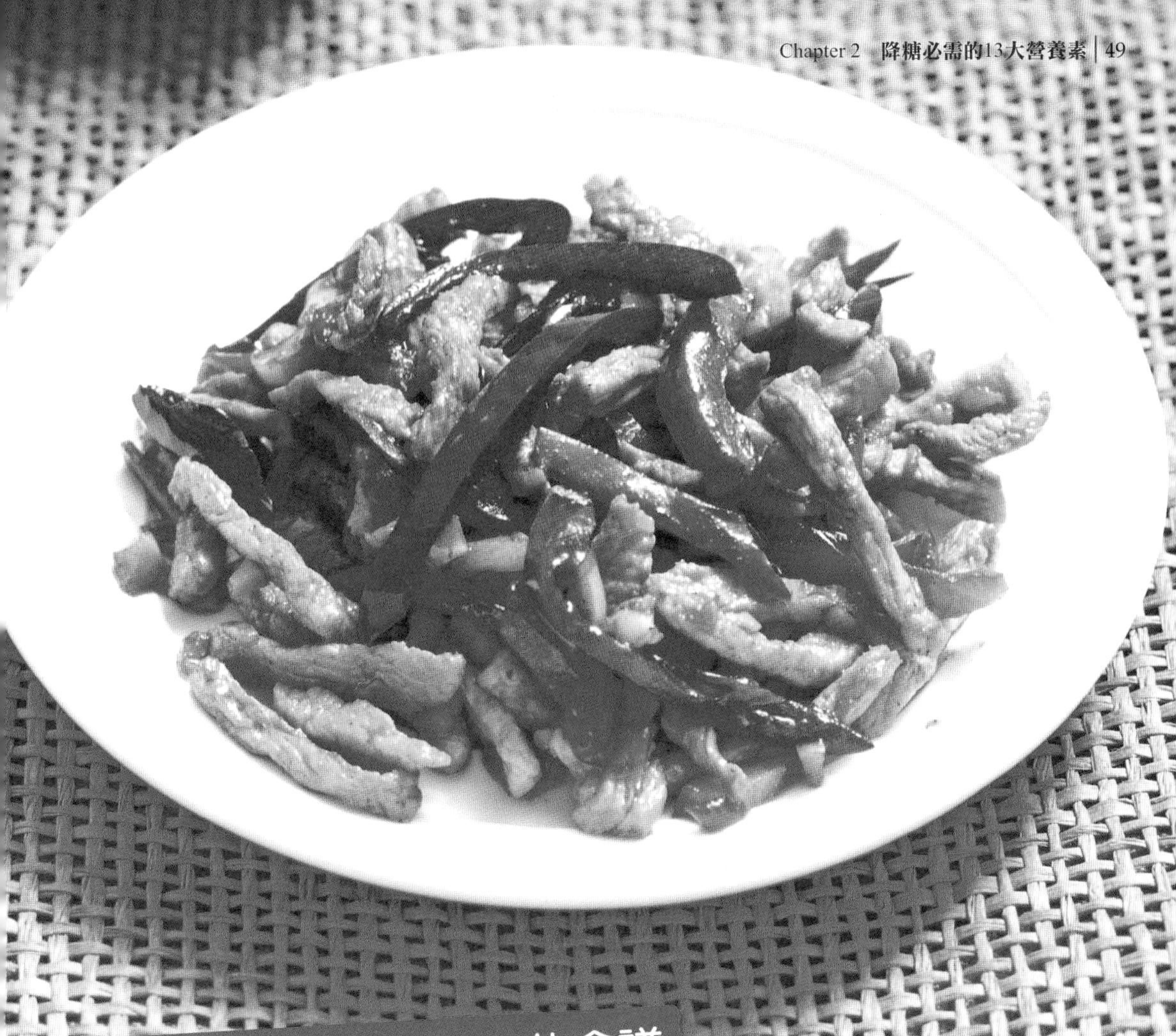

最有效補充維生素 B_1 的食譜

榨菜肉絲

食材 榨菜 150 公克，豬瘦肉 200 公克，紅彩椒 25 公克，乾辣椒絲、料酒、醬油、醋、薑末、蒜末、鹽、雞精各適量。

做法

❶ 榨菜浸泡，洗淨、切絲，過水瀝乾；豬肉、紅辣椒分別洗淨、切絲。

❷ 鍋置火上，倒油燒至六分熱，放入乾辣椒絲、薑末、蒜末爆香，下入肉絲並炒至變色，加料酒、醬油、醋炒勻。

❸ 放入榨菜絲和紅辣椒絲炒熟，加鹽、雞精即可。

能量計算器

總熱量	約 382.5 大卡
蛋白質	81.4 公克
脂肪	16.9 公克
醣類	26.5 公克

營養素

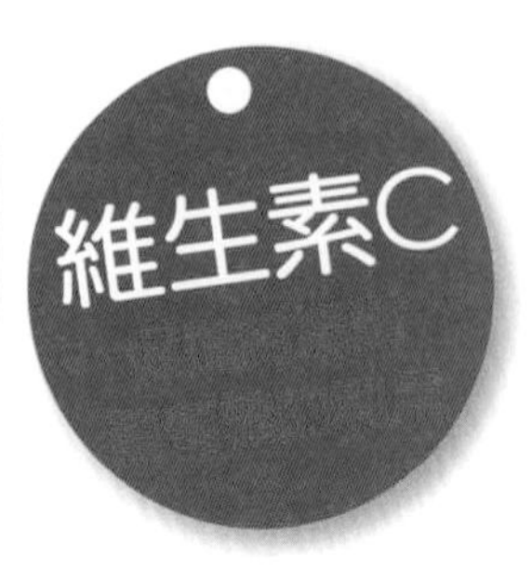

維生素C

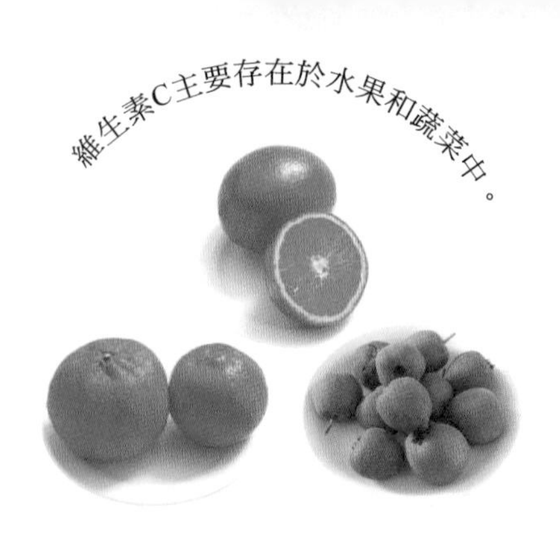

維生素C主要存在於水果和蔬菜中。

推薦攝取量：
每日 50~100 毫克。

降糖功效

維生素 C 可維持胰島素的功能，促進組織對葡萄糖的利用；還可以延緩或改善糖尿病周圍神經病變。

其他保健功效

- 修補組織，促進生長。
- 預防維生素 C 缺乏病。
- 防治貧血和壞血病。
- 促進傷口癒合。

攝取需知

1. 鐵與維生素 C 同食，可促進鐵的吸收。
2. 鈣和維生素 C 一起攝取，可促進身體對鈣的吸收。
3. 富含類黃酮的食物與富含維生素 C 的食物一起攝取，可提高抗氧化能力。
4. 進食扇貝、蛤蜊等貝殼類水產品時，不宜吃富含維生素 C 的水果，否則會引起中毒。
5. 豆類食物中的維生素 C 含量不是很高，但是變為豆芽後維生素 C 的含量就大大提高。

常見食物含量（每100公克可食部分）

奇異果	62 毫克
花椰菜	61 毫克
苦瓜	56 毫克
冬瓜	56 毫克
山楂	53 毫克
蓮藕	44 毫克
橘子	35 毫克
柳橙	33 毫克
白蘿蔔	21 毫克
番茄	19 毫克

奇異果可與萵苣、豆漿打汁飲用，不僅能降糖，還能改善失眠症狀。

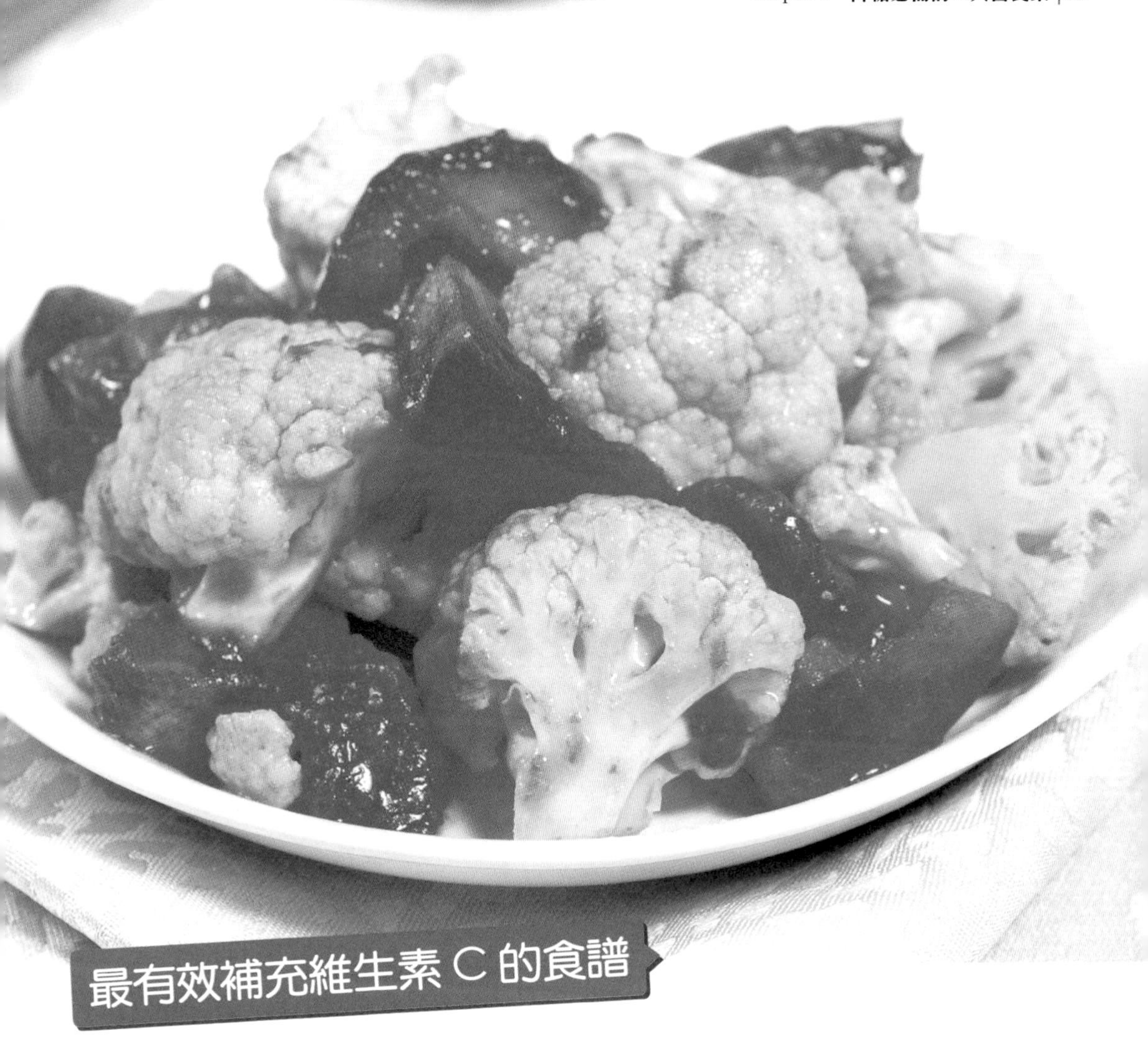

最有效補充維生素 C 的食譜

番茄炒花椰菜

食材 花椰菜 250 公克，番茄 125 公克，蔥絲、鹽、番茄醬各適量。

做法

❶ 花椰菜去老根，洗淨掰成小朵；番茄洗淨，去蒂切塊。

❷ 鍋置火上，倒入清水燒沸，將花椰菜汆燙一下撈出。

❸ 鍋內倒油，燒至六分熱，下蔥花爆鍋，倒入番茄煸炒，加入番茄醬，下花椰菜，加鹽翻炒至熟即可。

能量計算器

總熱量	約 84 大卡
蛋白質	6.3 公克
脂肪	0.75 公克
醣類	16.5 公克

營養素

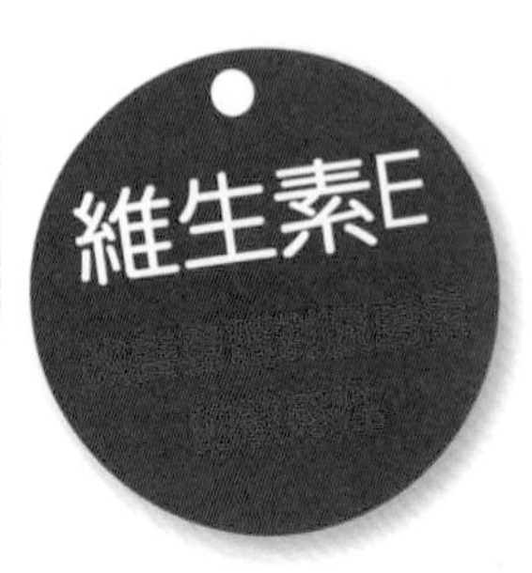

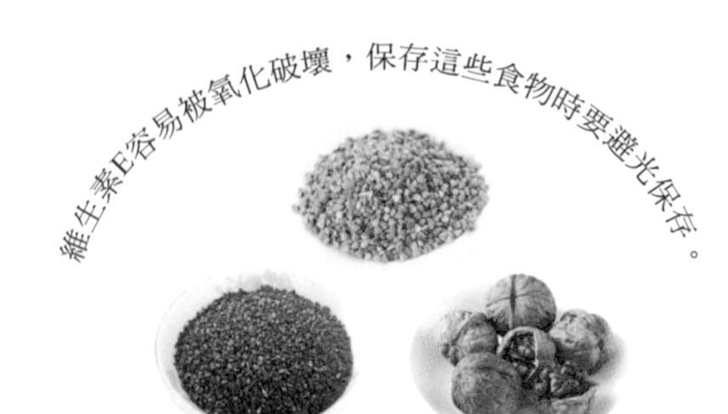

維生素E容易被氧化破壞，保存這些食物時要避光保存。

推薦攝取量：
每日 12 毫克。

降糖功效

維生素 E 可以清除自由基、糾正脂代謝紊亂、改善身體對胰島素的敏感性，有利於控制血糖，並且能夠發揮防治糖尿病慢性併發症的作用。

其他保健功效

・抗氧化。
・預防衰老。
・促進精子的產生。
・預防動脈硬化。
・增強身體免疫力。

攝取需知

1. 維生素 E 在高溫油中會遭到破壞，因此在烹調富含維生素 E 的食物時盡量不要用油炸的方式。
2. 一些油類以及核桃、瓜子等堅果，因為存放的時間太長而產生臭油味，就是維生素 E 遭到破壞，不宜食用。

常見食物含量（每100公克可食部分）

食物	含量
芝麻油	68.53 毫克
玉米油	50.94 毫克
黑芝麻	50.4 毫克
核桃	43.21 毫克
松子	25.2 毫克
黃豆	18.9 毫克
花生	18.09 毫克
蕎麥	4.4 毫克
玉米	3.89 毫克
燕麥	3.07 毫克

花生醬也是維生素 E 的主要來源之一，花生醬雞絲是用雞胸肉切絲後，汆燙至熟，然後拌入高麗菜絲，淋入花生醬即可。

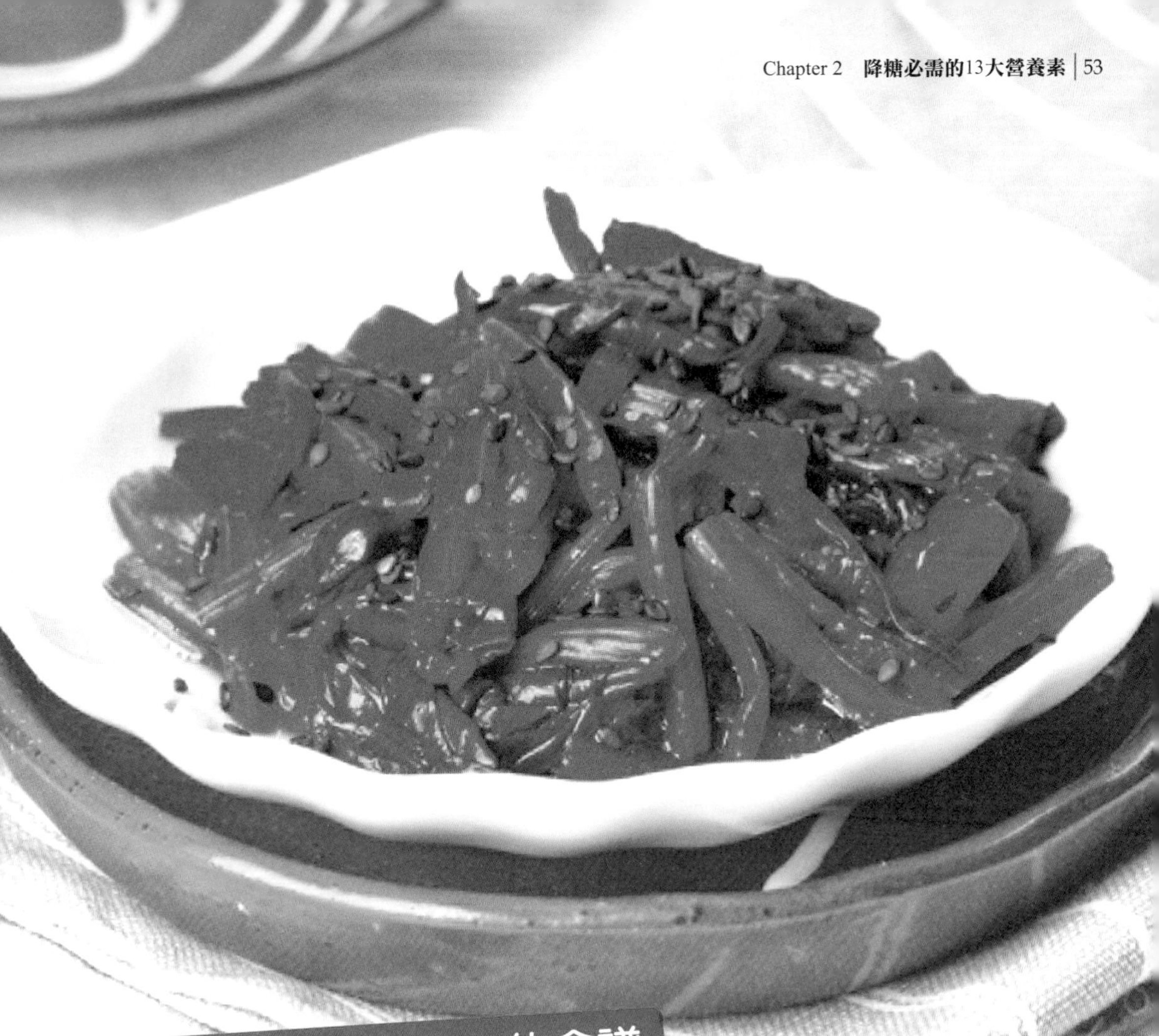

最有效補充維生素 E 的食譜

水煮菠菜

食材 菠菜 250 公克，熟黑芝麻 5 公克，鹽 3 公克，香油 5 公克。

做法

❶ 菠菜擇洗乾淨，切小段，用沸水氽燙。

❷ 將菠菜放入盤中，加鹽拌勻，撒上熟黑芝麻，滴上香油即可。

能量計算器

總熱量	約 131 大卡
蛋白質	7.4 公克
脂肪	8 公克
醣類	12.4 公克

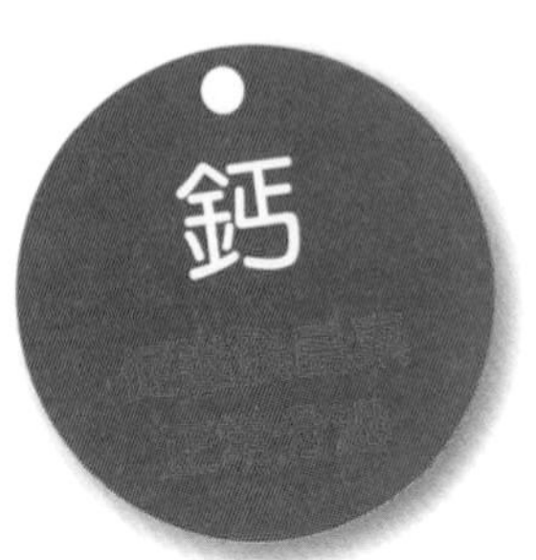

推薦攝取量：
每日 800 毫克為宜。

進食含鈣食物時，注意補充維生素D，可以促進鈣的吸收。

降糖功效

鈣有刺激胰島 β 細胞的作用，能夠促進胰島素的正常分泌。此外，糖尿病患者血糖濃度較高，腎臟在排出過多葡萄糖的同時，也會大量地丟失鈣，如不及時補充極易引發骨質疏鬆。

其他保健功效

- 構成骨骼和牙齒。
- 維持肌肉和神經的正常興奮性。
- 參與凝血過程。
- 與體內很多酶的活性有關。

攝取需知

1. 補鈣一定要補維生素 D，維生素 D 可從食物中攝取，也可透過陽光自身合成，也就說經常晒晒太陽有助於鈣的吸收。
2. 鈣易與食物中的植酸、草酸形成不易吸收的植酸鈣、草酸鈣，影響鈣的吸收，因此吃富含鈣的食物時，不要同時吃富含植酸和草酸的食物，例如菠菜。

常見食物含量（每100公克可食部分）

蝦米	991 毫克
豆腐	164 毫克
牛奶	104 毫克
黃豆	191 毫克
油菜	108 毫克
綠豆	81 毫克
芹菜	80 毫克
豆皮	77 毫克
菠菜	66 毫克
蓮藕	39 毫克

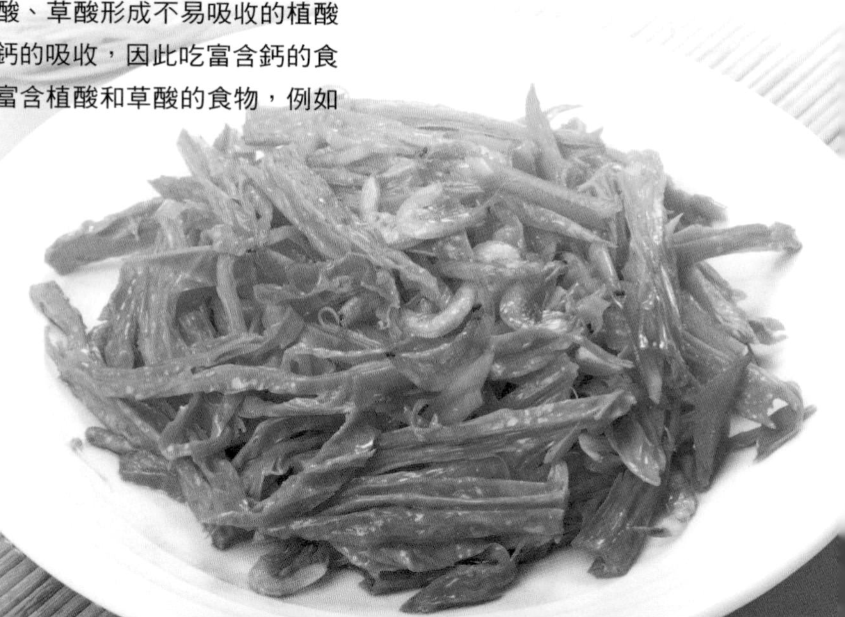

蝦米和豆皮均含鈣豐富，這道涼拌蝦米豆皮適合糖尿病患者補鈣食用，還能有效預防骨質疏鬆。

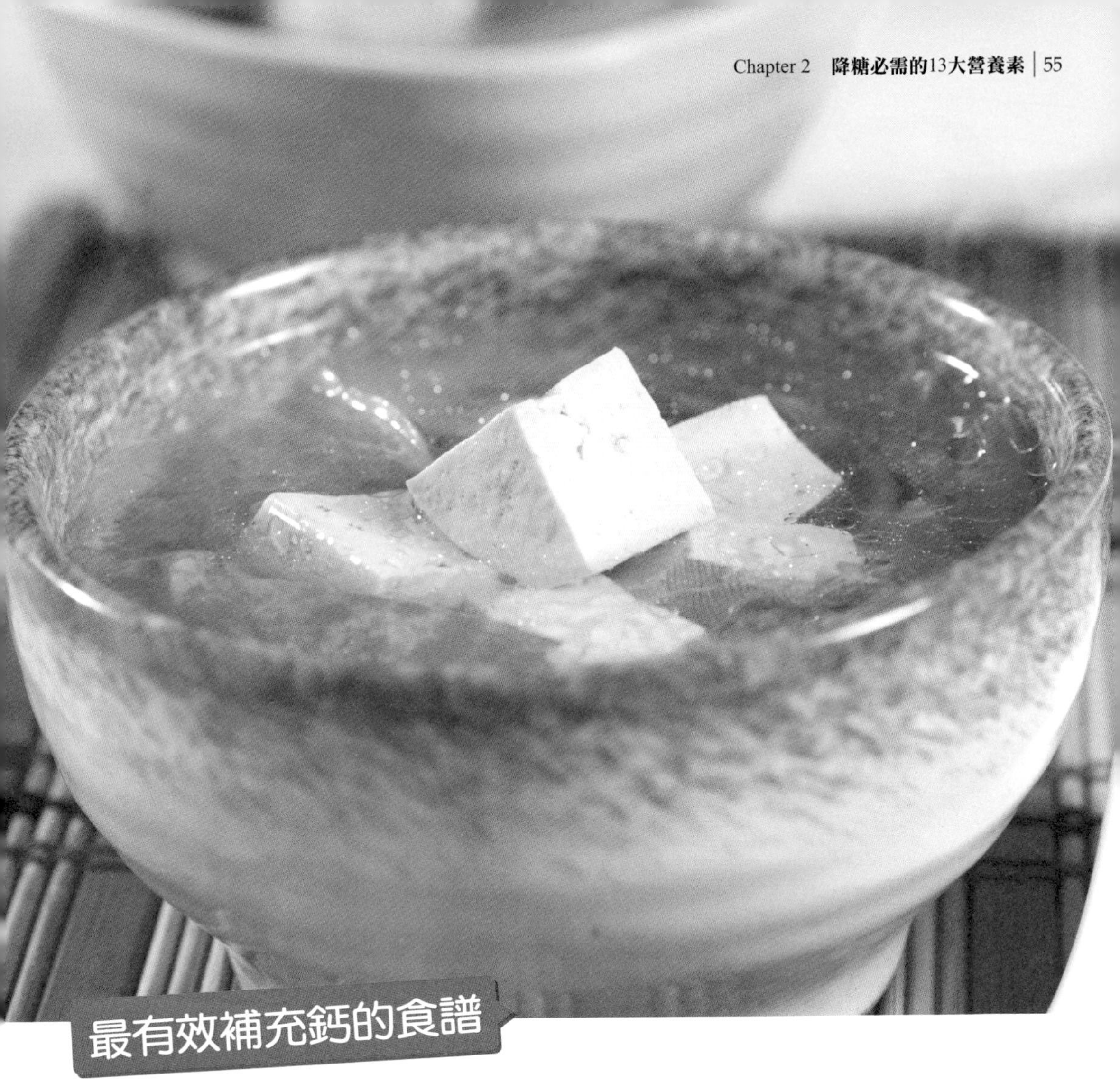

最有效補充鈣的食譜

萵苣豆腐湯

食材　萵苣 250 公克，豆腐 100 公克，蔥花、胡椒粉、鹽、味精各適量，香油 3 公克。

做法

❶ 萵苣擇洗乾淨，撕成小片；豆腐洗淨，切塊。

❷ 湯鍋置火上，倒入適量水、豆腐塊煮沸，去除浮沫，放入蔥花、胡椒粉和萵苣葉，用大火煮 2 分鐘，加鹽、味精、香油調味即可。

能量計算器

總熱量	約 115 大卡
蛋白質	9.3 公克
脂肪	6.2 公克
醣類	7.3 公克

營養素

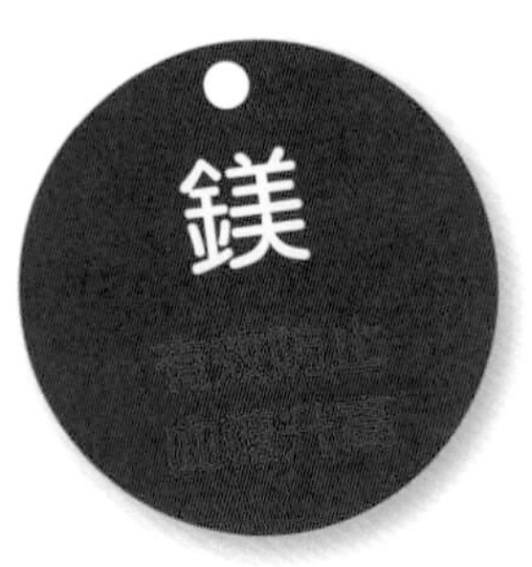

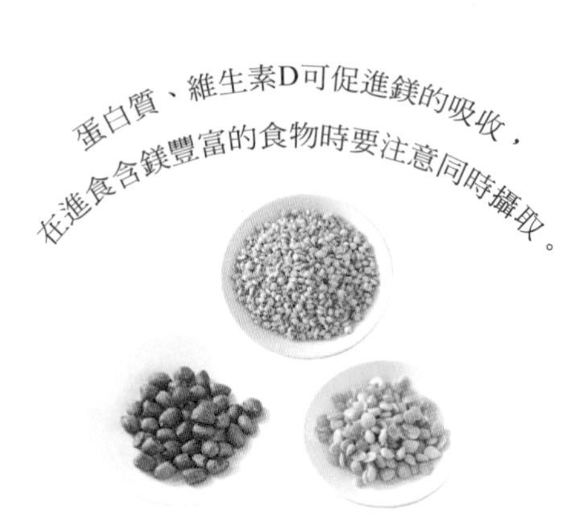

推薦攝取量：
每日 315 ～ 360 毫克。

降糖功效

在血糖轉變成能量的過程中，鎂扮演著重要的角色。研究發現，缺乏鎂會造成身體對胰島素反應不佳，導致胰島素抵抗，使血糖上升。

其他保健功效

・構成骨骼和牙齒。
・與鈣、鈉共同對神經訊號和肌肉收縮具重要作用。
・參與蛋白質的代謝。

攝取需知

蛋白質、乳糖、維生素 D 可促進鎂的吸收，膳食纖維會干擾鎂的吸收。

鎂主要來自天然食物

鎂在天然食物中廣泛存在，人體所需的鎂大部分來自於糧食和蔬菜，其餘部分來自於肉、蛋等，相對來講，未多加工的雜糧豆類和堅果中鎂的含量較高，加工後鎂的含量會降低。

常見食物含量（每100公克可食部分）

花生	178 毫克
杏仁	178 毫克
燕麥	177 毫克
黑米	147 毫克
核桃	131 毫克
薏仁	88 毫克
菠菜	58 毫克
香蕉	43 毫克
苦瓜	18 毫克
蓮藕	19 毫克

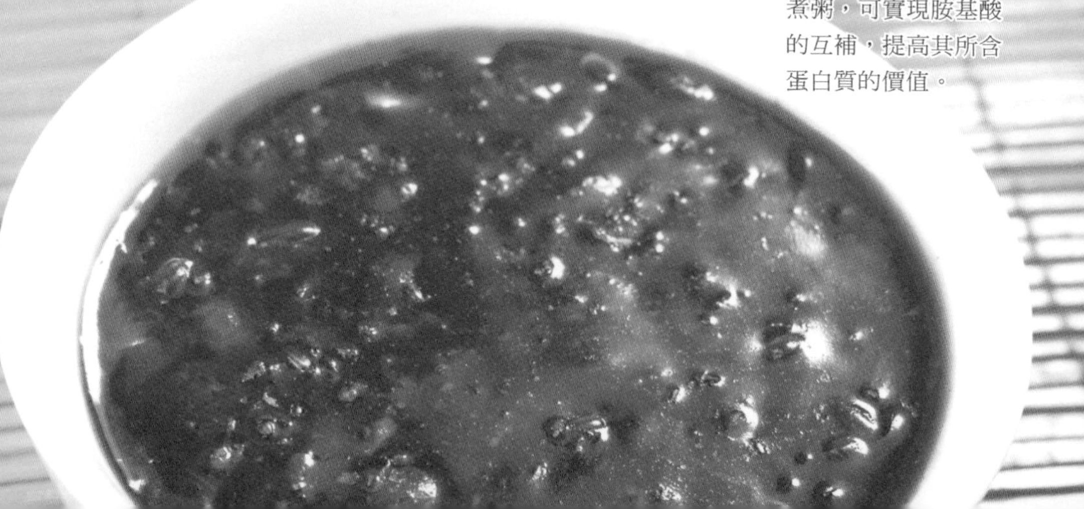

黑米是鎂的主要來源之一，不僅如此，用黑米與紅豆一起搭配煮粥，可實現胺基酸的互補，提高其所含蛋白質的價值。

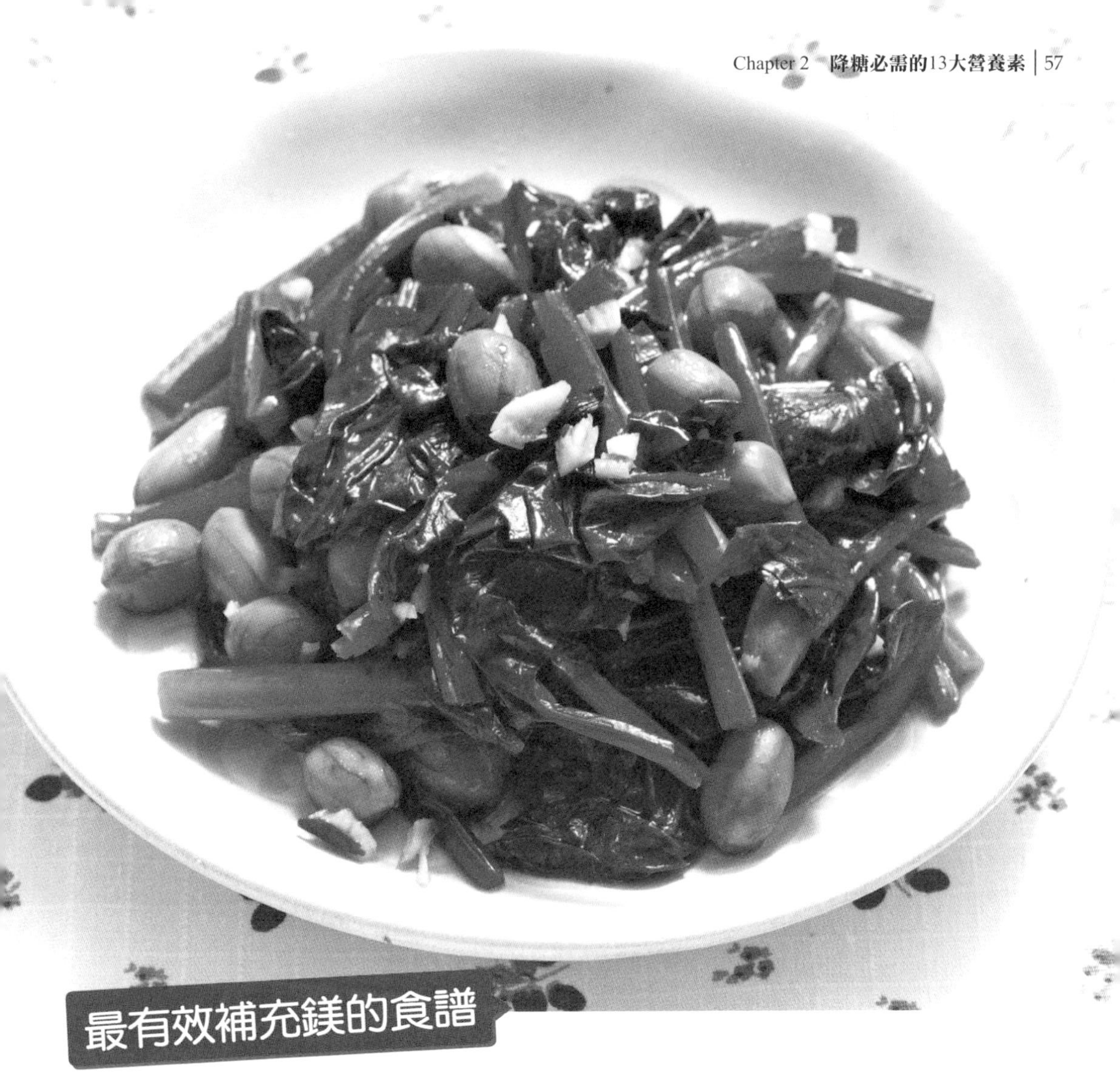

最有效補充鎂的食譜

涼拌菠菜花生

食材 菠菜 250 公克，煮熟的花生仁 50 公克，薑末、蒜末、鹽、醋、香油、味精各適量。

做法

❶ 菠菜洗淨，汆燙熟撈出，過涼，切段。

❷ 將菠菜段、花生仁、薑末、蒜末、鹽、醋、香油、味精拌勻即可。

能量計算器

總熱量	約 386.5 大卡
蛋白質	18.4 公克
脂肪	26.9 公克
醣類	24.1 公克

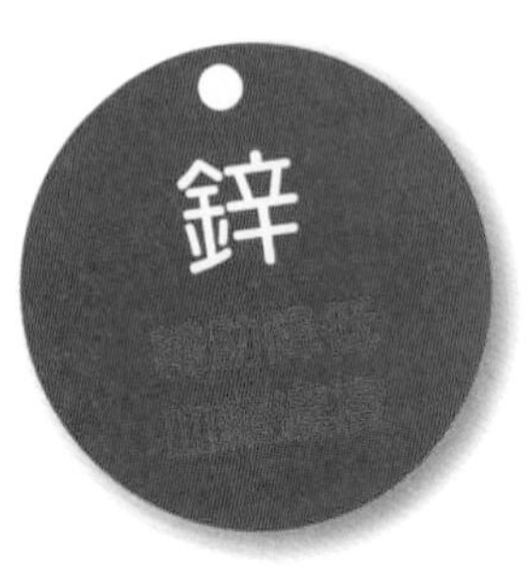

推薦攝取量：
每日 12 ～ 15 毫克。

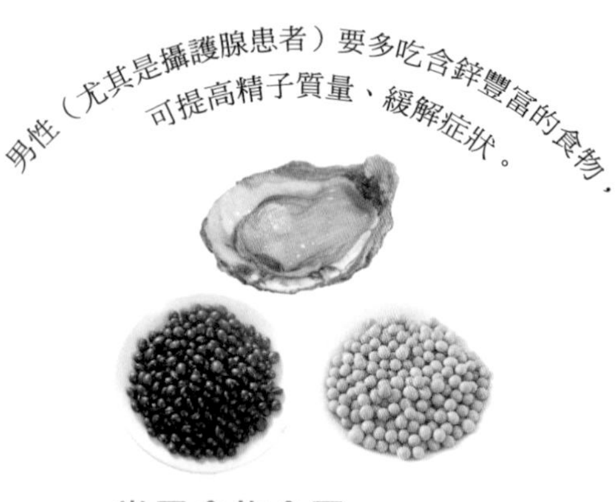

降糖功效

鋅是胰島素的重要組成成分，如果體內缺鋅會降低將胰島素原轉化為胰島素的能力，肌肉和脂肪細胞對葡萄糖的利用也大大降低，從而使血糖濃度增加。

其他保健功效

・促進生長發育與組織再生。
・促進食慾，構成酶類。
・調節身體免疫力。

攝取需知

1. 鋅能促進鐵的吸收。
2. 鋅能抑制鉛在腸道的吸收，降低鉛的毒性，從而預防鉛中毒。

什麼時候要補鋅？

當味覺減退、食慾不振、厭食、口腔潰瘍反復發作的時候，要考慮體內是否缺鋅，並適當補充。

常見食物含量（每100公克可食部分）

牡蠣	71.2 毫克
扇貝	11.69 毫克
蚵仔	11.59 毫克
牛肉	6.92 毫克
黑豆	4.18 毫克
豆皮	3.69 毫克
黃豆	3.34 毫克
豬里肌	2.3 毫克
河蝦	2.24 毫克
雞蛋	1.1 毫克

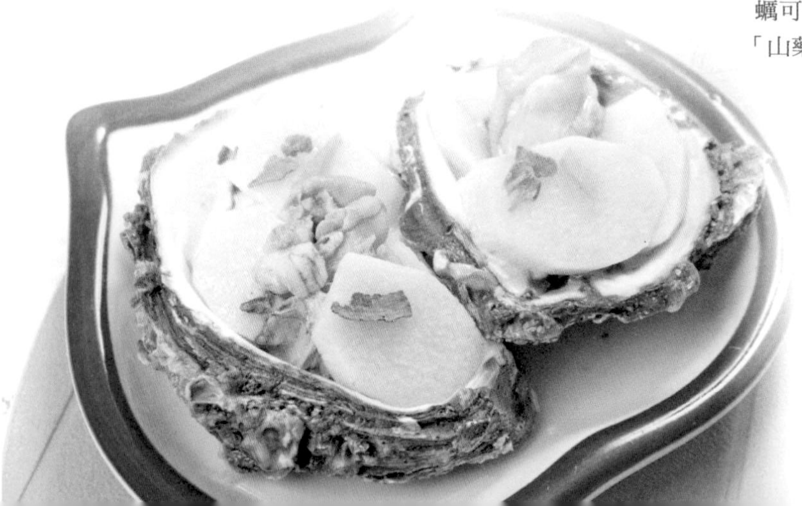

補鋅可以適當吃牡蠣，牡蠣可煲湯，還能做成這道「山藥當歸蒸牡蠣」。

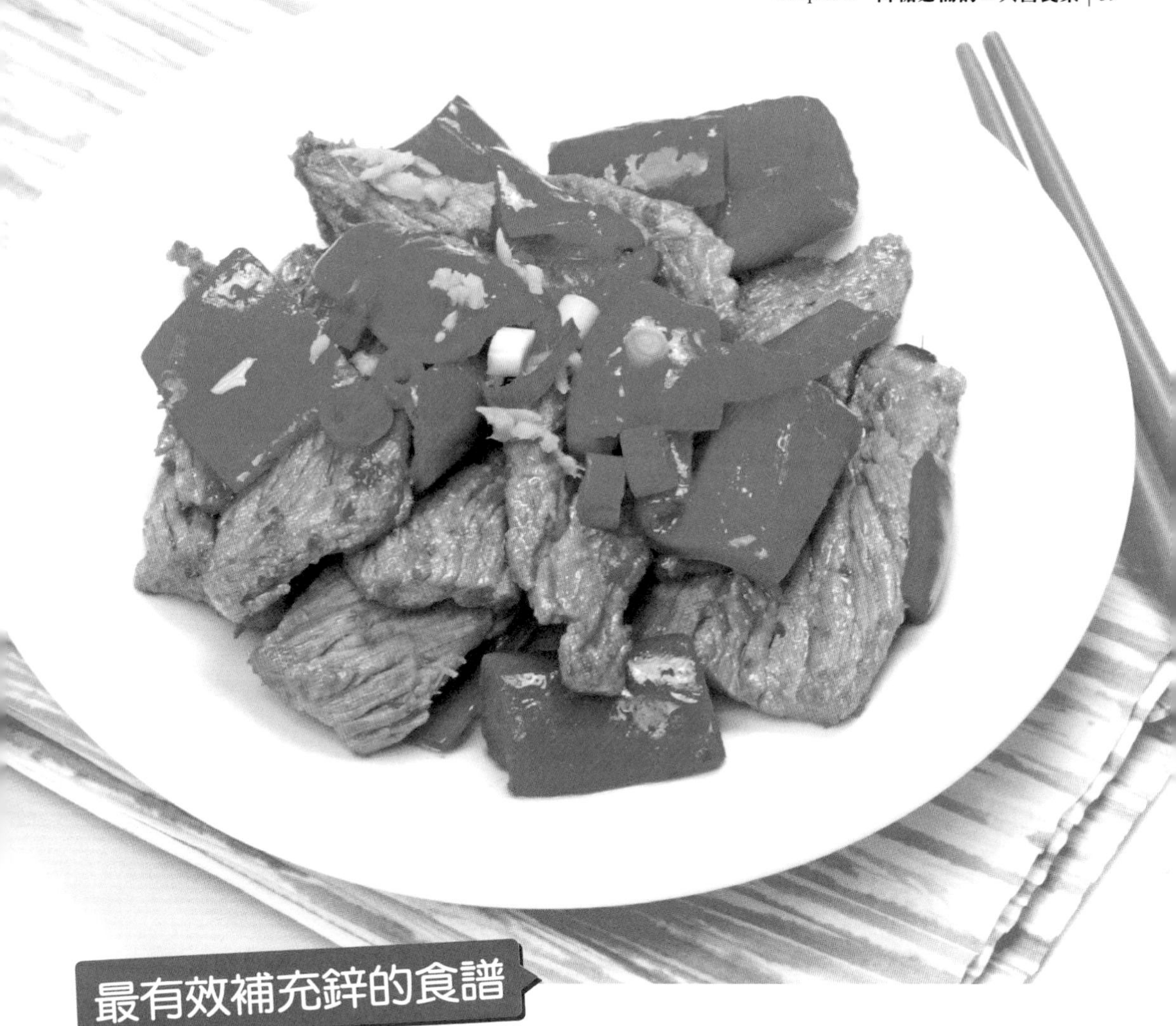

最有效補充鋅的食譜

青椒炒牛肉

食材 青椒 300 公克，牛肉 150 公克，蔥花、醬油各 5 公克，料酒 10 公克，鹽 3 公克，香油 2 公克，植物油 5 公克。

做法

❶ 牛肉洗淨，切片，用沸水汆熟，備用。

❷ 青椒去蒂和籽，洗淨，切片，放入沸水鍋中汆燙後撈出。

❸ 炒鍋置火上，倒油燒至五分熱，下蔥花略炒，加牛肉片、料酒、醬油、鹽及少許清水，小火燒透入味，再放入青椒炒勻，淋上香油即可。

能量計算器

總熱量	約 309 大卡
蛋白質	35.55 公克
脂肪	12.9 公克
醣類	19 公克

營養素

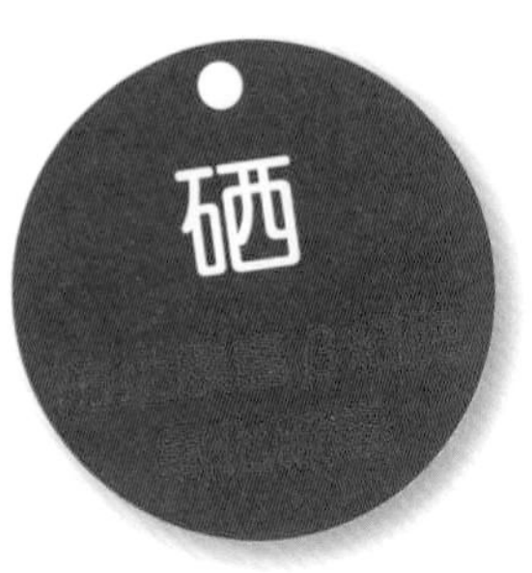

推薦攝取量：
每日 50 微克。

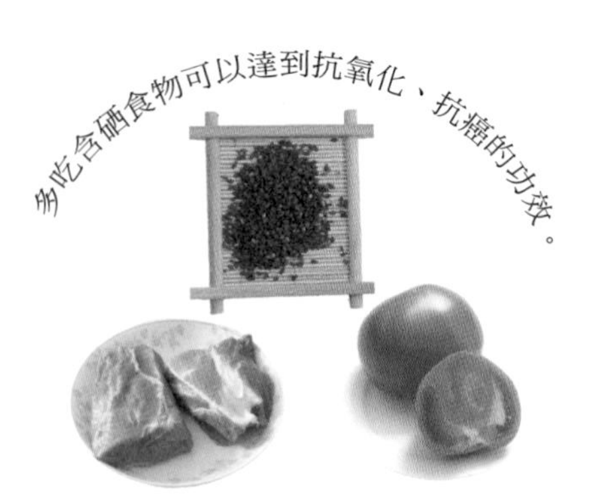

降糖功效

硒是微量營養素中的「胰島素」，它能防止胰島 β 細胞氧化破壞，修復胰島細胞，使其功能正常，促進糖分解代謝從而降低血糖和尿糖。

其他保健功效

- 具有抗氧化作用。
- 保護心血管和心肌健康。
- 抵抗重金屬毒性。
- 促進生長，保護視力。

攝取需知

一般來說，硒的含量高低順序為，動物內臟＞海產品＞魚＞蛋＞肉＞蔬菜＞水果，對於糖尿病患者來說要根據自身的病情加以選擇。像動物肝臟、腎臟、螃蟹等膽固醇含量過高的食物不宜多食，對於一些糖分過高的水果則宜少吃或不吃。

缺硒的表現

精神不振、精子活力降低、感冒、癌症、心腦血管疾病、肝病等病症的發生和體內缺乏硒有關。

常見食物含量（每100公克可食部分）

牛肉	10.55 微克
黑芝麻	4.70 微克
燕麥	4.31 微克
大蒜	3.09 微克
蕎麥	2.45 微克
玉米	1.63 微克
洋蔥	0.92 微克
金針菇	0.28 微克
番茄	0.15 微克
蘋果	0.12 微克

牛肉富含硒、鋅等降糖營養素，南瓜中的鈷也有很好的降糖效果，這道南瓜牛肉湯可有效穩定血糖。

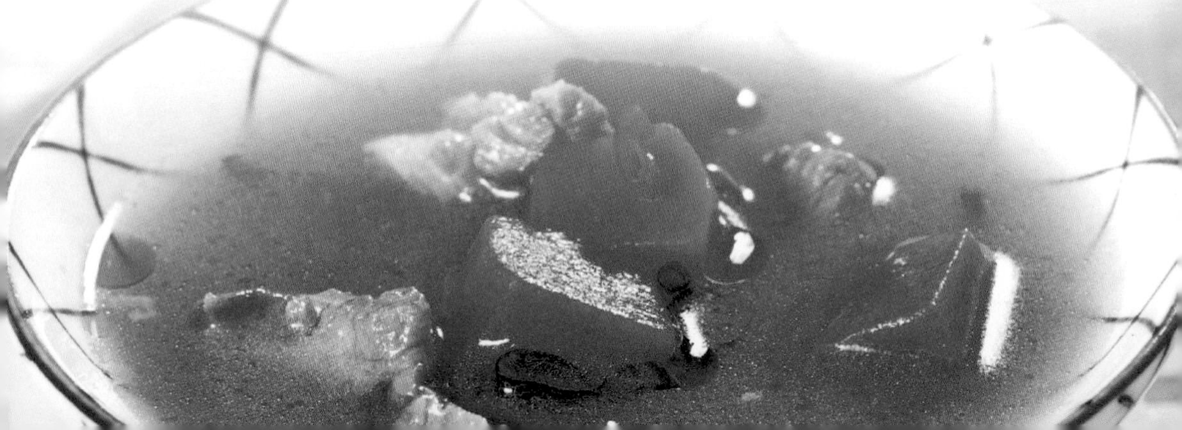

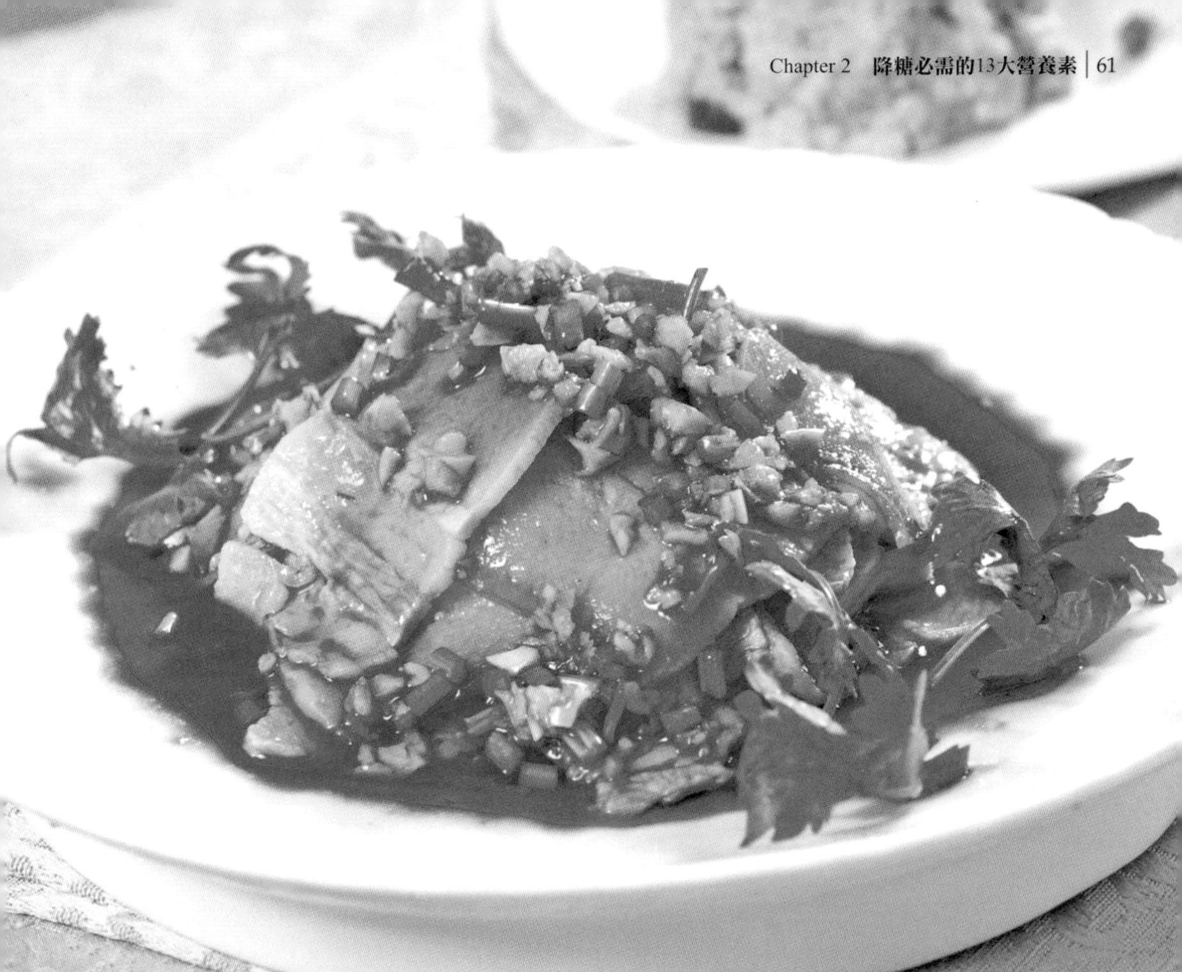

最有效補充硒的食譜

蒜泥肉片

食材 豬瘦肉 250 公克，去皮大蒜 25 公克，香菜、鮮醬油各適量，香油 3 公克。

做法

❶ 豬瘦肉洗淨，煮熟，切片，裝盤；大蒜搗成蒜泥，加鮮醬油和香油調勻。

❷ 將蒜泥淋在肉片上，撒上香菜即可。

能量計算器

總熱量	約 418.5 大卡
蛋白質	50.6 公克
脂肪	18.6 公克
醣類	5.3 公克

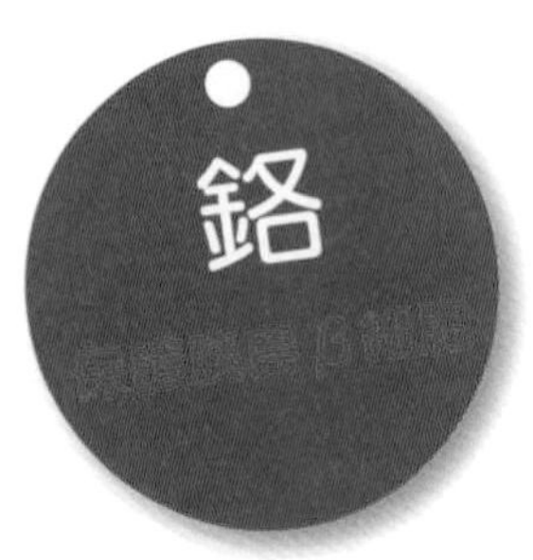

推薦攝取量：
每日 50 微克。

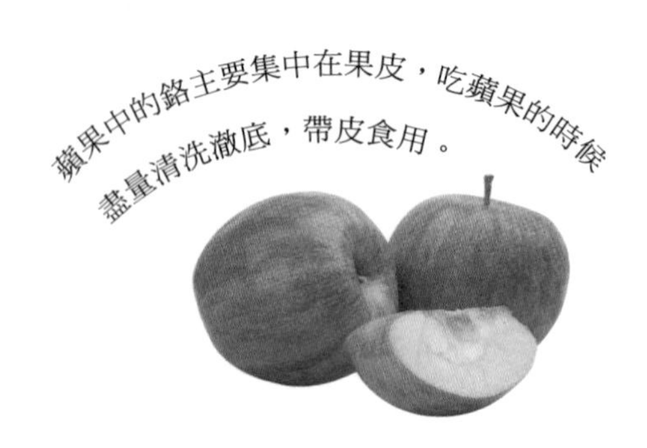

蘋果中的鉻主要集中在果皮，吃蘋果的時候盡量清洗徹底，帶皮食用。

降糖功效

鉻是合成胰島素的原料之一，可以保護胰島 β 細胞，有利於糖尿病的恢復；能提高胰島素促進葡萄糖進入細胞的效率，是重要的血糖調節劑，可以使糖尿病患者症狀減輕，血糖控制平穩，減少降糖藥的用量。

其他保健功效

- 參與蛋白質和核酸的代謝，促進血紅素的合成。
- 促進發育，增加體重。
- 阻止脂肪酸和膽固醇的合成，從而降低血液中的膽固醇含量。
- 降低心血管疾病的發生率。

常見食物來源

鉻的最好來源是畜肉類，比如牛肉等，動物肝臟中鉻很高，但是糖尿病患者不宜多吃。此外，未加工的穀物、麩糠、乳酪、香蕉、蘋果（尤其蘋果皮）中也含有較多的鉻，雞肉、鴨肉、魚類、馬鈴薯、胡蘿蔔、柑橘、蘑菇等都含有一定量的鉻。

攝取需知

1. 飲食中長期缺鉻，會影響胰島素的正常作用，致使糖的氧化受阻，糖在血液中積存的結果就是高血糖和糖尿病的發生，所以適量的鉻對於預防糖尿病有重要作用。但也不可攝取過多，以免引起鉻中毒。
2. 一般來說，鉻在體內隨著年齡的增長而逐漸減少，因此老年人應適當多補充一些鉻。

糙米是一種全穀類，富含鉻，糙米與山藥一起熬粥，營養更豐富。

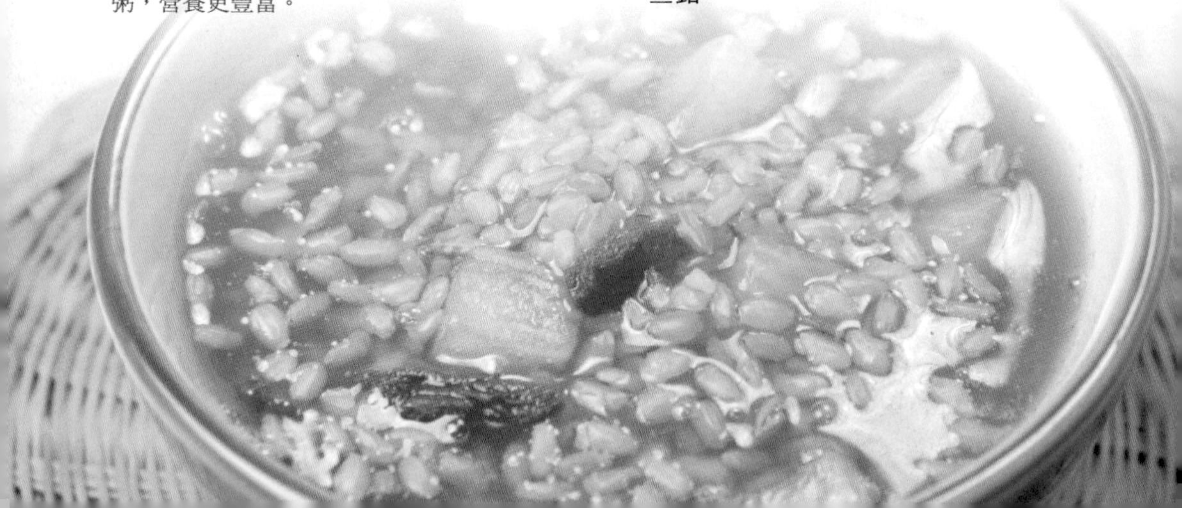

吃對食物有效降糖
血糖穩定無負擔

預防並控制糖尿病，最關鍵的是要了解哪些食物能吃，哪些食物不能吃，能吃的食物吃多少才合適，以及怎麼搭配、怎麼烹調更降糖……，飲食中的每一個細節都大有學問。本章告訴你家常食物怎麼吃最降糖！

穀類

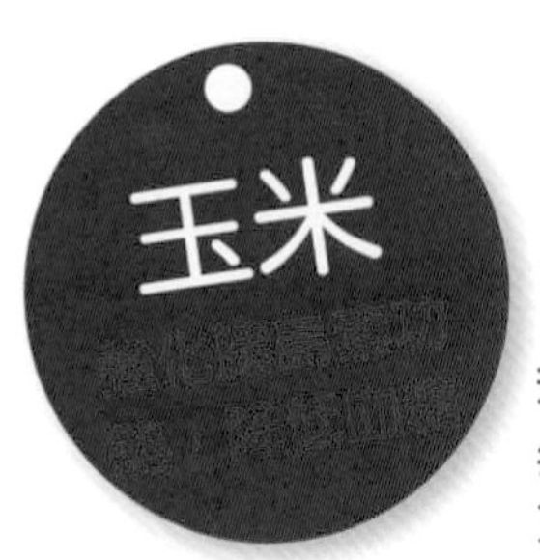

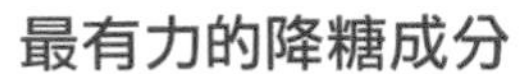

升糖指數：55 中

每日推薦量：鮮玉米 100 公克；玉米粉 70 公克

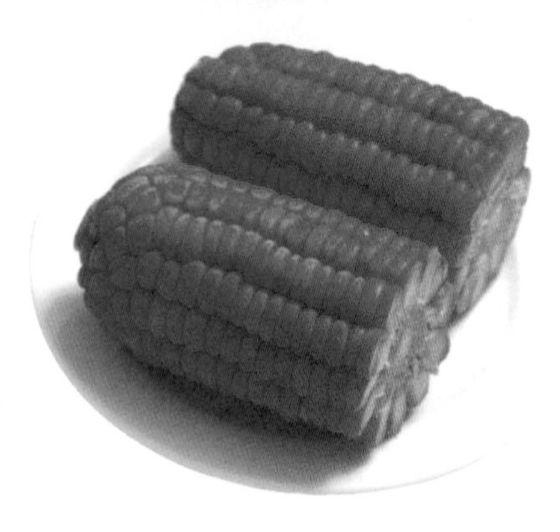

最有力的降糖成分

膳食纖維、鎂、穀胱甘肽

細說降糖功效

玉米富含膳食纖維，具有降低血糖、血脂及改善葡萄糖耐受性的功效。玉米中所含有的鎂，有強化胰島素功能的作用；穀胱甘肽則能清除破壞胰島素的自由基，穩定糖尿病患者的血糖。

對併發症的益處

調節血脂，降低血壓。玉米中含有豐富的單元不飽和脂肪酸，長期食用有較好的調血脂作用；玉米中膳食纖維、礦物質的含量也較豐富，長期食用還有降壓的作用。對糖尿病患者預防併發血脂異常症和高血壓病有一定幫助。

這樣吃最降糖

糖尿病患者應選擇含膳食纖維較多的白玉米，盡量少吃含糖量高的甜玉米和澱粉含量高、食用後會升高血糖的糯玉米。

成分表（每100公克可食部分）

營養成分	含量	含量比較
熱量	341 大卡	高 ★★★
醣類	75.2 公克	高 ★★★
蛋白質	8.1 公克	高 ★★★
脂肪	3.3 公克	中 ★★☆
鈉	3.3 醣類	低 ★☆☆

好食搭配最營養

玉米 + 豆類

玉米蛋白質中缺乏色胺酸，單一食用玉米易發生癩皮病，所以宜與富含色胺酸的豆類食品搭配食用。

松子 + 玉米

松子炒玉米可用於脾肺氣虛、乾咳少痰、皮膚乾燥、大便乾結等症狀的輔助治療。

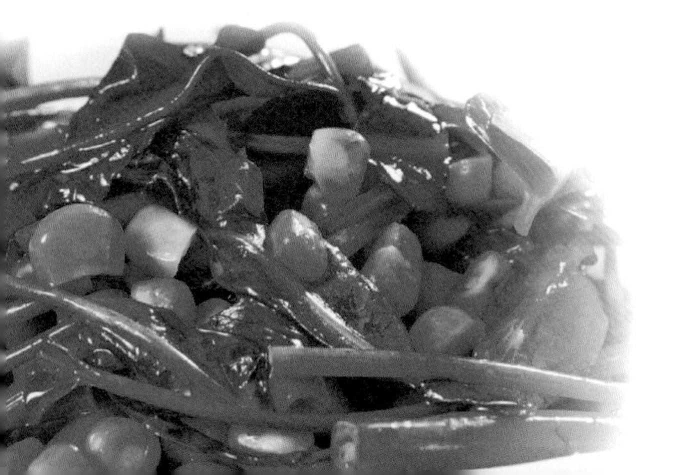

將玉米粒洗淨，空心菜洗淨，切段，然後分別入沸水鍋中汆燙一下。鍋置大火上，放入植物油，下花椒、榨菜炒香，倒入玉米粒、空心菜段翻炒至熟，加鹽、雞精調味即可。

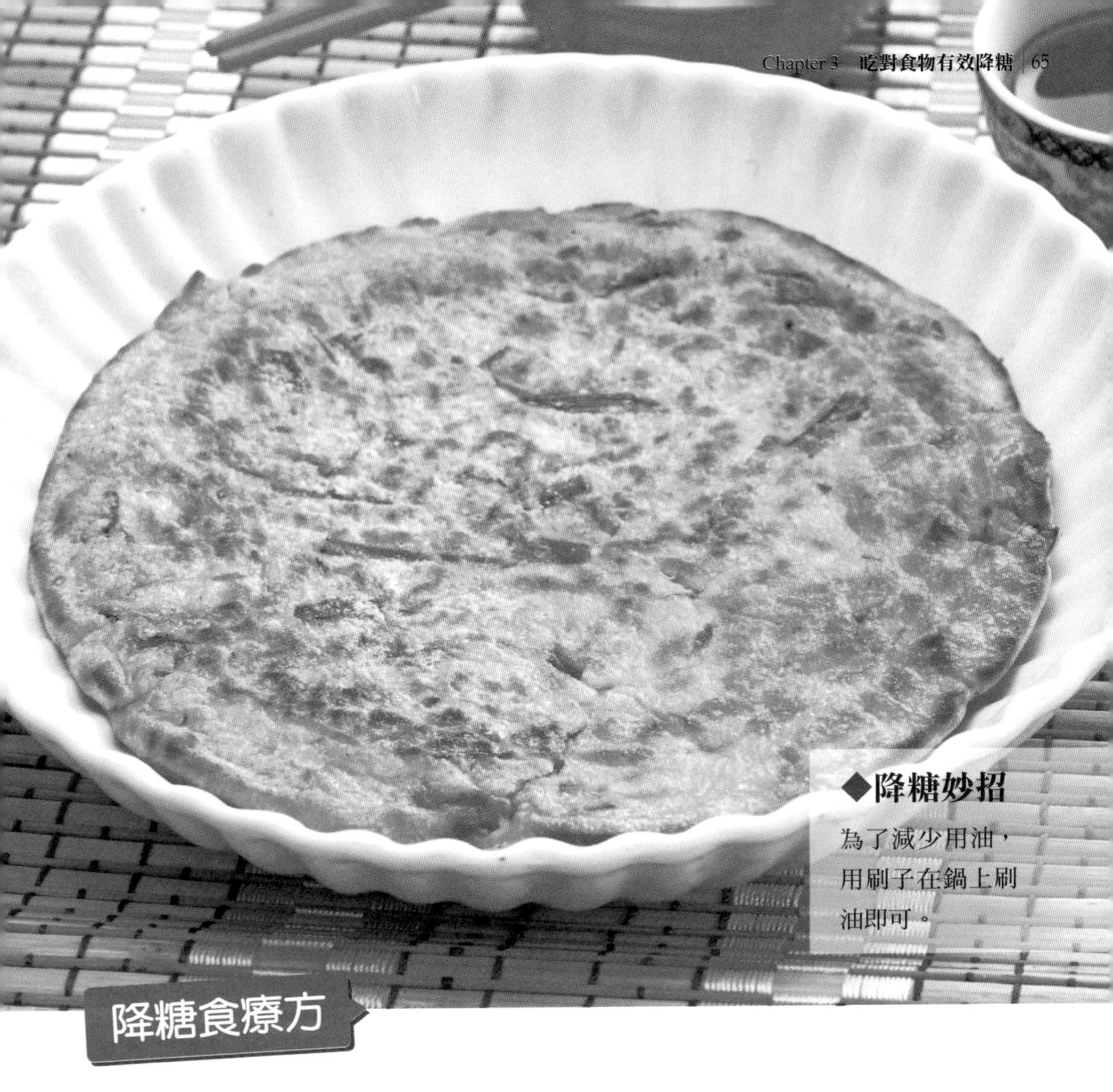

◆降糖妙招

為了減少用油，用刷子在鍋上刷油即可。

降糖食療方

蔬菜玉米餅

食材 新鮮玉米1根，雞蛋1個，麵粉300公克，韭菜、胡蘿蔔各50公克，蔥花、鹽、植物油各適量。

做法

❶ 韭菜洗淨，切段；胡蘿蔔洗淨，切絲；玉米煮熟，撈出，放涼，掰成玉米粒；麵粉加溫水、雞蛋，調成糊，放韭菜段、蔥花、胡蘿蔔絲、玉米粒、鹽攪勻。

❷ 鍋置火上，倒油燒熱，將麵糊舀出平攤在鍋中，小火煎至兩面金黃色即可。

能量計算器

總熱量	約720大卡
蛋白質	26公克
脂肪	22.9公克
醣類	110.1公克

穀類

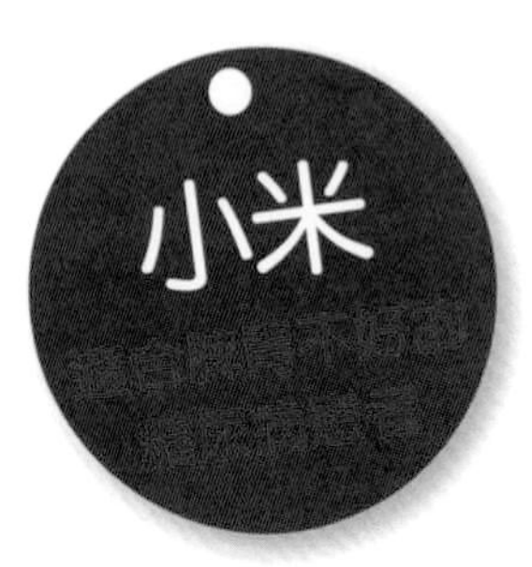

升糖指數：71 中

每日推薦量：每日 50 公克為宜。

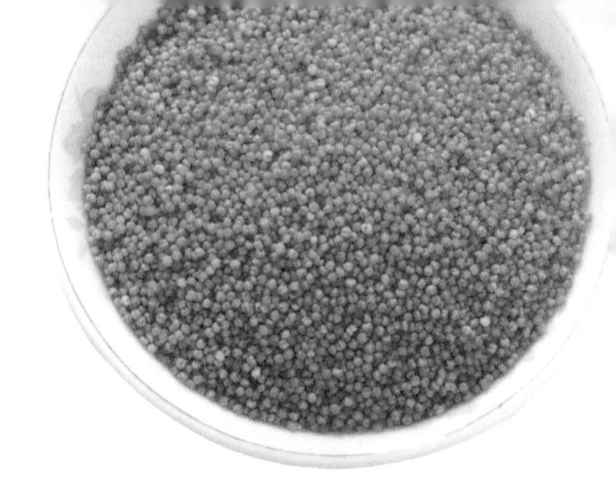

最有力的降糖成分

維生素 B_1、鋅、硒、鎂

細說降糖功效

小米中的維生素 B_1 有維持正常糖代謝和神經傳導的功能，維持微血管健康，預防因高血糖所致的腎細胞代謝紊亂，避免併發微血管病變和腎臟病。此外，小米還具有清熱解毒、健脾除濕的功效，適合糖尿病，尤其是腸胃不好的糖尿病患者經常食用。

對併發症的益處

小米有清熱健脾、滋陰養血、止嘔、消渴、利尿的作用，還具有防止血管硬化的功效，對糖尿病患者服用藥物引起的腸道反應及併發動脈硬化有輔助治療的作用。

降糖這樣吃

煮小米粥時不宜放鹼性物質，因為鹼會破壞小米中的維生素 B_1、維生素 B_2 和維生素 C 等，造成營養的缺失。

成分表（每100公克可食部分）

營養成分	含量	含量比較
熱量	358 大卡	高 ★★★
醣類	75.1 公克	高 ★★★
蛋白質	9 公克	中 ★★☆
脂肪	3.1 公克	中 ★★☆
鈉	4.3 毫克	低 ★☆☆

好食搭配最營養

小米 + 大豆

小米中缺乏賴胺酸，而大豆富含賴胺酸，二者同食，可以補充小米缺乏賴胺酸的不足。

小米除了經常做粥以外，還可與白米混合做成雙米飯，做法是將白米、小米分別淘洗乾淨後放入電鍋，加適量水，煮至米飯熟即可。

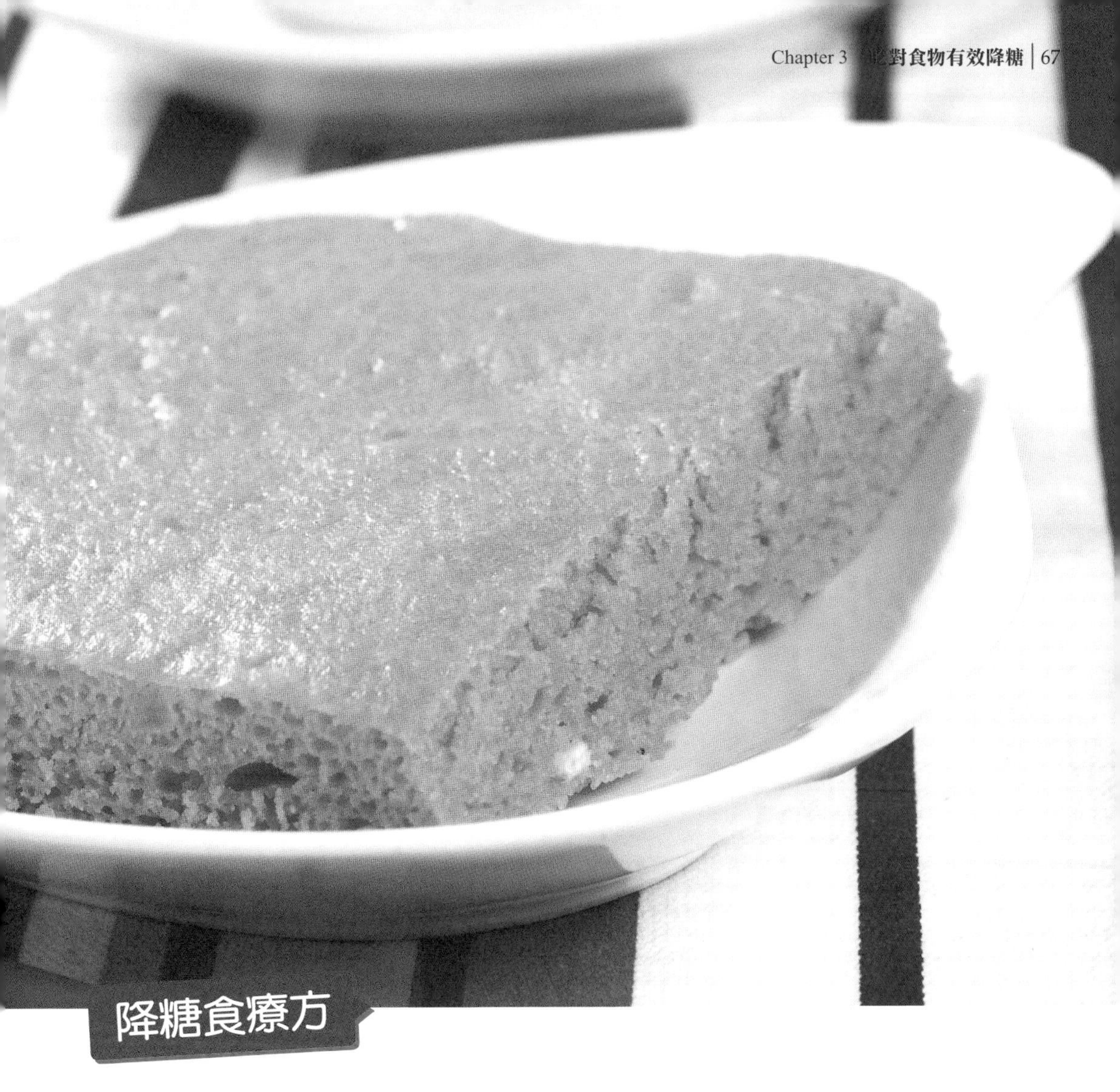

降糖食療方

小米發糕

食材 小米粉 100 公克，黃豆粉 50 公克，酵母適量。

做法

❶ 用 35°C 左右的溫水將酵母化開；小米粉、黃豆粉放盆內，加溫水、酵母水和成較軟的麵糰，醒發 20 分鐘。

❷ 將蒸籠巾用水浸濕鋪在蒸籠上，放入麵糰，用手抹平，大火沸水蒸半小時至熟，製成發糕。

❸ 蒸熟的發糕扣在案板上，放涼，切成長方小塊即可。

能量計算器

總熱量	約 565 大卡
蛋白質	23.6 公克
脂肪	11.3 公克
醣類	96.5 公克

穀類

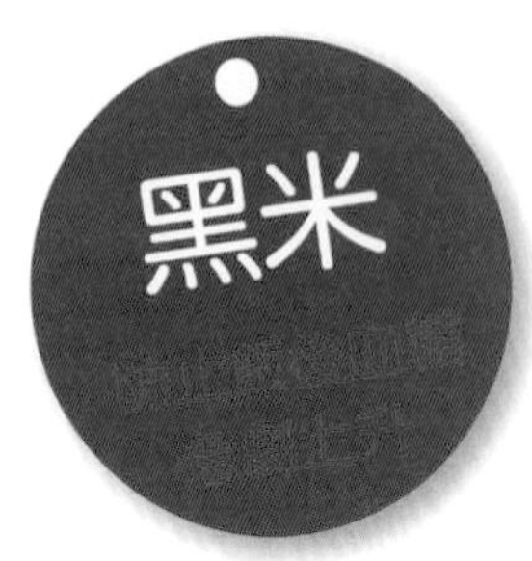

升糖指數：55 中

每日推薦量：每日 50 公克為宜。

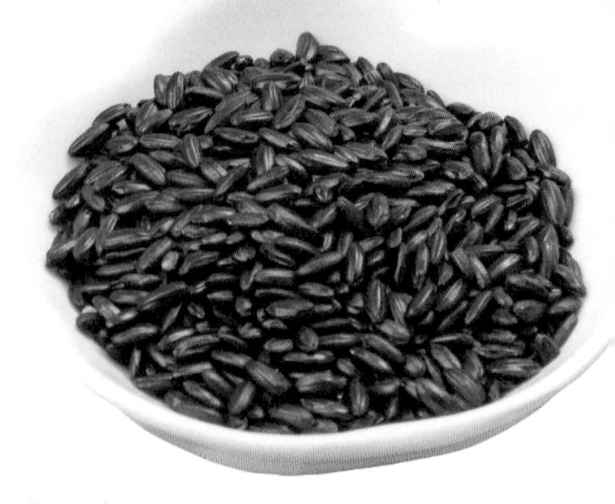

最有力的降糖成分

膳食纖維、鎂

細說降糖功效

黑米富含的膳食纖維和鎂可降低葡萄糖的吸收速度，防止飯後血糖急劇上升，維持血糖平衡，有利於糖尿病患者的病情改善。

對併發症的益處

黑米色素中富含類黃酮活性物質，對預防動脈硬化有很大的作用。所含的硒能防止脂肪在血管壁上沉積，能夠減少動脈硬化、冠心病、高血壓等併發症的發病率。

降糖這樣吃

1. 黑米所含營養成分多聚集在黑色皮層，故不宜精加工，以食用糙米為宜。
2. 黑米適合用來熬粥，可與各種雜糧一起搭配。

成分表（每100公克可食部分）

營養成分	含量	含量比較
熱量	333 大卡	高 ★★★
醣類	72.2 公克	高 ★★★
蛋白質	9.4 公克	中 ★★☆
脂肪	2.5 公克	低 ★☆☆
鈉	7.1 毫克	低 ★☆☆

好食搭配最營養

黑米＋大米

二者同用可防止飯後血糖急劇上升，平穩血糖。

黑米經常用於煮粥，加入兩顆紅棗，口感和營養都更好！

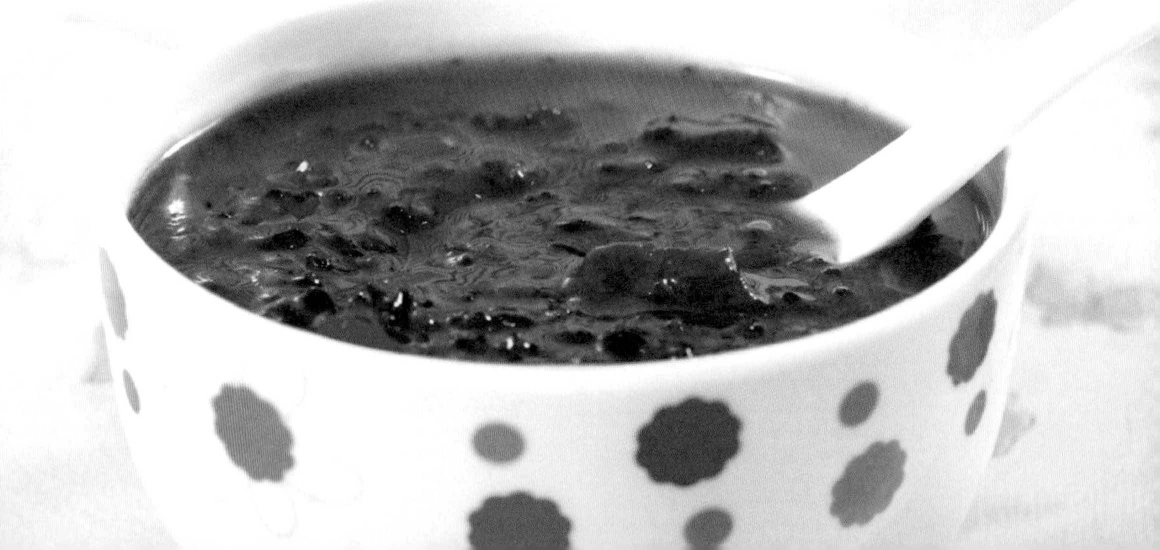

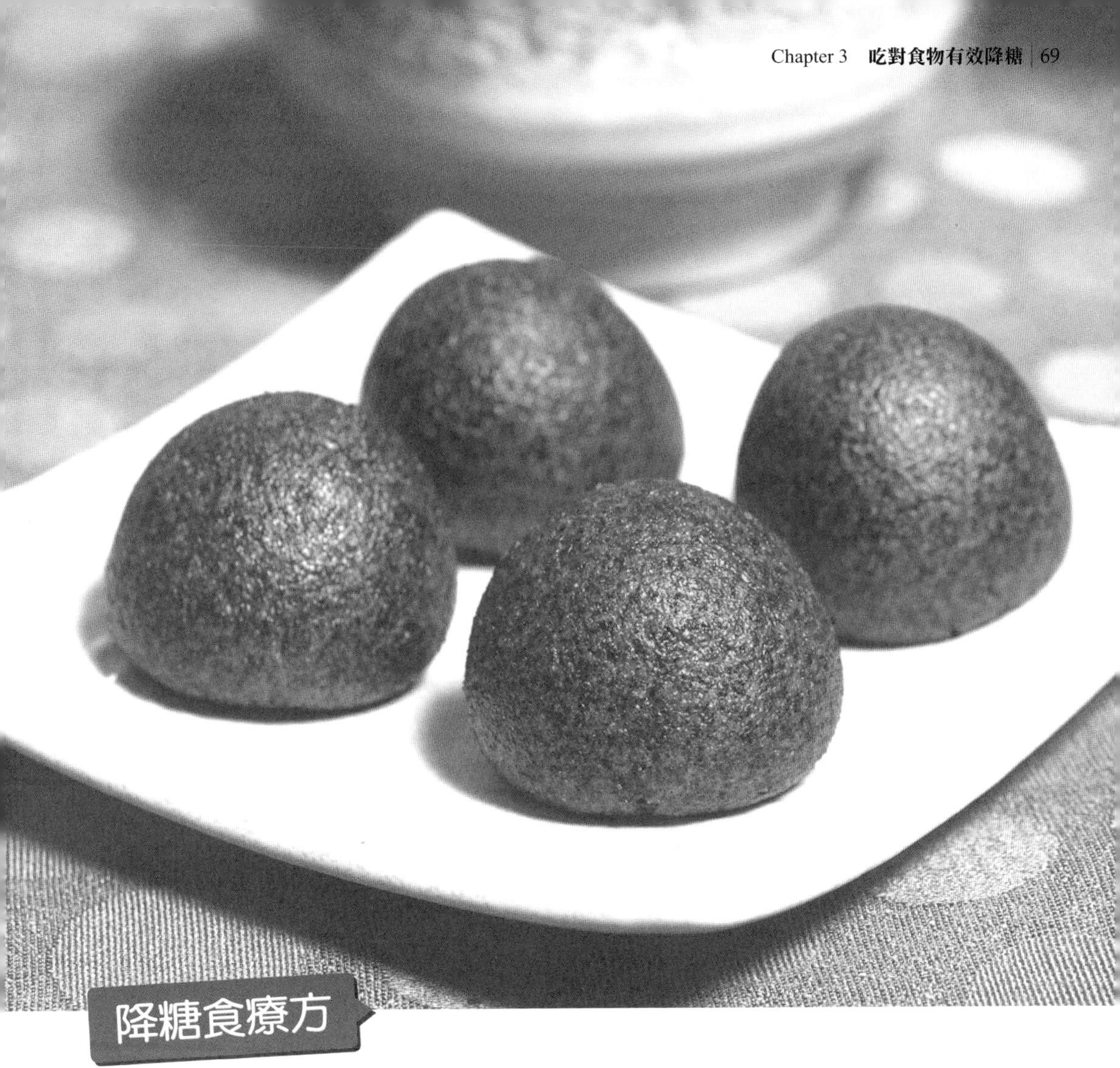

降糖食療方

黑米饅頭

食材 麵粉 50 公克、黑米粉 25 公克，酵母適量。

做法

❶ 酵母用 35℃的溫水化開，將麵粉、黑米粉一起倒入盆中揉成光滑的麵糰。

❷ 將麵糰製成饅頭生坯，醒發 30 分鐘後放入沸騰的蒸鍋內蒸 15 至 20 分鐘即可。

能量計算器

總熱量	約 255 大卡
蛋白質	8 公克
脂肪	1.4 公克
醣類	55 公克

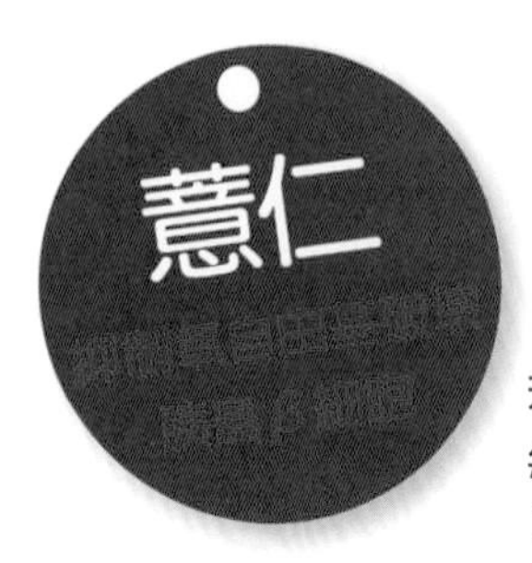

升糖指數：53 低

每日推薦量：每日 50 ～ 100 公克為宜。

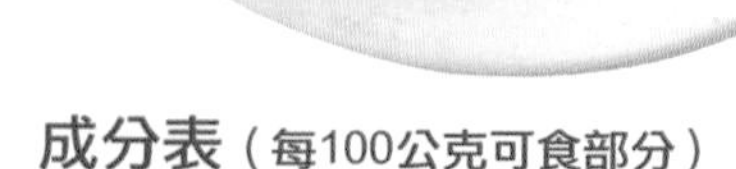

最有力的降糖成分

多醣、薏仁油

細說降糖功效

薏仁多醣有顯著的降糖作用，可抑制氧自由基對胰島 β 細胞膜的損傷及腎上腺素引起的糖異生；此外薏仁中的油脂，可使血糖值降低。薏仁還有利水滲濕、健脾開胃的作用，可輔助治療糖尿病人的水腫、嘔吐等症狀，能提高糖尿病患者的免疫力。

對併發症的益處

因為薏仁含有豐富的水溶性纖維，使腸道對脂肪的吸收率變差，可以降低血液中的膽固醇以及三酸甘油酯，進而降低血脂。並且還可預防高血壓、腦中風、心血管疾病。

降糖這樣吃

淘洗薏仁的時宜用冷水輕輕淘洗，不要用力揉搓，以免造成水溶性維生素的流失。

成分表（每100公克可食部分）

營養成分	含量	含量比較
熱量	357 大卡	高 ★★★
醣類	71.1 公克	高 ★★★
蛋白質	12.8 公克	高 ★★★
脂肪	3.3 公克	中 ★★☆

好食搭配最營養

薏仁＋紅豆

兩者均含較高的碳水化合物、蛋白質以及多種維生素和人體必需的胺基酸，搭配食用不僅降低血糖，還對糖尿病合併肥胖症、高血脂症有防治作用。

醫生叮嚀

薏仁化濕滑利的效果顯著，孕婦食用薏仁可能會引起流產等意外，所以患妊娠期糖尿病的孕婦不宜食用薏仁；此外遺精、遺尿患者也不宜食用。

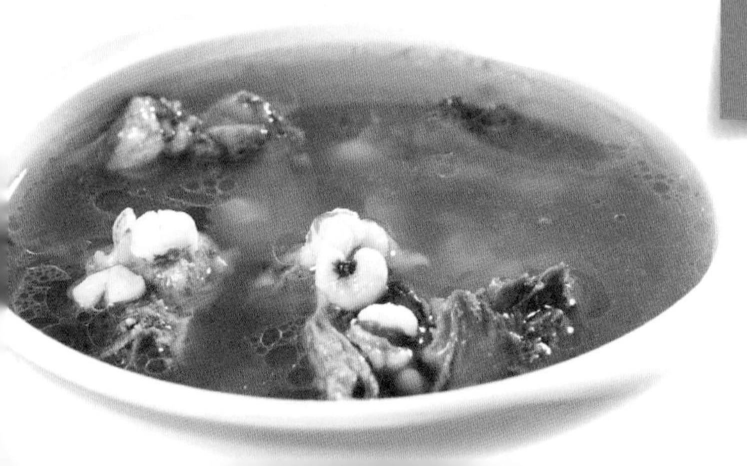

薏仁有極智的祛濕效果，老鴨可滋陰，薏仁老鴨湯可健脾利濕、滋補養身。

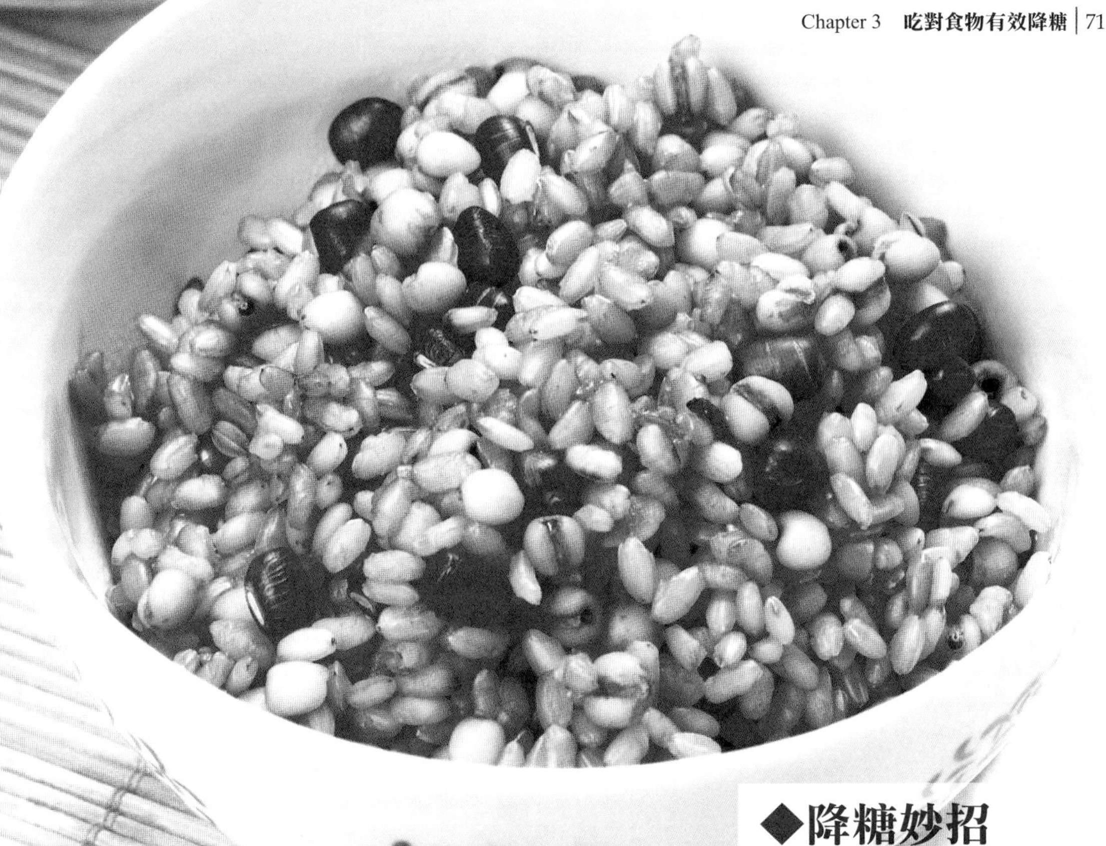

◆降糖妙招

米飯蒸好後即可出鍋，不要長時間蒸，以免加重糊化程度，提高升糖指數。

降糖食療方

薏仁紅豆糙米飯

食材 薏仁 50 公克，紅豆 25 公克，糙米 125 公克。

做法

❶ 薏仁、糙米、紅豆分別淘洗乾淨，用清水浸泡 4～6 小時。

❷ 把薏仁、紅豆和糙米一起倒入電鍋中，倒入超過米 2 個指腹的清水，蓋上鍋蓋，蒸好即可。

能量計算器

總熱量	約 688 大卡
蛋白質	20.7 公克
脂肪	2.8 公克
醣類	149 公克

穀類

升糖指數：54 低

每日推薦量：每日 60 公克為宜。

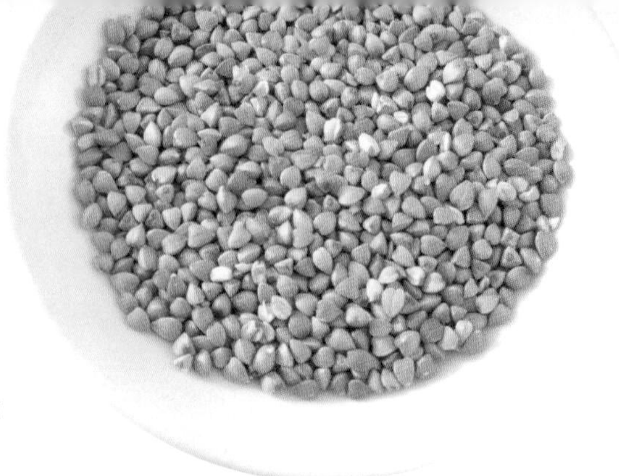

最有力的降糖成分

類黃酮物質、鉻、膳食纖維

細說降糖功效

蕎麥中的鉻能增強胰島素的活性，加速糖代謝；膳食纖維可改善葡萄糖耐受性，延緩飯後血糖上升的幅度；類黃酮物質尤其是芸香苷能促進胰島素分泌，而且苦蕎麥中含有蕎麥糖醇，能調節胰島素活性，具有降糖作用。

對併發症的益處

蕎麥中含有大量的類黃酮化合物，尤其富含芸香苷，這些物質有調節血脂、擴張冠狀動脈並增加其血流量等作用，對防治高血壓、冠心病、動脈硬化及血脂異常等症有好處。

降糖這樣吃

吃完蕎麥後 1 小時要多喝 2 杯水，以促進消化。另外蕎麥降糖效果好，但是消化功能差、脾胃虛寒、經常腹瀉的人不宜食用蕎麥。

成分表（每100公克可食部分）

營養成分	含量	含量比較
熱量	324 大卡	高 ★★★
醣類	73.0 公克	高 ★★★
蛋白質	9.3 公克	中 ★★☆
脂肪	2.3 公克	低 ★☆☆
鈉	3 毫克	低 ★☆☆

好食搭配最營養

蕎麥 + 牛奶

蕎麥的蛋白質中缺少精胺酸、酪胺酸，與牛奶搭配食用為好，能夠營養互補。

將蕎麥麵和成麵糰後醒發 30 分鐘；蔥花拌入少許植物油和鹽。將醒發好的麵糰擀成麵餅，均勻地撒上蔥花，捲起來，分成幾個小糰子，將每個糰子的兩頭捏緊，按成圓餅狀，用擀麵杖碾壓薄，放入煎鍋中烙熟即可。

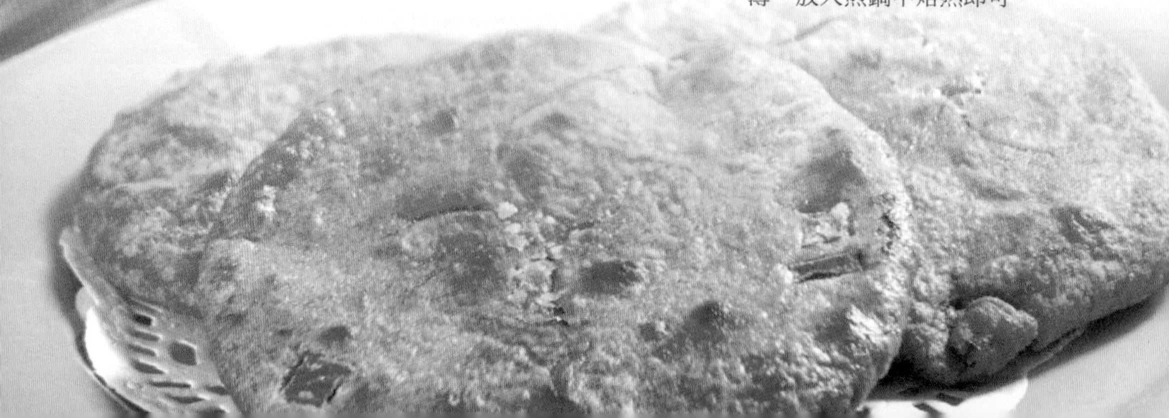

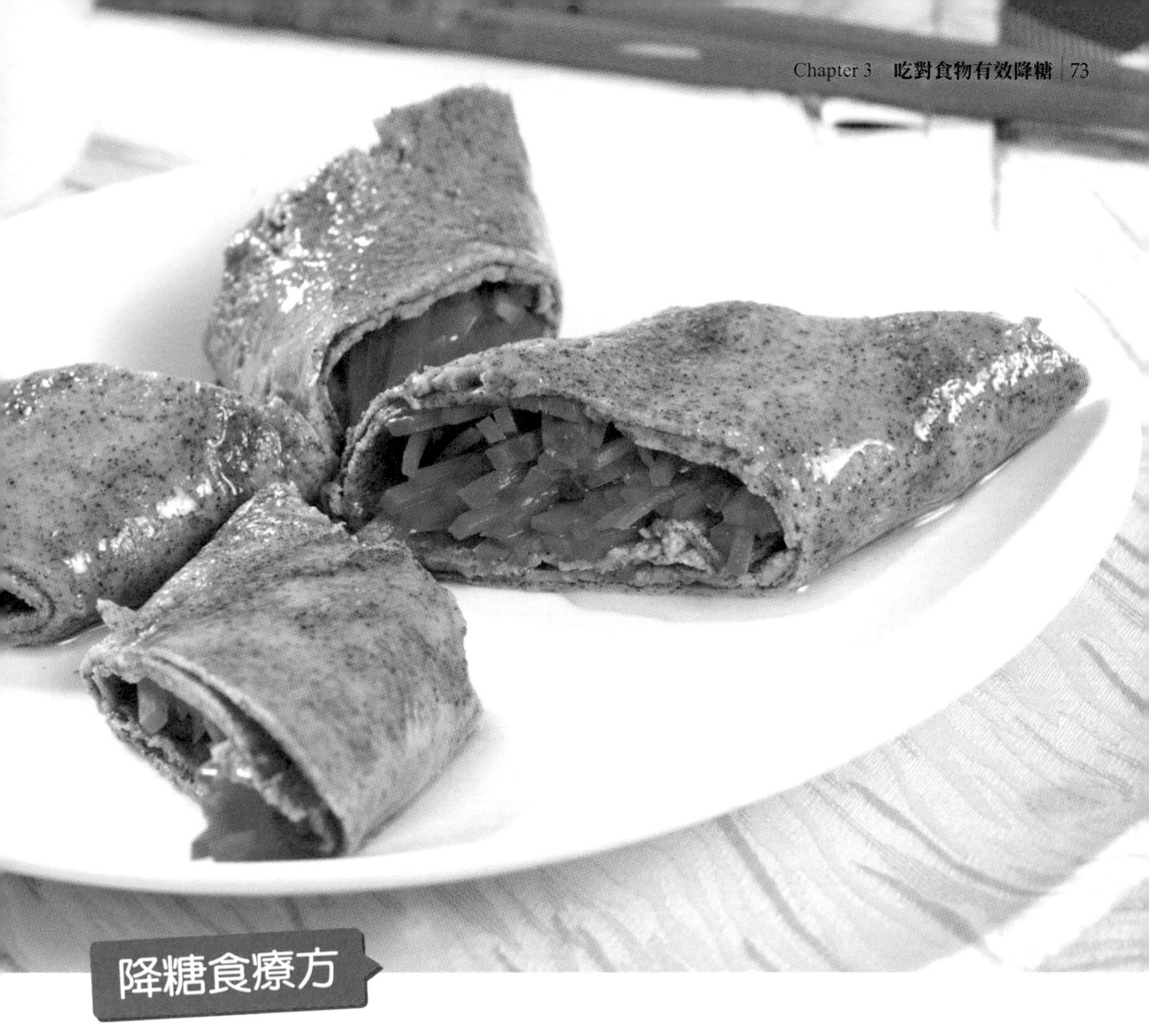

降糖食療方

蕎麥菜捲

食材 蕎麥粉 100 公克，雞蛋 1 顆（約 60 公克），馬鈴薯絲 50 公克，青椒絲、紅椒絲各 25 公克，蔥花、鹽、雞精各適量，植物油 5 公克。

做法

❶ 雞蛋打入碗內，打散；蕎麥粉加水、雞蛋液和鹽拌勻，做成麵糊。

❷ 平底鍋置小火上，倒入適量植物油，待油燒至五分熱，舀入一勺麵糊，攤平，烙至兩面微黃。

❸ 炒鍋置火上燒熱，倒入適量植物油，炒香蔥花，倒入馬鈴薯絲炒至八分熟，加青、紅椒絲炒熟，用鹽和雞精調味，盛出，捲在煎熟的蕎麥餅中食用即可。

能量計算器

總熱量	約 474 大卡
蛋白質	18.9 公克
脂肪	12.8 公克
醣類	86 公克

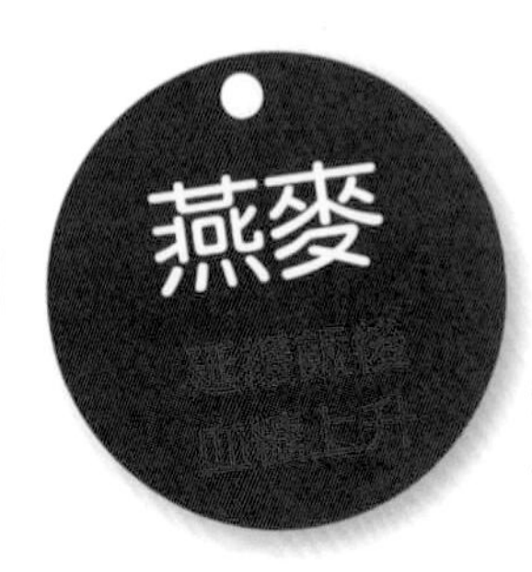

升糖指數：55 中

每日推薦量：每日 40 公克為宜。

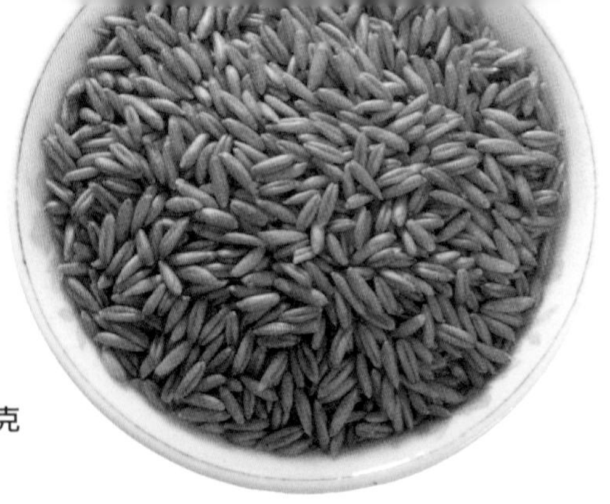

最有力的降糖成分

膳食纖維、亞油酸

細説降糖功效

燕麥中含有的膳食纖維可延長食物在胃裡停留的時間，延遲小腸對澱粉的消化吸收，使飯後血糖緩慢上升，胰島素被合理利用，發揮控制調節血糖和預防糖尿病的作用。

對併發症的益處

燕麥能大量吸收人體內的膽固醇並促進其排出體外，可以預防糖尿病合併高血脂症及冠心病的發生。此外燕麥還具有潤腸通便，促進血液循環，預防骨質疏鬆的保健功效。

降糖這樣吃

1. 燕麥可與各種雜糧搭配一起做米飯，或與黑豆、紅豆一起打成豆漿飲用，適宜糖尿病患者。
2. 用燕麥米蒸米飯而不要做成拌飯吃，因為這樣會使燕麥所含的維生素 B_1 大量流失。

成分表（每100公克可食部分）

營養成分	含量	含量比較
熱量	367 大卡	高 ★★★
醣類	66.9 公克	中 ★★☆
蛋白質	15.0 公克	高 ★★★
脂肪	6.70 公克	中 ★★☆
鈉	3.7 毫克	低 ★☆☆

好食搭配最營養

燕麥 + 豆類

兩者搭配，蛋白質能互補，而且可降低膽固醇，還能抑制飯後血糖上升。

燕麥和牛奶搭配一起煮成燕麥牛奶粥，可提供膳食纖維、鈣等物質，有利於降糖。

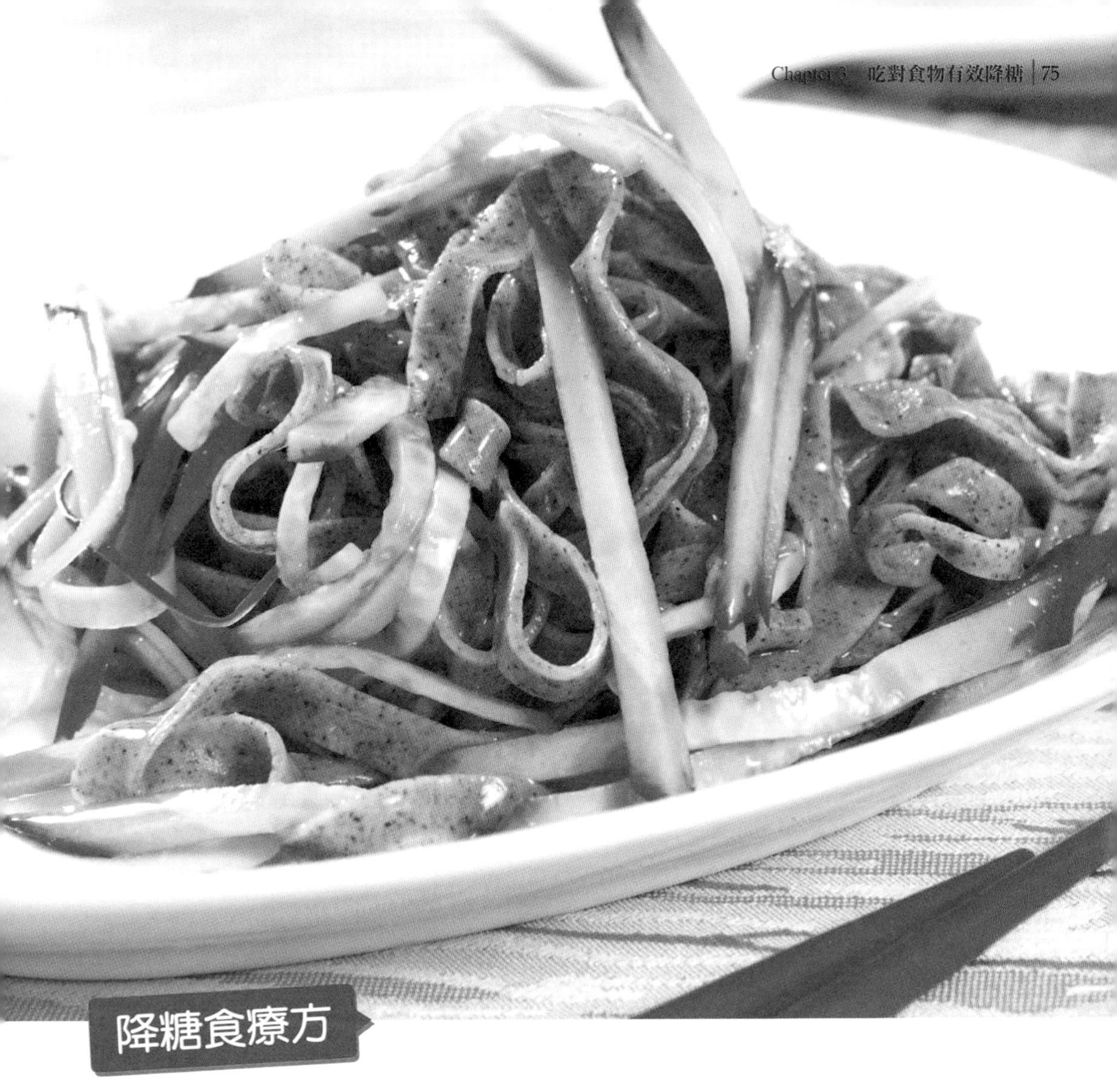

降糖食療方

涼拌燕麥麵

食材 燕麥粉 100 公克，黃瓜 100 公克，鹽、雞精、蒜末各適量，香油 4 公克。

做法

❶燕麥粉加適量水和成光滑的麵糰，醒發 20 分鐘後擀成一大張薄麵片，將麵片切成細絲後弄乾燕麥粉抓勻、抖開，即成燕麥手擀麵。

❷將燕麥手擀麵煮熟，撈出放涼；黃瓜洗淨，切成絲。

❸將黃瓜絲撒在煮好的燕麥手擀麵上，加入鹽、雞精、蒜末、香油調味即可。

能量計算器

總熱量	約 410 大卡
蛋白質	15 公克
脂肪	11 公克
醣類	64.3 公克

豆類

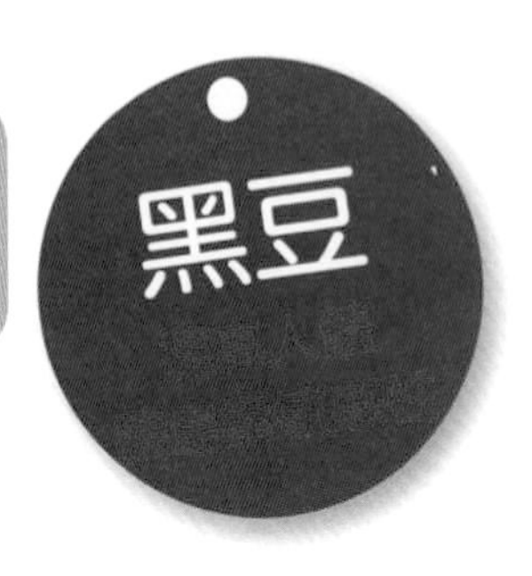

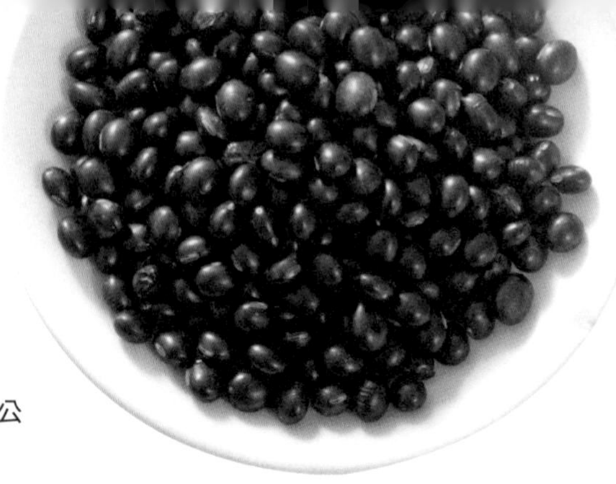

升糖指數：55 中

每日推薦量：每日30公克為宜。

最有力的降糖成分

鉻

細說降糖功效

黑豆含有豐富的鉻，鉻能幫助糖尿病患者提高對胰島素的敏感性，有助於糖尿病的治療。黑豆的升糖指數很低，適合糖尿病人、糖耐受性異常者和血糖控制不理想的人食用。

對併發症的益處

黑豆中含有豐富的鉀元素，鉀可以幫助排出人體多餘的鈉，從而有效預防和降低高血壓。黑豆基本上不含膽固醇，只含植物固醇，而植物固醇不被人體吸收利用，又有抑制人體吸收膽固醇及降低膽固醇在血液中含量的作用。

降糖這樣吃

糖尿病患者最好用煮、炒、燉等方式食用，也可以打成黑豆漿飲用。

成分表（每100公克可食部分）

營養成分	含量	含量比較
熱量	381 大卡	高 ★★★
醣類	33.6 公克	中 ★★☆
蛋白質	36.0 公克	高 ★★★
脂肪	15.9 公克	中 ★★☆
鈉	3 毫克	低 ★☆☆

好食搭配最營養

黑豆＋柳橙

黑豆富含鐵，與富含維生素C的柳橙一起吃，可促進鐵的吸收。

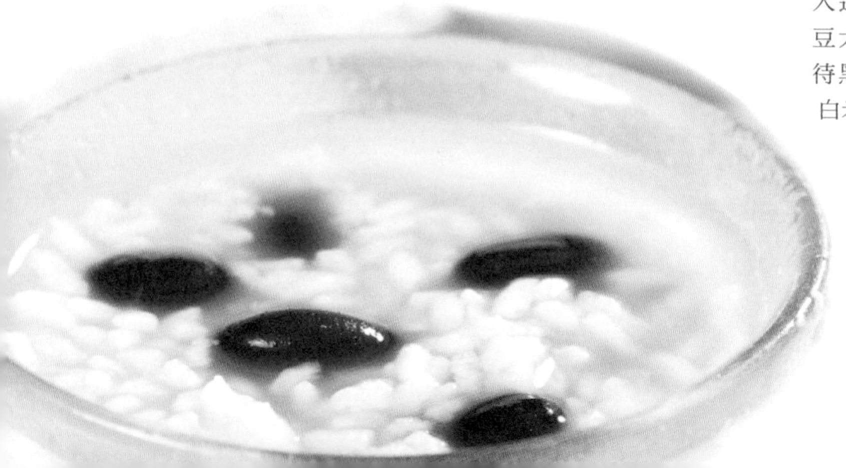

將黑豆洗淨，用清水浸泡4小時；白米淘洗乾淨，浸泡30分鐘。鍋置火上，倒入適量清水煮沸，放入黑豆大火煮沸後轉小火煮，待黑豆煮至六分熟時加入白米煮至米熟即成黑豆粥。

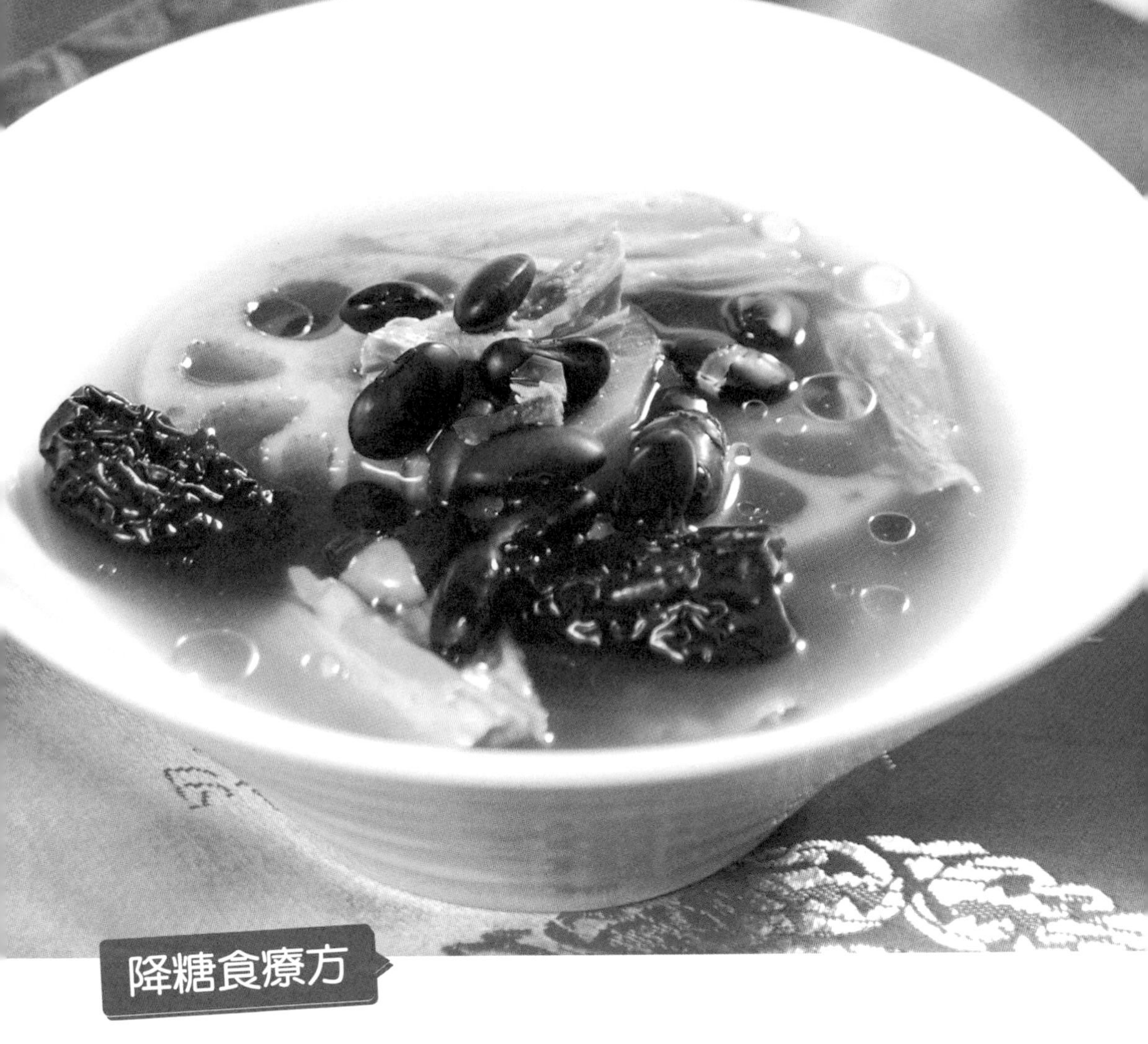

降糖食療方

蓮藕黑豆湯

食材 蓮藕 300 公克，黑豆 50 公克，紅棗 10 公克，豆皮（泡發）30 公克，薑絲、陳皮各 5 公克，鹽 3 公克。

做法

❶ 黑豆乾炒至豆殼裂開，洗去浮皮；蓮藕去皮，洗淨，切片；紅棗洗淨；陳皮泡軟。

❷ 鍋置火上，倒入水煮沸，放入蓮藕、陳皮、薑絲、黑豆、豆皮和紅棗煮沸，轉小火煮 1 小時，加鹽調味即可。

能量計算器

總熱量	約 533.7 大卡
蛋白質	36.7 公克
脂肪	15 公克
醣類	72.2 公克

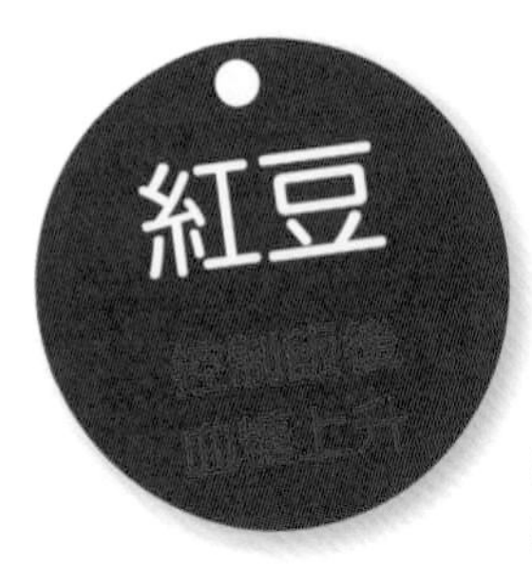

紅豆

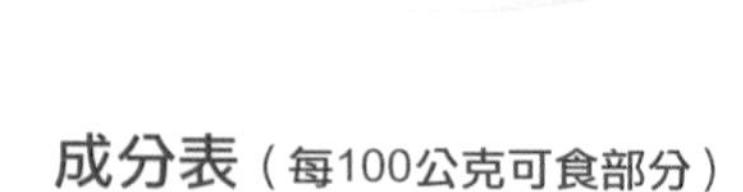

每日推薦量：每日 30 公克為宜。

最有力的降糖成分

膳食纖維

細說降糖功效

紅豆含有豐富膳食纖維，不僅能夠幫助胃腸蠕動，促進胃排空，還有助於減少胰島素的用量，並控制飯後血糖上升的速度。

對併發症的益處

紅豆富含的皂素，具有利尿消腫的作用，適合糖尿病併發腎臟病、心臟病性水腫患者食用。

降糖這樣吃

紅豆一般用於煮飯、煮粥等，但是頻尿者不宜食用，會加重症狀。

成分表（每100公克可食部分）

營養成分	含量	含量比較
熱量	309 大卡	高 ★★★
醣類	63.4 公克	中 ★★☆
蛋白質	20.2 公克	高 ★★★
脂肪	0.6 公克	低 ★☆☆
鈉	2.2 毫克	低 ★☆☆

好食搭配最營養

紅豆＋冬瓜

二者搭配食用利水消腫作用更好，尤其是對糖尿病引起的水腫效果更佳。

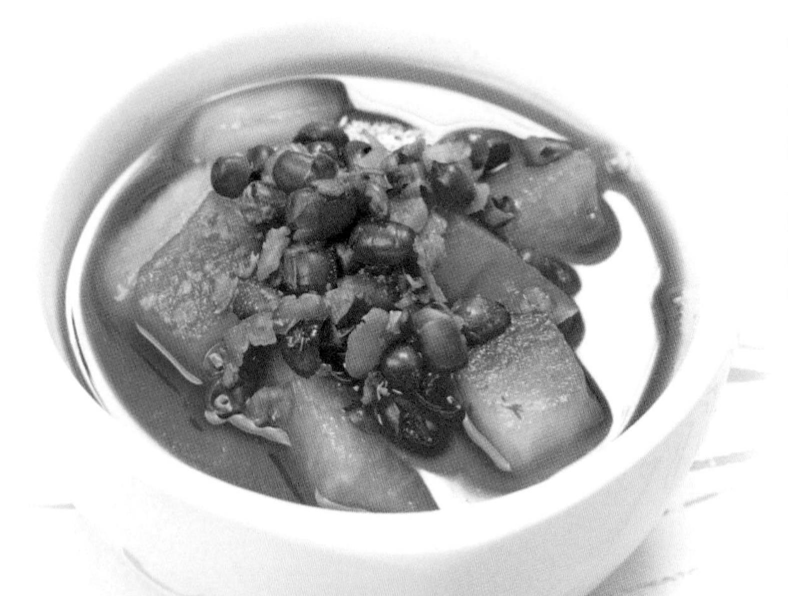

冬瓜紅豆湯的做法是取冬瓜 200 公克，洗淨去皮，切塊；紅豆 50 公克，洗淨，浸泡 6 小時；鹽適量。鍋中放適量水，大火燒開，倒入紅豆，熬煮至熟爛時放入冬瓜塊，煮至冬瓜透明，加鹽調味即可。

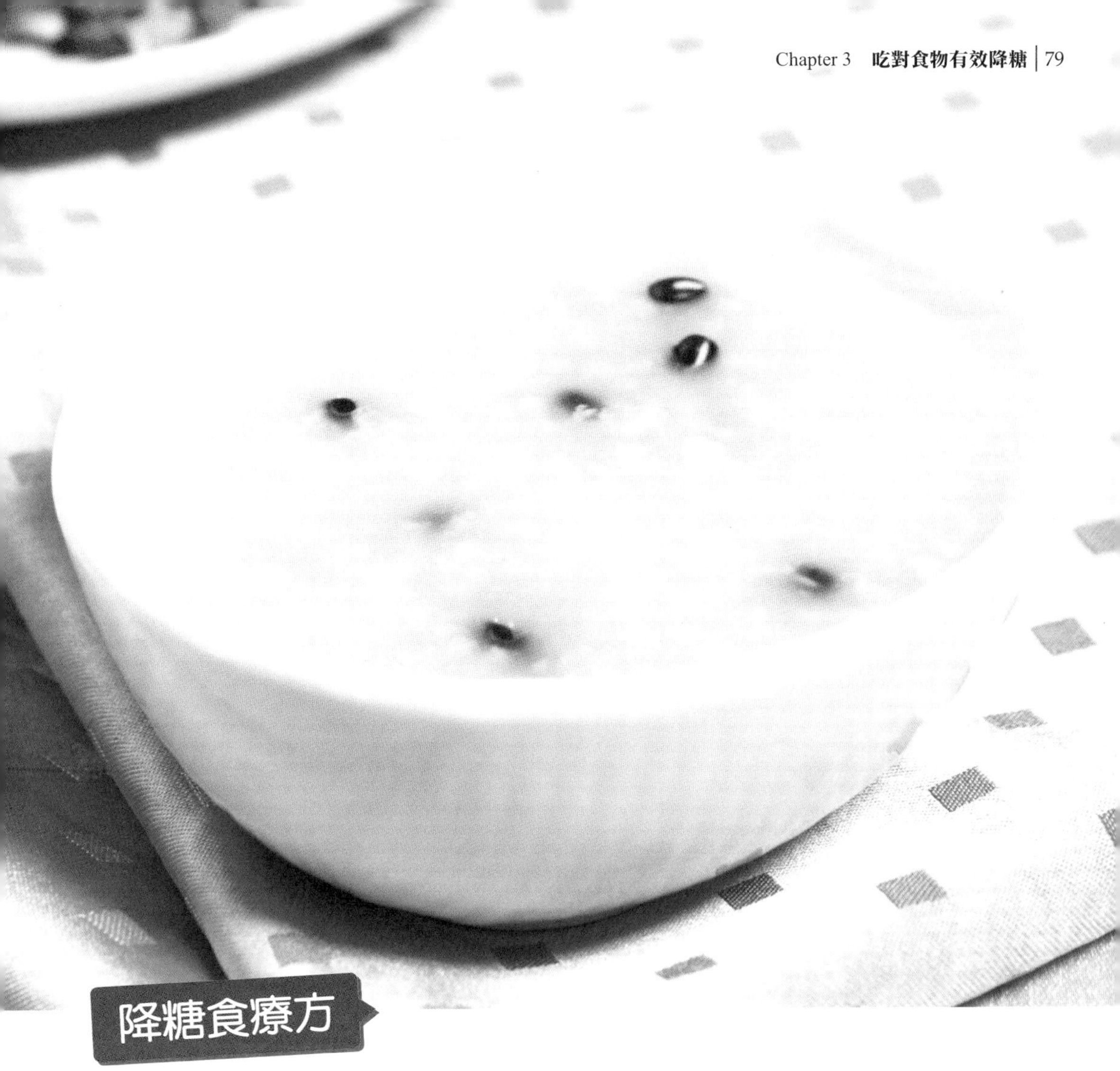

降糖食療方

紅豆粥

食材 白米 75 公克，紅豆 25 公克。

做法

❶紅豆洗淨，浸泡 1 小時；白米淘洗乾淨，浸泡 30 分鐘。

❷鍋置火上，加入適量清水煮沸，將紅豆放入鍋內，煮至爛熟時再加入白米，大火煮沸後轉小火繼續熬煮至黏稠即可。

能量計算器

總熱量	約 338 大卡
蛋白質	10 公克
脂肪	7.9 公克
醣類	74.1 公克

豆類

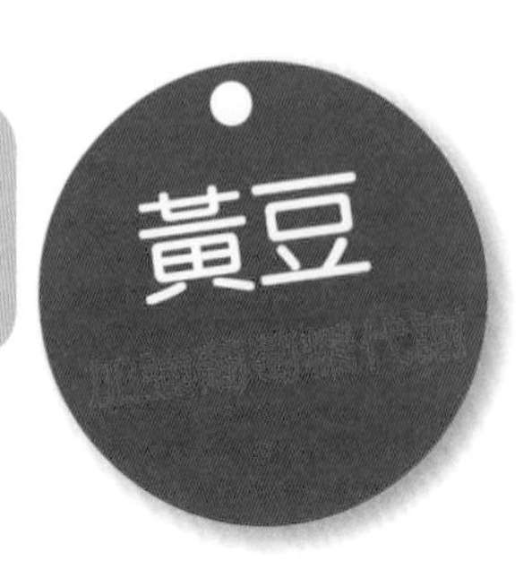

升糖指數：18 低

每日推薦量：每日 40 公克為宜。

最有力的降糖成分

膳食纖維

細說降糖功效

黃豆富含膳食纖維，可延緩葡萄糖的吸收，改善胰島素釋放與身體對胰島素的敏感性，而使葡萄糖代謝加強。此外，大豆胚軸甲醇提取物有改善糖耐受性和提升高密度脂蛋白膽固醇的作用。

對併發症的益處

黃豆中的植物固醇有降低血液膽固醇的作用，可在腸道內與膽固醇競爭，減少膽固醇吸收，在降低「壞膽固醇」的同時，不影響血液中的「好膽固醇」，有極佳的降脂效果。黃豆還含有豐富的鉀元素，可以促使體內過多的鈉鹽排出，有輔助降壓的效果。

降糖這樣吃

黃豆一定要充分熟透後食用，因為其含有對健康不利的抗胰蛋白酶和凝血酶，未熟透食用會損害健康。

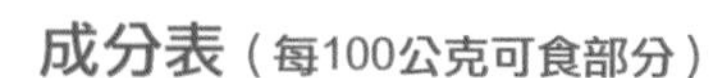

成分表（每100公克可食部分）

營養成分	含量	含量比較
熱量	359 大卡	高 ★★★
醣類	34.2 公克	中 ★★☆
蛋白質	35.0 公克	高 ★★★
脂肪	16.0 公克	高 ★★★
鈉	2.2 毫克	低 ★☆☆

好食搭配最營養

黃豆 + 小米

二者搭配食用，胺基酸可以互相補充，能提高蛋白質的營養價值。

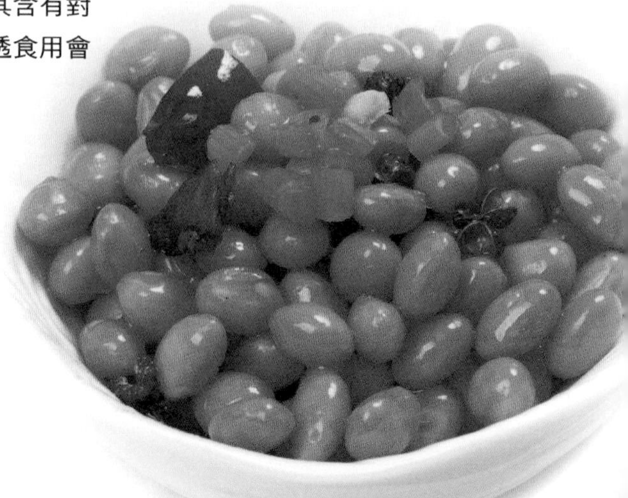

滷黃豆的做法是將黃豆（200 公克）浸泡 10 小時，洗淨。鍋置火上，放入清水，加入黃豆、八角、鹽、白糖和清水，煮 30 分鐘，熄火燜 2 小時，撈出。鍋置火上，倒油燒熱，炒香花椒和乾辣椒段，放入煮好的黃豆翻炒均勻，撒上蔥花即可。

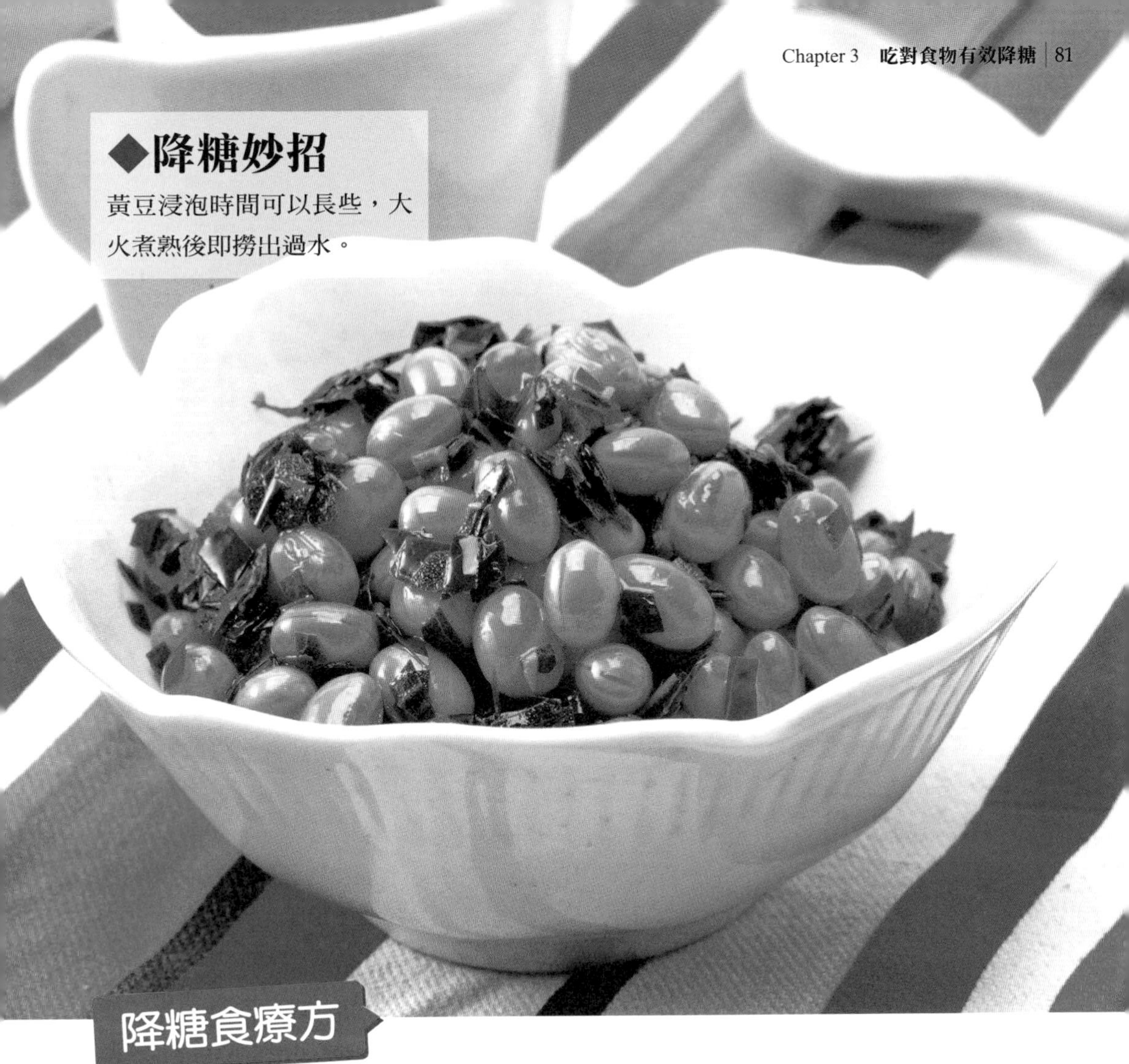
◆降糖妙招
黃豆浸泡時間可以長些，大火煮熟後即撈出過水。

降糖食療方

香椿芽涼拌黃豆

食材 香椿芽 100 公克，乾黃豆 50 公克，鹽、香油各 3 公克，雞精少許。

做法

❶乾黃豆淘洗乾淨，用清水浸泡 8 ～ 12 小時，煮熟，撈出，瀝乾水分，放涼；香椿芽擇洗乾淨，放入沸水中汆燙 30 ～ 40 秒，撈出，瀝乾水分，放涼，切碎。

❷拿小碗，加鹽、雞精、香油攪拌均勻，製成調味汁。

❸拿盤，放入黃豆和香椿，淋入調味汁拌勻即可。

能量計算器

總熱量	約 253 大卡
蛋白質	19.2 公克
脂肪	11.4 公克
醣類	28 公克

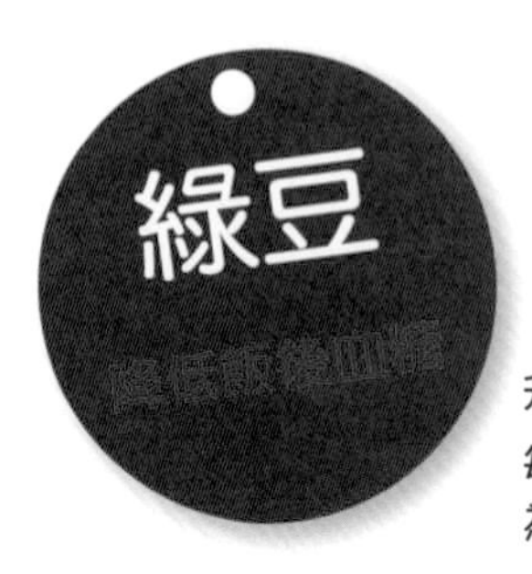

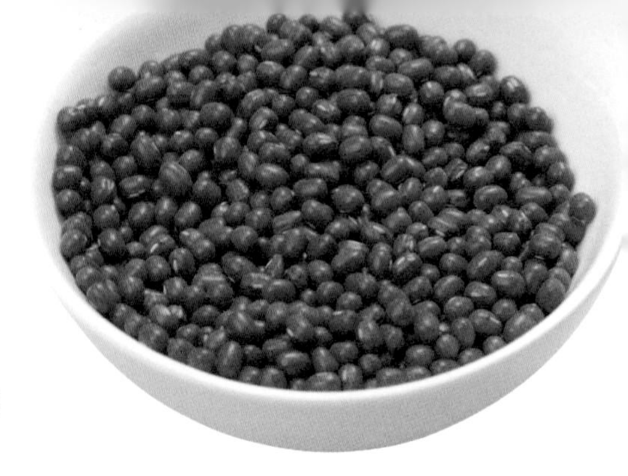

升糖指數：27.2 低

每日推薦量：每日 40 公克為宜。

最有力的降糖成分

寡醣

細說降糖功效

綠豆含有的寡醣，因人體腸胃道沒有相應的水解酶系統，很難將其消化吸收，所以綠豆提供的熱量值比其他穀物低，對降低糖尿病患者的空腹血糖、飯後血糖都有不錯的效果，對於肥胖者和糖尿病患者則有輔助治療的作用。

對併發症的益處

綠豆含豐富胰蛋白酶抑制劑，可以保護肝臟，減少蛋白分解，減少氮血症，因而保護腎臟，預防糖尿病併發腎功能不全。綠豆還能抑制脂肪的吸收，可用於防治糖尿病併發脂肪肝。

降糖這樣吃

烹飪綠豆的時候不要用鐵鍋，因為豆皮中所含的單寧遇鐵後會發生化學反應，產生黑色的單寧鐵，使綠豆的湯汁變為黑色，影響味道及人體的消化吸收。

成分表（每100公克可食部分）

營養成分	含量	含量比較
熱量	359 大卡	高 ★★★
醣類	34.2 公克	中 ★★☆
蛋白質	35.0 公克	高 ★★★
脂肪	16.0 公克	高 ★★★
鈉	2.2 毫克	低 ★☆☆

好食搭配最營養

綠豆 + 小米

綠豆搭配小米煮粥，能補充更多的微量營養素和維生素 B 群，還可增進食慾。

南瓜和綠豆一起煮湯，可以消暑、生津，還能有效降糖，非常適合夏季食用。

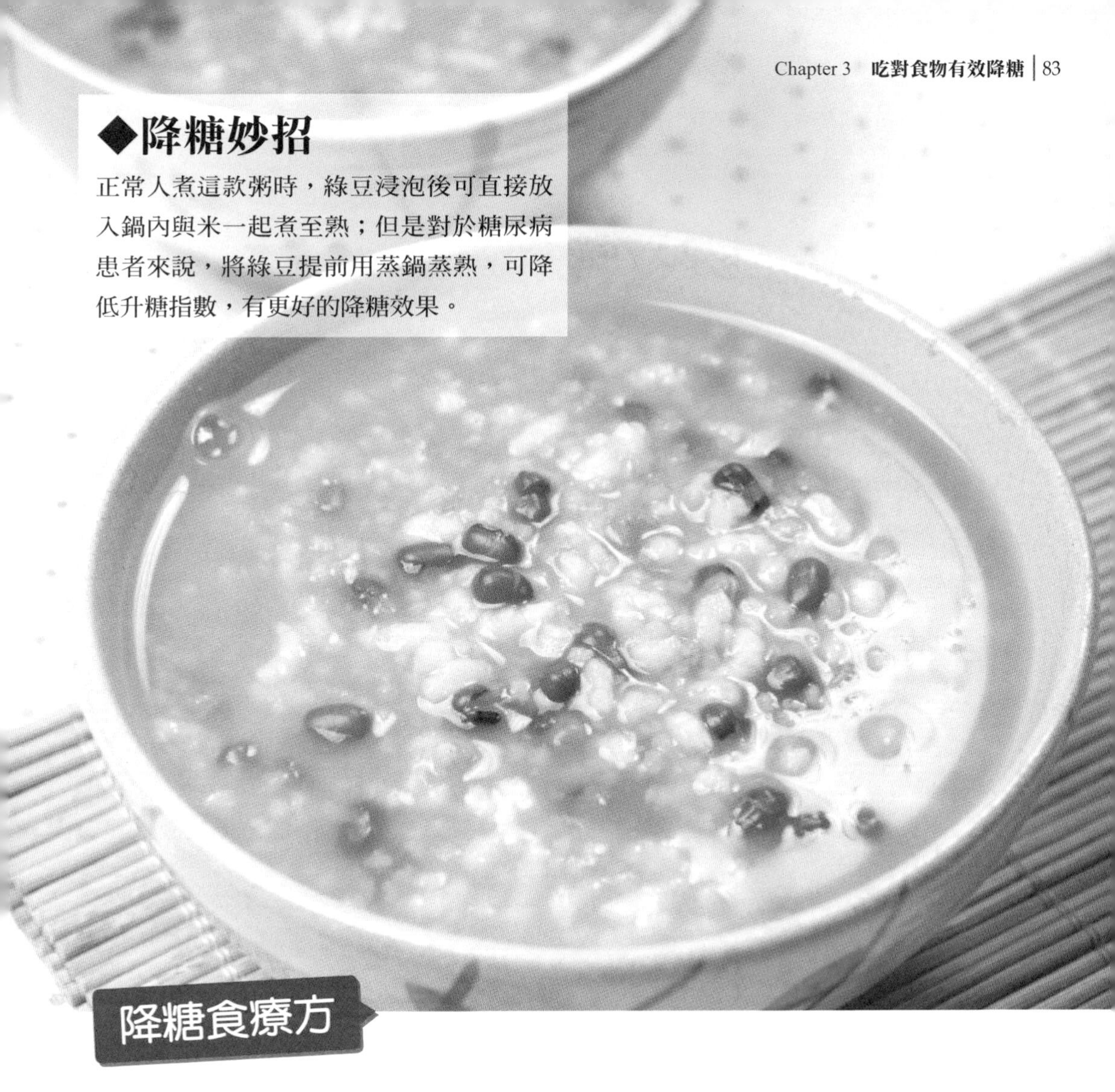

◆降糖妙招

正常人煮這款粥時，綠豆浸泡後可直接放入鍋內與米一起煮至熟；但是對於糖尿病患者來說，將綠豆提前用蒸鍋蒸熟，可降低升糖指數，有更好的降糖效果。

降糖食療方

小米綠豆粥

食材 小米 50 公克，綠豆、白米各 25 公克。

做法

❶ 白米、小米分別淘洗乾淨，白米用水浸泡 30 分鐘；綠豆洗淨，提前一晚浸泡，放入蒸鍋中蒸熟。

❷ 鍋置火上，倒入適量清水燒開，放入白米、小米，大火煮沸後改用小火煮 30 分鐘，加入蒸好的綠豆，稍煮片刻即可。

能量計算器

總熱量	約 345 大卡
蛋白質	12.5 公克
脂肪	2.5 公克
醣類	71 公克

蔬菜類

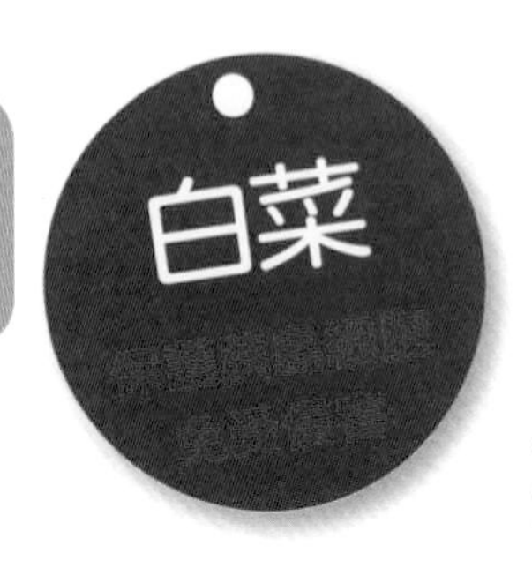

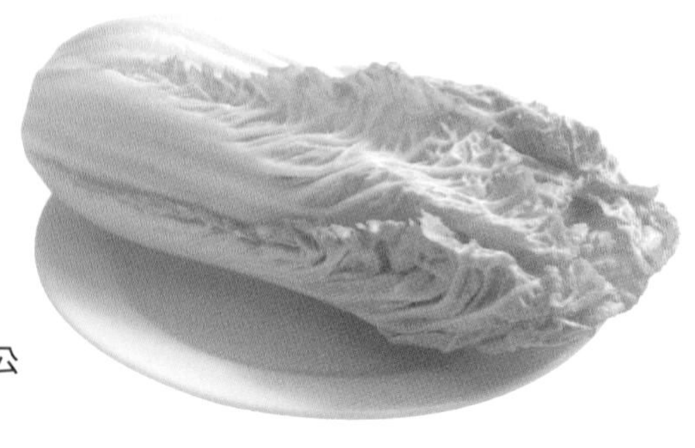

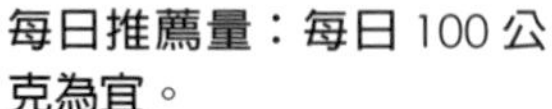
每日推薦量：每日 100 公克為宜。

最有力的降糖成分

膳食纖維、維生素 E、鈣

細說降糖功效

白菜富含膳食纖維，不僅能夠促進胃腸蠕動，還具有降血糖的功效。所含的維生素 E 可保護胰島細胞免受自由基的侵害。白菜是低糖食品，不會引起飯後血糖的劇烈變化。

對併發症的益處

白菜中所含的果膠，可以幫助人體排除多餘的膽固醇，降低血脂。所含的維生素 E 可抗氧化，保護心血管，防治糖尿病慢性心血管併發症。

降糖這樣吃

白菜無論是炒、熘、燒、燴、涮、涼拌，均可。

成分表（每100公克可食部分）

營養成分	含量	含量比較
熱量	17 大卡	低 ★☆☆
醣類	3.2 公克	低 ★☆☆
蛋白質	1.5 公克	低 ★☆☆
脂肪	0.1 公克	低 ★☆☆
鈉	57.5 毫克	高 ★★★

好食搭配最營養

白菜＋豆腐

豆腐中鈣與磷的比值很低，而大白菜中的鈣磷比值卻很高，搭配食用能幫助鈣的吸收。

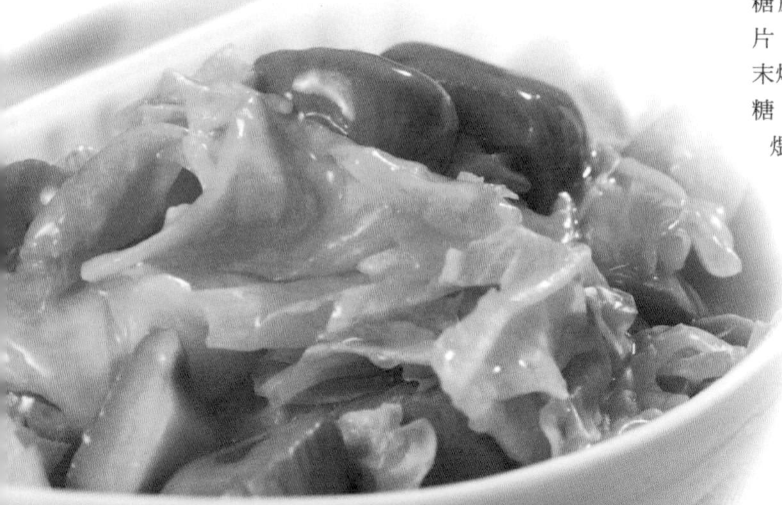

板栗燒白菜尤其適合脾胃虛弱的糖尿病患者。白菜心洗淨，切片，鍋中放油燒熱，放蔥花、薑末爆香，加適量沸水、雞精和白糖，放入栗子肉和白菜，用小火煨 5 分鐘，加入適量鹽，最後用食用澱粉勾芡即可。

◆降糖妙招

如果是血糖控制較好者，做這道菜時可以加少量的白糖來提味。

降糖食療方

涼拌白菜心

食材 白菜心 200 公克，蔥絲、香菜、鹽、淡色醬油、醋、芝麻油各適量。

做法

❶白菜心洗淨，切成細絲。

❷將白菜絲、蔥絲放入大碗中，撒上鹽，輕輕拌和，醃漬 10 分鐘，倒掉水分，香菜洗淨，切段。

❸將醃後的白菜絲、蔥絲以及香菜、紅椒絲一起放入盤中，加入其餘佐料拌勻即可。

能量計算器

總熱量	約 57 大卡
蛋白質	2.6 公克
脂肪	3.2 公克
醣類	5.6 公克

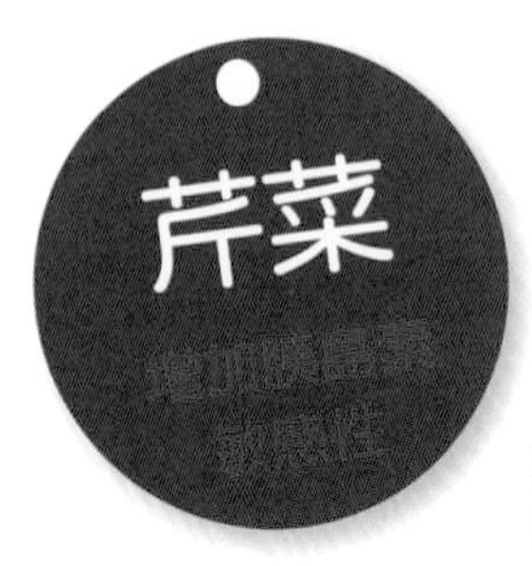

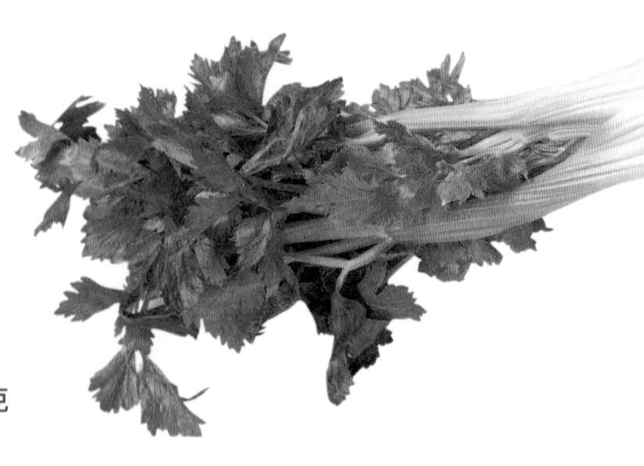

每日推薦量：每天 50 公克為宜。

最有力的降糖成分

膳食纖維

細說降糖功效

芹菜含豐富的膳食纖維，能阻礙消化道對糖的吸收，增加胰島素受體對胰島素的敏感性，促使血糖下降，從而減少糖尿病患者胰島素的用量。

對併發症的益處

芹菜中的鉀和芹菜素有明顯的降壓作用，對防治糖尿病併發高血壓有積極作用。

降糖這樣吃

服用阿莫西林（Amoxicillin）前的 2 小時內，不要吃芹菜，因為芹菜中豐富的膳食纖維會降低其在腸胃道的濃度，影響藥效。

成分表（每100公克可食部分）

營養成分	含量	含量比較
熱量	14 大卡	低 ★☆☆
醣類	2.0 公克	低 ★☆☆
蛋白質	0.8 公克	低 ★☆☆
脂肪	0.1 公克	低 ★☆☆

好食搭配最營養

芹菜＋番茄

芹菜含有豐富的膳食纖維，有明顯的降壓作用，番茄可健胃消食，二者搭配食用對高血壓、高血脂症患者尤為適用。

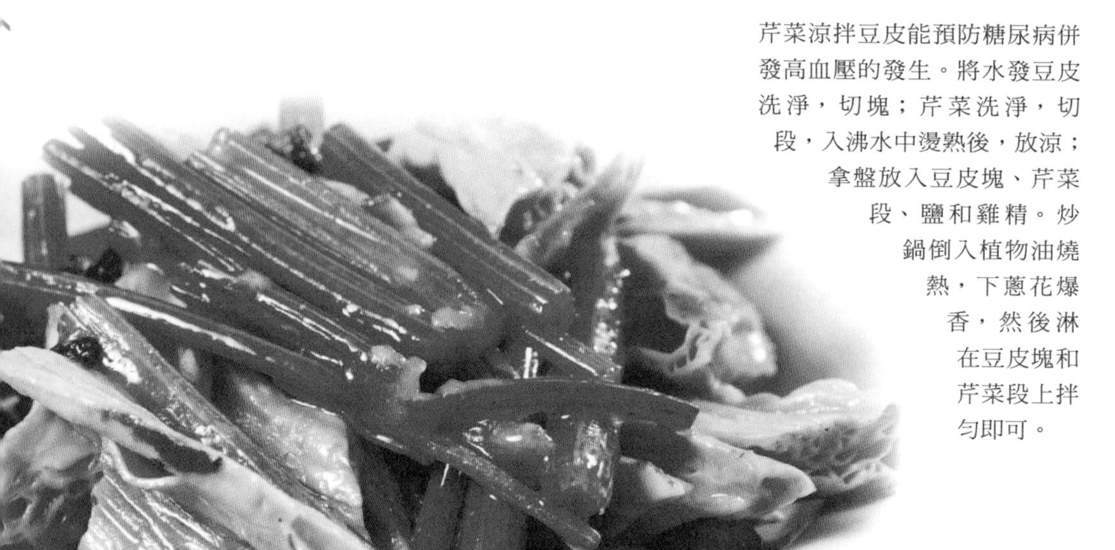

芹菜涼拌豆皮能預防糖尿病併發高血壓的發生。將水發豆皮洗淨，切塊；芹菜洗淨，切段，入沸水中燙熟後，放涼；拿盤放入豆皮塊、芹菜段、鹽和雞精。炒鍋倒入植物油燒熱，下蔥花爆香，然後淋在豆皮塊和芹菜段上拌勻即可。

◆降糖妙招

芹菜葉中也含有很多降糖有效成分，不要丟掉。

降糖食療方

西芹菠菜汁

食材 西芹 100 克，菠菜 100 克。

做法

❶ 西芹擇洗乾淨，切段；菠菜洗淨、去根，放入沸水中迅速汆燙一下，撈出放涼，切段。

❷ 將上述食材一起放入果汁機中，加入適量飲用水攪打即可。

能量計算器

總熱量	約 63 大卡
蛋白質	3.4 公克
脂肪	7.4 公克
醣類	8.4 公克

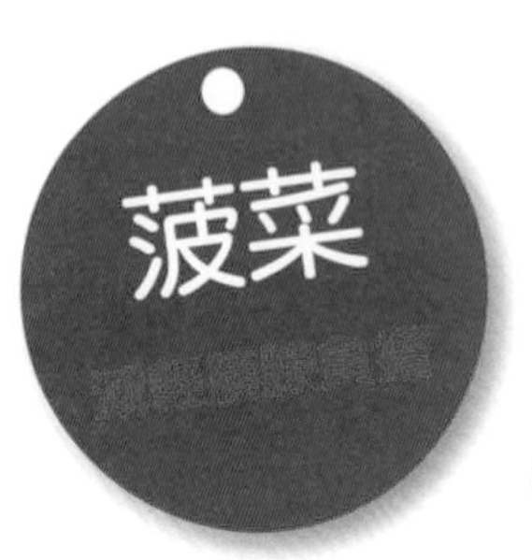

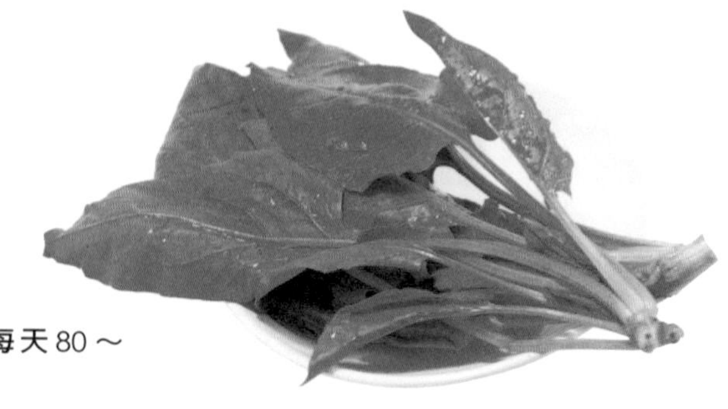

每日推薦量：每天 80 ～ 100 公克為宜。

最有力的降糖成分

類胰島素樣物質、膳食纖維

細說降糖功效

菠菜葉中含有一種類胰島素樣物質，其作用與胰島素非常相似，糖尿病患者經常食用菠菜有利於保持血糖穩定。菠菜中含有的膳食纖維可以減緩糖分和脂類物質的吸收，從而減緩飯後血糖的升高，減輕胰腺的負擔。

對併發症的益處

菠菜中的類胡蘿蔔素和維生素 A，可以減輕太陽光對視網膜的損害，還能防治夜盲症，對糖尿病視網膜病變有輔助療效。菠菜還含有豐富的葉酸，它能促進紅血球產生，增加血管彈性、促進血液循環，有效預防心臟病。

降糖這樣吃

菠菜在食用之前最好用沸水汆燙一下，來去掉其中的草酸，防止其影響體內鈣的吸收。

成分表（每100公克可食部分）

營養成分	含量	含量比較
熱量	24 大卡	低 ★☆☆
醣類	4.5 公克	低 ★☆☆
蛋白質	2.6 公克	低 ★☆☆
脂肪	0.3 公克	低 ★☆☆
鈉	85.2 毫克	低 ★☆☆

好食搭配最營養

菠菜＋鹼性食物（海帶、豆腐等）

菠菜宜與鹼性食物搭配食用，可分解草酸並促使其排出體外，防止結石的形成。

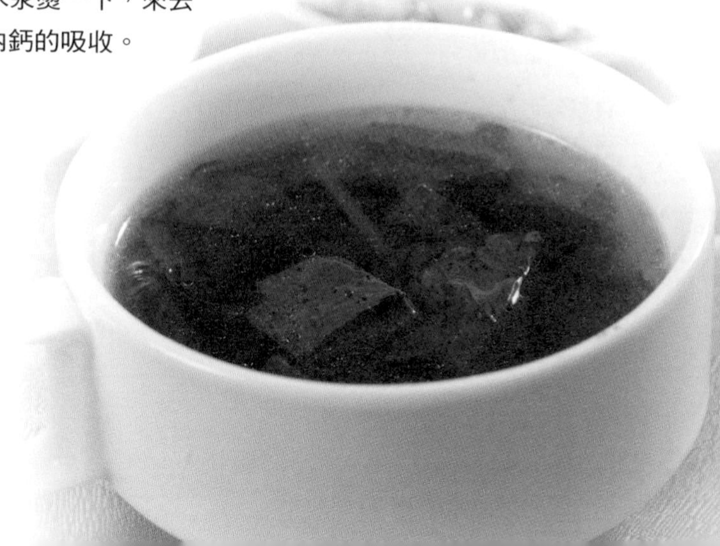

菠菜豬血湯不僅可以平衡血糖，還能幫助排毒。將豬血洗淨，切塊；菠菜洗淨，汆燙一下，切段。將豬血塊放入沙鍋，加適量清水，煮至熟透，再放入菠菜段略煮片刻，加鹽、香油調味即可。

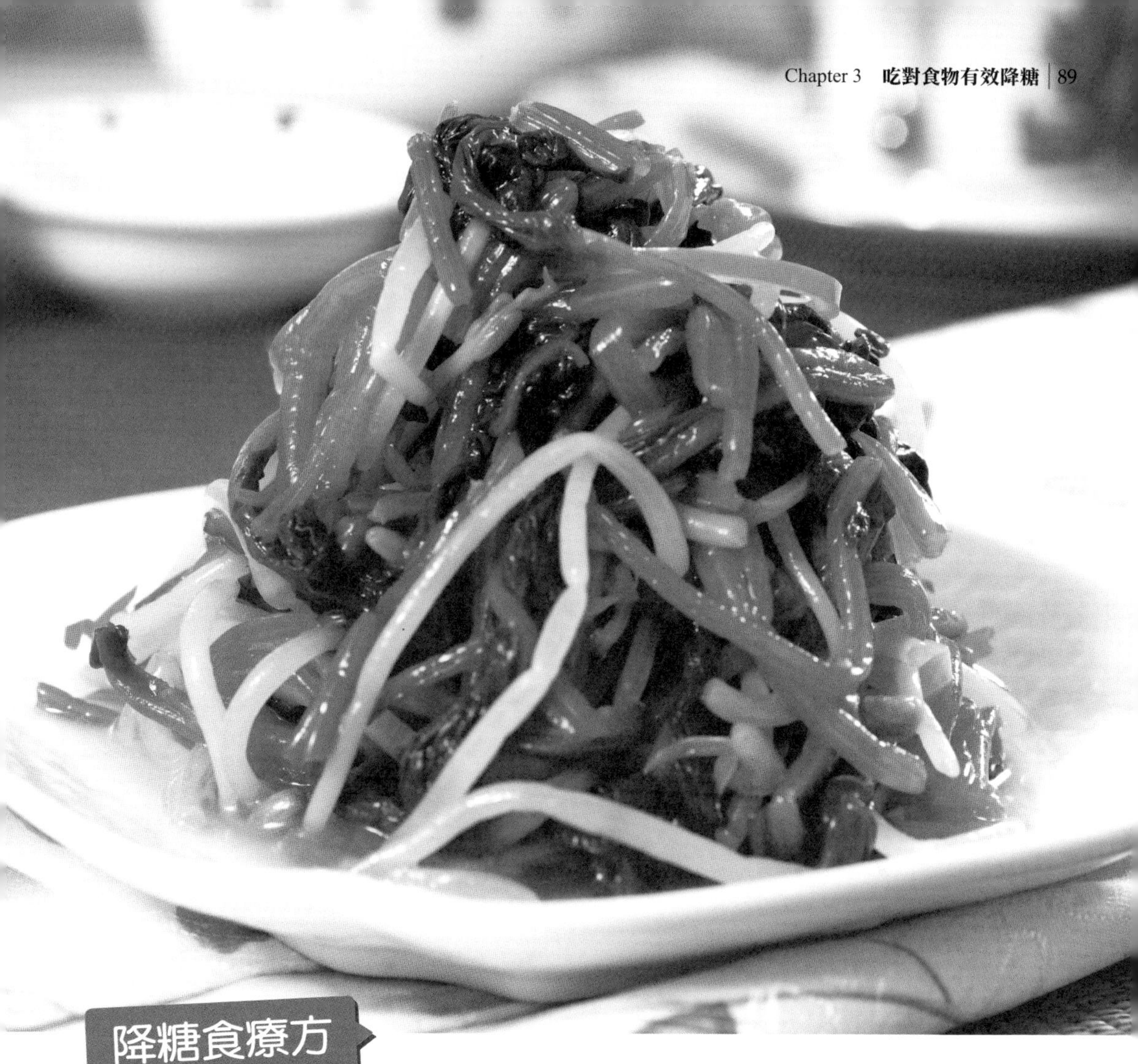

降糖食療方

菠菜涼拌綠豆芽

食材 菠菜 200 公克，綠豆芽 100 公克，鹽、芥末醬、醋、芝麻油、雞精各適量。

做法

❶ 菠菜擇洗乾淨，放入沸水中汆燙，撈出切段；綠豆芽掐頭、根，燙熟。

❷ 芥末醬放入溫水中調勻，加蓋燜幾分鐘至出味。

❸ 將菠菜、綠豆芽盛入碗中，加入鹽、芥末醬、醋、芝麻油、雞精，拌勻即可。

能量計算器

總熱量	約 66 大卡
蛋白質	7.3 公克
脂肪	0.7 公克
醣類	3.8 公克

蔬菜類

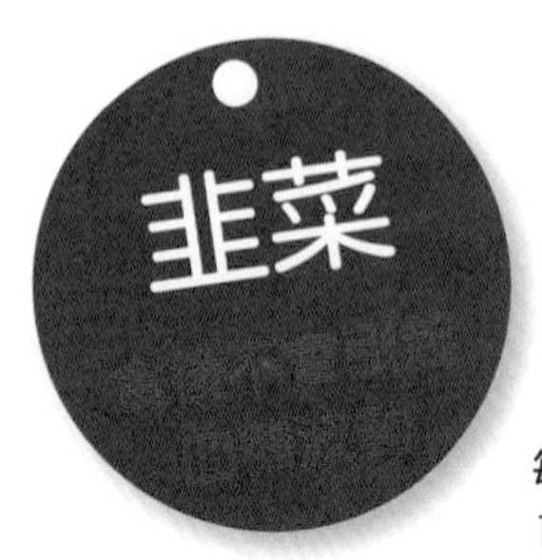

每日推薦量：每天 50 ～ 100 公克為宜。

最有力的降糖成分

揮發油、含硫化合物、鈣、鎂

細說降糖功效

韭菜中所含的揮發油和含硫化合物，及鈣、鎂等元素具有促進血液循環、降低血糖的作用。而且韭菜含糖量低，食用後不會引起血糖的波動。

對併發症的益處

韭菜含有的膳食纖維，可以促進腸道蠕動，預防大腸癌的發生；同時又能減少身體對膽固醇的吸收，有預防和治療動脈硬化、冠心病等疾病的作用。

降糖這樣吃

炒熟的韭菜放置隔夜後不宜食用，因為韭菜含有硝酸鹽，炒熟放置過久後硝酸鹽會轉化為有毒的亞硝酸鹽，人吃後會頭暈、噁心、腹瀉。

成分表（每100公克可食部分）

營養成分	含量	含量比較
熱量	26 大卡	低 ★☆☆
醣類	4.6 公克	低 ★☆☆
蛋白質	2.4 公克	低 ★☆☆
脂肪	0.4 公克	低 ★☆☆

好食搭配最營養

韭菜＋猪肉

韭菜和豬肉搭配不僅可以消除韭菜的特殊氣味，而且能夠提高韭菜中胡蘿蔔素的吸收率，更有利於營養的吸收。

韭菜＋雞蛋

韭菜和雞蛋合炒，可以發揮補腎、行氣、止痛的作用，對治療陽痿、頻尿、腎虛、痔瘡及胃病有一定輔助作用。

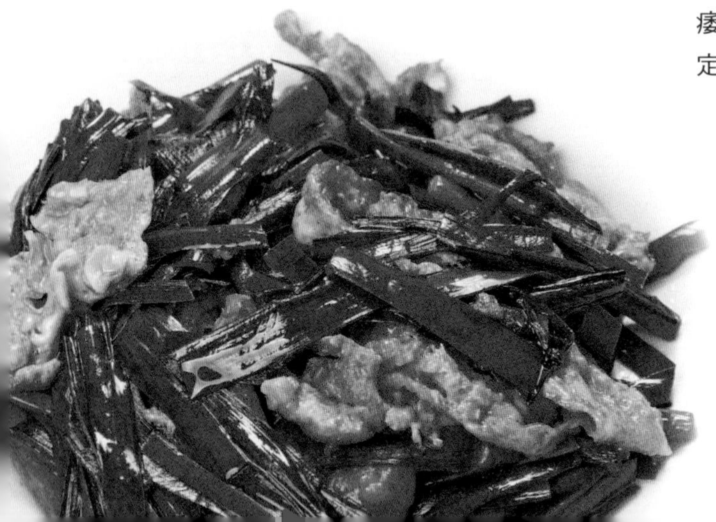

韭菜炒蛋是一道簡單又保健的菜。韭菜擇洗乾淨，瀝水，切段。雞蛋打散，攪打均勻。鍋置火上，放油燒至五分熱，倒入蛋液，炒至凝結成塊，盛出。鍋底留油燒熱，加入韭菜、鹽炒至八分熟。最後放入雞蛋炒勻即可。

◆降糖妙招

選購韭菜以葉直、鮮嫩翠綠為佳，這樣的營養素含量較高。

降糖食療方

韭菜炒綠豆芽

食材 綠豆芽 250 公克，韭菜 100 公克，植物油 10 公克，鹽、蔥絲、薑絲各適量。

做法

❶將綠豆芽掐去兩頭，放入涼水內淘洗乾淨，撈出控乾水分；將韭菜擇好洗淨，切成 3 公分長的段。

❷將鍋放在大火上，放入油，熱後用蔥絲、薑絲熗鍋，隨即倒入豆芽，翻炒幾下，再倒入韭菜，放入鹽翻炒幾下即成。

能量計算器

總熱量	約 161 大卡
蛋白質	7.65 公克
脂肪	10.61 公克
醣類	11.85 公克

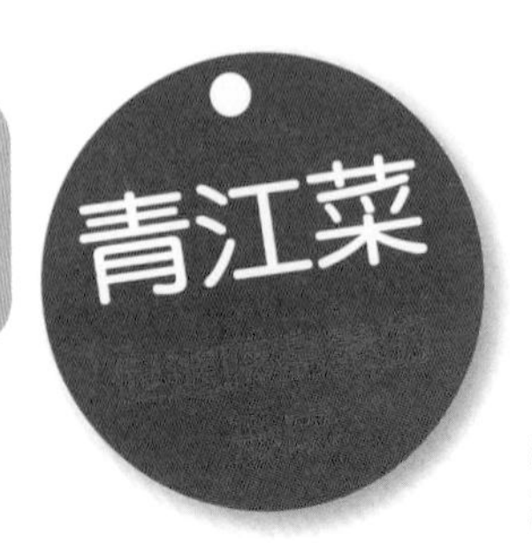

每日推薦量：每天 80 公克為宜。

最有力的降糖成分

維生素 C

細說降糖功效

青江菜中的維生素 C 可維持胰島素的功能，促進組織對葡萄糖的利用及胰島素形成；此外，還可以延緩或改善糖尿病周圍神經病變。

對併發症的益處

青江菜為低脂肪蔬菜，且含有豐富的膳食纖維，能與膽酸鹽和食物中的膽固醇及三酸甘油酯結合，並從糞便中排出，從而減少脂類的吸收，故可用來防治糖尿病併發高血脂症。

降糖這樣吃

食用青江菜時要現做現切，並用大火爆炒，這樣既可保持鮮脆，又可使其營養成分不被破壞。

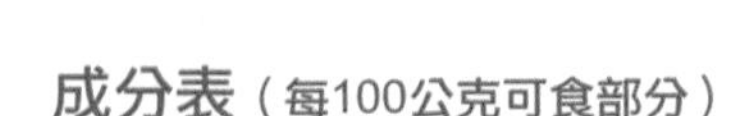

成分表（每100公克可食部分）

營養成分	含量	含量比較
熱量	23 大卡	低 ★☆☆
醣類	3.8 公克	低 ★☆☆
蛋白質	1.8 公克	低 ★☆☆
脂肪	0.5 公克	低 ★☆☆
鈉	55.8 毫克	中 ★★☆

好食搭配最營養

香菇 + 青江菜

青江菜富含膳食纖維和維生素，但缺乏蛋白質；香菇含蛋白質且礦物質含量豐富，兩者搭配食用，營養更全面。

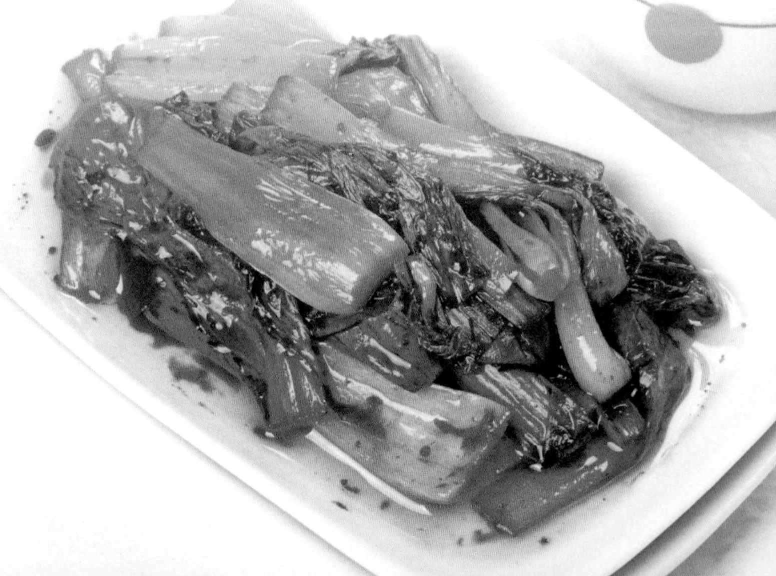

醬燒青江菜是將青江菜去蒂，洗淨，對半切開；豆瓣醬和甜麵醬拌勻製成醬汁。鍋置火上，倒油燒熱，大火炒香醬汁，倒入青江菜翻炒幾下，加白糖調味即可。

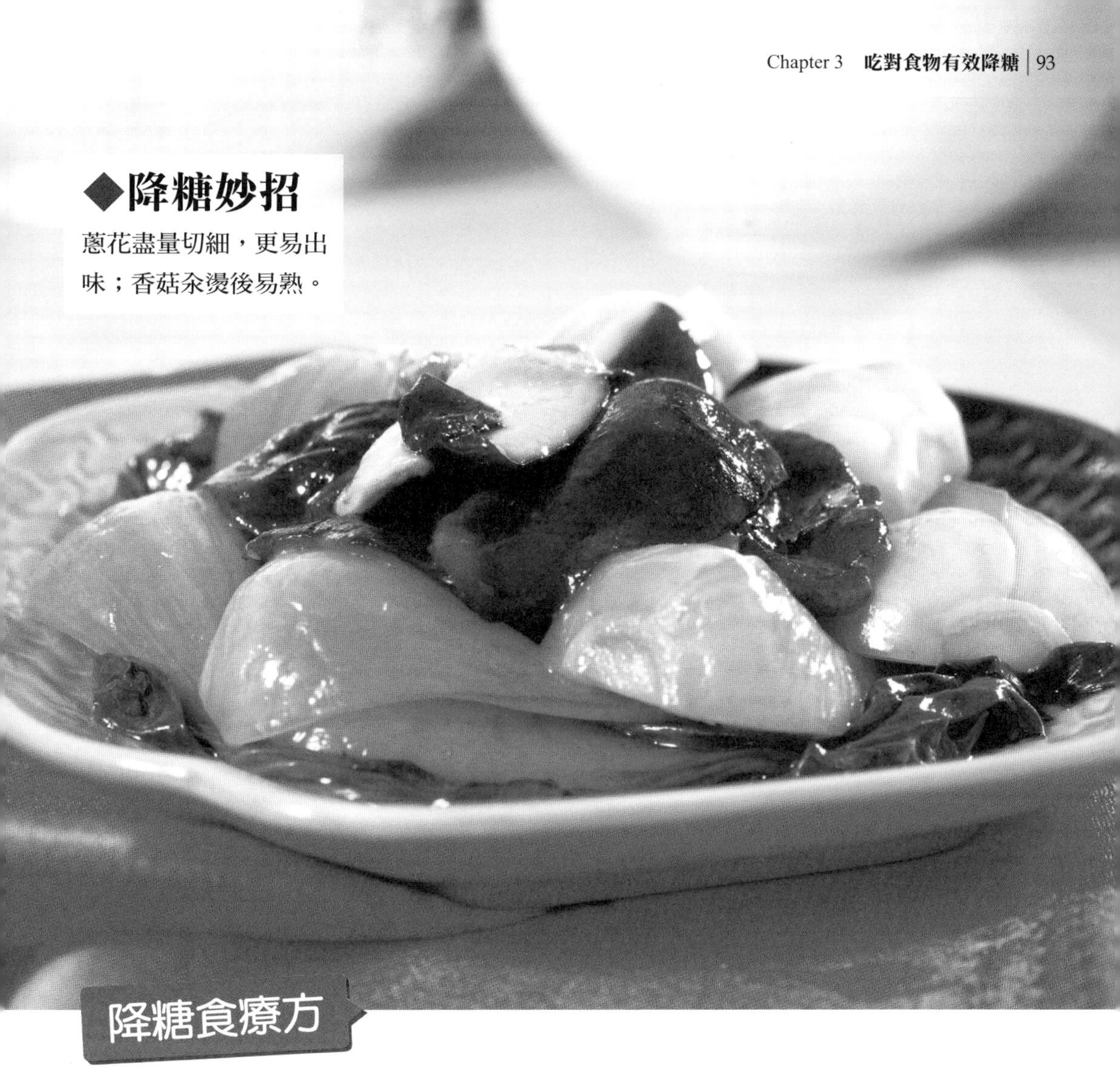

◆降糖妙招

蔥花盡量切細，更易出味；香菇汆燙後易熟。

降糖食療方

菇炒青江菜

食材 青江菜 150 公克，乾香菇 50 公克，蔥花 5 公克，鹽 3 公克，植物油 10 公克，雞精少許。

做法

❶ 青江菜擇洗乾淨；乾香菇用清水泡發，洗淨，去蒂，入沸水中汆燙透，撈出，切片。

❷ 炒鍋置火上，倒入植物油燒至七分熱，放蔥花炒香，放入青江菜和香菇片翻炒至熟，用鹽和雞精調味即可。

能量計算器

總熱量	約 230 大卡
蛋白質	12.7 公克
脂肪	11.35 公克
醣類	36.55 公克

蔬菜類

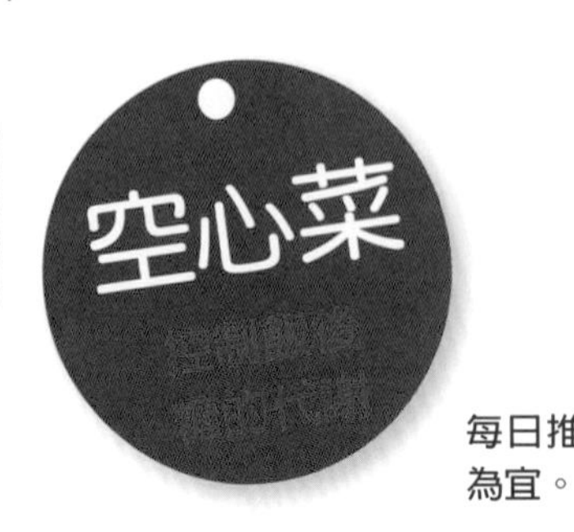

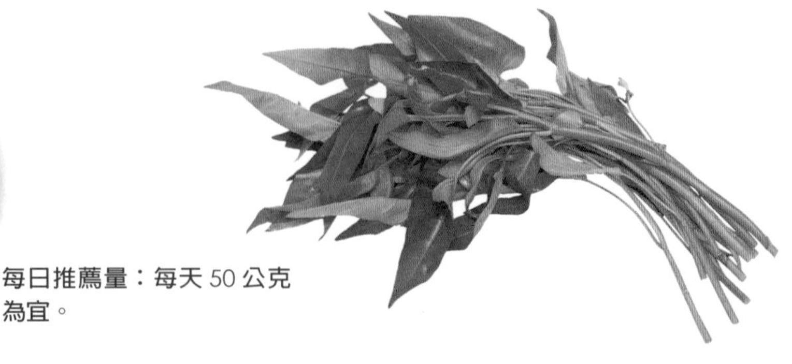

每日推薦量：每天 50 公克為宜。

最有力的降糖成分

膳食纖維、類似植物胰島素成分

細説降糖功效

空心菜中含有豐富的膳食纖維，可降低胰島素需要量，控制飯後糖的代謝；還含有類似植物胰島素的成分，能夠輔助降低血糖，改善第 2 型糖尿病的症狀。

對併發症的益處

空心菜所含的菸酸、維生素 C 能降低膽固醇、三酸甘油酯，具有降脂減肥的功效。其膳食纖維的含量較豐富，具有促進腸蠕動、通便解毒作用，對糖尿病併發便祕有很好的療效。

降糖這樣吃

空心菜可炒食、煮麵、做湯，也可用沸水汆燙後加調料涼拌。

成分表（每100公克可食部分）

營養成分	含量	含量比較
熱量	20 大卡	低 ★☆☆
醣類	3.6 公克	低 ★☆☆
蛋白質	2.2 公克	低 ★☆☆
脂肪	0.3 公克	低 ★☆☆
鈉	94.3 公克	中 ★★☆

好食搭配最營養

空心菜 + 蒜

涼拌或清炒空心菜時，最好放點蒜，因為蒜能緩解空心菜的寒涼，避免引起或加重腹瀉症狀。

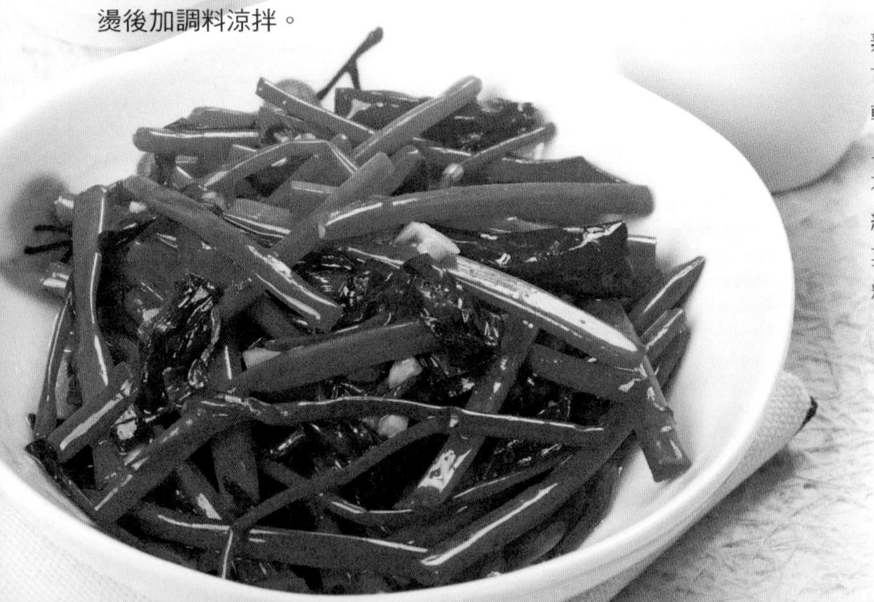

辣炒空心菜既降糖還可減肥。將空心菜洗乾淨，切段。鍋置火上，放油燒熱，加蔥花、薑末、蒜末、乾紅辣椒爆香，下空心菜翻炒，調入鹽、雞精即可。

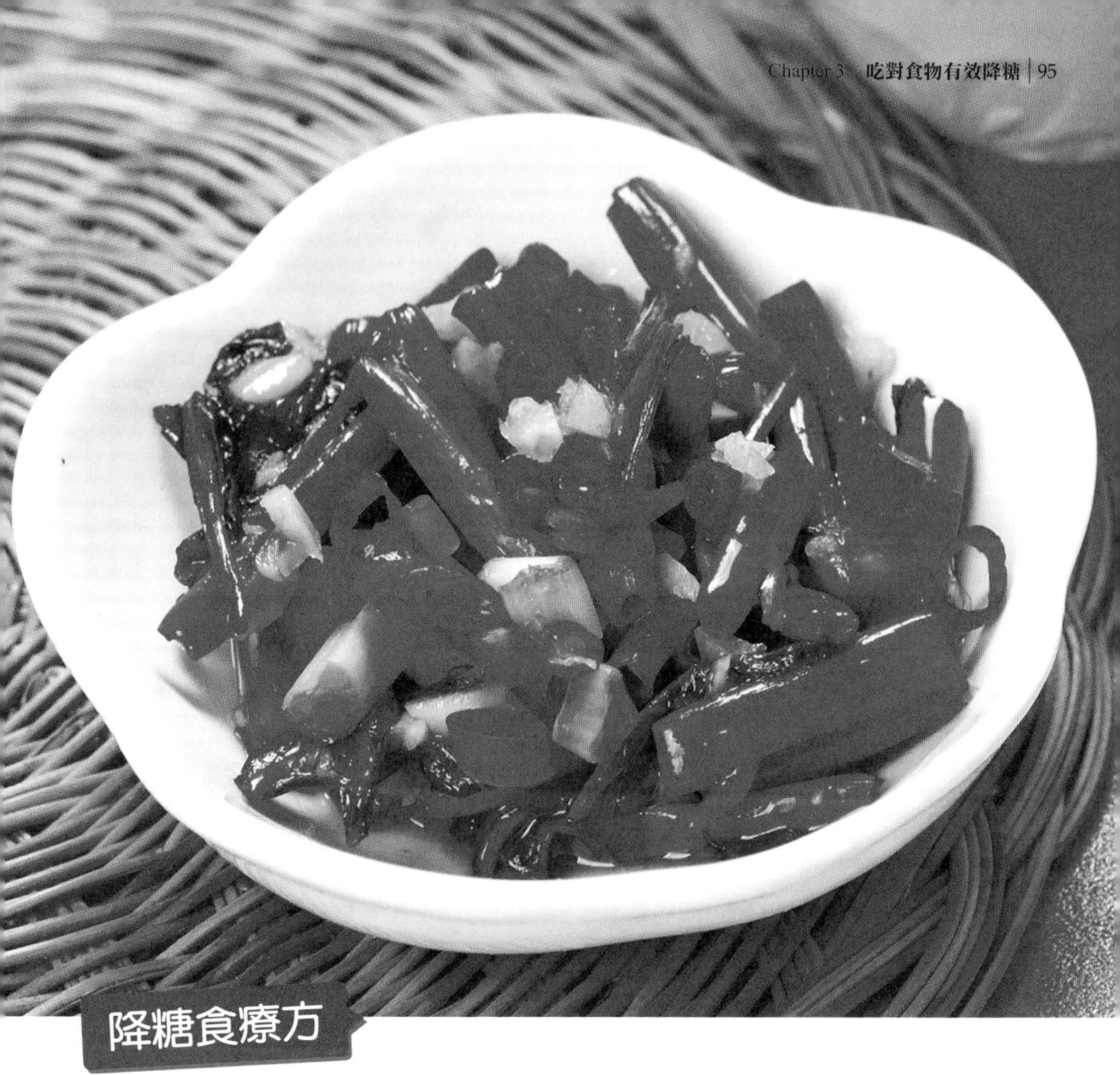

降糖食療方

蒜香空心菜

食材 空心菜 250 公克，鹽、蔥花、蒜末各 4 公克，植物油 5 公克。

做法

❶將空心菜擇去根、莖和老葉，洗淨，沸水汆燙，瀝乾水分。

❷鍋置火上，放油燒熱，加蔥花，然後放空心菜大火翻炒，加鹽、蒜末，翻勻即可。

能量計算器

總熱量	約 95 大卡
蛋白質	5.5 公克
脂肪	5.7 公克
醣類	9 公克

蔬菜類

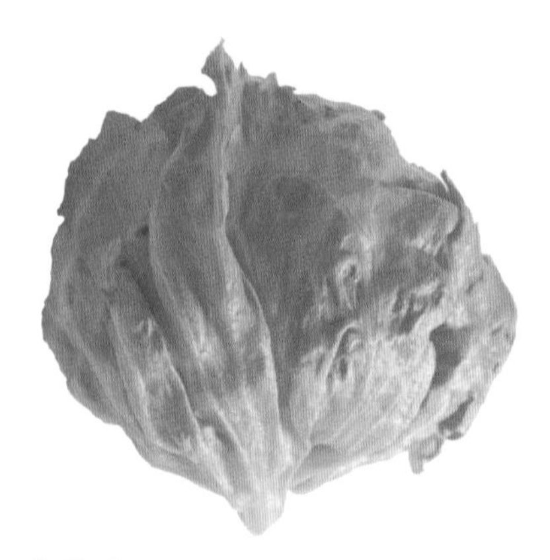

每日推薦量：每天 80 公克為宜。

最有力的降糖成分

菸酸、膳食纖維

細說降糖功效

萵苣中含有的菸酸是胰島素的活化劑，可改善糖的代謝功能。其膳食纖維的含量也相當豐富，不僅能夠促進胃腸蠕動，還有助於減少胰島素的用量，並可控制飯後血糖上升的速度。

對併發症的益處

萵苣中的鉀離子含量豐富，有利於調節體內鈉鹽的平衡，對防治糖尿病性高血壓有很好的效果。

降糖這樣吃

萵苣可直接食用，包肉食用，也可炒或做湯，還可以夾在餅或者麵包中吃。

成分表（每100公克可食部分）

營養成分	含量	含量比較
熱量	13 大卡	低 ★☆☆
醣類	2.0 公克	低 ★☆☆
蛋白質	1.3 公克	低 ★☆☆
脂肪	0.3 公克	低 ★☆☆

好食搭配最營養

萵苣＋海帶

萵苣中的維生素 C 可以促進人體對海帶中鐵的吸收利用。

蠔油萵苣可減肥瘦身，防止肥胖。萵苣洗淨，瀝乾水分，鍋置火上，加入清水，放入少量鹽，燒沸後將萵苣汆燙一下，撈出。鍋再次置火上，放入植物油燒熱，加入蠔油、鮮湯、萵苣翻炒，加鹽、味精調味，用食用澱粉勾芡即可。

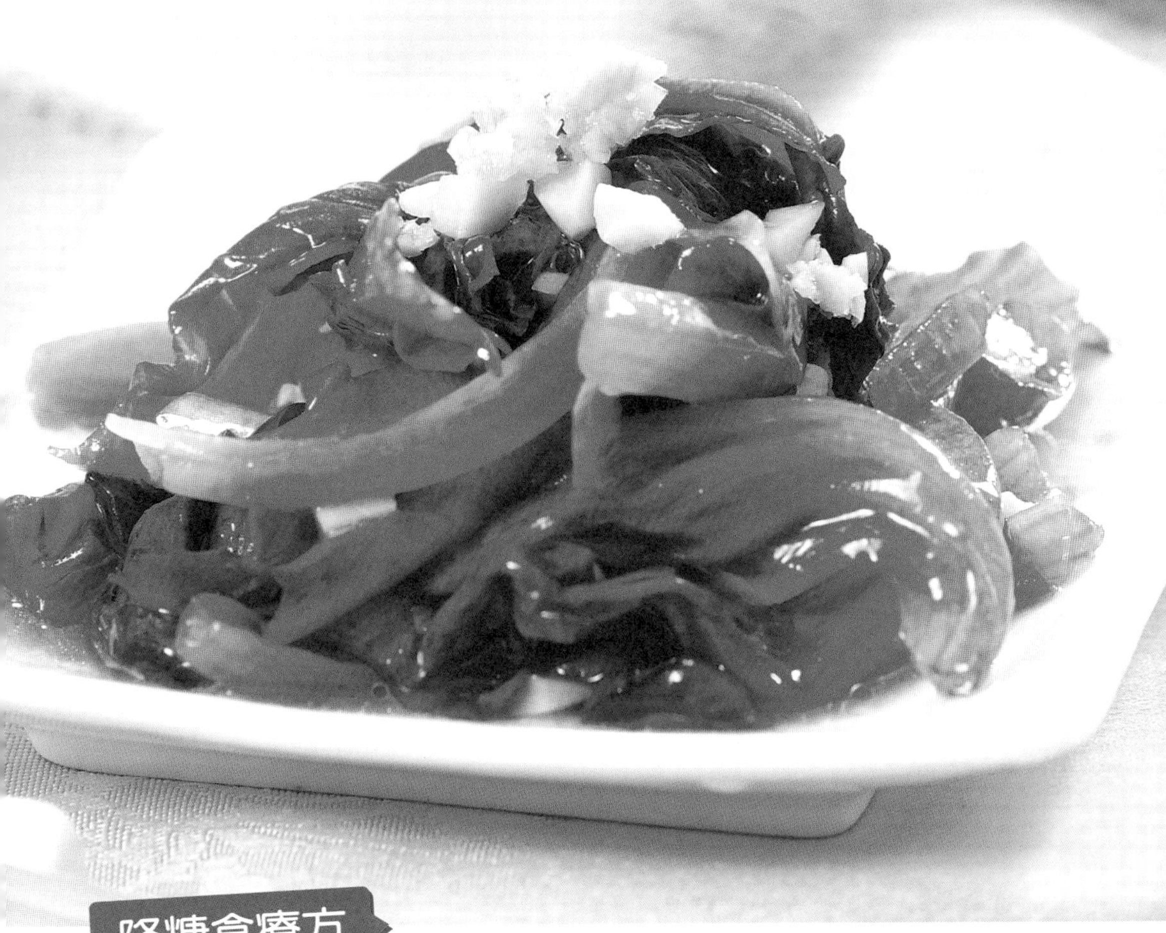

降糖食療方

蒜蓉萵苣

食材 萵苣 250 公克，蒜蓉、蔥花、花椒粉、鹽、雞精、食用澱粉各適量，植物油 4 公克。

做法

❶ 萵苣擇洗乾淨，撕成小片。

❷ 炒鍋倒入植物油燒至七分熱，加蔥花、花椒粉炒出香味，倒進萵苣炒軟，用鹽、雞精、蒜蓉調味，食用澱粉勾芡即可。

能量計算器

總熱量	約 73.5 大卡
蛋白質	3.5 公克
脂肪	5 公克
醣類	5 公克

蔬菜類

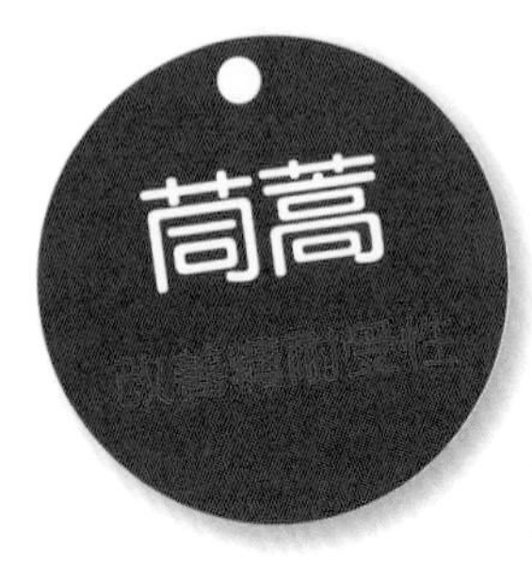

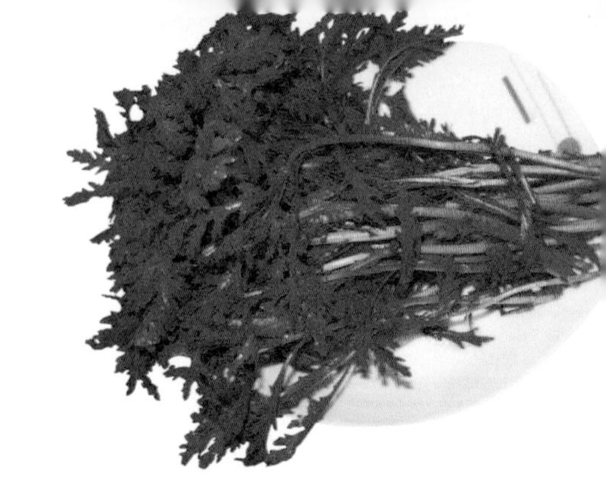

每日推薦量：每天 50 公克為宜。

最有力的降糖成分

膳食纖維

細說降糖功效

茼蒿中的可溶性膳食纖維可延緩葡萄糖的吸收，改善糖耐受性，具有調節血糖的作用，可降低飯後血糖。此外還能促進腸胃蠕動，防止便祕。

對併發症的益處

茼蒿中含有多種胺基酸、蛋白質及較多的鉀等礦物鹽，能調節體內水液代謝，通利小便，消除水腫，有利於緩解糖尿病併發腎病變；茼蒿含有一種揮發性的精油，以及膽鹼等物質，具有降血壓、補腦的作用。

降糖這樣吃

茼蒿中的芳香精油遇熱易揮發，會減弱茼蒿的健胃作用，烹調時應大火快炒。

成分表（每100公克可食部分）

營養成分	含量	含量比較
熱量	31 大卡	低 ★☆☆
醣類	3.9 公克	低 ★☆☆
蛋白質	1.9 公克	低 ★☆☆
脂肪	0.3 公克	低 ★☆☆

好食搭配最營養

茼蒿 + 雞蛋

茼蒿含有豐富的維生素、胡蘿蔔素及多種胺基酸，與雞蛋一起炒，可提高維生素 A 的吸收、利用率。

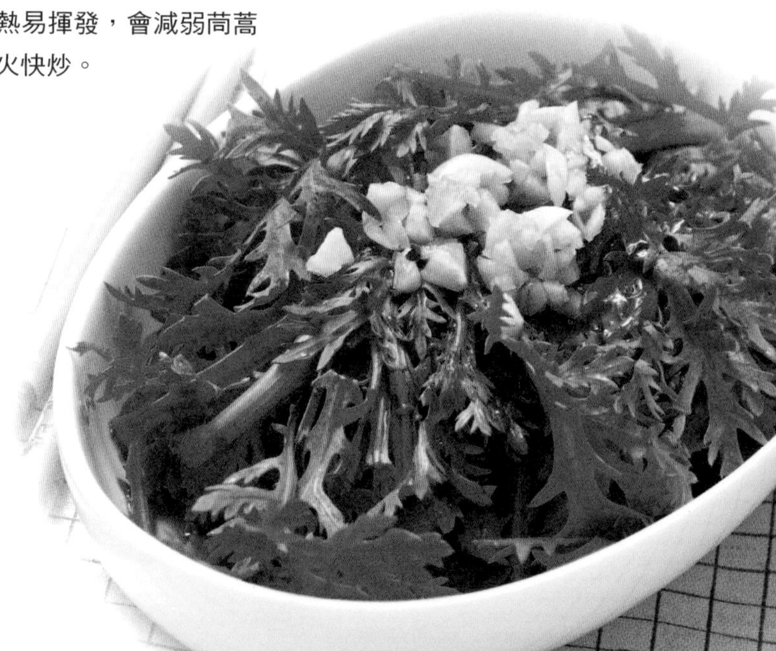

茼蒿可以涼拌，將茼蒿洗淨，切成段；將蒜花、鹽、雞精、芝麻油放入碗中，調成汁備用。將茼蒿裝入盤中，將調好的醬汁均勻地淋在茼蒿上即可。

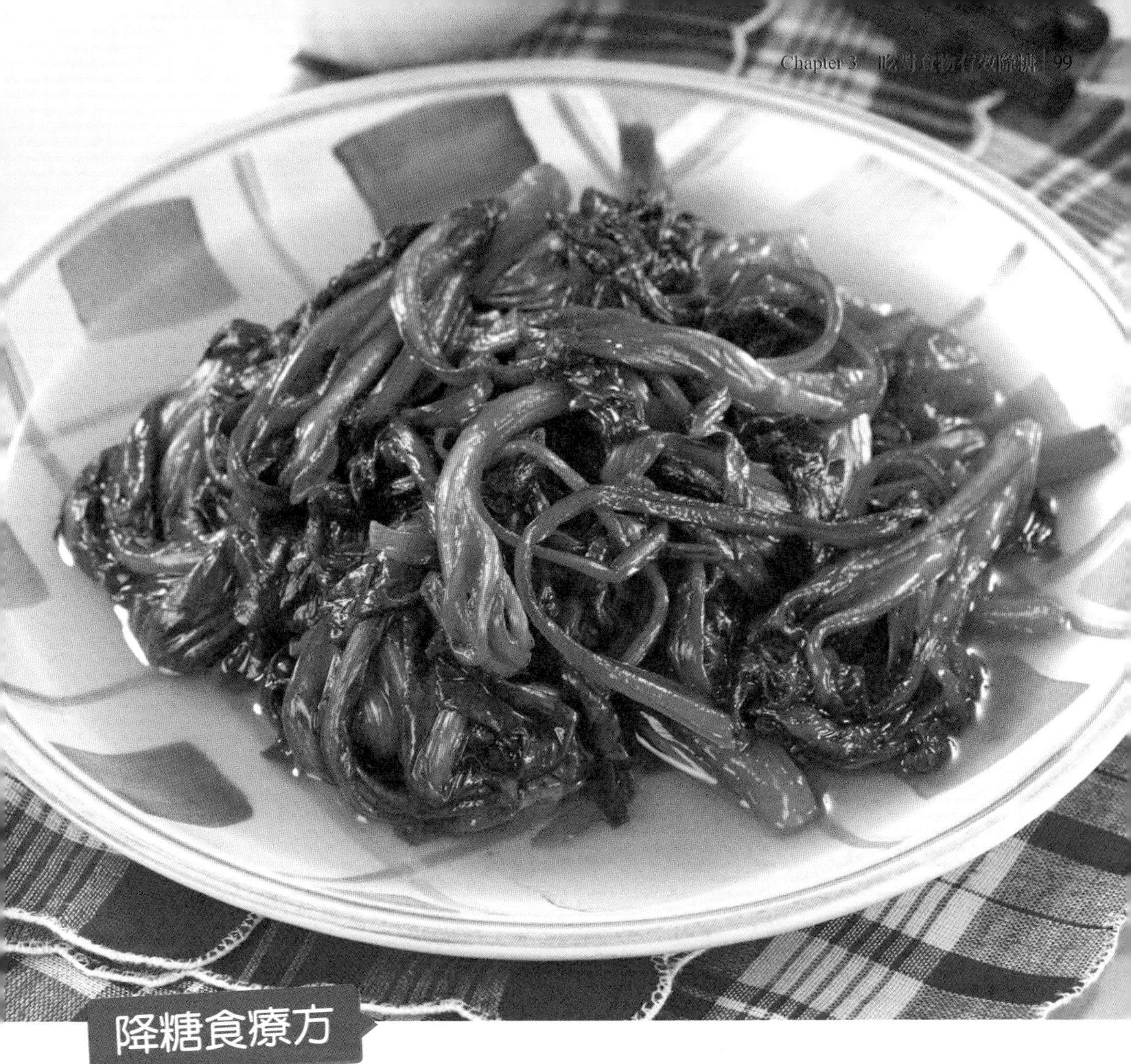

降糖食療方

清炒茼蒿

食材 茼蒿 400 公克，鹽 3 公克，雞精 2 公克，香油 5 公克。

做法

❶將茼蒿去掉老葉洗淨切段，控乾水分備用。

❷油鍋燒至六分熱，加入茼蒿大火快速翻炒，加入鹽、味精、香油裝盤即成。

能量計算器

總熱量	約 129 大卡
蛋白質	7.6 公克
脂肪	6.2 公克
醣類	15.6 公克

蔬菜類

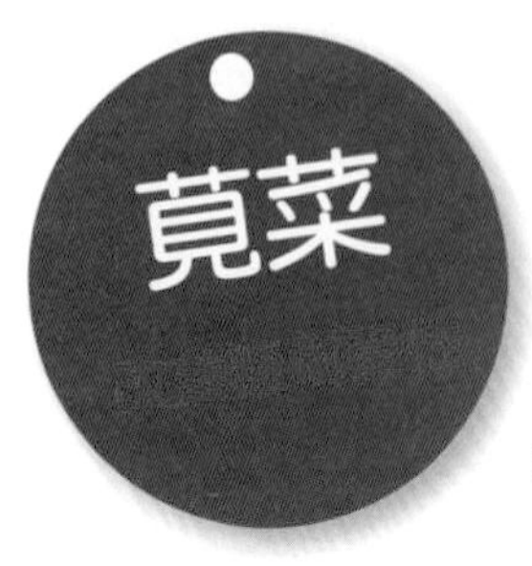

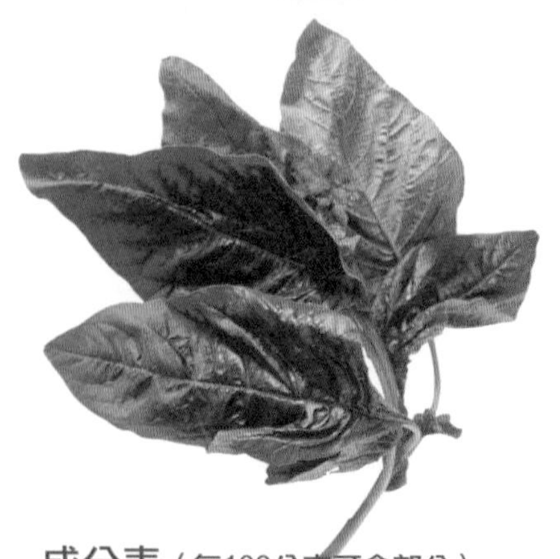

每日推薦量：每天80～100公克為宜。

最有力的降糖成分

鎂

細説降糖功效

莧菜含有豐富的鎂元素，鎂是人體不可缺少的礦物質，有維持血糖穩定的重要作用，可改善糖耐受性，減少胰島素的用量，幫助控制血糖。

對併發症的益處

莧菜含豐富的易被人體吸收的鈣質，對牙齒和骨骼的生長有促進作用，並能維持正常的心肌活動，防止肌肉痙攣，預防糖尿病骨質疏鬆。糖尿病患者伴有的心、腎、視網膜及神經病變併發症與缺鎂有關，莧菜中含有豐富的鎂，能幫助減少糖尿病併發症和降低死亡率。

降糖這樣吃

莧菜食用前，最好用開水汆燙，可以去除所含植酸與菜上的農藥。莧菜烹調時間不宜過長，以免損失營養素。

成分表（每100公克可食部分）

營養成分	含量	含量比較
熱量	31 大卡	低 ★☆☆
醣類	5.9 公克	低 ★☆☆
蛋白質	2.8 公克	低 ★☆☆
脂肪	0.4 公克	低 ★☆☆

好食搭配最營養

莧菜＋雞蛋

莧菜宜與雞蛋搭配食用，能夠提供全面的營養，有利於增強人體免疫力。

莧菜和玉米都有降糖功效，搭配煮粥還能治腹瀉。將玉米粉用溫水調成糊；莧菜洗淨，切碎。鍋置火上，加水燒開，倒入玉米糊，略滾後轉小火煮至黏稠，放入莧菜碎，約煮5分鐘，加鹽調味即可。

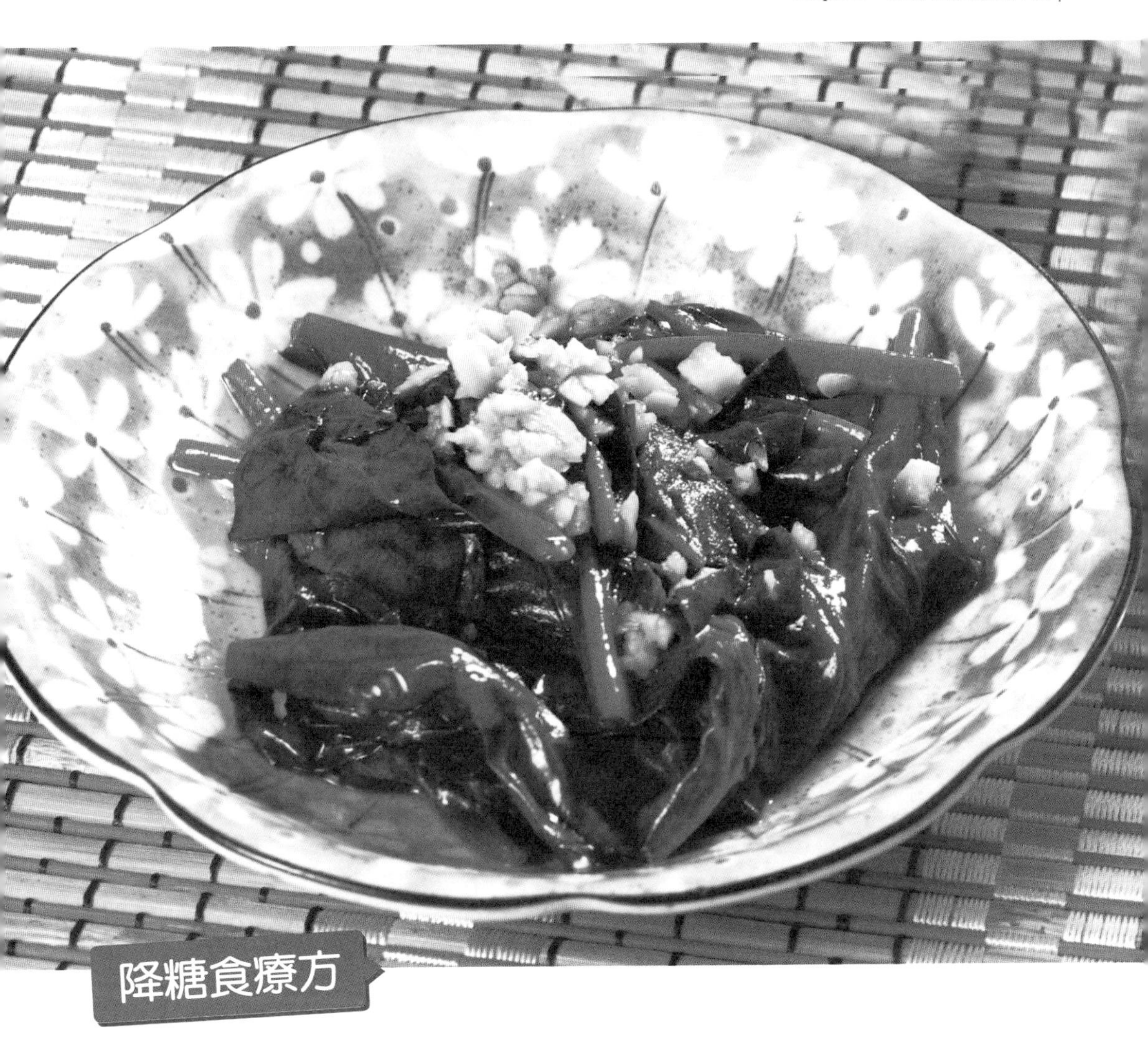

降糖食療方

蒜香莧菜

食材 莧菜 80 公克，蒜瓣 10 公克，蔥花、鹽、味精、植物油各適量。

做法

❶ 莧菜擇洗乾淨；蒜瓣去皮，洗淨，切末。

❷ 炒鍋置火上，倒入適量植物油，待油燒至七分熱，加蔥花炒香，放入莧菜翻炒至熟，用鹽、味精和蒜末調味即可。

能量計算器

總熱量	約 83.2 大卡
蛋白質	4.4 公克
脂肪	4.4 公克
醣類	7.6 公克

蔬菜類

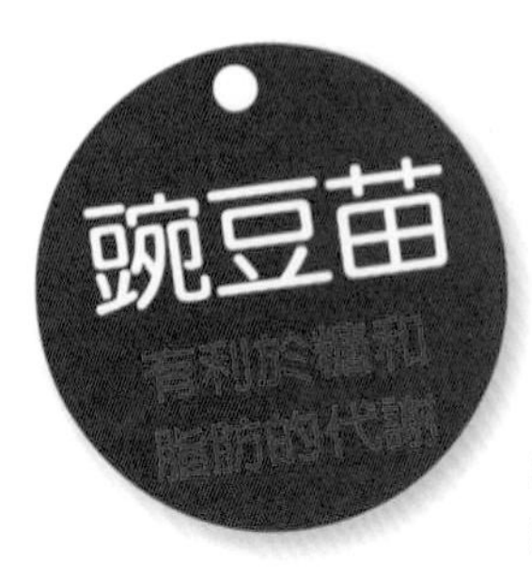

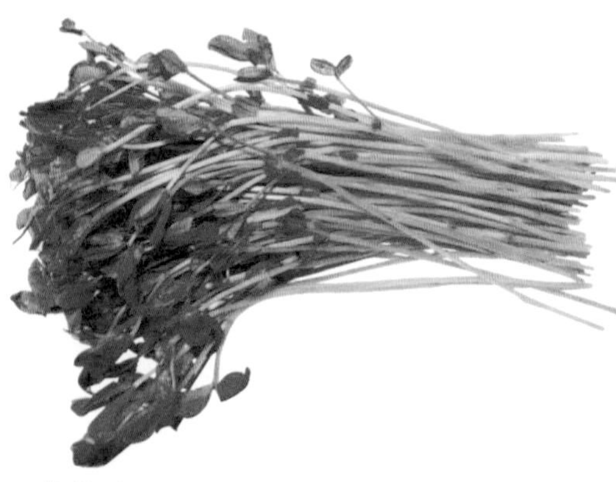

每日推薦量：每天 50 公克為宜。

最有力的降糖成分

鉻、膳食纖維

細說降糖功效

豌豆苗含鉻元素較多，有利於糖和脂肪的代謝，維持胰島素的正常功能。豌豆苗中還含有大量的膳食纖維，經常食用可促進腸胃道蠕動，減少消化系統對糖分的吸收，是糖尿病患者的理想食品。

對併發症的益處

豌豆苗所含的維生素和膳食纖維，可預防心血管疾病，促進腸胃蠕動，幫助消化，防止便祕。此外豌豆苗中的胡蘿蔔素，具有保護眼睛的作用，可以預防糖尿病合併視網膜病變。

降糖這樣吃

豌豆苗較為鮮嫩，用大火快炒或入水稍微燙一下，可以大大地保留其營養成分。

成分表（每100公克可食部分）

營養成分	含量	含量比較
熱量	34 大卡	低 ★☆☆
醣類	4.6 公克	低 ★☆☆
蛋白質	4.0 公克	低 ★☆☆
脂肪	0.8 公克	低 ★☆☆

好食搭配最營養

豌豆苗＋猪肉

豌豆苗和豬肉是很好的搭檔，有利尿、止瀉、消腫、止痛和助消化等作用。

豆苗金針菇湯可降糖，還能益智。將豌豆苗洗淨；金針菇去根，洗淨。湯鍋置火上，加高湯中火燒沸，放入豌豆苗和金針菇、枸杞子煮3分鐘，用鹽、雞精調味即可。

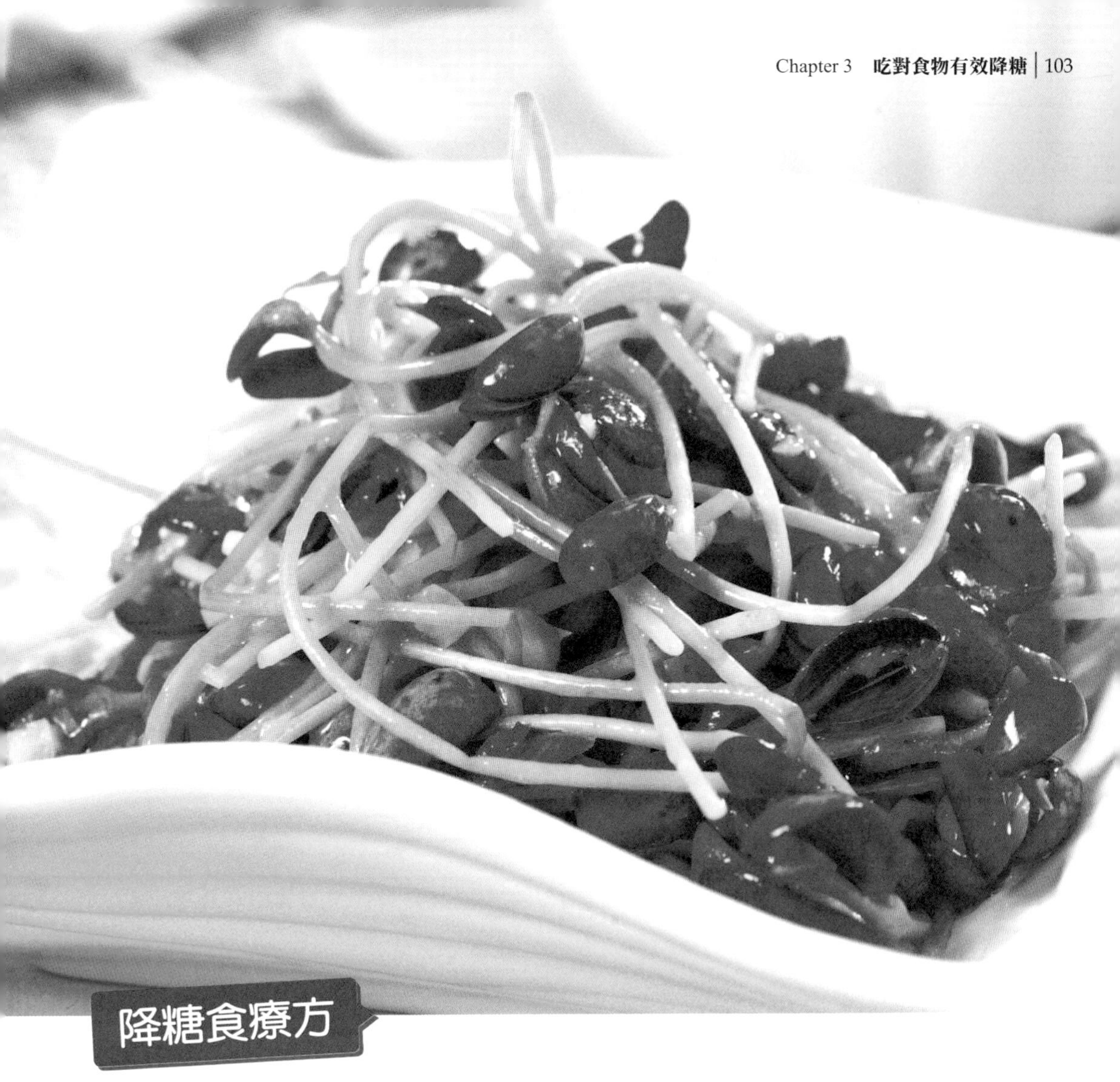

降糖食療方

炒豌豆苗

食材 豌豆苗 250 公克，蔥花、蒜末、鹽、雞精各適量，植物油 3 公克。

做法

❶ 豌豆苗擇洗乾淨。

❷ 炒鍋置火上，倒入植物油，待油燒至七分熱，放蔥花炒香，加入豌豆苗炒熟，用鹽、雞精和蒜末調味即可。

能量計算器

總熱量	約 289 大卡
蛋白質	18.5 公克
脂肪	3.7 公克
醣類	53 公克

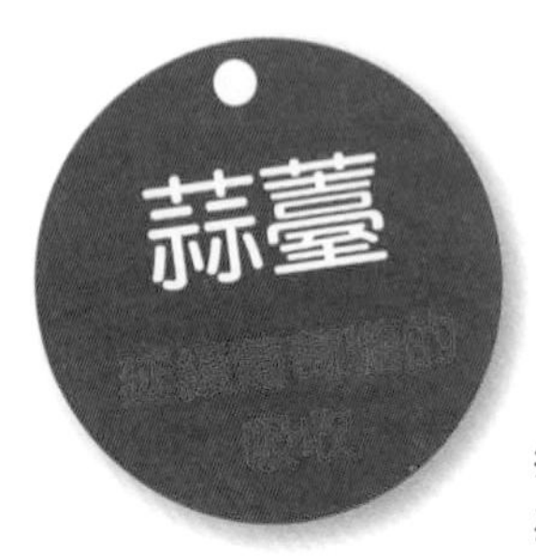

每日推薦量：每天 50 公克為宜。

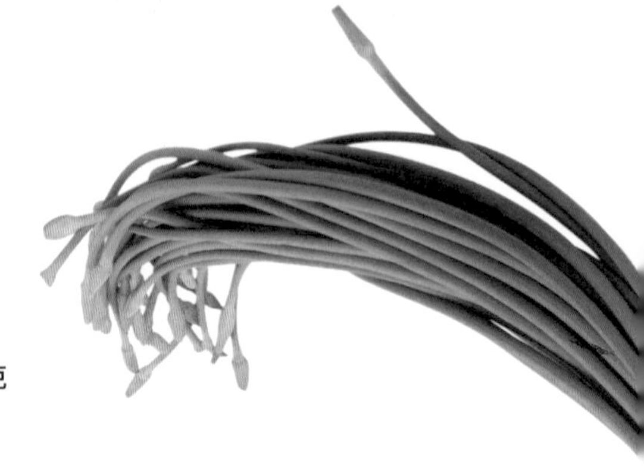

最有力的降糖成分

大蒜素、蒜素、硫醚化合物

細說降糖功效

蒜薹所含的大蒜素、蒜素以及硫醚化合物，可以延緩葡萄糖的吸收，具有降低血糖的功效，且蒜薹中胡蘿蔔素的含量較高，多吃可保護眼睛、預防眼病，非常適合糖尿病合併眼病的患者食用。

對併發症的益處

蒜薹中含有豐富的維生素 C，具有明顯的降血脂及預防冠心病和動脈硬化的作用，並可防止血栓的形成。此外，它能保護肝臟，誘導肝細胞脫毒酶的活性，可以阻斷亞硝胺致癌物質的合成，從而預防癌症的發生。

降糖這樣吃

蒜薹不宜烹製得過爛，以免蒜素被破壞，殺菌作用降低。

成分表（每100公克可食部分）

營養成分	含量	含量比較
熱量	61 大卡	低 ★☆☆
醣類	8.0 公克	低 ★☆☆
蛋白質	2.0 公克	低 ★☆☆
脂肪	0.1 公克	低 ★☆☆

好食搭配最營養

蒜薹＋瘦肉

蒜薹具有促進新陳代謝，緩解疲勞的作用，與瘦肉的高蛋白搭配，非常適合糖尿病患者食用。

蒜薹和鱔魚都有降糖功效，二者可合炒。乾淨鱔魚切段，蒜薹洗淨，切段；豆瓣醬剁碎。鍋置火上，放油燒熱，放入鱔魚段滑散，撈出瀝油。鍋底留油燒熱，放入鱔魚煸炒即可。

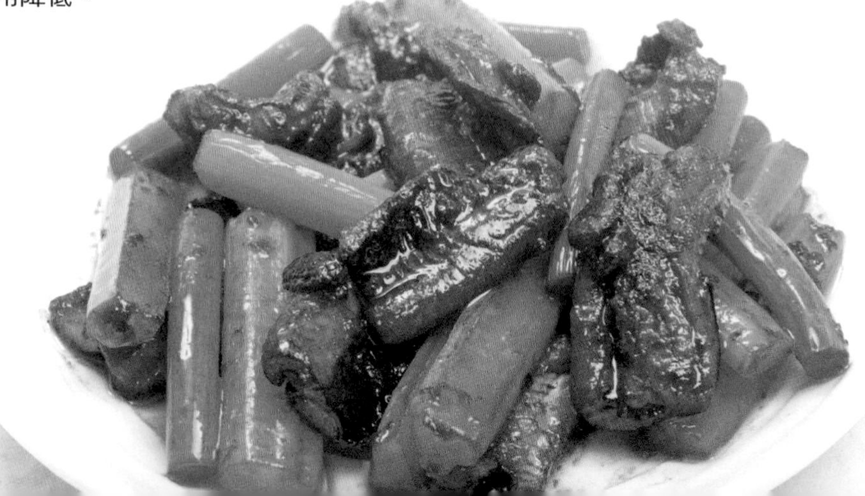

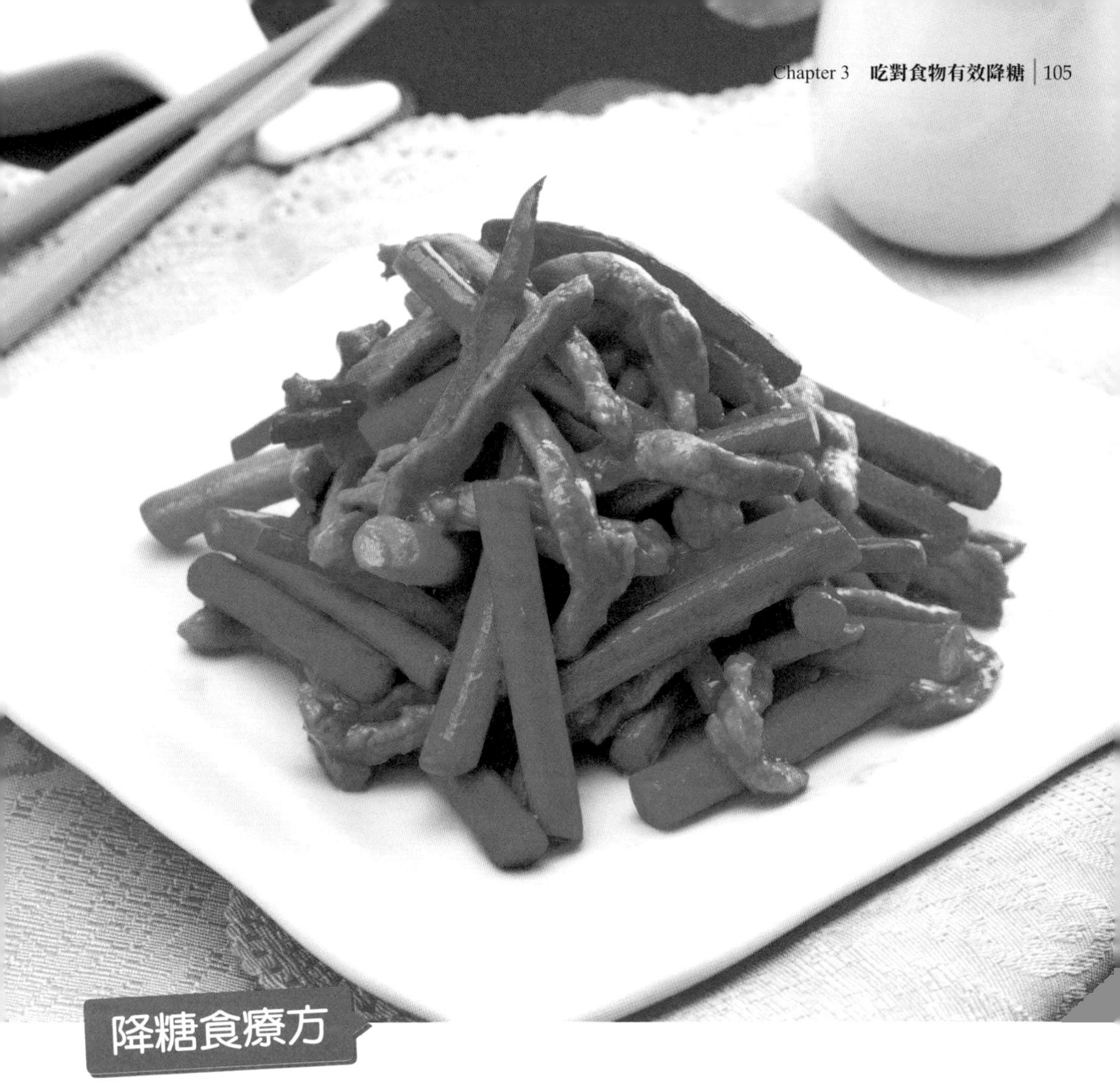

降糖食療方

蒜薹炒肉絲

食材 蒜薹 200 公克，豬里肌 100 公克，鹽、味精、醬油各適量，植物油 5 公克。

做法

❶ 蒜薹擇洗乾淨，切段；豬里肌肉去淨筋膜，洗淨，切絲，加醬油抓勻，醃漬 10 分鐘。

❷ 炒鍋置火上燒熱，倒入植物油，在熱鍋涼油的時候放入醃漬好的肉絲煸熟，盛出。

❸ 鍋中倒入底油燒熱，放蒜薹炒熟，倒進已煸熟的肉絲，加鹽和味精調味即可（可用紅椒絲裝飾）。

能量計算器

總熱量	約 320 大卡
蛋白質	22 公克
脂肪	31.4 公克
醣類	31.5 公克

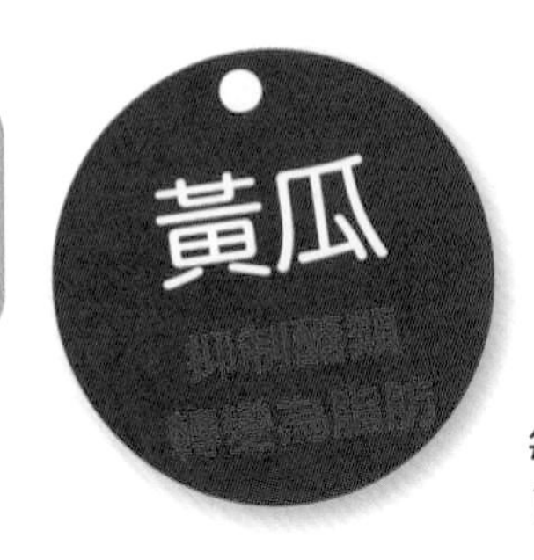

每日推薦量：每天可食用 1 根。

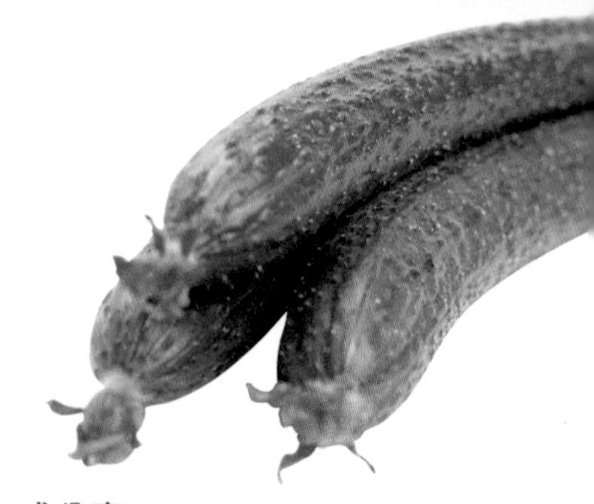

最有力的降糖成分

葡萄糖苷、果糖、丙醇二酸

細說降糖功效

黃瓜是低熱、低脂、低糖的優質食物，是糖尿病患者理想的食療良蔬。黃瓜中所含的葡萄糖苷、果糖等不參與通常的糖代謝，所以糖尿病患者以黃瓜代替澱粉類食物充飢，血糖非但不會升高，還會降低。黃瓜中所含的丙醇二酸，可抑制醣類物質轉變為脂肪，對防治糖尿病有重要意義。

對併發症的益處

黃瓜內含有丙醇二酸和膳食纖維，可以抑制醣類物質轉化為脂肪，對防治糖尿病併發肥胖症、高血脂症具有重要意義。

降糖這樣吃

黃瓜可直接生吃，也可熟吃，生吃時最好在兩餐之間吃，可增加飽腹感，還能避免黃瓜中的酶破壞其他食材中的維生素 C。

成分表（每100公克可食部分）

營養成分	含量	含量比較
熱量	15 大卡	低 ★☆☆
醣類	2.9 公克	低 ★☆☆
蛋白質	0.8 公克	低 ★☆☆
脂肪	0.2 公克	低 ★☆☆

好食搭配最營養

黃瓜 + 木耳

黃瓜的最佳搭檔是黑木耳，黃瓜有抑制醣類物質轉變為脂肪的作用；黑木耳含有植物膠質，可清除體內有毒物質。兩者搭配可以達到減肥、排毒的效果。

黃瓜有很好的減肥功效，可防止肥胖。黃瓜洗淨，切片；豬瘦肉切片，用少許料酒、醬油、澱粉醃製 15 分鐘。鍋置火上，放油燒熱，滑散肉片，加蔥花、薑末、剁椒翻炒均勻。加入黃瓜片，大火炒 1 分鐘，加雞精、香油調味出鍋。

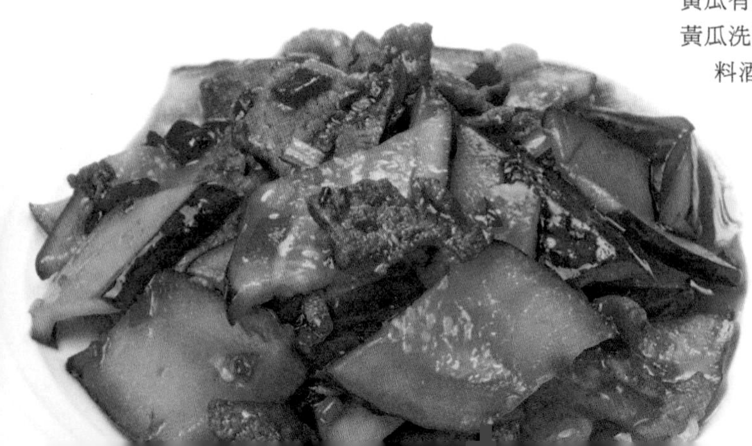

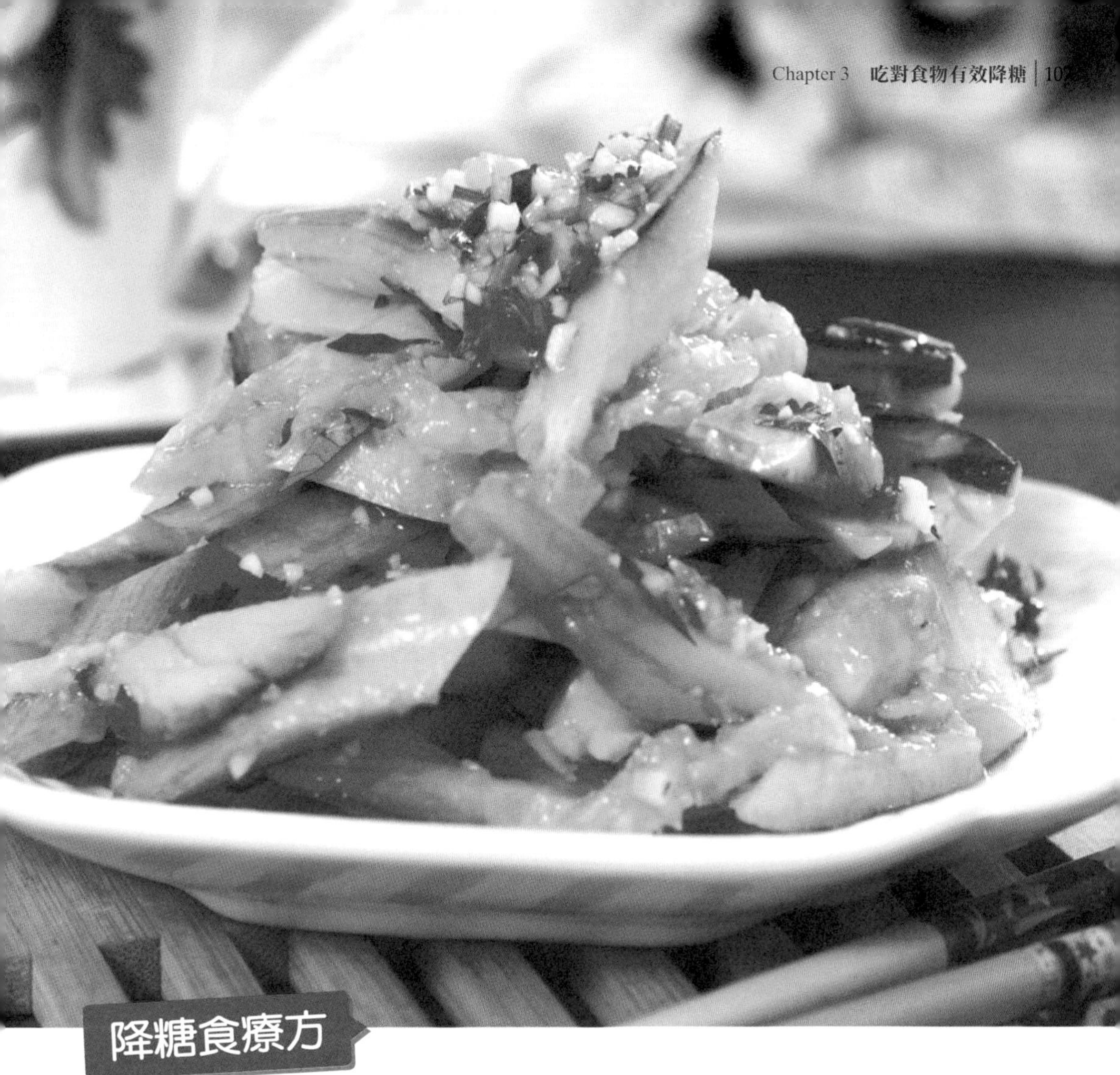

降糖食療方

涼拌黃瓜

食材 黃瓜 250 公克，鹽、蒜末、陳醋、雞精、香菜各適量，香油 3 公克。

做法

❶ 黃瓜洗淨，用刀拍至微碎，切成塊狀。

❷ 黃瓜塊置於盤中，加鹽、蒜末、陳醋、雞精、香菜和香油拌匀即可。

能量計算器

總熱量	約 64 大卡
蛋白質	2 公克
脂肪	3.5 公克
醣類	7 公克

蔬菜類

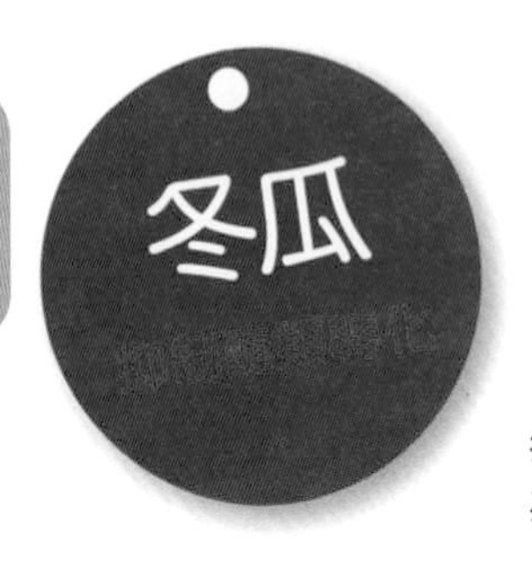

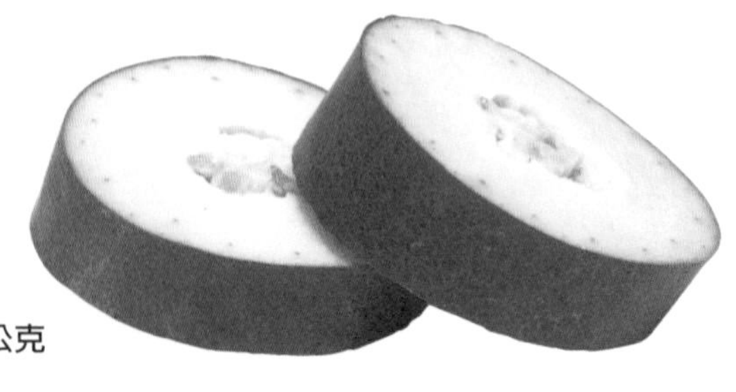

每日推薦量：每天 50 公克為宜。

最有力的降糖成分

丙醇二酸、葫蘆巴鹼

細說降糖功效

含糖量極低，可控制肥胖。冬瓜中含有丙醇二酸和葫蘆巴鹼，能有效抑制體內的醣類轉化為脂肪，對於患第 2 型糖尿病的中老年肥胖者十分有益。而且冬瓜是低熱能、含糖量極低的高鉀低鈉蔬菜，對血糖的影響非常小。

對併發症的益處

冬瓜為高鉀低鈉食物，可輔助治療高血壓、血脂異常症以及腎臟病，對糖尿病尤其是併發高血壓、血脂異常症以及腎臟病的中老年患者有較好的輔助治療作用。

降糖這樣吃

冬瓜可炒食、做湯或製餡，還可與各種蔬菜或肉類搭配，但久病與陰虛火旺者應少吃冬瓜。

成分表（每100公克可食部分）

營養成分	含量	含量比較
熱量	11 大卡	低 ★☆☆
醣類	2.6 公克	低 ★☆☆
蛋白質	0.4 公克	低 ★☆☆
脂肪	0.2 公克	低 ★☆☆

好食搭配最營養

冬瓜 + 蝦米

冬瓜含有維生素 K，蝦米含有鈣，兩者同食，可以強化人體對鈣的吸收，促進血液正常凝固，幫助骨骼成長。

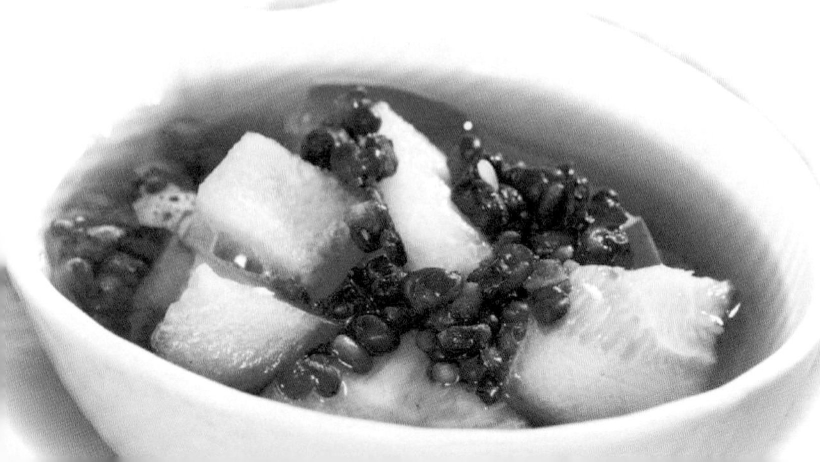

冬瓜綠豆湯可利尿、降壓，防止血壓升高。將去皮去瓤冬瓜洗淨切塊；綠豆洗淨，浸泡 2 小時。鍋置火上，加水燒沸，放入蔥段、薑片、綠豆煮約 20 分鐘，放入冬瓜塊，燒至熟，加鹽調味即可。

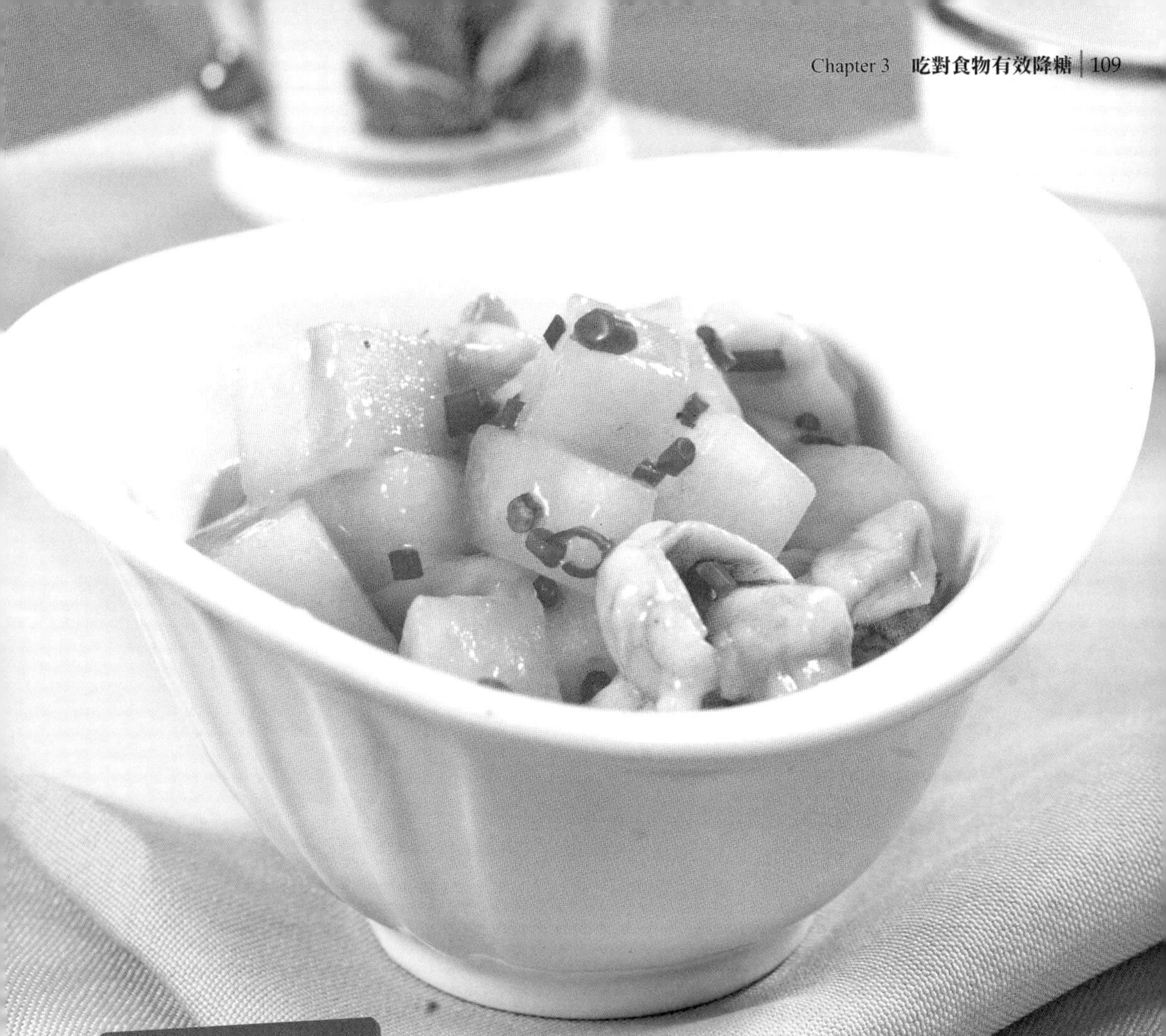

降糖食療方

蝦仁燴冬瓜

食材 蝦仁 50 公克，冬瓜 250 公克，蔥花、花椒粉、鹽、植物油各適量。

做法

❶ 蝦仁洗淨；冬瓜去皮去瓤，洗淨，切塊。

❷ 炒鍋倒入植物油燒至七分熱，加蔥花、花椒粉炒出香味，放入冬瓜塊、蝦仁和適量水燴熟，用鹽調味即可。

能量計算器

總熱量	約 162.5 大卡
蛋白質	23 公克
脂肪	5.7 公克
醣類	1.5 公克

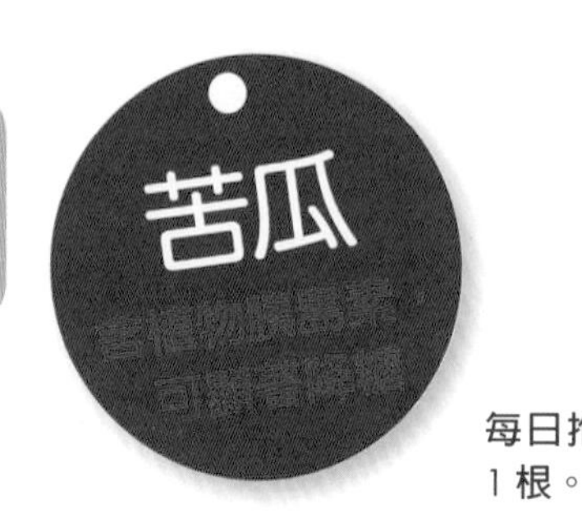

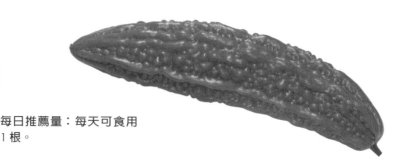

每日推薦量：每天可食用1根。

最有力的降糖成分

苦瓜皂素、多肽-P

細說降糖功效

苦瓜中的苦瓜皂素被稱為「植物胰島素」，有明顯的降血糖作用，不僅可以減輕人體胰腺的負擔，有利於胰島 β 細胞功能的恢復，還可延緩糖尿病繼發白內障。另外苦瓜中含有一種「多肽-P」的胰島素樣物質，能夠有效調節血糖。

對併發症的益處

苦瓜中的苦瓜素被譽為「脂肪殺手」，能減少脂肪和多醣攝取。苦瓜的維生素 C，具有防止動脈粥樣硬化、提高身體負荷能力、保護心臟等作用。

降糖這樣吃

將苦瓜片用開水燙一下再烹炒，同時加入一點點小蘇打，降低苦味的同時還能使苦瓜色澤更加翠綠。

成分表（每100公克可食部分）

營養成分	含量	含量比較
熱量	19 大卡	低 ★☆☆
醣類	4.9 公克	低 ★☆☆
蛋白質	1.0 公克	低 ★☆☆
脂肪	0.1 公克	低 ★☆☆

好食搭配最營養

苦瓜＋洋蔥

二者搭配可有效提高身體的免疫功能，增強糖尿病患者的體質。

苦瓜洗淨，去瓤，切片；紅椒洗淨，去蒂及籽，切塊。大蒜去皮，洗淨，剁碎。鍋置火上，倒油燒熱，放進苦瓜和紅椒，翻炒幾下放白糖、鹽，炒至熟，加入蒜蓉即可。

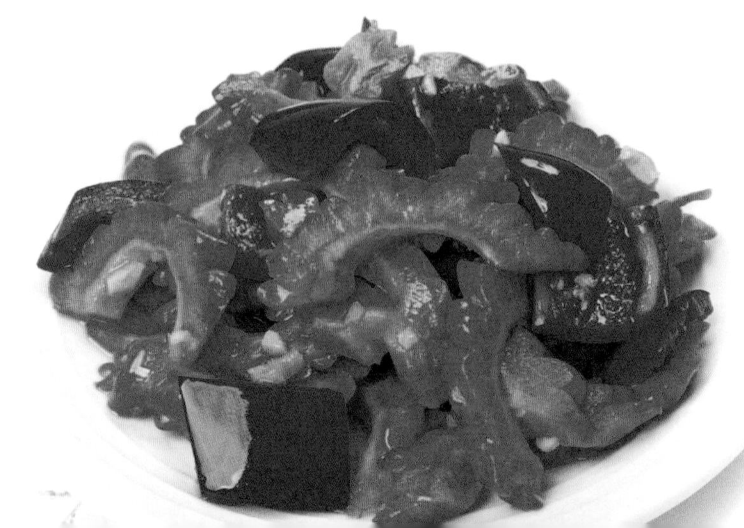

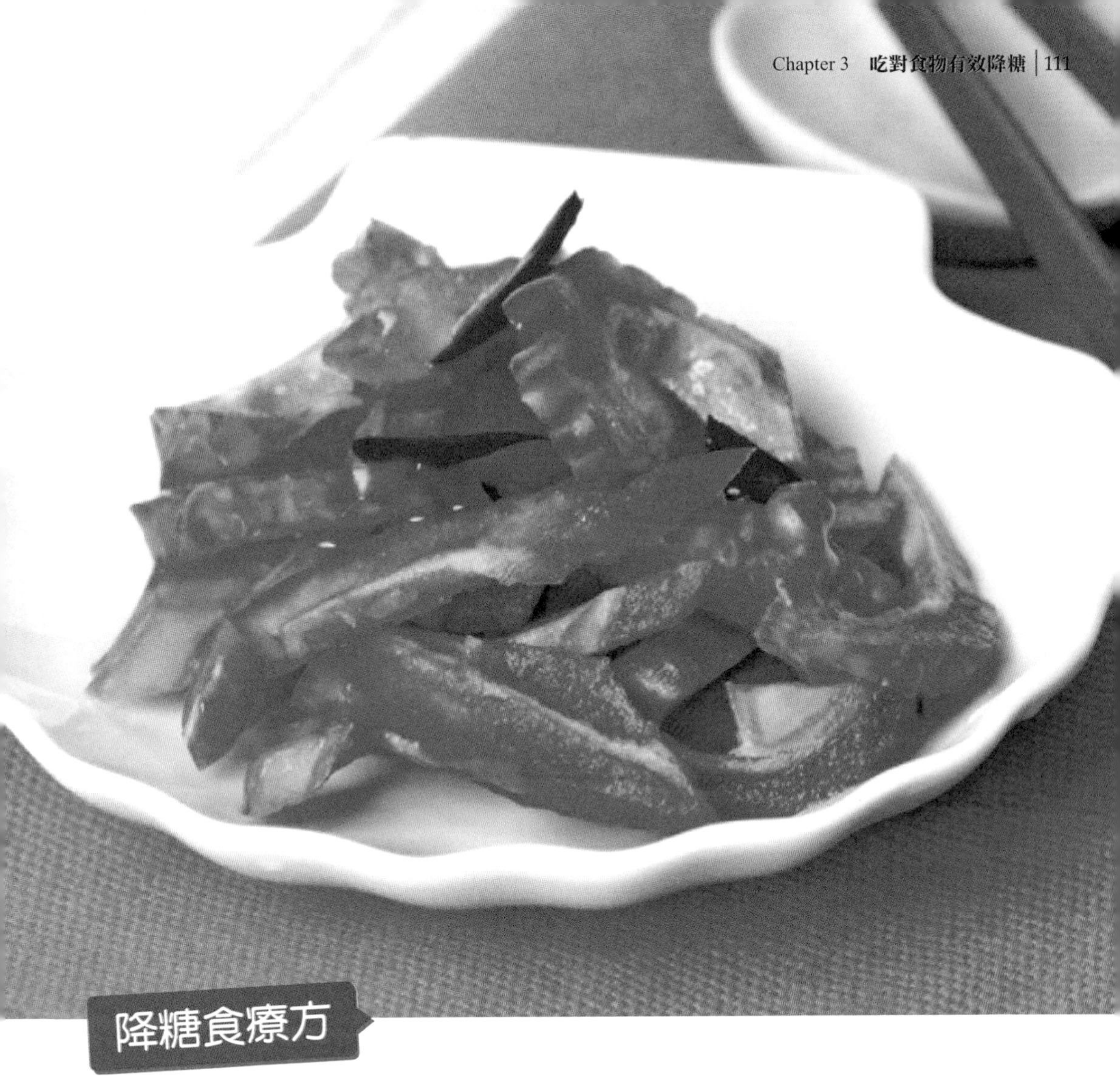

降糖食療方

涼拌苦瓜

食材 苦瓜 500 公克，乾紅辣椒 5 公克，鹽 3 公克，香油 5 公克，花椒少許。

做法

❶ 苦瓜洗淨，去兩頭，剖兩半，去瓤和籽，切成片，放涼開水中泡 30 分鐘後撈出，再汆燙熟，瀝乾；乾紅辣椒洗淨，切段。

❷ 鍋置火上，放油燒熱，放入乾紅辣椒、花椒爆香，將油淋在苦瓜上，加鹽、香油拌勻即可。

能量計算器

總熱量	約 150 大卡
蛋白質	6 公克
脂肪	6.1 公克
醣類	27 公克

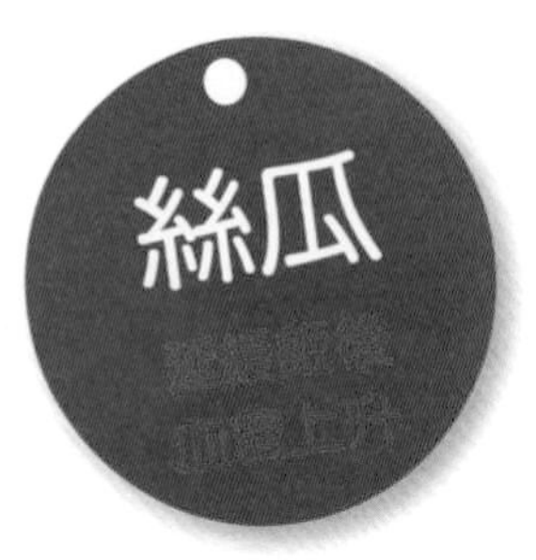

每日推薦量：每天 60 ～ 200 公克為宜。

最有力的降糖成分

膳食纖維、苦味素

細說降糖功效

絲瓜含有豐富的膳食纖維、絲瓜苦味素、皂素、瓜胺酸等有效成分，可治療燥熱傷肺、胃燥傷津型的糖尿病。而且絲瓜屬於低熱量、低脂肪、含糖量低的食物，可延緩飯後血糖的上升速度，降低身體對胰島素的需要量。

對併發症的益處

絲瓜中含有的維生素 C，可防治中老年糖尿病患者出現高血壓、皮膚病。此外，絲瓜獨有的干擾素誘生劑，可刺激身體產生干擾素，能抗病毒、防癌抗癌。

降糖這樣吃

絲瓜可炒食、做湯，亦可與肉類食品搭配，其營養豐富，但體虛內寒、腹瀉者不宜多吃絲瓜。

成分表（每100公克可食部分）

營養成分	含量	含量比較
熱量	20 大卡	低 ★☆☆
醣類	4.2 公克	低 ★☆☆
蛋白質	1.0 公克	低 ★☆☆
脂肪	0.2 公克	低 ★☆☆

好食搭配最營養

絲瓜 + 雞蛋

絲瓜中的膳食纖維還可以降低吃雞蛋過多引起的膽固醇升高。

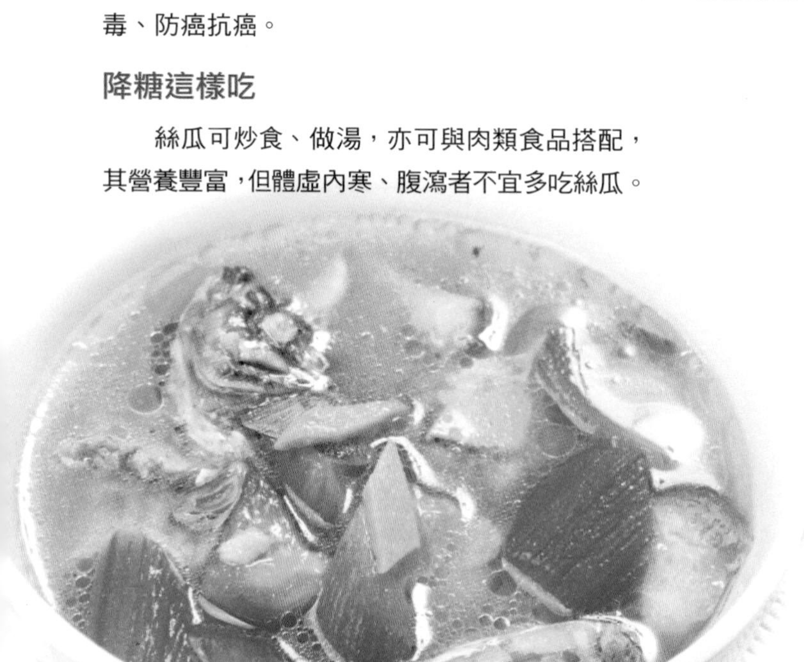

絲瓜鯽魚湯不僅降糖，還有美容和催乳功效。洗淨鯽魚切塊；絲瓜去皮，洗淨，切段。鍋中加適量水，將絲瓜、鯽魚、薑片一起放入，倒入少許料酒，大火煮沸後改用小火慢燉至魚熟，加鹽、雞精、胡椒粉調味即可。

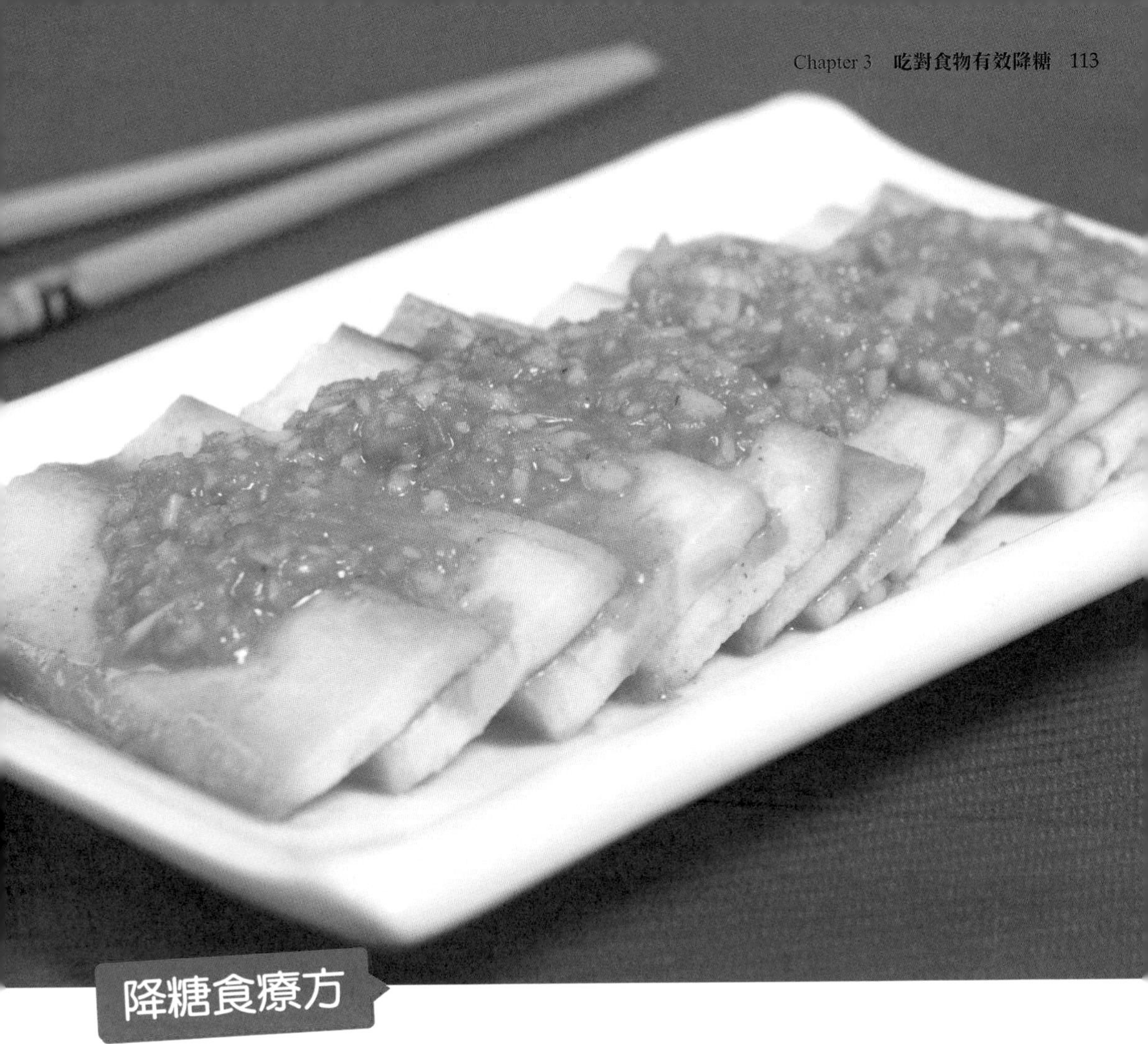

降糖食療方

蒜蓉蒸絲瓜

食材　絲瓜 300 公克，水發冬粉 100 公克，蒜蓉 50 公克，鹽 3 公克，雞精 2 公克，香油 20 公克，料酒 5 公克，鮮湯 100 公克。

做法

❶將絲瓜洗淨去皮切成 5 公分的節，水發冬粉用鮮湯煨入味。

❷將鍋放油燒至五分熱，放入蒜蓉炒香，加進鹽、味精調味。

❸將絲瓜節下端纏上冬粉，上端放入炒好的蒜蓉，用蒸籠蒸 8 分鐘後，將香油燒熱，淋在蒜蓉上即成。

能量計算器

總熱量	約 377 大卡
蛋白質	3.4 公克
脂肪	5.5 公克
醣類	54.4 公克

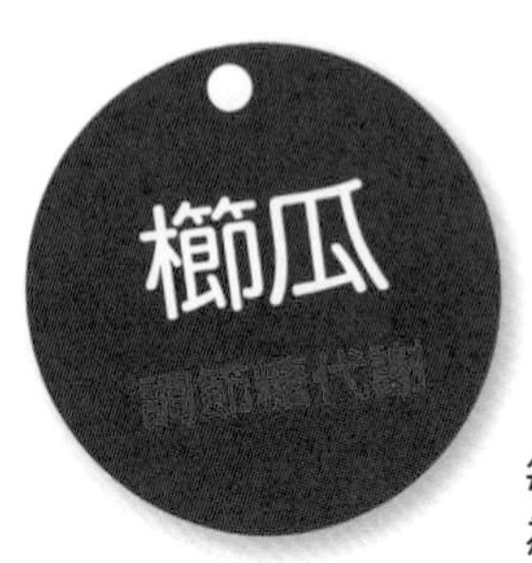

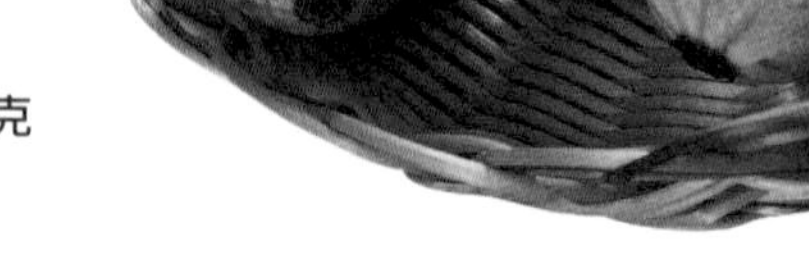

每日推薦量：每天 80 公克為宜。

最有力的降糖成分

維生素 C、瓜胺酸、腺嘌呤、天門冬胺酸、葫蘆巴鹼

細說降糖功效

櫛瓜維生素 C 的含量豐富，可增強胰島素的作用，調節糖代謝。同時，櫛瓜含有瓜胺酸、腺嘌呤、天門冬胺酸、葫蘆巴鹼等物質，能夠有效控制血糖，是糖尿病患者的優選食物。

對併發症的益處

櫛瓜能預防肝、腎臟病變，有助於肝、腎功能衰弱者增加肝腎細胞的再生能力。此外還能增加膽汁的分泌，具減輕肝臟負擔的作用。

降糖這樣吃

櫛瓜適用於炒、燒、做湯等烹調方法。

成分表（每100公克可食部分）

營養成分	含量	含量比較
熱量	18 大卡	低 ★☆☆
醣類	3.8 公克	低 ★☆☆
蛋白質	0.8 公克	低 ★☆☆
脂肪	0.2 公克	低 ★☆☆

好食搭配最營養

櫛瓜 + 雞蛋

櫛瓜適宜和雞蛋搭配食用，可以補充雞蛋中缺乏的維生素 C，營養更全面。

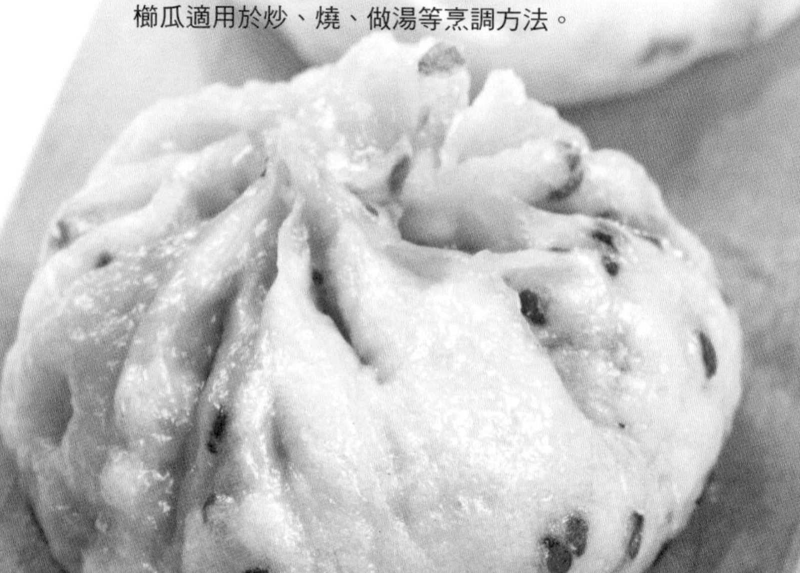

櫛瓜常用於做餡。醬香櫛瓜包的餡料做法：櫛瓜切成絲，加鹽醃製幾分鐘，擠乾水分。鍋中加油燒熱，爆香蔥花、薑末，放肉餡煸炒幾分鐘盛出。將炒好的肉餡和櫛瓜絲加白糖、味精、胡椒粉、淡醬油、料酒、炸醬、鹽調勻即成。

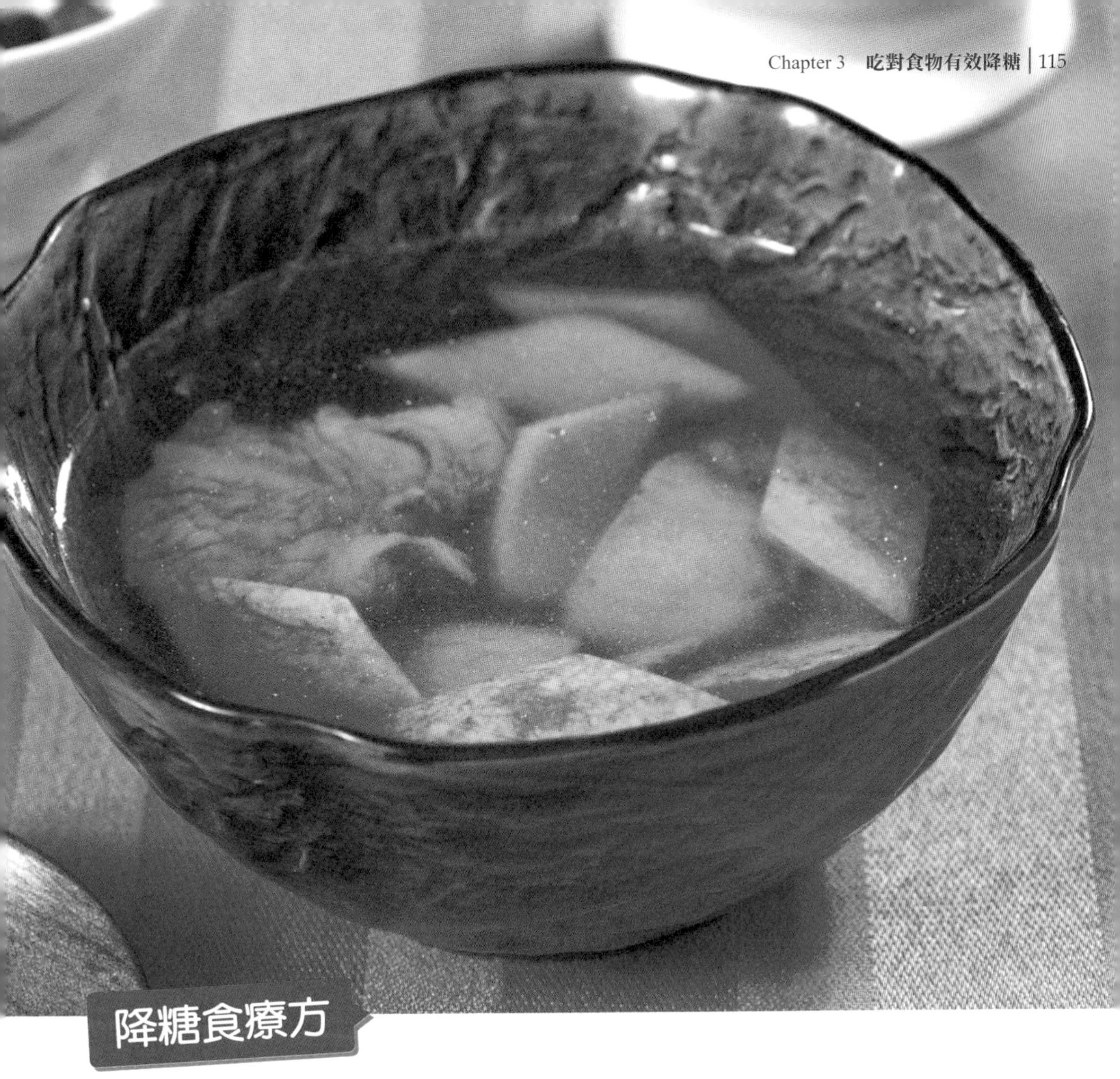

降糖食療方

櫛瓜瘦肉湯

食材 櫛瓜 250 公克，豬瘦肉 150 公克，鹽、香油各 3 公克，植物油 5 公克，澱粉適量，胡椒粉、雞精各少許。

做法

❶ 櫛瓜洗淨，去蒂，切片；豬瘦肉洗淨，切片，加鹽、澱粉抓一下，汆燙熟。

❷ 鍋置火上，倒植物油燒熱，加肉片、櫛瓜片翻炒幾下，加適量開水，大火煮開後撒胡椒粉、雞精、香油即可。

能量計算器

總熱量	約 324 大卡
蛋白質	32.2 公克
脂肪	17.5 公克
醣類	11 公克

蔬菜類

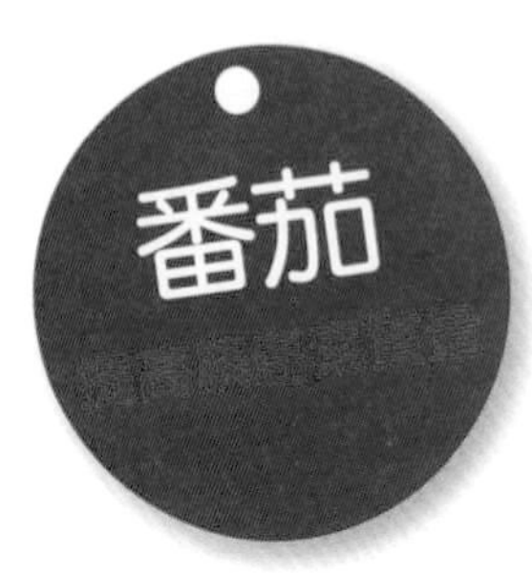

番茄

每日推薦量：每天1～2個為宜。

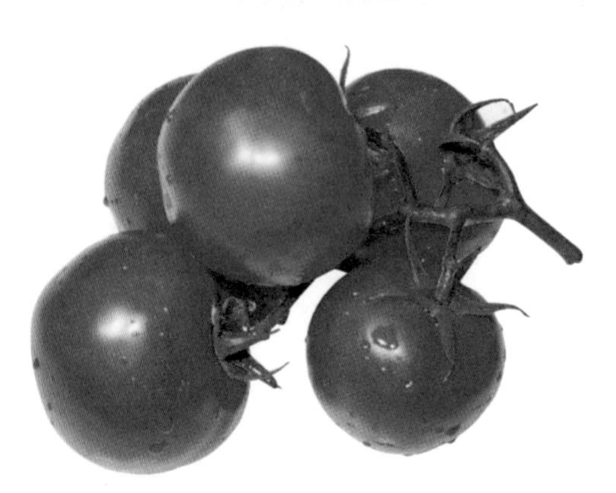

最有力的降糖成分

番茄紅素

細說降糖功效

番茄含有大量的番茄紅素，可減少體內氧自由基對胰島細胞及受體的損害，提高胰島素質量和受體敏感性，使血糖下降。另外番茄屬於低糖、低脂、低熱量的食物，吃後不會使人發胖，是適合糖尿病患者食用的蔬菜。

對併發症的益處

番茄所含維生素C、番茄紅素及果酸，可降低血脂，預防動脈粥樣硬化及冠心病。另外含有大量的鉀及鹼性礦物質，能促進血中鈉鹽的排出，有降壓、利尿、消腫作用，對高血壓、腎臟病有良好的輔助治療效果。

降糖這樣吃

番茄不宜空腹吃，因為番茄中的膠質、果膠等會與胃酸結合產生塊狀結石，造成胃部脹痛。

成分表（每100公克可食部分）

營養成分	含量	含量比較
熱量	19 大卡	低 ★☆☆
醣類	4.0 公克	低 ★☆☆
蛋白質	0.9 公克	低 ★☆☆
脂肪	0.2 公克	低 ★☆☆

好食搭配最營養

番茄 + 雞蛋

番茄富含維生素C，雞蛋營養較全面，卻缺乏維生素C，二者搭配可使營養搭配更完美。另外番茄有美容抗衰的作用，二者搭配美容效果更好。

番茄與苦瓜共同打汁，加入適量檸檬汁，具有很好的降糖功效。

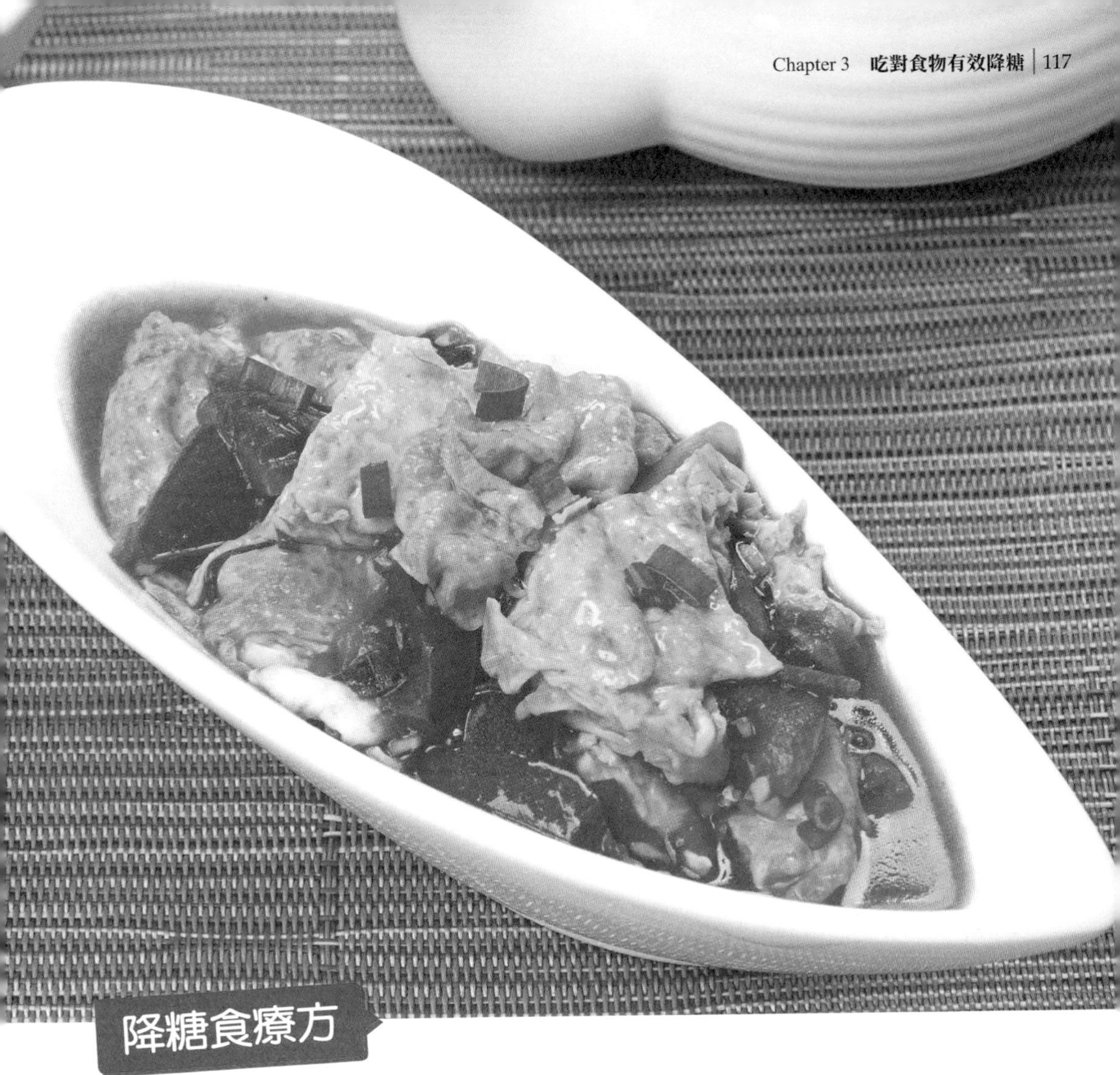

降糖食療方

番茄炒蛋

食材 番茄 250 公克，雞蛋 2 個，蔥花 5 公克，鹽 4 公克。

做法

❶ 將雞蛋洗淨，打散。 番茄洗淨，切塊。 鍋置火上，放油燒熱，加蛋液炒至表面焦黃，撈出。

❷ 鍋中再次放油燒熱，爆香蔥花，加入番茄塊翻炒。待番茄出沙，放鹽和炒好的雞蛋，翻炒均勻即可。

能量計算器

總熱量	299 大卡
蛋白質	22 公克
脂肪	18 公克
醣類	14 公克

蔬菜類

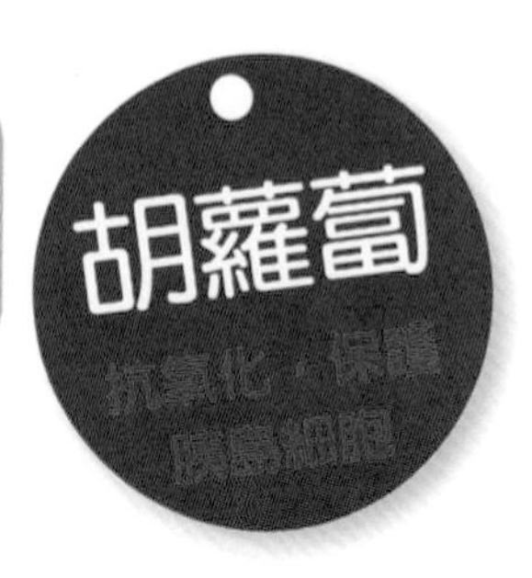

升糖指數：71 中

每日推薦量：每天 60 公克為宜。

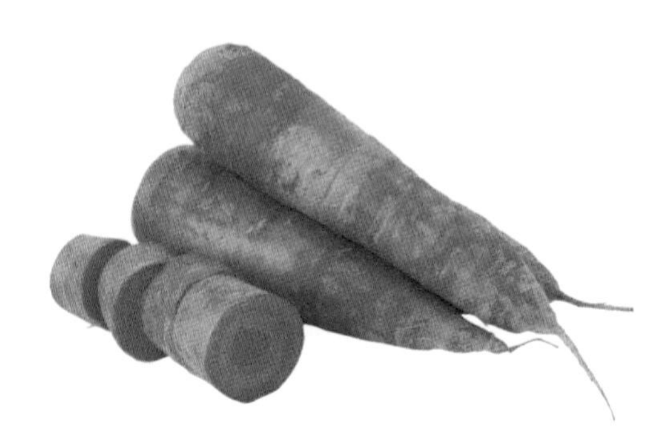

最有力的降糖成分

β - 胡蘿蔔素、果酸

細說降糖功效

胡蘿蔔中含有大量的 β - 胡蘿蔔素，可以清除體內的自由基，保護胰島細胞免受自由基的侵害，還能保護心血管，防治糖尿病慢性心血管併發症。其所含豐富的果酸有利於糖分和脂肪的代謝，有明顯降低血糖的作用。

對併發症的益處

胡蘿蔔中的槲皮素、山柰酚能增加冠狀動脈血流量，降低血脂，促進腎上腺素的合成，還有降壓、強心的作用，是高血壓、冠心病患者的食療佳品。胡蘿蔔含有的膳食纖維，吸水性強，是腸道中的「充盈物質」，可加強腸道的蠕動，防治便祕。

成分表（每100公克可食部分）

營養成分	含量	含量比較
熱量	25 大卡	低 ★☆☆
醣類	8.8 公克	低 ★☆☆
蛋白質	1.0 公克	低 ★☆☆
脂肪	0.2 公克	低 ★☆☆

降糖這樣吃

胡蘿蔔裡的 β - 胡蘿蔔素是脂溶性維生素，油炒或和肉一起燉，更有利於營養素吸收，降糖效果極佳。

好食搭配最營養

胡蘿蔔 + 肉

胡蘿蔔中的胡蘿蔔素是脂溶性物質，應用油炒熟或和肉類一起燉煮，以利吸收。

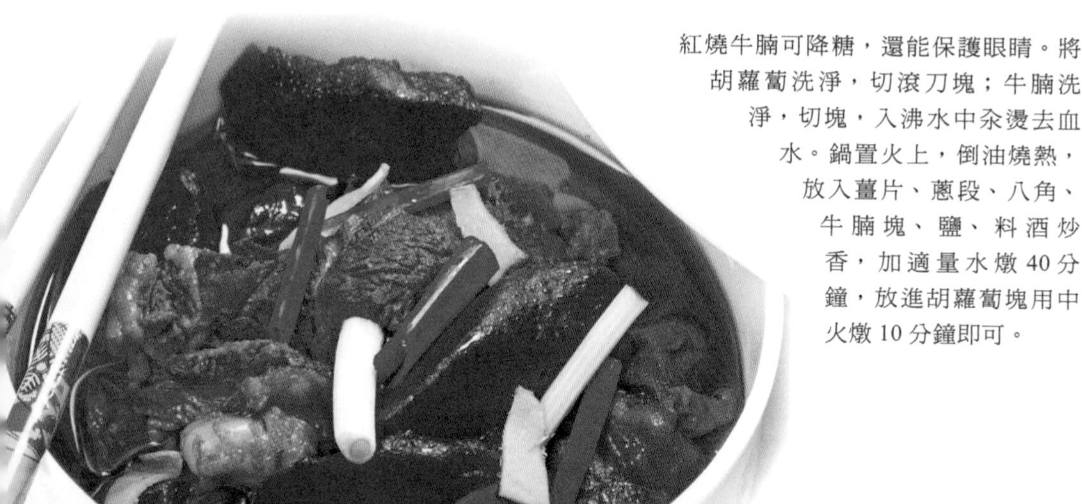

紅燒牛腩可降糖，還能保護眼睛。將胡蘿蔔洗淨，切滾刀塊；牛腩洗淨，切塊，入沸水中汆燙去血水。鍋置火上，倒油燒熱，放入薑片、蔥段、八角、牛腩塊、鹽、料酒炒香，加適量水燉 40 分鐘，放進胡蘿蔔塊用中火燉 10 分鐘即可。

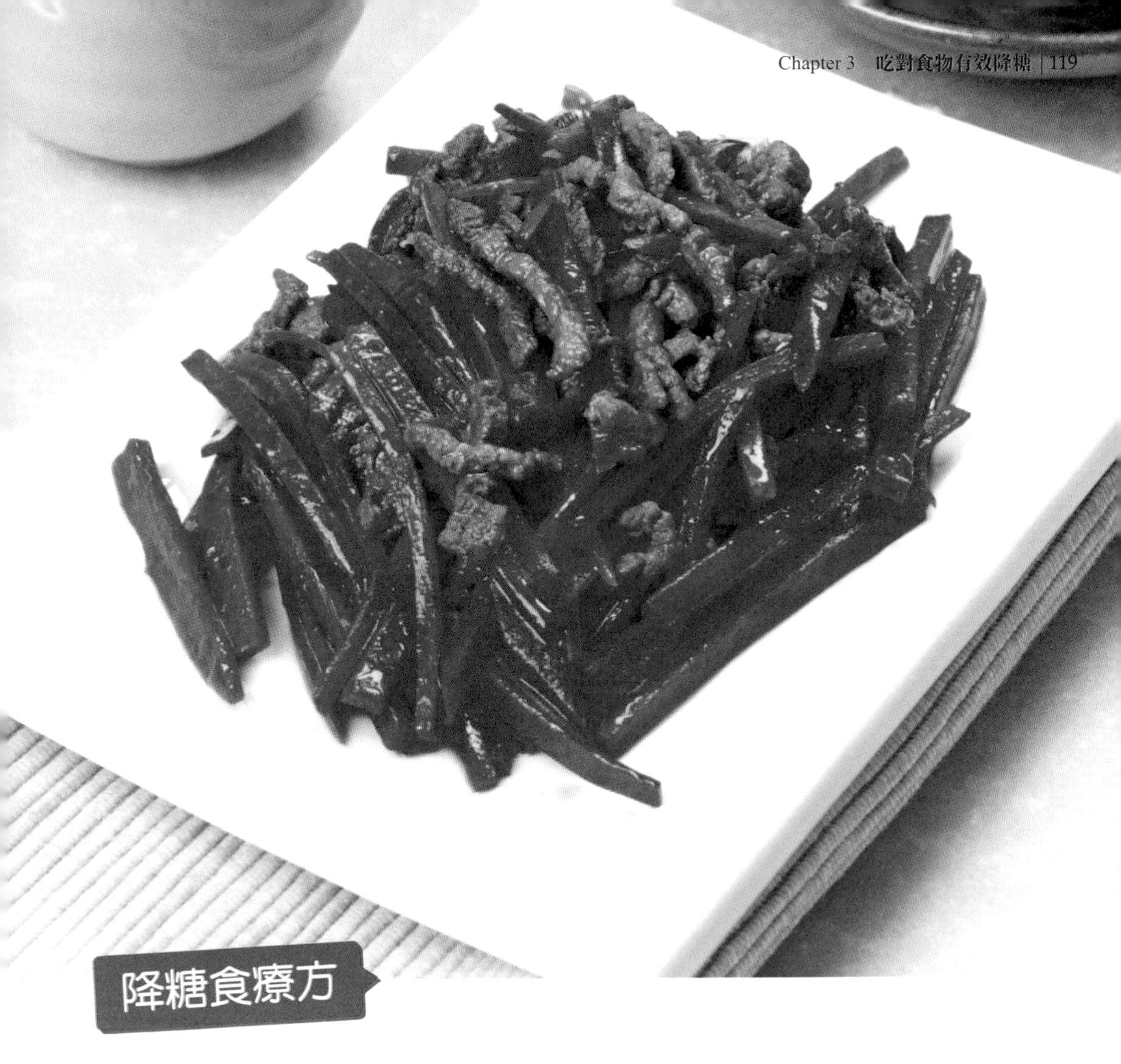

降糖食療方

肉炒胡蘿蔔絲

食材 胡蘿蔔 200 公克，豬瘦肉 50 公克，蔥絲、薑絲各 5 公克，料酒、醬油、植物油各適量，鹽 4 公克。

做法

❶ 胡蘿蔔洗淨，去皮切絲；豬肉洗淨，切絲，用料酒、醬油醃製。

❷ 鍋置火上，放油燒熱，用蔥絲、薑絲熗鍋，下入肉絲翻炒，至肉絲變色盛出。

❸ 炒鍋倒油燒熱，放入胡蘿蔔絲煸炒一會兒，加入鹽和適量水，稍燜，待胡蘿蔔絲爛熟時，加肉絲翻炒均勻即可。

能量計算器

總熱量	約 195 大卡
蛋白質	13 公克
脂肪	4.4 公克
醣類	21 公克

蔬菜類

每日推薦量：每天 50 公克為宜。

最有力的降糖成分

膳食纖維、香豆酸

細說降糖功效

白蘿蔔含有大量的可溶性膳食纖維，可延緩身體對食物的消化吸收，有利於降低血糖，並促進腸蠕動，防止便祕。此外白蘿蔔中還富含香豆酸等活性成分，亦具有降低血糖的功效。

對併發症的益處

白蘿蔔中的澱粉酶、氧化酶可以分解食物中的脂肪和澱粉，促進脂肪的代謝，能降低血膽固醇，防治冠心病；白蘿蔔中還含有豐富的鉀，能夠促進鈉鹽排出體外，降低血壓。

降糖這樣吃

白蘿蔔可生吃也可燉湯或做菜，生吃以汁多、辣味少的白蘿蔔為好，平時不愛吃涼性食物者則以熟食為宜。

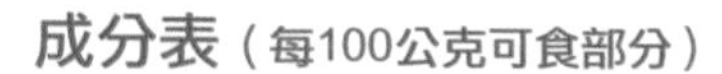

成分表（每100公克可食部分）

營養成分	含量	含量比較
熱量	21 大卡	低 ★☆☆
醣類	6.0 公克	低 ★☆☆
蛋白質	0.9 公克	低 ★☆☆
脂肪	0.1 公克	低 ★☆☆

好食搭配最營養

白蘿蔔 + 排骨

白蘿蔔可以搭配排骨食用，即可以獲得全面、豐富的營養。白蘿蔔中的膳食纖維又能抑制對排骨中膽固醇的吸收。

白蘿蔔可降糖、促進消化。蛋香蘿蔔絲的做法是將白蘿蔔洗淨，切絲，加少許鹽、涼開水醃漬。雞蛋打散。鍋置火上，放油燒熱，放入白蘿蔔絲，大火翻炒，炒至將熟時，撒入蔥花並馬上淋入蛋液，炒散即可。

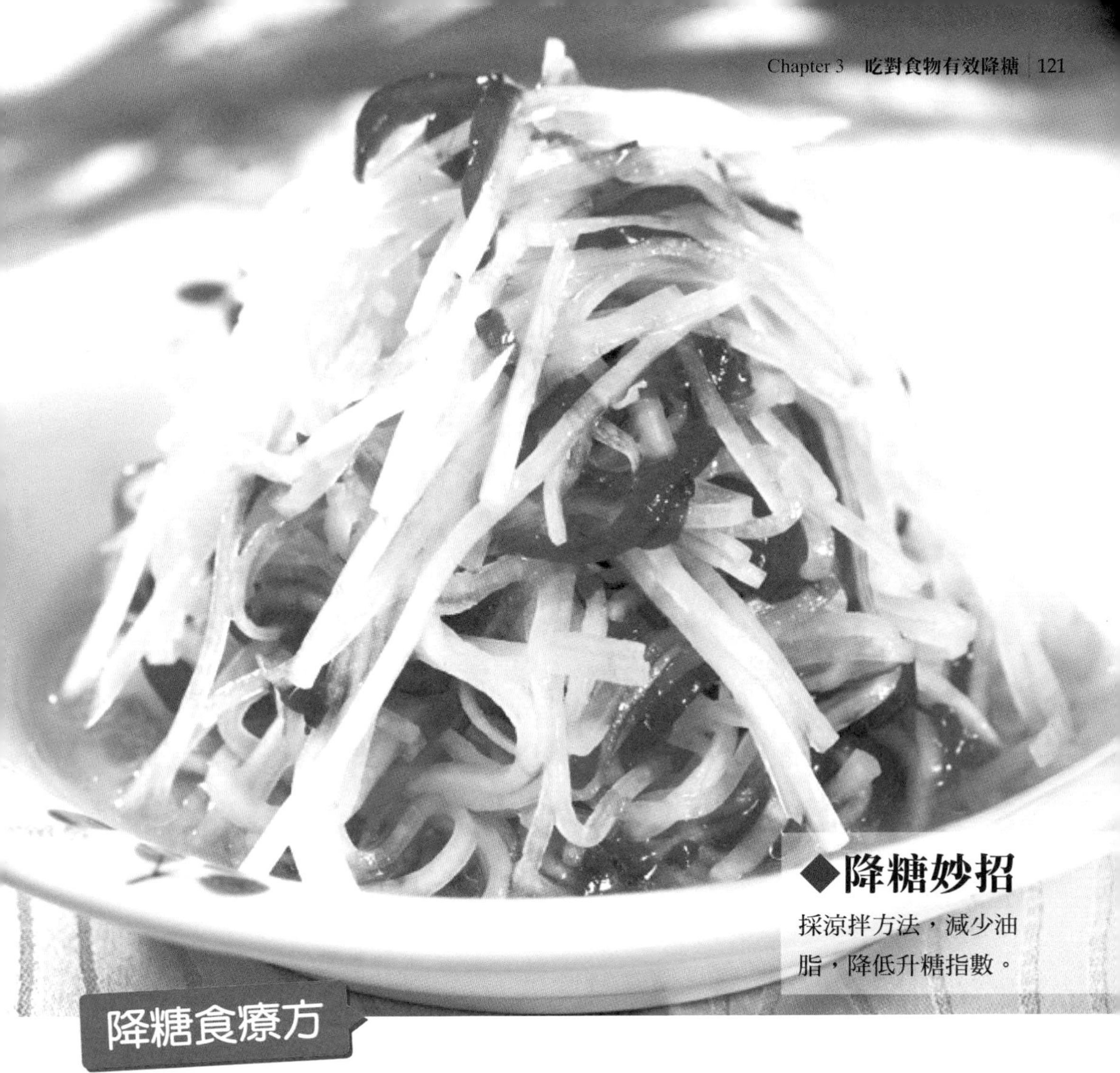

◆降糖妙招

採涼拌方法，減少油脂，降低升糖指數。

降糖食療方

海蜇皮涼拌蘿蔔絲

食材 海蜇皮 100 公克，白蘿蔔 200 公克，蔥花、蒜末各 6 公克，淡醬油、醋各 10 公克，辣椒油 5 公克，香油 3 公克，雞精、香菜各少許。

做法

❶ 海蜇皮放入清水中浸泡去鹽分，洗淨，切絲；白蘿蔔洗淨，切絲。

❷ 取盤，放入海蜇絲和白蘿蔔絲，加入蔥花、香菜、蒜末、淡醬油、醋、雞精、辣椒油、香油拌勻即可。

能量計算器

總熱量	約 103.8 大卡
蛋白質	5.6 公克
脂肪	3.5 公克
醣類	14 公克

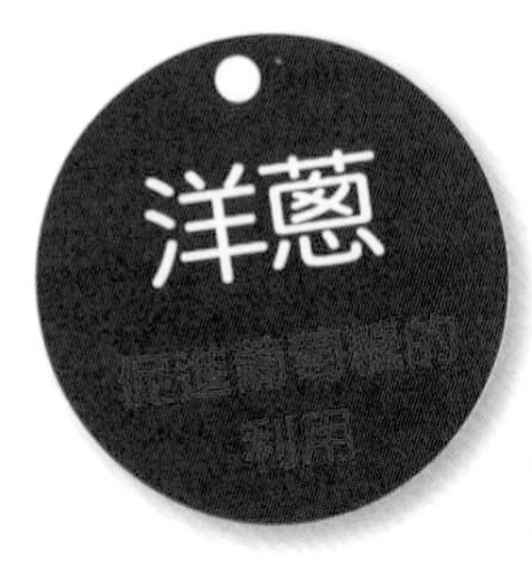

每日推薦量：每天 50 公克為宜。

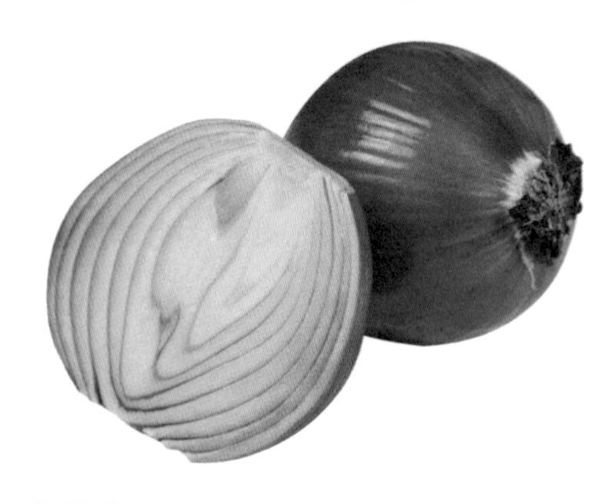

最有力的降糖成分

槲皮素

細說降糖功效

洋蔥中含有與降血糖藥「甲苯磺丁脲」相同的槲皮素，具有刺激胰島素合成及釋放的作用，恢復胰島細胞的代償功能，能幫助細胞更好地利用葡萄糖，同時降低血糖。

對併發症的益處

洋蔥是唯一含攝護腺素 A 的植物，是天然的血液稀釋劑，攝護腺素 A 能擴張血管、降低血液黏度，具有降血壓、減少周邊血管和增加冠狀動脈的血流量，預防血栓形成的作用。還能促進鈉鹽的排泄，從而使血壓下降，經常食用對高血壓、高血脂和心腦血管病人都有保健作用。

降糖這樣吃

食用洋蔥不可過量，因其易產生揮發性氣體，過量食用會產生脹氣和排氣過多；洋蔥對視網膜有刺激作用，患有皮膚搔癢性疾病和眼疾、眼部充血者不宜多食。

成分表（每100公克可食部分）

營養成分	含量	含量比較
熱量	39 大卡	低 ★☆☆
醣類	9.0 公克	低 ★☆☆
蛋白質	1.1 公克	低 ★☆☆
脂肪	0.2 公克	低 ★☆☆

好食搭配最營養

洋蔥＋雞蛋

雞蛋中的維生素 E 可以有效防止洋蔥中的維生素 C 被氧化。二者同食，可以提高人體對維生素 C 和維生素 E 的吸收率。

洋蔥可降低血液黏稠度，降血脂。洋蔥銀耳羹的做法是將洋蔥剝皮洗淨，切細絲；泡發白木耳撕成小朵。將洋蔥絲和白木耳放鍋中，加水用中火燒開後轉用小火煨至白木耳軟糯，加入冰糖化開即可。

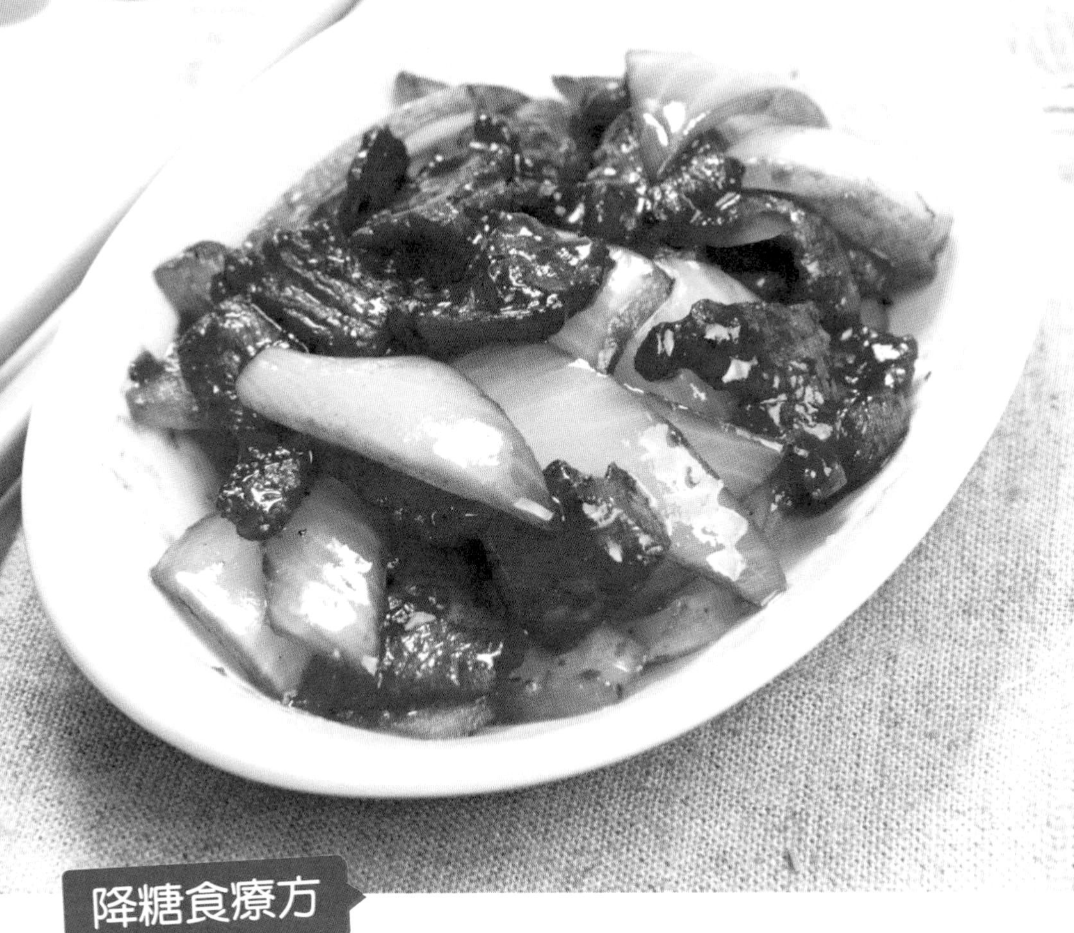

降糖食療方

洋蔥炒肉

食材 洋蔥 200 公克，里肌肉 200 公克，醬油、料酒、鹽、澱粉、植物油各適量。

做法

❶洋蔥去掉老皮，洗淨，用冷水泡 10 分鐘，然後切成片。

❷把里肌肉洗淨，切成薄片，用醬油、澱粉、料酒醃 10 分鐘左右。

❸鍋中倒入適量油，待油燒至八分熱時，加進肉片，迅速炒散，炒至肉片變色後加入洋蔥翻炒，直到炒出香味，撒上一點點鹽出鍋即可。

能量計算器

總熱量	約 910 大卡
蛋白質	55 公克
脂肪	6.6 公克
醣類	168.6 公克

蔬菜類

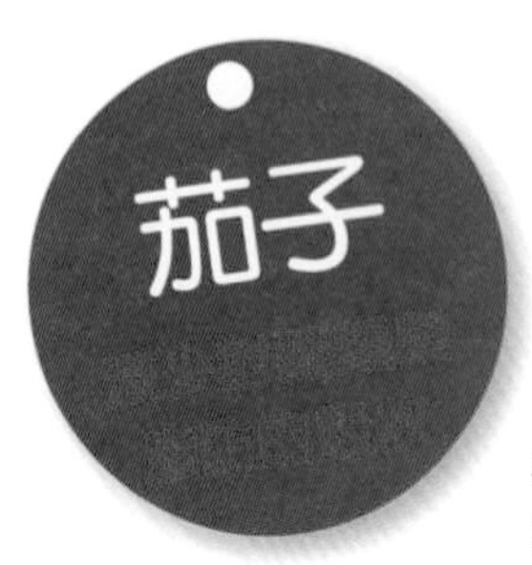

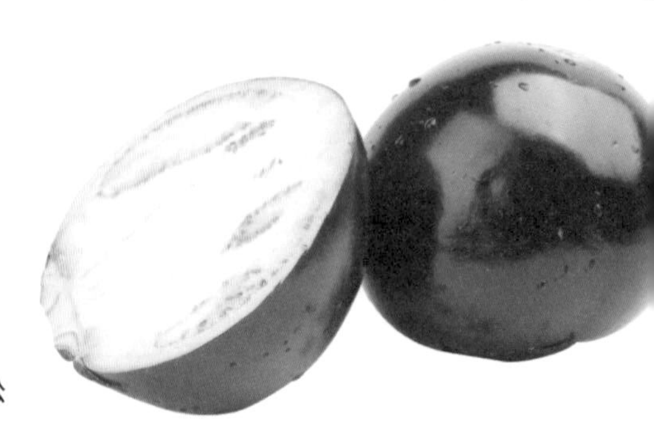

每日推薦量：每天 200 公克為宜。

最有力的降糖成分

膳食纖維、維生素 PP

細說降糖功效

茄子中的膳食纖維可以減少小腸對醣類與脂肪的吸收、促進胃的排空，有助於減少胰島素的用量，並控制飯後血糖上升的速度。其所含的維生素 E 是一種天然的脂溶性抗氧化劑，可保護胰島細胞免受自由基的侵害。

對併發症的益處

茄子含豐富的維生素 PP，這種物質能增強人體細胞間的黏著力，增強微血管的彈性，減低微血管的脆性及滲透性，防止微血管破裂出血，維護心血管的正常功能。

降糖這樣吃

炒茄子時，先不放油，用小火乾炒一下茄子，等到茄子的水分被炒乾，茄肉變軟之後，再用油燒，可以防止茄子吸入過多油脂。

成分表（每100公克可食部分）

營養成分	含量	含量比較
熱量	21 大卡	低 ★☆☆
醣類	4.9 公克	低 ★☆☆
蛋白質	1.1 公克	低 ★☆☆
脂肪	0.2 公克	低 ★☆☆

好食搭配最營養

茄子 + 豬肉

豬肉中的膽固醇含量較高；茄子的膳食纖維中含有皂草苷，可以降低膽固醇。二者搭配，營養價值更高，可以降低膽固醇的吸收率。

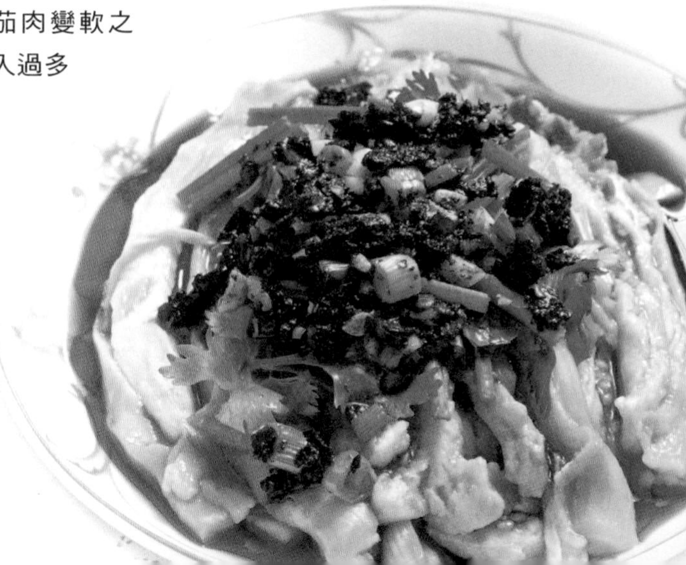

手撕茄條很爽口，適合夏日食用。將茄子去皮，放入鍋內隔水蒸熟，放涼，用手撕成條；香菜洗淨，切段，撒在茄條上。 鍋置火上，放植物油燒至六分熱，放入蒜末、蔥花、辣醬炸香，淋在茄條上，然後加進醋、淡醬油和鹽拌勻即可。

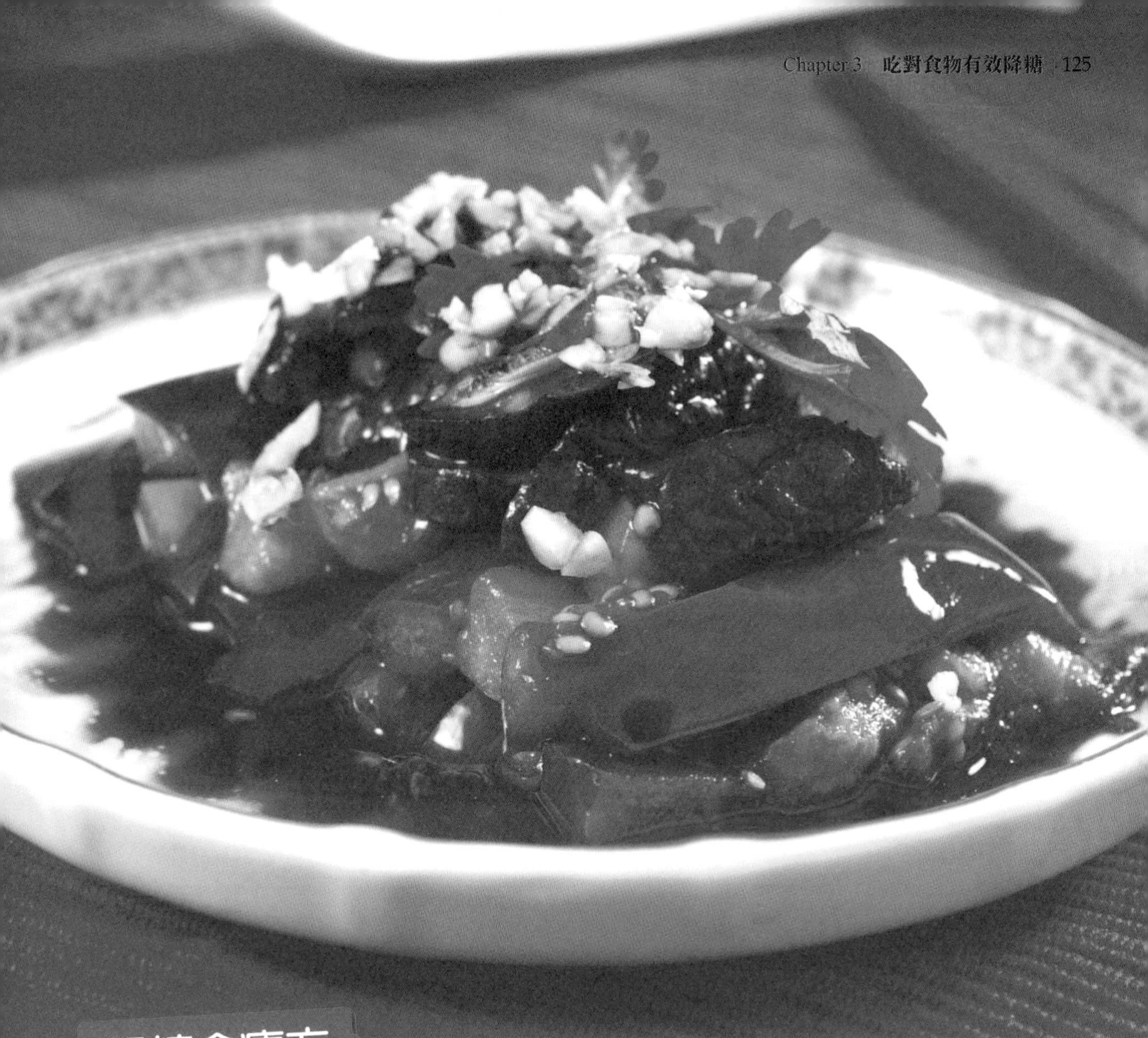

降糖食療方

蒜泥茄子

食材 茄子 400 公克，大蒜、香菜、鹽、雞精、醬油各適量，香油 3 公克。

做法

❶ 茄子去柄，切條，放入蒸鍋中蒸熟，取出，放涼。

❷ 大蒜去皮，拍碎，加少許鹽，搗成蒜泥，放入碗內，加入鹽、香油、醬油和雞精拌勻，製成調味汁。

❸ 將調味汁澆在放涼的茄子上，撒香菜拌勻即可。

能量計算器

總熱量	約 111 大卡
蛋白質	4.4 公克
脂肪	3.8 公克
醣類	19.6 公克

蔬菜類

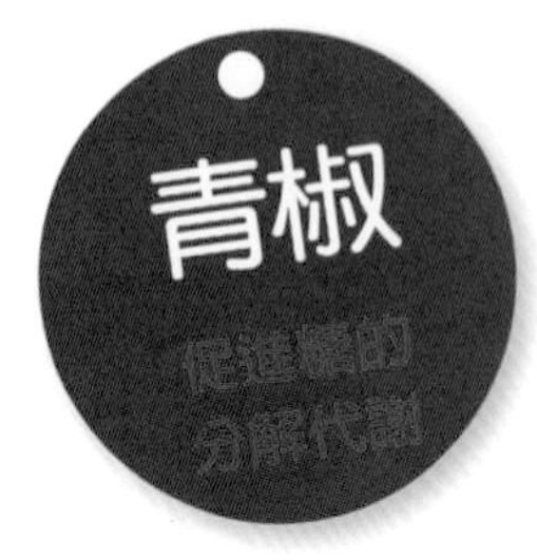

每日推薦量：每天 60 公克為宜。

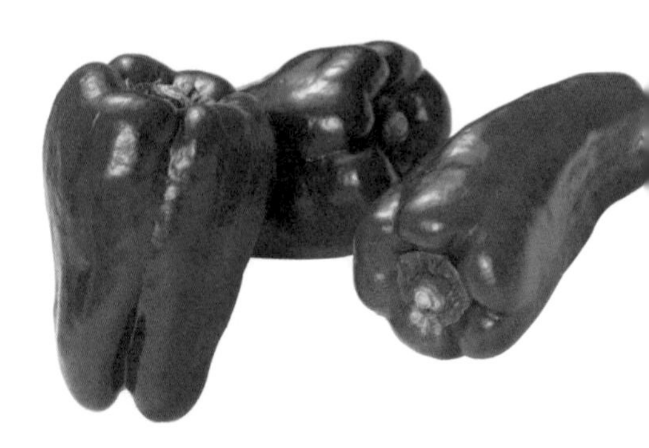

最有力的降糖成分

硒、維生素 C

細說降糖功效

青椒中的硒能防止胰島 β 細胞被氧化破壞，可修復胰島細胞，使其功能正常，促進糖分解代謝，降低血糖和尿糖，發揮輔助調節血糖的作用，改善糖尿病患者的症狀。青椒中維生素 C 的含量十分豐富，能夠清除對人體有害的自由基，增強胰島素的作用，調節糖代謝。

對併發症的益處

青椒中的硒能防止糖分、脂肪等物質在血管壁上的沉積，降低血液黏稠度，防治動脈硬化、冠心病、高血壓等疾病。青椒中維生素 C 的含量十分豐富，可預防糖尿病合併神經和血管病變。

降糖這樣吃

青椒不宜選辣味過重的，以免刺激胃腸黏膜，引起胃痛。

成分表（每100公克可食部分）

營養成分	含量	含量比較
熱量	23 大卡	低 ★☆☆
醣類	5.8 公克	低 ★☆☆
蛋白質	1.4 公克	低 ★☆☆
脂肪	0.3 公克	低 ★☆☆

好食搭配最營養

青椒 + 馬鈴薯

富含維生素的青椒與健脾補氣的馬鈴薯搭配食用，可以達到營養互補的作用。

甜椒炒雞蛋色彩鮮豔，能促進食慾。將紅椒、青椒分別洗淨，切小塊。雞蛋打散。 鍋置火上，倒油燒熱，加進雞蛋液，炒成塊，放入紅椒塊、青椒塊和鹽炒勻即可。

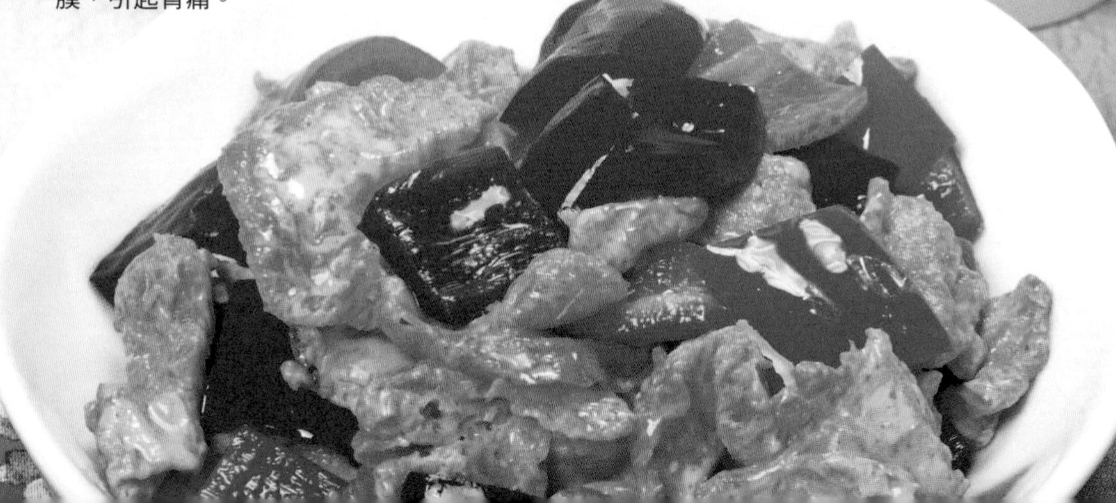

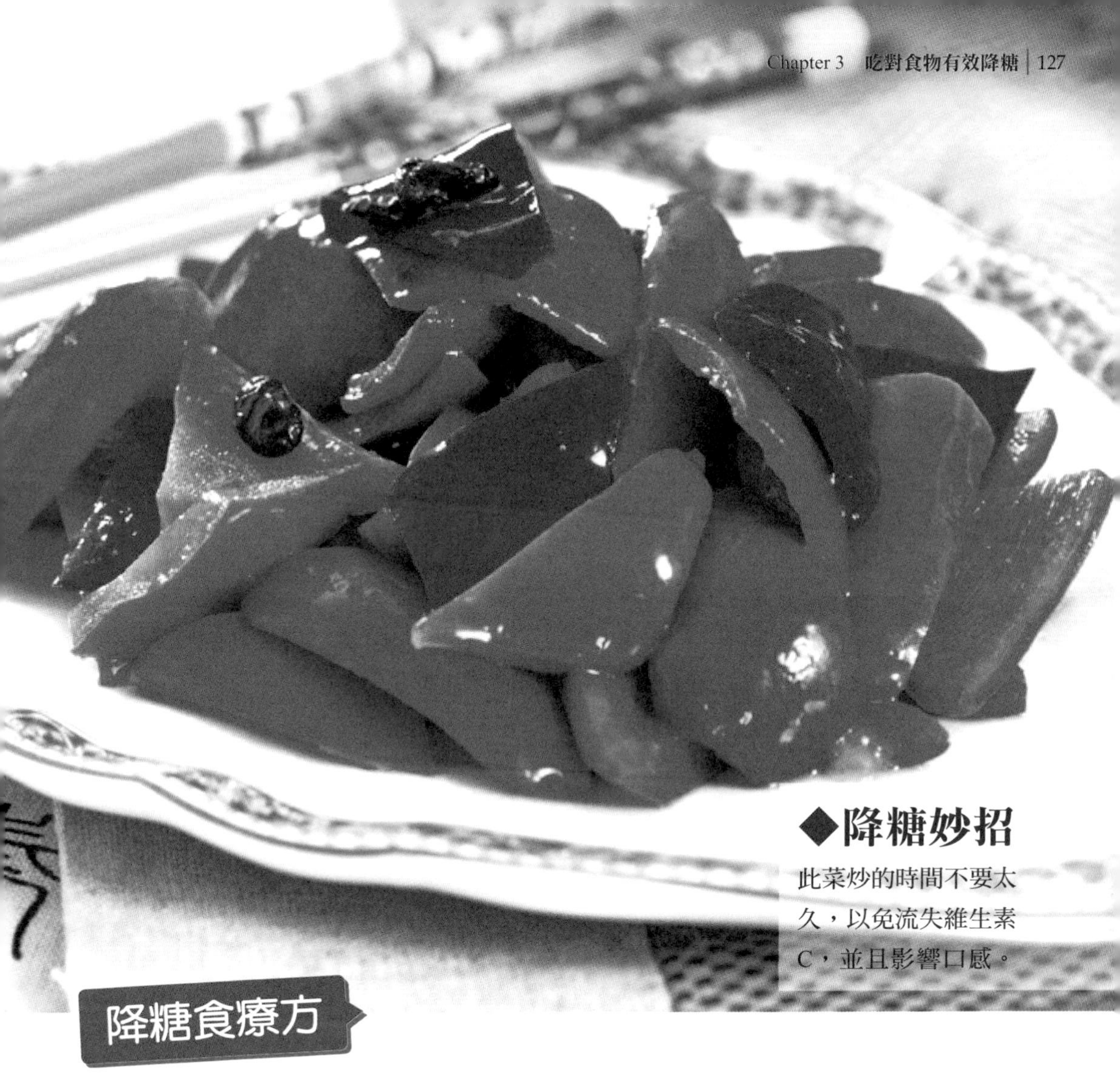

◆降糖妙招

此菜炒的時間不要太久，以免流失維生素C，並且影響口感。

降糖食療方

豆豉炒青椒

食材 青椒、紅椒各 150 公克，豆豉 25 公克，蔥花 5 公克，植物油 3 公克，花椒粉、雞精各少許。

做法

❶ 青椒、紅椒洗淨，去蒂及籽，切塊。

❷ 炒鍋置火上，倒入植物油燒至六分熱，放入蔥花、花椒粉、豆豉炒香，再將青椒塊、紅椒塊倒入鍋中，翻炒 3 分鐘，用雞精調味即可。

能量計算器

總熱量	約 109.5 大卡
蛋白質	4 公克
脂肪	4 公克
醣類	22 公克

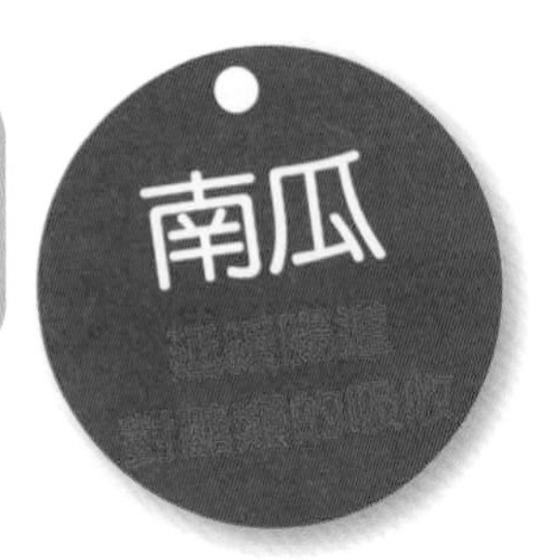

升糖指數：75㊥
每日推薦量：每天 100 公克為宜。

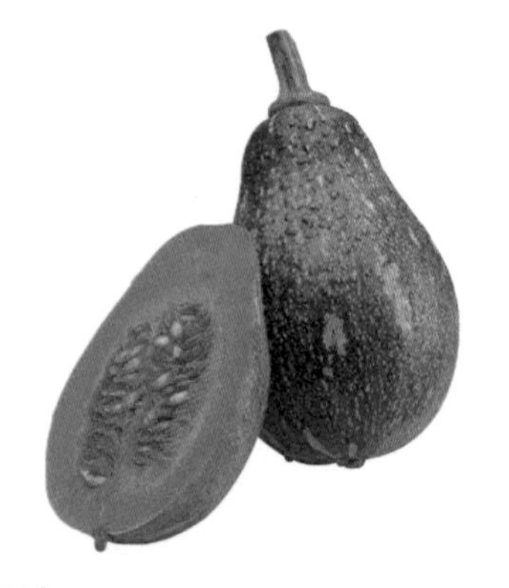

最有力的降糖成分

鈷、果膠

細說降糖功效

雖然南瓜的升糖指數比較高，但是南瓜中的鈷是胰島細胞合成胰島素必需的微量營養素，對防治糖尿病，降低血糖有特殊的療效。南瓜中的果膠可延遲食物排空、延緩腸道對醣類的吸收，從而控制血糖升高。

對併發症的益處

南瓜含有的硒，有清除體內脂質過氧化物的作用，防止因脂質過氧化物堆積而引起心肌細胞損害，有助於預防心腦血管疾病。此外，南瓜是高鈣、高鉀、低鈉的食物，特別適合中老年人和高血壓患者，能預防骨質疏鬆和高血壓。

降糖這樣吃

南瓜皮含有豐富的胡蘿蔔素和維生素，所以去皮時，不要去得太厚。

成分表（每100公克可食部分）

營養成分	含量	含量比較
熱量	18 大卡	低 ★☆☆
醣類	2.9 公克	低 ★☆☆
蛋白質	2.1 公克	低 ★☆☆
脂肪	0.1 公克	低 ★☆☆

好食搭配最營養

南瓜＋牛肉

南瓜含有豐富的胡蘿蔔素，牛肉中的脂肪可以促進胡蘿蔔素的吸收和利用，二者搭配食用有助於提高人體的免疫力，還可預防感冒和防止近視。

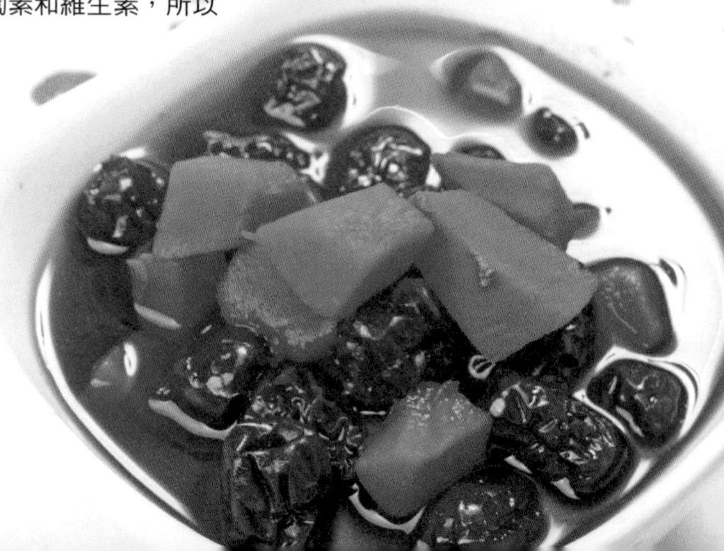

南瓜與紅棗一起燉湯補益效果更佳。南瓜去皮去籽，切成塊；紅棗洗淨，去核，鍋內放入適量水，將南瓜塊與紅棗放入鍋中，大火煮沸，轉小火煮至南瓜熟爛即可。

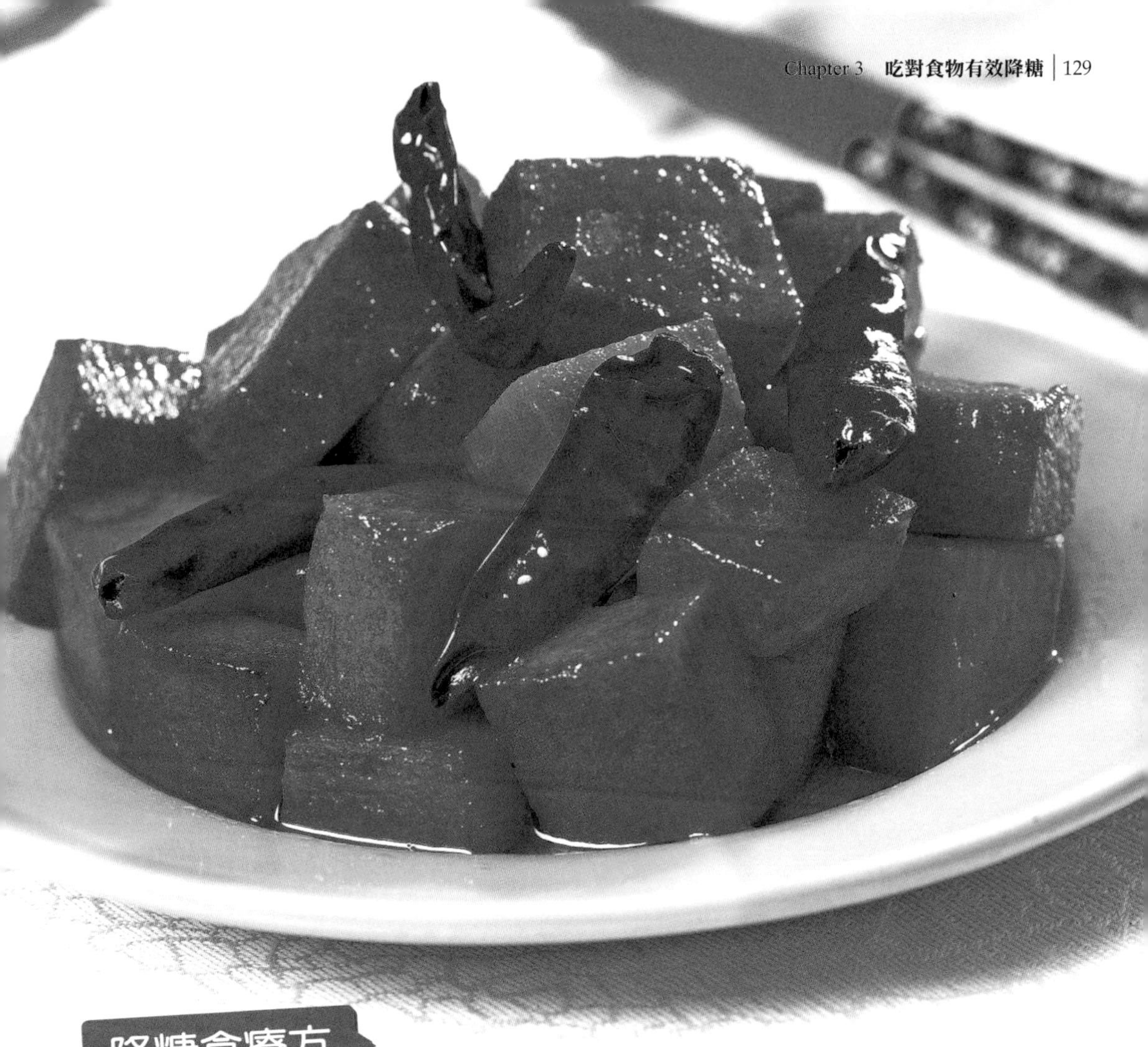

降糖食療方

辣炒南瓜

食材 南瓜 350 公克，鹽、辣椒油各 3 公克，植物油、乾紅辣椒各適量。

做法

❶ 南瓜去皮、去瓤洗淨，切塊，待用。

❷ 炒鍋置火上，倒植物油燒至五分熱，放入乾紅辣椒爆香，然後放入南瓜塊，加適量溫水及鹽、辣椒油翻炒至熟即可。

能量計算器

總熱量	約 140 大卡
蛋白質	2.4 公克
脂肪	7.3 公克
醣類	18 公克

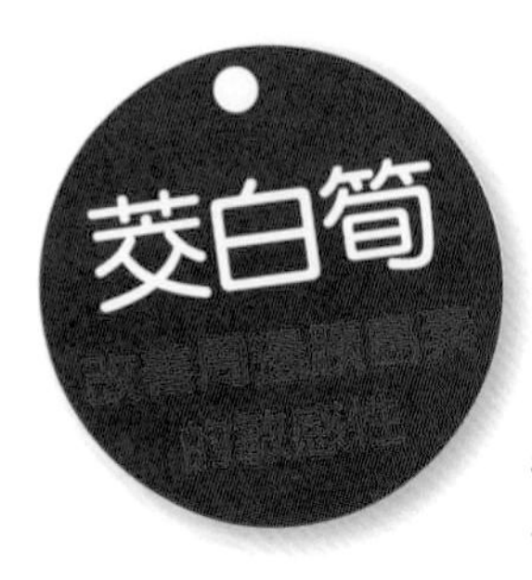

每日推薦量：每天 60 公克為宜。

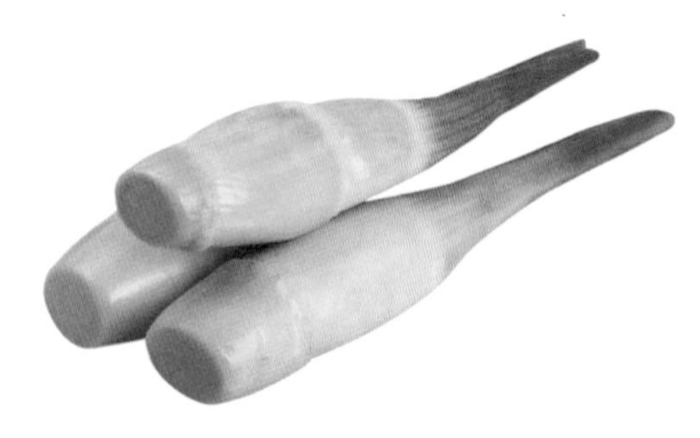

最有力的降糖成分

膳食纖維

細說降糖功效

茭白筍中的膳食纖維可延長食物在腸內的停留時間、促進胃的排空，使飯後血糖不會急劇上升。還可改善周邊胰島素的敏感性，有利於糖尿病病情的改善。

對併發症的益處

茭白筍中的鉀可促進鈉從尿液中排出，同時還能緩解血鈉升高對血壓的不利影響，對血管的損傷有保護作用，有助於減少降壓藥的用量。其所含的維生素 E 能保護心血管，防治慢性心血管病。

降糖這樣吃

無論蒸、炒、燉、煮、煨，茭白筍都是鮮嫩糯香、柔滑適口；若與肉類相配，烹出的菜餚營養豐富。

成分表（每100公克可食部分）

營養成分	含量	含量比較
熱量	31 大卡	低 ★☆☆
醣類	4 公克	低 ★☆☆
蛋白質	1.5 公克	低 ★☆☆
脂肪	2.3 公克	中 ★★☆

好食搭配最營養

茭白筍 + 排骨

富含膳食纖維的茭白筍和排骨一起搭配，使營養更全面、更有利於人體吸收。

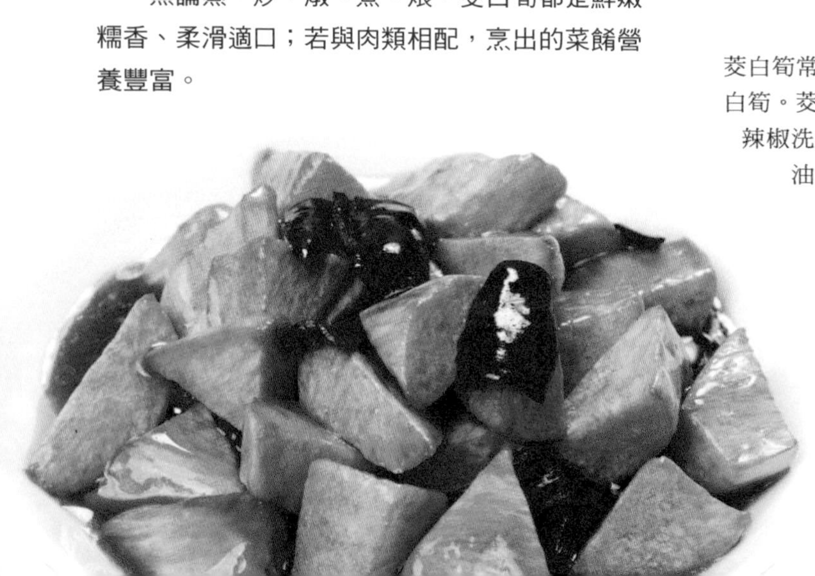

茭白筍常用於炒食，可做成香辣茭白筍。茭白筍洗淨，切滾刀塊；紅辣椒洗淨，切段。鍋置火上，放油燒熱，放茭白筍炸 1 分鐘左右，撈出瀝油。鍋底留油燒熱，再次放入茭白筍翻炒，加辣椒段、鹽、高湯，燒 3 分鐘左右，用雞精調味即可。

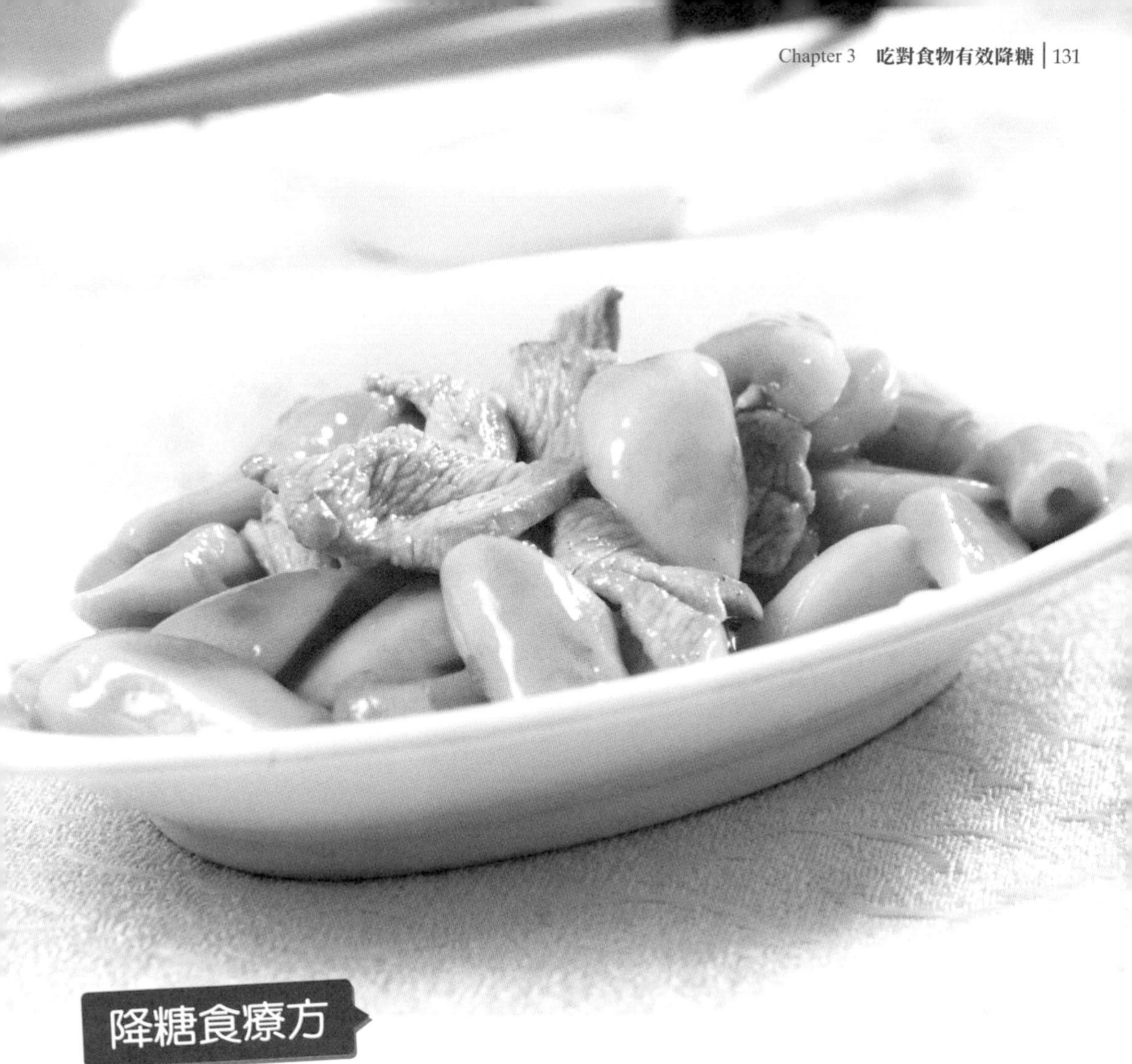

降糖食療方

茭白筍炒肉片

食材 豬里肌肉 100 公克，茭白筍 200 公克，蔥花、蒜末各 5 公克，料酒、醬油各 10 公克，鹽 3 公克，植物油 5 公克。

做法

❶ 茭白筍去皮，洗淨，切片；豬里肌肉洗淨，切片，用醬油、料酒醃漬備用。

❷ 炒鍋置火上，倒油燒至七分熱，倒入肉片炒熟，盛出備用。

❸ 鍋留底油，放進蔥花、蒜末煸香，加入茭白筍片翻炒片刻，再加進肉片、鹽翻炒入味即可。

能量計算器

總熱量	約 260 大卡
蛋白質	21 公克
脂肪	17.5 公克
醣類	9 公克

蔬菜類

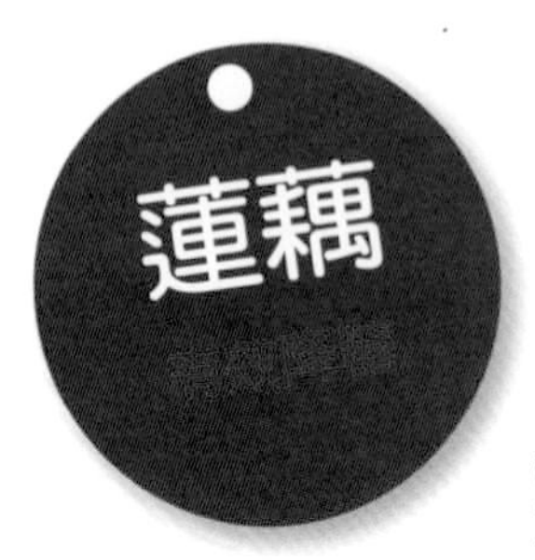

每日推薦量：每天 200 公克為宜。

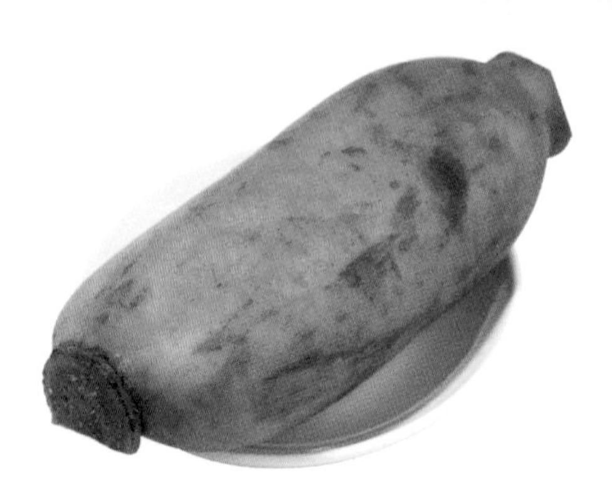

最有力的降糖成分

維生素 C、膳食纖維

細說降糖功效

富含維生素 C 可生津止渴，中醫認為生藕性寒，有清熱除煩、生津止渴的功效，還能抑制尿糖。生藕還含有大量的膳食纖維，有益於糖尿病患者。

對併發症的益處

蓮藕既能幫助消化，防止便祕，又能改善血液循環，防止動脈硬化。

降糖這樣吃

1. 去皮的蓮藕容易氧化變色，將其放在醋水中浸泡 5 分鐘後撈起擦乾，就可使其保持白玉水嫩。
2. 食用藕時，最好保留藕節，因藕節含有鞣質和天冬醯胺酸，藥用價值極高。

成分表（每100公克可食部分）

營養成分	含量	含量比較
熱量	18 大卡	低 ★☆☆
醣類	3.8 公克	低 ★☆☆
蛋白質	0.8 公克	低 ★☆☆
脂肪	0.2 公克	低 ★☆☆

好食搭配最營養

蓮藕＋豬肉

蓮藕性寒，配以滋陰潤燥、補中益氣的豬肉，葷素搭配合用，可為人體提供豐富的營養成分。

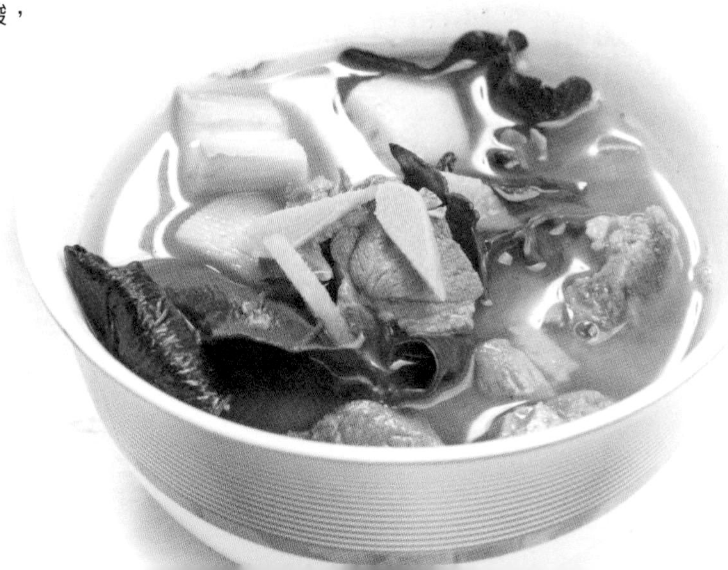

老鴨藕湯能補血補鐵，有助於改善貧血症狀。將藕洗淨去皮，切塊；泡發黑木耳撕成朵；洗淨老鴨切成塊。將鴨塊放入砂鍋中，加薑片、料酒、適量水，大火煮沸，轉小火繼續燉至八分熟後，放蓮藕、黑木耳，煮至熟，加適量鹽、雞精調味。

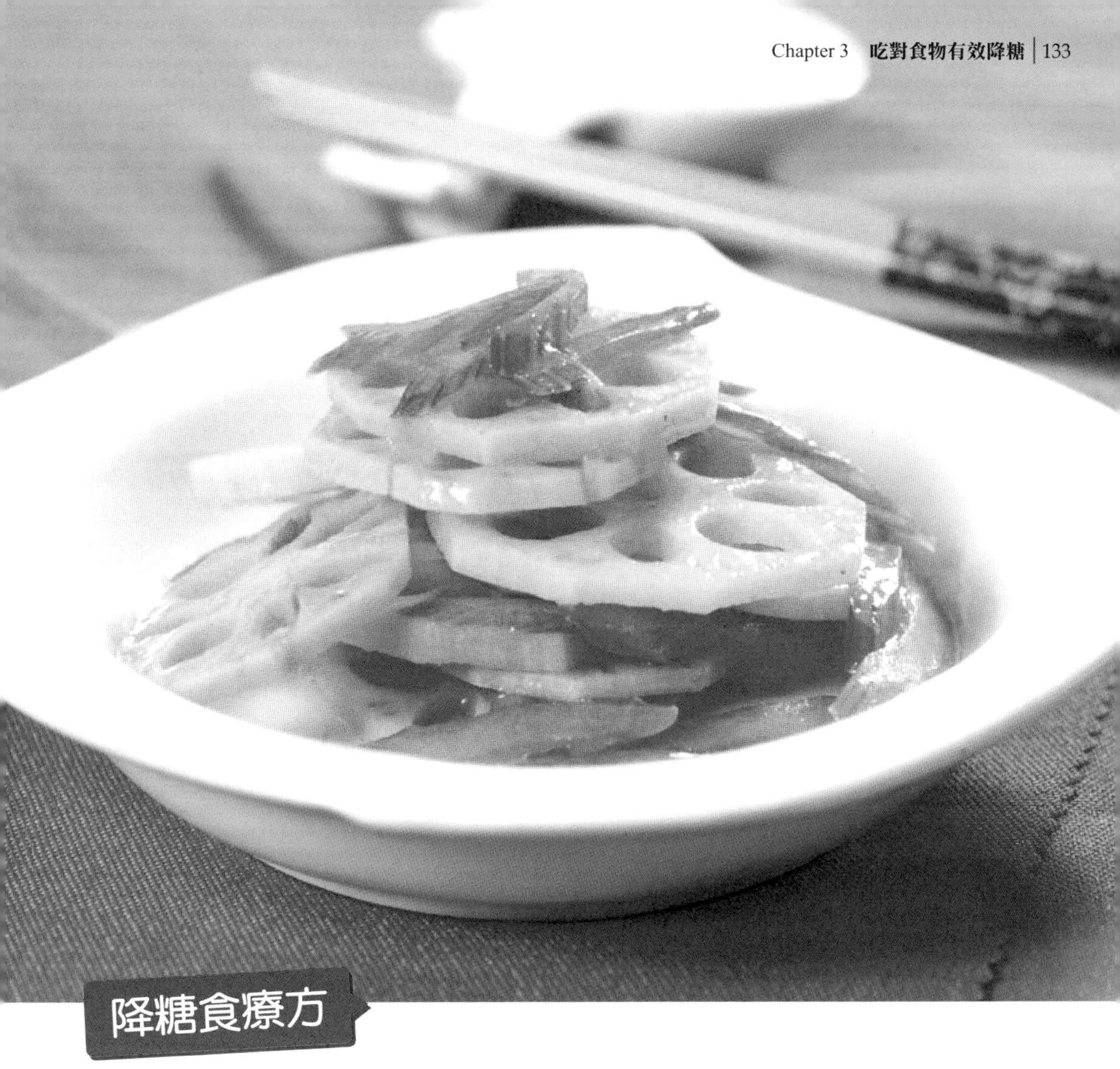

降糖食療方

醋炒藕片

食材 鮮藕 300 公克，芹菜 50 公克，蔥花、醬油、醋、鹽、高湯各適量，植物油 4 公克。

做法

❶蓮藕去皮，洗淨，切片，略汆燙；芹菜擇洗乾淨，切斜段。

❷炒鍋置火上，倒油燒熱，放入蔥花煸香，烹醋略炒，加鹽、醬油、高湯，放入藕片、芹菜段翻炒至熟即可。

能量計算器

總熱量	約 253 大卡
蛋白質	6.1 公克
脂肪	4.6 公克
醣類	50 公克

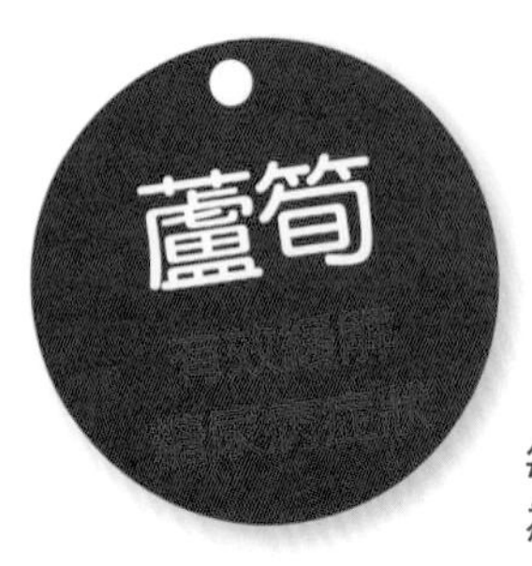

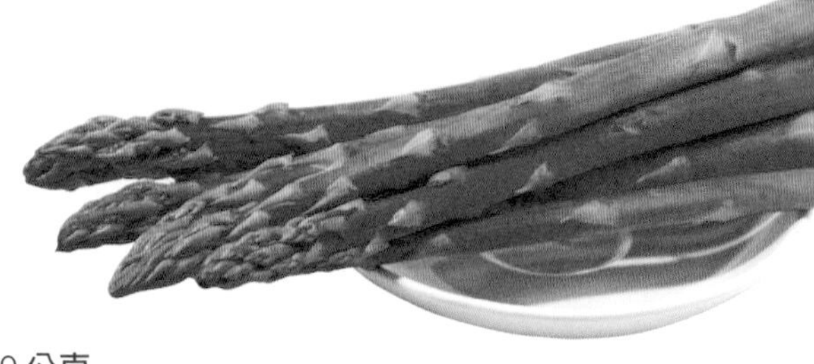

每日推薦量：每天 50 公克為宜。

最有力的降糖成分

香豆素、芸香苷

細說降糖功效

蘆筍所含的香豆素、芸香苷等成分有降血糖作用，同時防治糖尿病慢性併發症、緩解糖尿病症狀效果明顯。蘆筍中的鉻還可以調節血液中脂肪與糖分的濃度，促進細胞對葡萄糖的利用，從而降低血糖。

對併發症的益處

蘆筍不僅可以改善第 2 型糖尿病的症狀，而且對糖尿病併發高血壓、肥胖及視網膜損害的防治作用較好。其所含的維生素 C，可以增加微血管的彈性，對防治高血壓、心腦血管疾病大有裨益。

降糖這樣吃

蘆筍中的葉酸很容易被破壞，烹調時應避免高溫久煮。

成分表（每100公克可食部分）

營養成分	含量	含量比較
熱量	19 大卡	低 ★☆☆
醣類	4.9 公克	低 ★☆☆
蛋白質	1.4 公克	低 ★☆☆
脂肪	0.1 公克	低 ★☆☆

好食搭配最營養

蘆筍 + 苦瓜

蘆筍富含鐵，與富含葉酸的苦瓜同食，能使皮膚恢復血色，可改善貧血症狀，還有消除疲勞的功效。

蘆筍是預防心血管疾病的健康食物，可與瘦肉同炒。蘆筍洗淨，切成片；豬瘦肉洗淨，切成絲。鍋內放油燒熱，放入薑片、蔥段爆香，再放入豬瘦肉、蘆筍翻炒，撒鹽調味，再加少許水，加蓋略燜至熟，放入雞精拌勻即可。

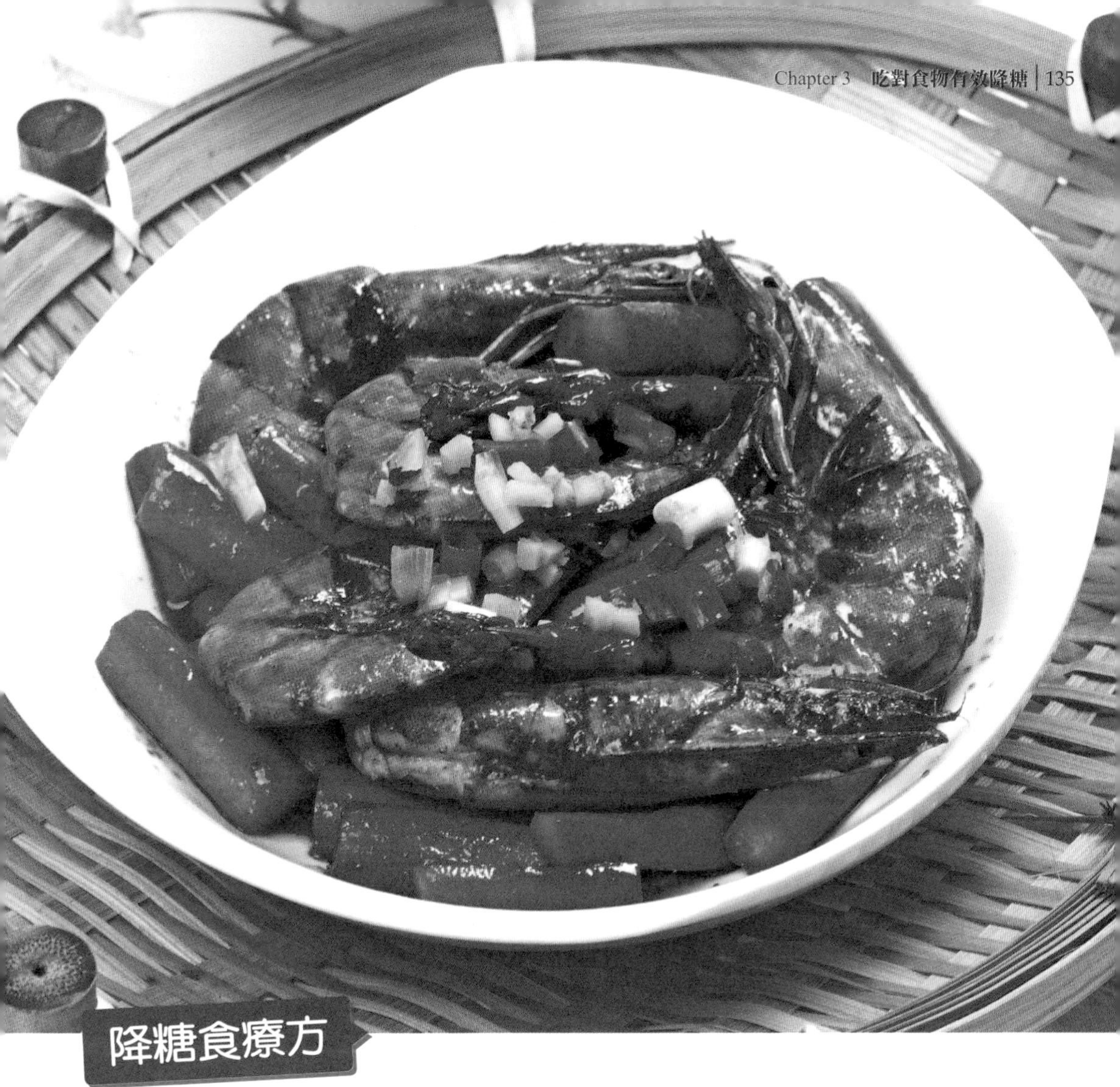

降糖食療方

鮮蝦蘆筍

食材 鮮海蝦 100 公克，蘆筍 250 公克，蔥花、鹽各適量，植物油 4 公克。

做法

❶ 鮮海蝦洗淨；蘆筍洗淨，切長條。

❷ 炒鍋倒入植物油燒至七分熱，加蔥花炒出香味，放入鮮海蝦、蘆筍和適量水翻炒至熟，用鹽調味即可。

能量計算器

總熱量	約 162.5 大卡
蛋白質	20 公克
脂肪	4.3 公克
醣類	13.7 公克

蔬菜類

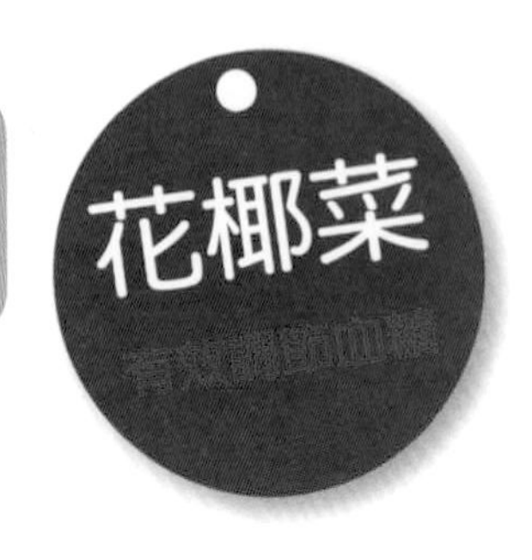

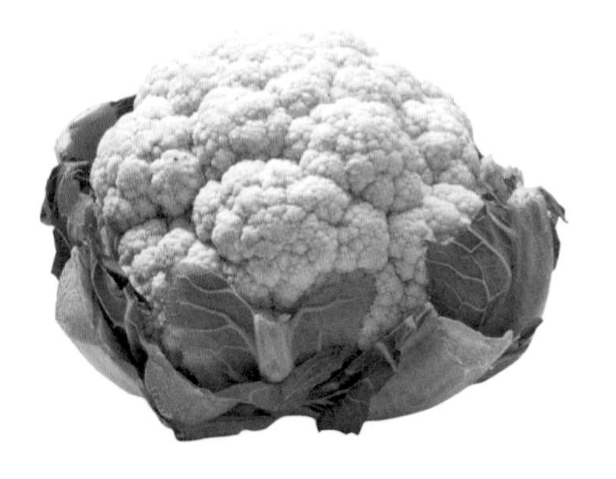

每日推薦量：每天 70 公克為宜。

最有力的降糖成分

鉻

細說降糖功效

花椰菜含有豐富的礦物質鉻，能有效地調節血糖，降低糖尿病患者對胰島素的需要量，促進葡萄糖的氧化磷酸化，促進肝醣合成，從而降低血糖，有助於糖尿病的治療。

對併發症的益處

花椰菜中含有的類黃酮，可以清理血管，防止膽固醇堆積，因此能夠減少冠心病與腦中風發生的危險。花椰菜中所含的維生素 K，可以保護血管壁，增加血管的彈性，使血管不易破裂，預防心血管疾病。

降糖這樣吃

花椰菜的殘留農藥較多，烹調前宜放在淡鹽水中浸泡幾分鐘，可去除殘留的農藥，食用更安全。

成分表（每100公克可食部分）

營養成分	含量	含量比較
熱量	15 大卡	低 ★☆☆
醣類	4.0 公克	低 ★☆☆
蛋白質	2.1 公克	低 ★☆☆
脂肪	0.2 公克	低 ★☆☆

好食搭配最營養

花椰菜＋雞肉

花椰菜維生素 C 含量極高，而雞肉中的維生素 C 含量則很低，兩者搭配，營養可以互補，是提高免疫力的理想搭配。

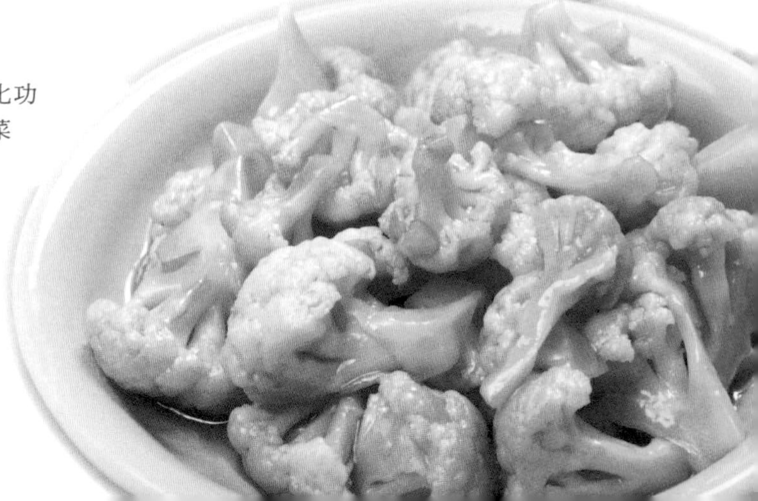

蒜蓉花椰菜具有很好的抗氧化功效，可降糖、防癌。花椰菜洗淨掰成小朵，入沸水中汆燙，撈出過涼，瀝乾。鍋中加油燒熱，爆香蒜末，放入花椰菜翻炒片刻，再加入蠔油翻炒至熟，最後加入雞精調味即可。

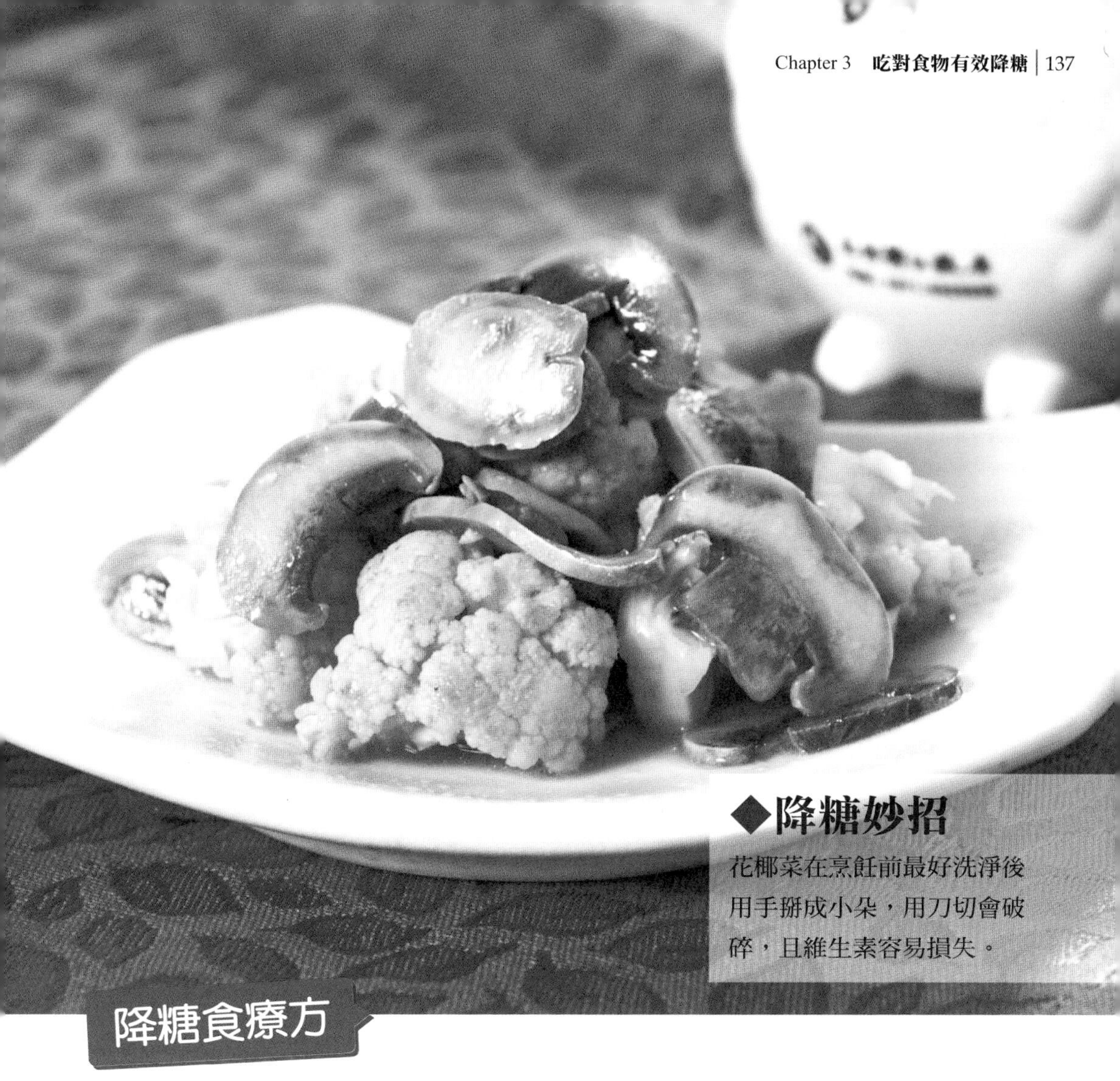

◆**降糖妙招**

花椰菜在烹飪前最好洗淨後用手掰成小朵，用刀切會破碎，且維生素容易損失。

降糖食療方

蘑菇燒花椰菜

食材　花椰菜 350 公克，新鮮蘑菇 100 公克，蔥絲、薑絲各 5 公克，鹽 3 公克，植物油 10 公克。

做法

❶ 花椰菜洗淨，掰成小朵；蘑菇洗淨切片。

❷ 炒鍋倒油燒熱，爆香蔥絲、薑絲，加入花椰菜、少許水燒開，放入蘑菇、鹽翻炒至熟即可。

能量計算器

總熱量	416 大卡
蛋白質	46 公克
脂肪	14 公克
醣類	47.7 公克

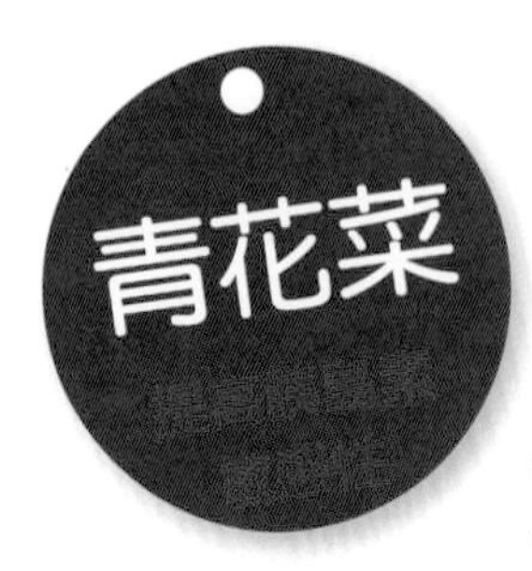

每日推薦量：每天 70 公克為宜。

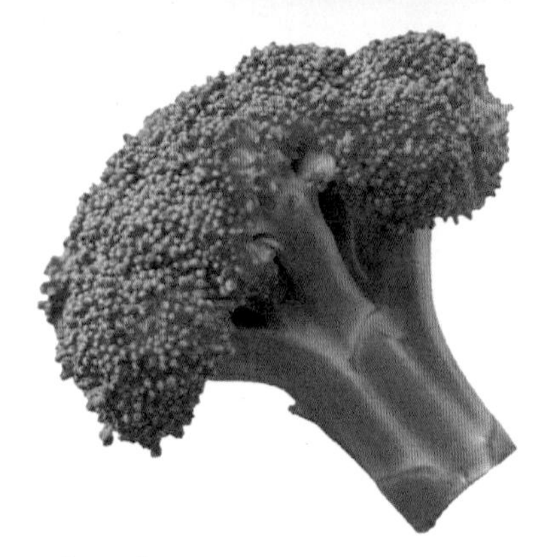

最有力的降糖成分

鉻

細說降糖功效

青花菜含有豐富的微量營養素鉻，能提高胰島素的敏感性，減少胰島素的需要量；加上膳食纖維能有效控制腸胃對葡萄糖的吸收，對控制糖尿病的病情很有幫助，尤其適用於預防和控制第 2 型糖尿病。

對併發症的益處

青花菜含有豐富的維生素 C 和一定量的類黃酮物質，對心臟病等糖尿病併發症有調節和預防的功用。青花菜富含鉀，可以促進鈉排出體外，對降低血壓有一定功效。

降糖這樣吃

將青花菜放在加了少量鹽的沸水中燙一下，然後立即放入冷水中沖涼後再炒，能保持青花菜的鮮綠與清脆口感。

成分表（每100公克可食部分）

營養成分	含量	含量比較
熱量	33 大卡	低 ★☆☆
醣類	4.3 公克	低 ★☆☆
蛋白質	4.1 公克	低 ★☆☆
脂肪	0.6 公克	低 ★☆☆

好食搭配最營養

青花菜 + 香菇

青花菜和香菇都含有維生素 C，可維持胰島素的功能，促進組織對葡萄糖的利用；香菇可降低膽固醇，防止血管硬化；兩者共用，降脂、降壓作用較強。

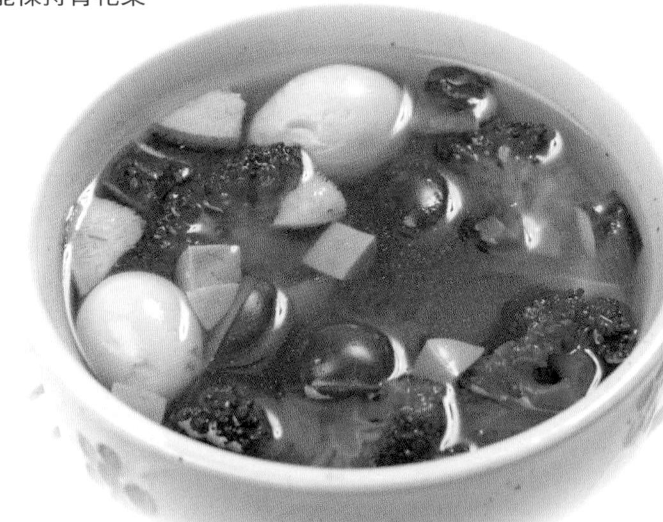

青花菜可煲湯：青花菜洗淨掰小朵，入沸水中燙 1 分鐘撈出；熟鵪鶉蛋去殼；鮮香菇洗淨，切丁；火腿切丁；小番茄洗淨，對半切開。鮮香菇、火腿丁放入鍋中，加適量清水大火煮沸，然後放入鵪鶉蛋、青花菜、小番茄，煮熟後加鹽調味即可。

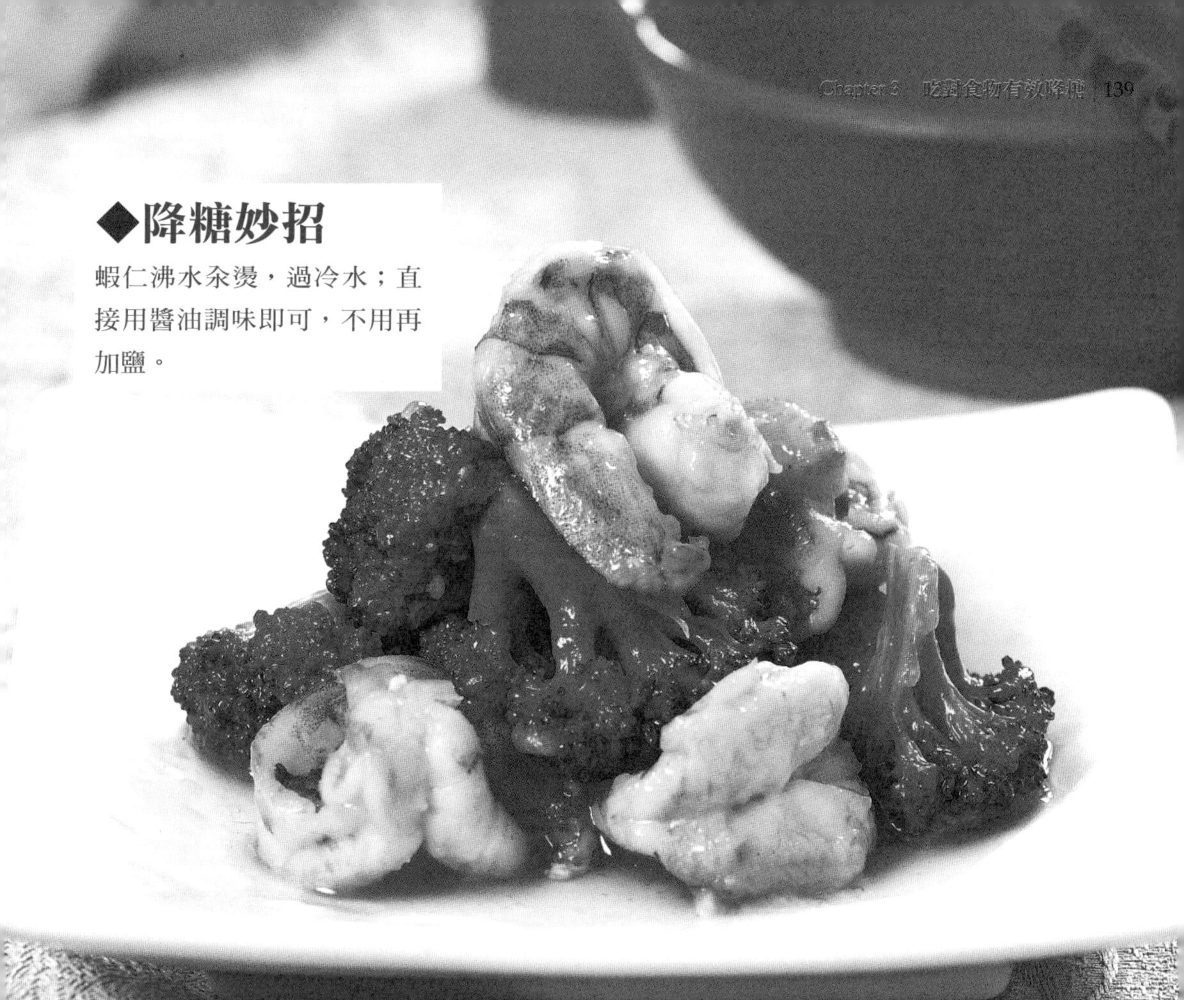

◆降糖妙招

蝦仁沸水汆燙，過冷水；直接用醬油調味即可，不用再加鹽。

降糖食療方

青花菜炒蝦仁

食材 新鮮蝦仁 80 公克，青花菜 200 公克，蒜末 5 公克，料酒 10 公克，醬油 3 公克，植物油 5 公克。

做法

❶青花菜去柄，掰小朵，洗淨，沸水汆燙；蝦仁洗淨，去蝦線，沸水汆燙，過涼，瀝水。

❷炒鍋上火，倒油燒熱，放入蒜末爆香，加入蝦仁翻炒。

❸烹入料酒，倒入青花菜大火爆炒，加醬油調味即可。

能量計算器

總熱量	約 190 大卡
蛋白質	25 公克
脂肪	7.1 公克
醣類	12 公克

蔬菜類

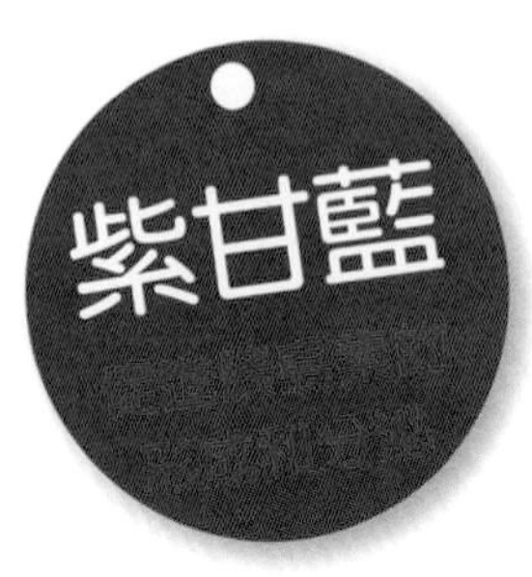

每日推薦量：每天 70 公克為宜。

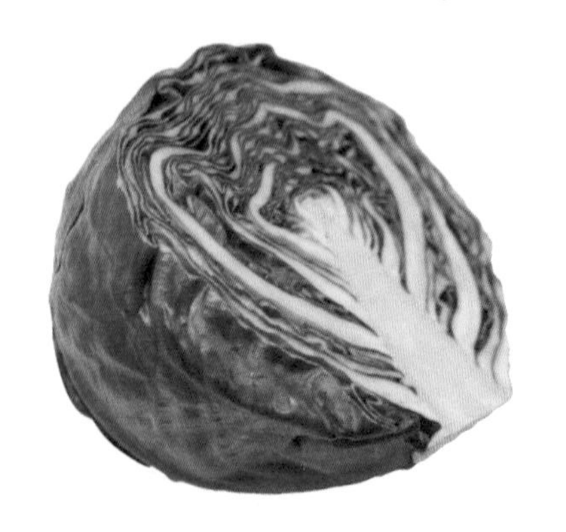

最有力的降糖成分

維生素 E、膳食纖維

細說降糖功效

紫甘藍富含維生素 E，維生素 E 可促進人體內胰島素的形成和分泌，調節糖代謝。紫甘藍中還含有豐富的膳食纖維，可以減少小腸對於醣類與脂肪的吸收，有助於減少胰島素的用量，並控制飯後血糖上升的速度。

對併發症的益處

紫甘藍富含維生素 B 群、維生素 C 和鉀，有預防糖尿病性心血管病的作用，可以有效預防由糖尿病引起的心臟病等併發症。其所含的鐵營養素，能夠提高血液中氧氣的含量，有助於身體對脂肪的代謝，對減肥大有裨益。

降糖這樣吃

甲狀腺患者吃富含碘的食物時，不可進食紫甘藍，因為紫甘藍中的有機氰化物會抑制身體對碘的吸收。

成分表（每100公克可食部分）

營養成分	含量	含量比較
熱量	150.4 大卡	低 ★☆☆
醣類	4.0 公克	低 ★☆☆
蛋白質	2.1 公克	低 ★☆☆
脂肪	3.96 公克	低 ★☆☆

好食搭配最營養

紫甘藍＋紫菜

紫甘藍宜與紫菜搭配食用，因為紫菜中牛磺酸的吸收需要維生素 B_6 的參與，而紫甘藍富含維生素 B_6，二者同食，能使人體有效吸收其營養成分。

紫甘藍與綠豆芽涼拌，可減肥、降糖。將紫甘藍洗淨，切絲；綠豆芽洗淨，去掉根和芽；青椒切絲。將紫甘藍、綠豆芽和青椒絲分別汆燙後，撈出過涼，加鹽、雞精、芝麻油、醋拌勻即可。

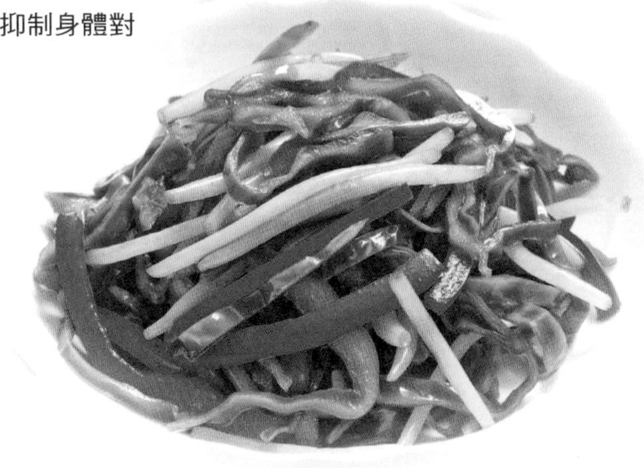

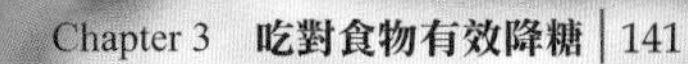

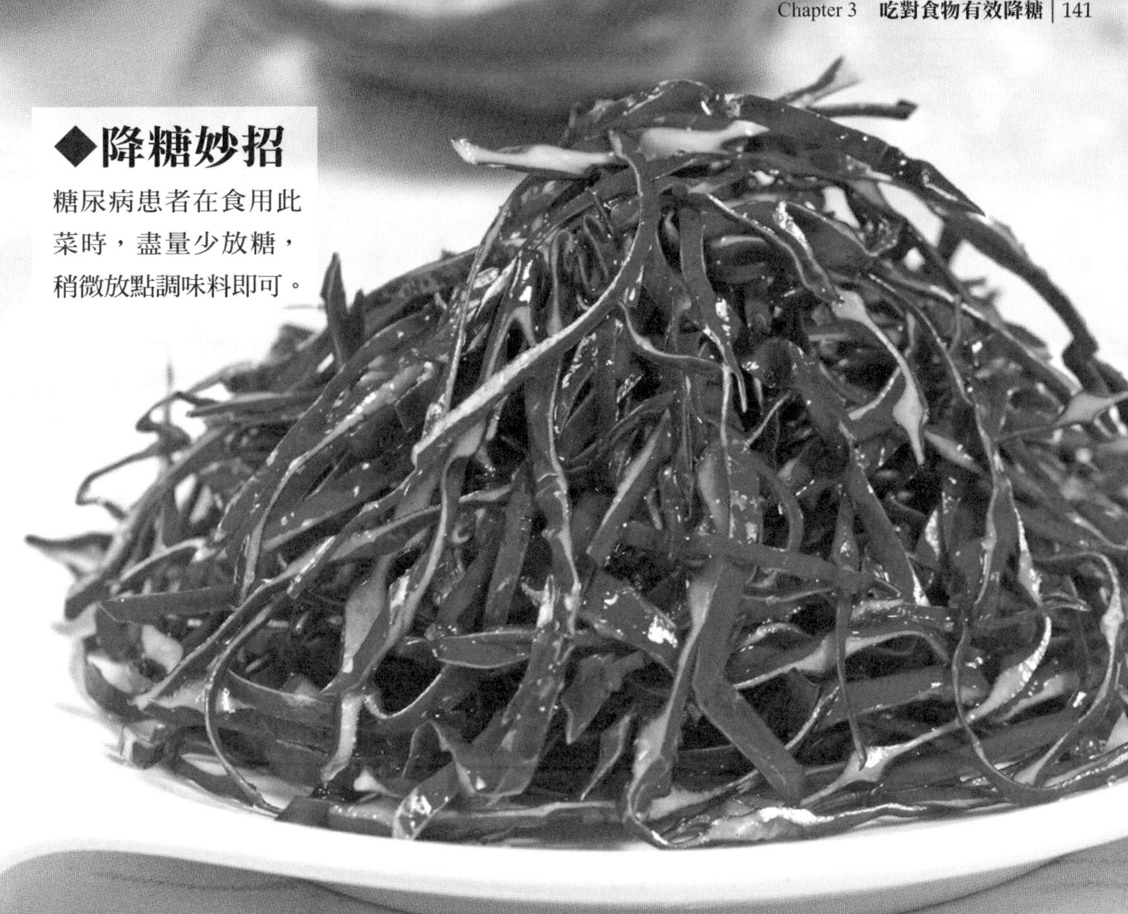

◆**降糖妙招**

糖尿病患者在食用此菜時，盡量少放糖，稍微放點調味料即可。

降糖食療方

糖醋紫甘藍

食材 紫甘藍 200 公克，鹽、白糖、味精、醋、香油各適量。

做法

❶ 取小碗，加鹽、白糖、味精、醋和香油拌勻，製成調味汁。

❷ 紫甘藍切細絲，裝盤，淋入調味汁拌勻即可。

能量計算器

總熱量	約 80 大卡
蛋白質	3 公克
脂肪	4.4 公克
醣類	9.2 公克

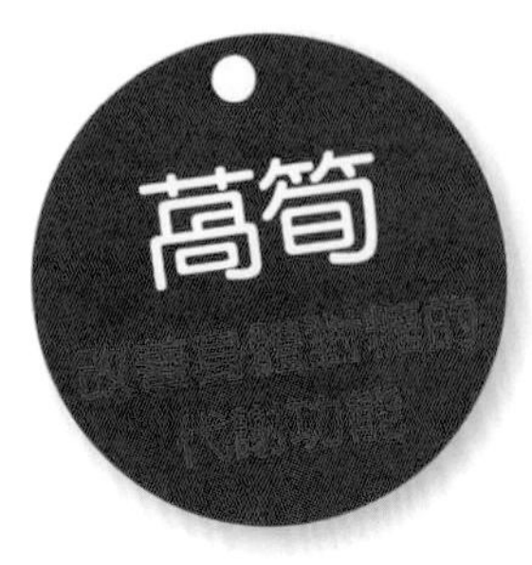

每日推薦量：每天 60 公克為宜。

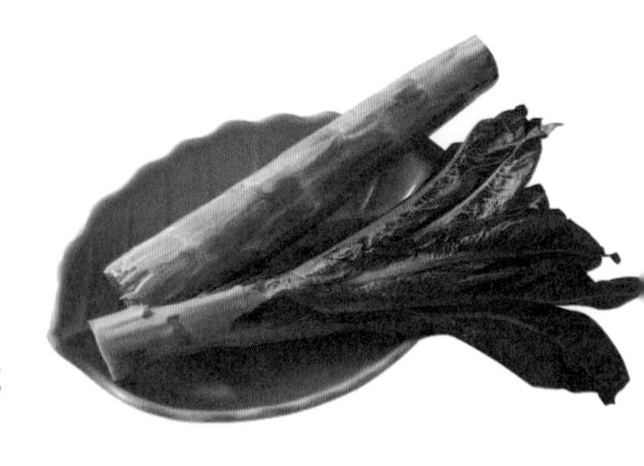

最有力的降糖成分

菸酸、膳食纖維

細說降糖功效

萵筍中含有的菸酸是胰島素的活化劑，能有效調節血糖。糖尿病患者如果能經常食用萵筍，可改善糖的代謝功能。萵筍膳食纖維的含量很高，對於糖尿病引起的胃下垂和便祕有輔助治療作用。

對併發症的益處

萵筍中的鉀是鈉的 27 倍，可促進排尿，維持水平衡，減少心房的壓力，對高血壓和心臟病患者有很大的裨益。萵筍還有助於抵禦風濕性疾病和痛風。

降糖這樣吃

萵筍適用於燒、拌、熗、炒等烹調方法，也可用來做湯和配料。

成分表（每100公克可食部分）

營養成分	含量	含量比較
熱量	14 大卡	低 ★☆☆
醣類	2.8 公克	低 ★☆☆
蛋白質	1.0 公克	低 ★☆☆
脂肪	0.1 公克	低 ★☆☆

好食搭配最營養

萵筍 + 黑木耳

萵筍中維生素 C 的含量較高，可促進人體對黑木耳中所含鐵元素的吸收，二者搭配，有補血作用。

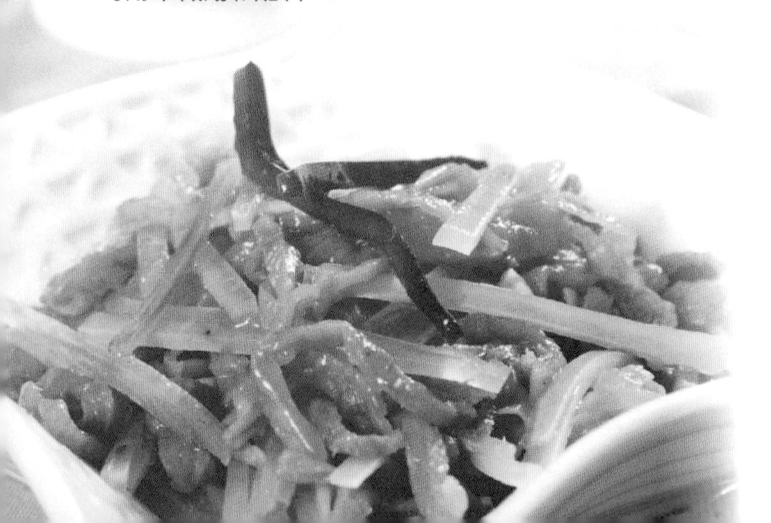

萵筍與海蜇皮涼拌，脆爽開胃。海蜇皮、萵筍各 150 公克。海蜇皮用清水浸泡後洗淨，切絲；萵筍洗淨，切絲，二者分別入沸水中汆燙，撈出瀝乾。取盤，放入萵筍絲和海蜇絲，用鹽、雞精、醋、紅椒絲調味拌勻即可。

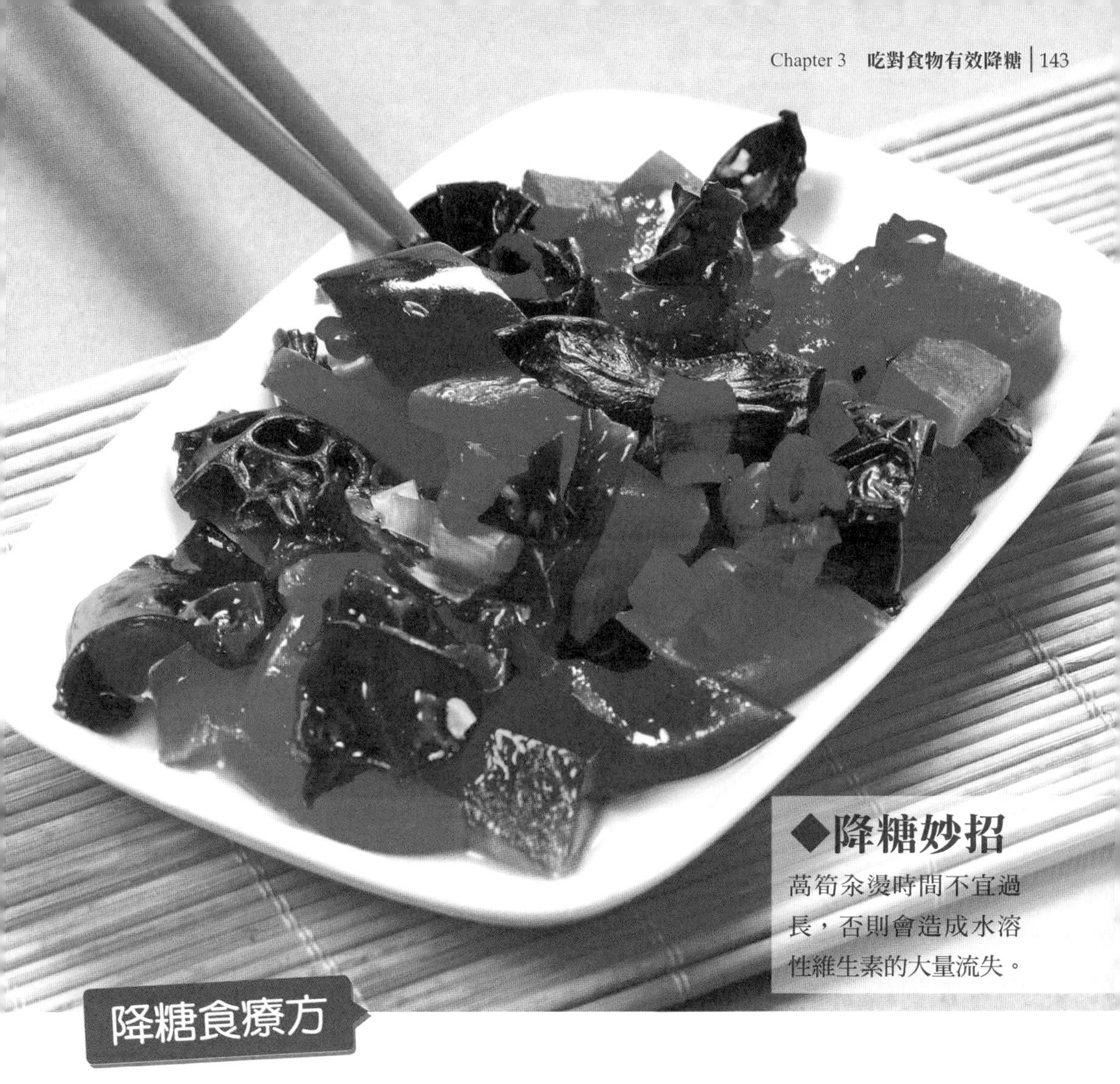

◆降糖妙招

萵筍汆燙時間不宜過長，否則會造成水溶性維生素的大量流失。

降糖食療方

黑木耳炒萵筍

食材 水發黑木耳 100 公克，萵筍 150 公克，紅椒 1 個，蔥花、鹽各 3 公克，香油 2 公克，植物油 3 公克。

做法

❶ 水發黑木耳洗淨，切片；萵筍去葉，去皮，洗淨，切斜片；紅椒去蒂、籽，洗淨，切斜片；三種食材均用沸水汆燙。

❷ 鍋內倒油燒熱，放入蔥花、萵筍片、紅椒片、水發黑木耳片翻炒，加入鹽炒至熟，淋上香油即可。

能量計算器

總熱量	約 109 大卡
蛋白質	4 公克
脂肪	6 公克
醣類	10 公克

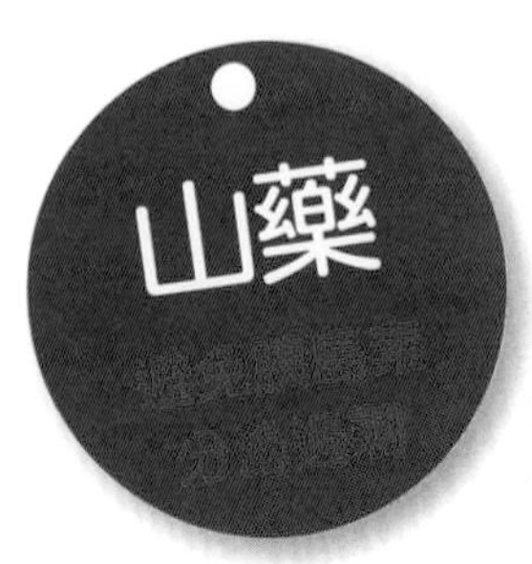

升糖指數：51 低

每日推薦量：每天 85 公克為宜。

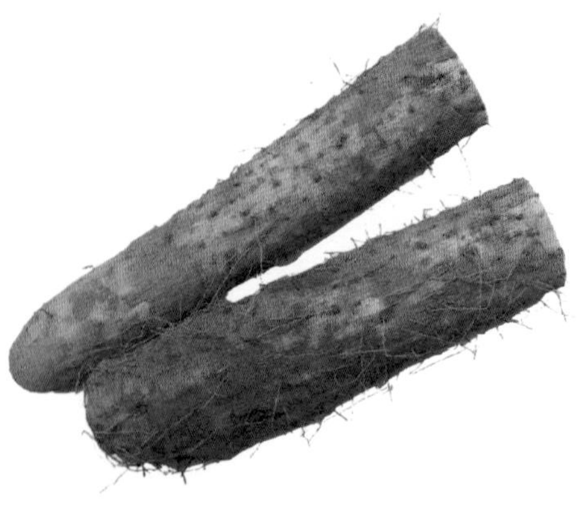

最有力的降糖成分

黏液蛋白、膳食纖維

細說降糖功效

山藥中的黏液蛋白，能使醣類緩慢吸收，同時避免胰島素分泌過剩，有降低血糖的作用。山藥還含有可溶性膳食纖維，能延遲胃內食物的排空時間，控制飯後血糖升高的速度。

對併發症的益處

山藥中的黏液蛋白，能防止脂肪沉積在血管，保持血管彈性，降低膽固醇，防止動脈粥樣硬化，並能防止糖尿病併發冠心病、高膽固醇血症的發生發展。

降糖這樣吃

山藥有收斂作用，患感冒、大便燥結及腸胃積滯時不宜食用。

成分表（每100公克可食部分）

營養成分	含量	含量比較
熱量	22 大卡	低 ★☆☆
醣類	5.3 公克	低 ★☆☆
蛋白質	0.7 公克	低 ★☆☆
脂肪	0.1 公克	低 ★☆☆

好食搭配最營養

山藥 + 排骨

山藥和排骨一起食用，營養可以互補，能為人體提供豐富的營養，增強身體的免疫力和抗病能力。

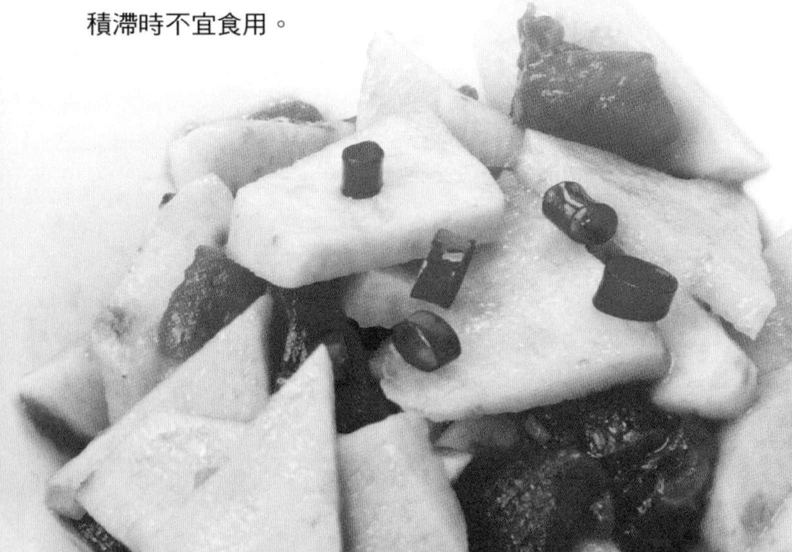

山藥和番茄同炒可降糖、減肥、抗衰。山藥去皮洗淨，切菱形片。番茄洗淨，切小塊。鍋內加水燒開，將山藥片汆燙，撈出。鍋置火上，放油燒熱，爆香蔥花、薑末。先放入番茄塊翻炒。 再加山藥和雞精、鹽，炒勻即可。

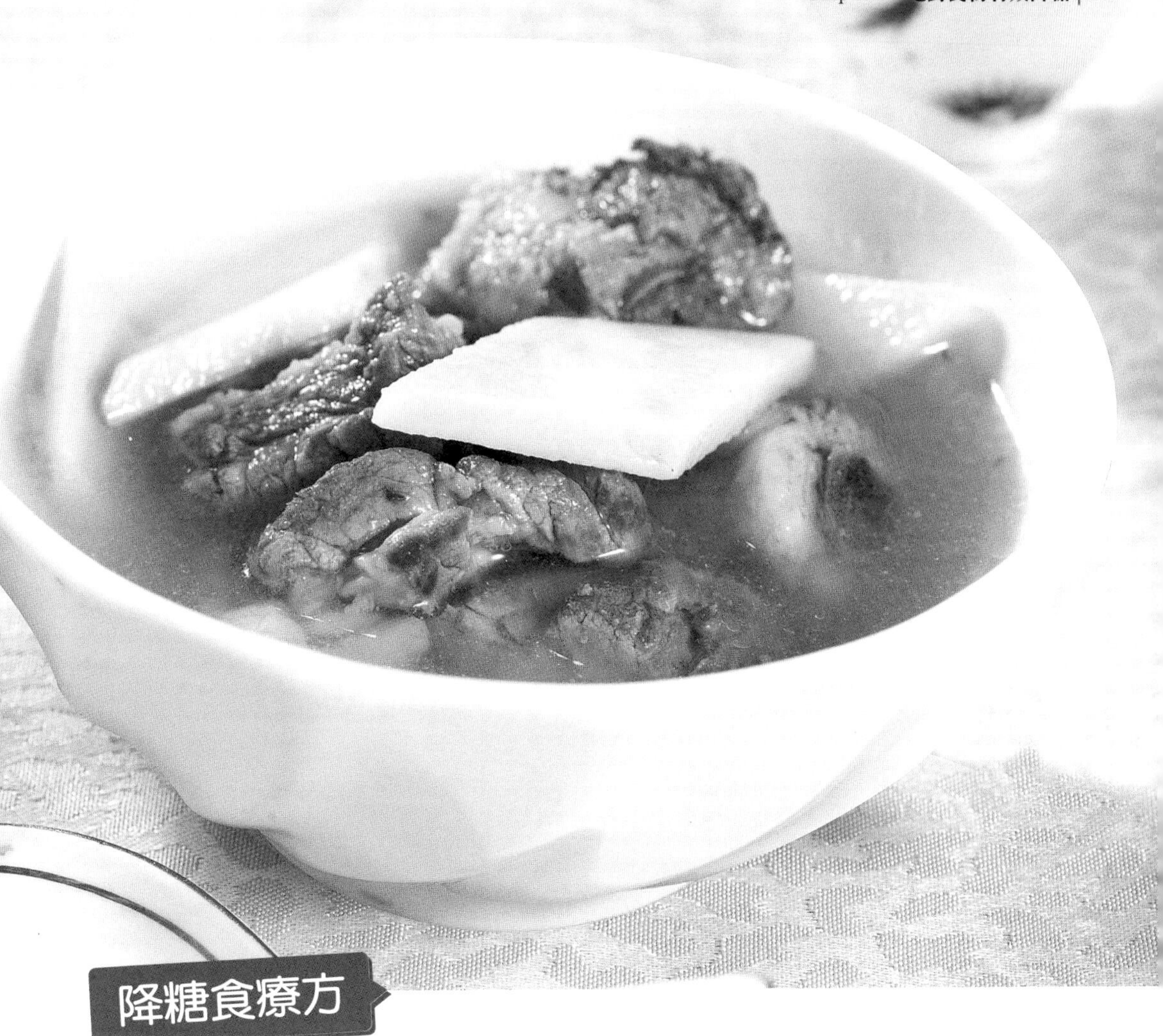

降糖食療方

山藥排骨湯

食材 豬小排 200 公克，山藥 150 公克，鹽 3 公克。

做法

❶ 將豬小排剁塊，用沸水汆燙一下，洗淨備用；山藥削皮洗淨，橫刀切成約 0.5 公分的厚片，再從中間對半切開備用。

❷ 鍋置火上，放入豬小排，加入 1,200 公克清水，大火煮 40 分鐘，把山藥片放入鍋中，加入鹽調味，大火煮開後，轉小火燉煮 20 分鐘即可。

能量計算器

總熱量	約 640 大卡
蛋白質	36 公克
脂肪	46 公克
醣類	20 公克

蔬菜類

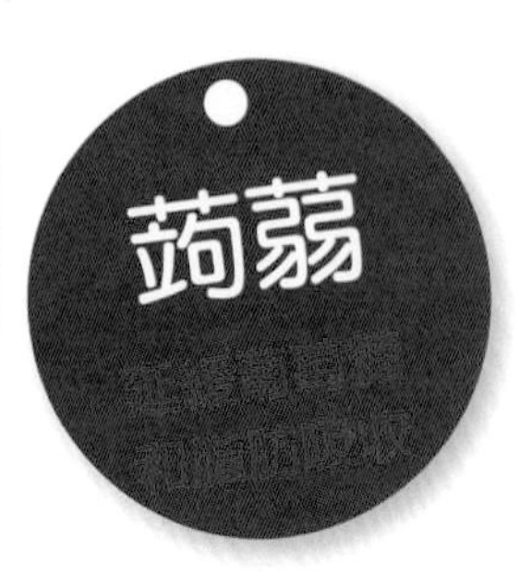

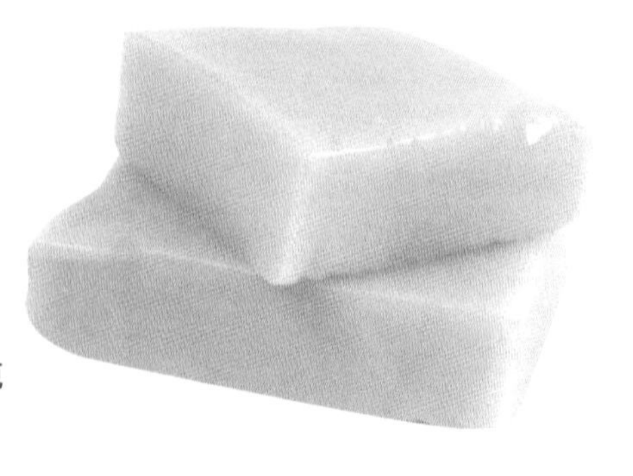

每日推薦量：每天 80 公克為宜。

最有力的降糖成分

膳食纖維

細說降糖功效

蒟蒻中的膳食纖維有延緩葡萄糖和脂肪吸收的作用，還可以增加血液中胰島素的含量，減輕胰島細胞的負擔，逐漸使血糖和血脂下降，對控制、預防和治療糖尿病有極好的輔助作用。

對併發症的益處

蒟蒻含有的葡甘露聚糖，食用後不在胃中消化，因而可以吸附膽固醇和膽汁酸，從而降低血清膽固醇，有效地減輕高血壓和心血管疾病；此外，蒟蒻中的膳食纖維可以增強腸胃蠕動，促進排便。

成分表（每100公克可食部分）

營養成分	含量	含量比較
熱量	37 大卡	低 ★☆☆
醣類	78.8 公克	高 ★★★
蛋白質	4.6 公克	中 ★★☆
脂肪	0.1 公克	低 ★☆☆

好食搭配最營養

蒟蒻 + 肉類

蒟蒻是鹼性食品，與屬於酸性食品的肉類同食，有利於平衡體內的酸鹼度，有益健康。

降糖這樣吃

未經加工的生蒟蒻有毒，必須煎煮 3 小時以上才可食用。

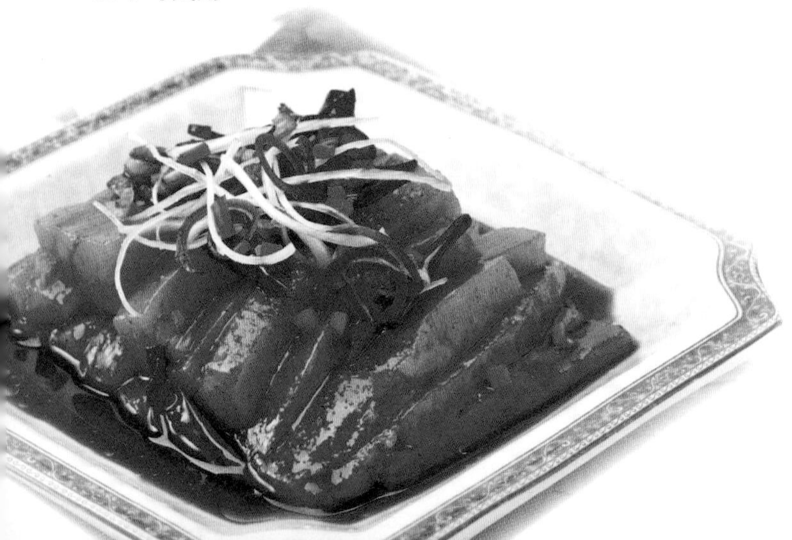

醋拌蒟蒻爽口下飯，還能有效減肥。蒟蒻洗淨，切條，放入沸水中汆燙，撈出，瀝乾水分，放涼。 取小碗，加入蒜末、鹽、雞精、白糖、醋、芝麻油、辣椒油攪拌勻成汁。 取盤，放入蒟蒻，淋上調味汁，撒上香菜、紅椒絲即可。

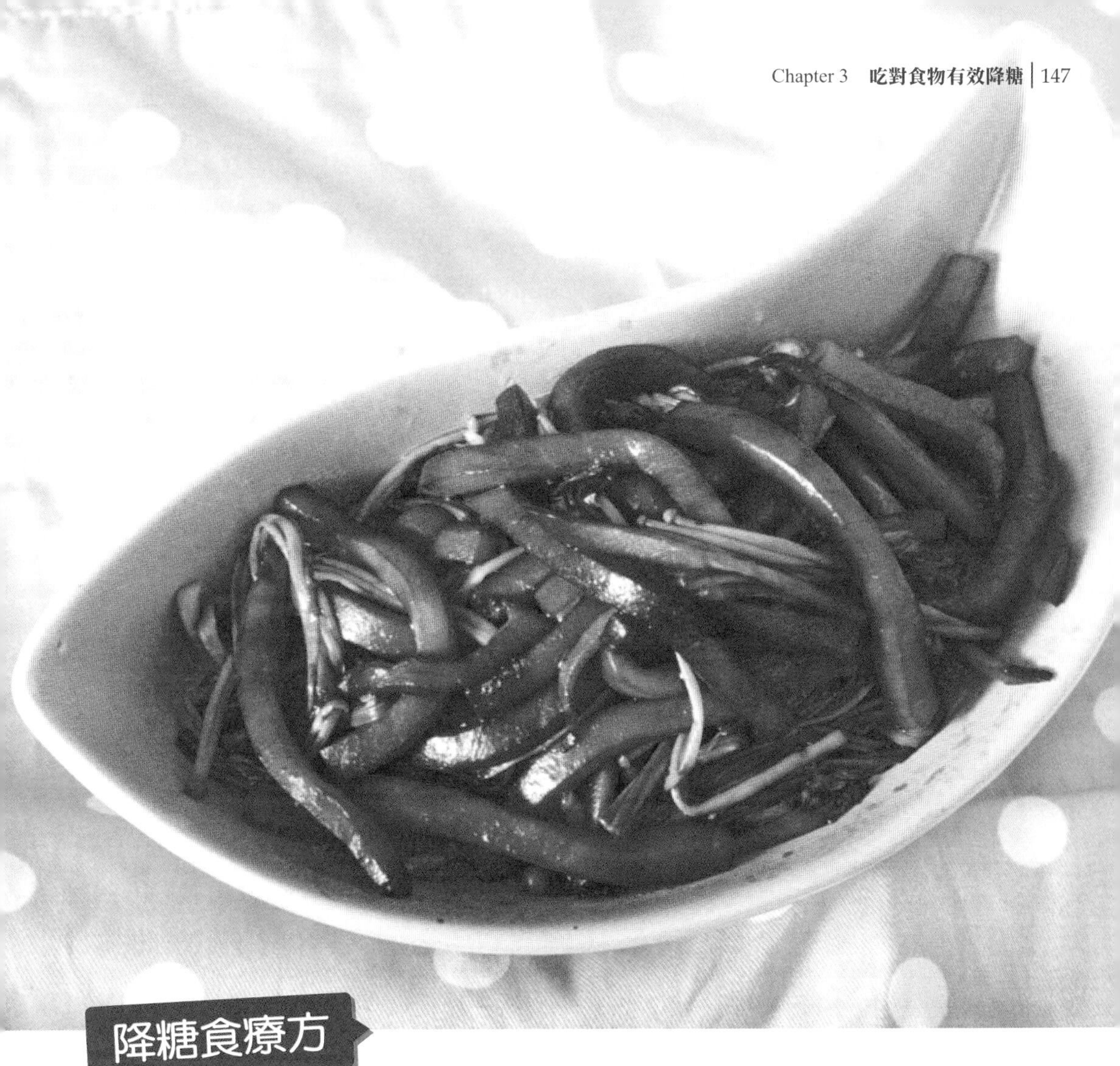

降糖食療方

涼拌蒟蒻絲

食材 蒟蒻 150 公克，黃瓜 100 公克，金針菇 50 公克，醬油、白醋各適量，香油 3 公克。

做法

❶ 蒟蒻切絲；金針菇洗淨，與蒟蒻絲放入滾水中汆燙撈起，瀝乾水分，備用。

❷ 黃瓜洗淨切絲，放在碗中加白醋抓拌一下，撈出後用涼開水沖淨，瀝乾水分，備用。

❸ 蒟蒻絲、金針菇和黃瓜全部放入碗中，加醬油和香油攪拌均勻即可。

能量計算器

總熱量	約 173.5 大卡
蛋白質	5.3 公克
脂肪	3.7 公克
醣類	33.4 公克

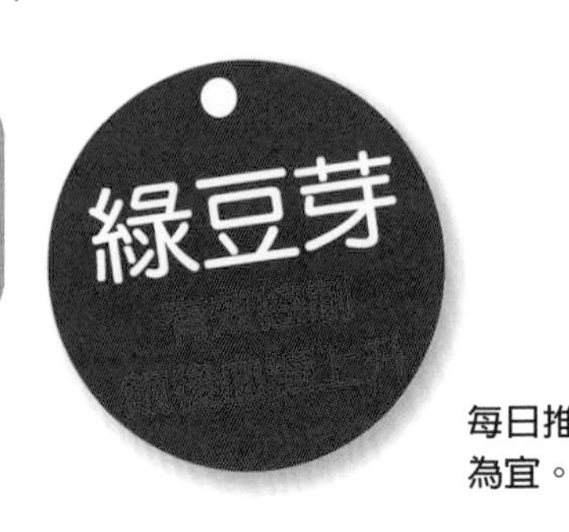

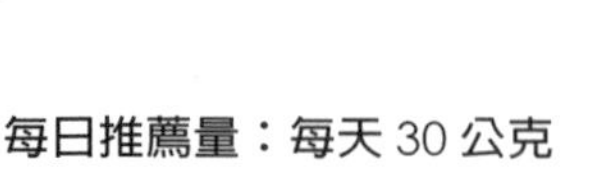
每日推薦量：每天 30 公克為宜。

最有力的降糖成分

膳食纖維、維生素 C

細說降糖功效

綠豆芽熱量低，含有大量的膳食纖維，食用後能夠幫助糖尿病患者控制飯後血糖上升。另外綠豆雖然不含維生素，但是綠豆芽中卻含大量維生素 C，不但能降低血糖，還能降低膽固醇。

對併發症的益處

綠豆芽富含纖維素，是便祕患者的健康蔬菜，有預防消化道癌症（食道癌、胃癌、直腸癌）的功效。此外綠豆芽還有清除血管壁中膽固醇和脂肪的堆積、防止心血管病變的作用，對減肥也有一定效果。

降糖這樣吃

綠豆芽烹調時油和鹽不宜放太多，要盡量保持其清淡的性味和爽口的特點。

成分表（每100公克可食部分）

營養成分	含量	含量比較
熱量	18 大卡	低 ★☆☆
醣類	2.9 公克	低 ★☆☆
蛋白質	2.1 公克	低 ★★☆
脂肪	0.1 公克	低 ★☆☆

好食搭配最營養

綠豆芽＋醋

烹製綠豆芽時加一點醋，既能防止維生素 B 群流失，還可以加強綠豆芽的減肥作用。

綠豆芽涼拌吃很爽口。取綠豆芽 250 公克，洗淨，入沸水汆燙後撈出，瀝乾；取雞胸肉 100 公克，洗淨，切絲，煮熟，撈出。取盤，放入燙好的綠豆芽和雞絲，加鹽、香油、蒜末、蔥末、香菜拌勻即可。

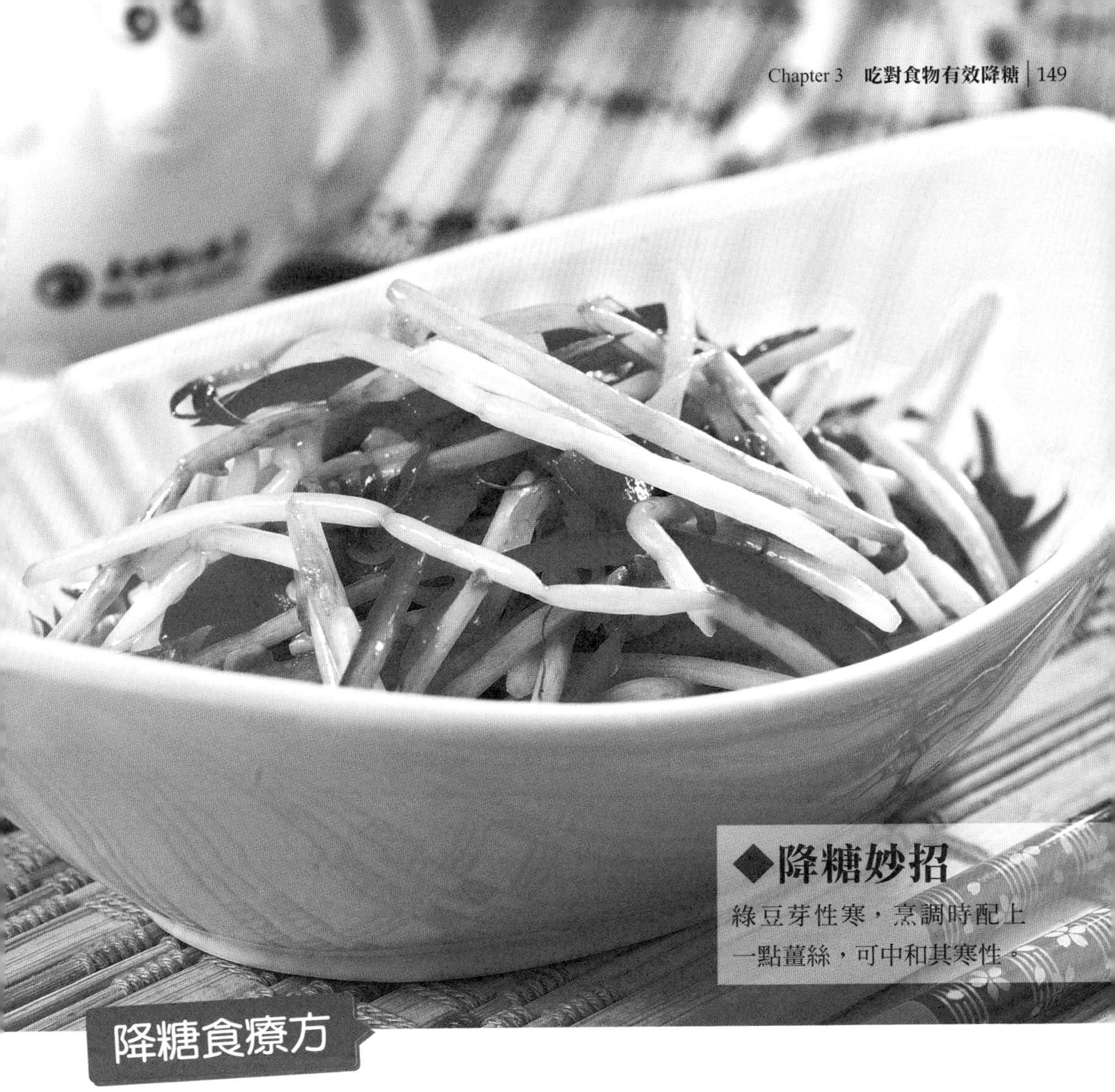

◆降糖妙招

綠豆芽性寒，烹調時配上一點薑絲，可中和其寒性。

降糖食療方

青椒綠豆芽

食材 綠豆芽 250 公克，青椒 100 公克，薑絲 5 公克，料酒 10 公克，鹽 3 公克，醋 15 公克，植物油 5 公克。

做法

❶ 青椒洗淨，去蒂和籽，切絲；綠豆芽洗淨，用沸水汆燙，瀝乾備用。

❷ 炒鍋置火上，倒油燒至七分熱，倒入薑絲、青椒絲、綠豆芽，調入料酒，加醋、鹽調味即可。

能量計算器

總熱量	約 126 大卡
蛋白質	7 公克
脂肪	11.6 公克
醣類	18.7 公克

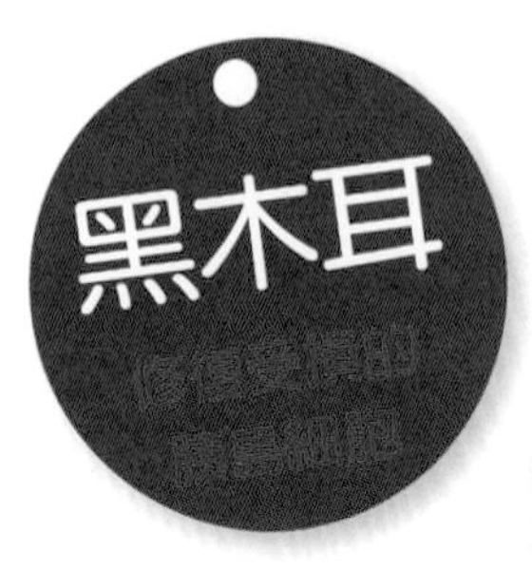

每日推薦量：每天 50 ～ 70 公克（水發）為宜。

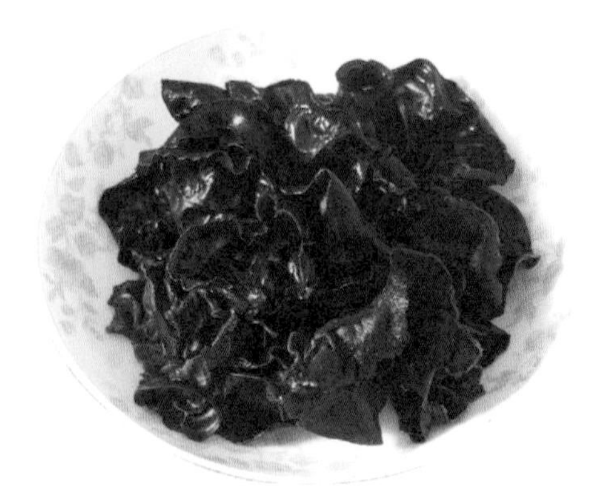

最有力的降糖成分

木耳多醣、纖維素

細說降糖功效

黑木耳中所含有的多醣成分能夠修復受損的胰島細胞，提供胰島細胞所需要的能量，充分改善胰島的分泌功能，平穩降低血糖，具有調節血糖的功效。

對併發症的益處

黑木耳中的木耳多醣可明顯降低三酸甘油酯和血清總膽固醇的含量，提高血清高密度脂蛋白膽固醇與總膽固醇的比值，降低膽固醇，具有減輕動脈硬化的功效。黑木耳含鉀量非常高，是優質的高鉀食物，對糖尿病合併高血壓的患者有較好的輔助治療作用。

降糖這樣吃

乾黑木耳烹調前宜用溫水泡發，泡發後仍然緊縮在一起的部分不宜吃，會影響健康。

黑木耳炒芹菜有很好的降壓功效。泡發黑木耳洗淨，撕成小朵；芹菜洗淨，切成段。 鍋內放入適量油燒熱，放入薑片、蔥段、蒜片爆香，放入芹菜翻炒片刻，再將黑木耳倒入繼續翻炒至芹菜斷生，加適量鹽調味即可。

成分表（每100公克可食部分）

營養成分	含量	含量比較
熱量	205 大卡	高 ★★★
醣類	65.6 公克	高 ★★★
蛋白質	12.1 公克	中 ★★☆
脂肪	1.5 公克	低 ★☆☆

好食搭配最營養

黑木耳＋黃瓜

黃瓜能抑制體內糖分轉化為脂肪，從而具有減肥的功效；黑木耳中的植物膠質，可幫助排除殘留在人體消化系統中的雜質。兩者搭配，排毒、減肥功效好。

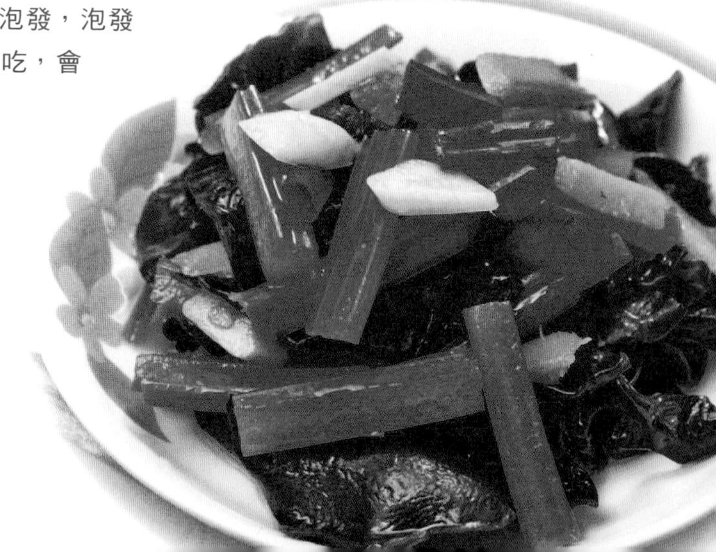

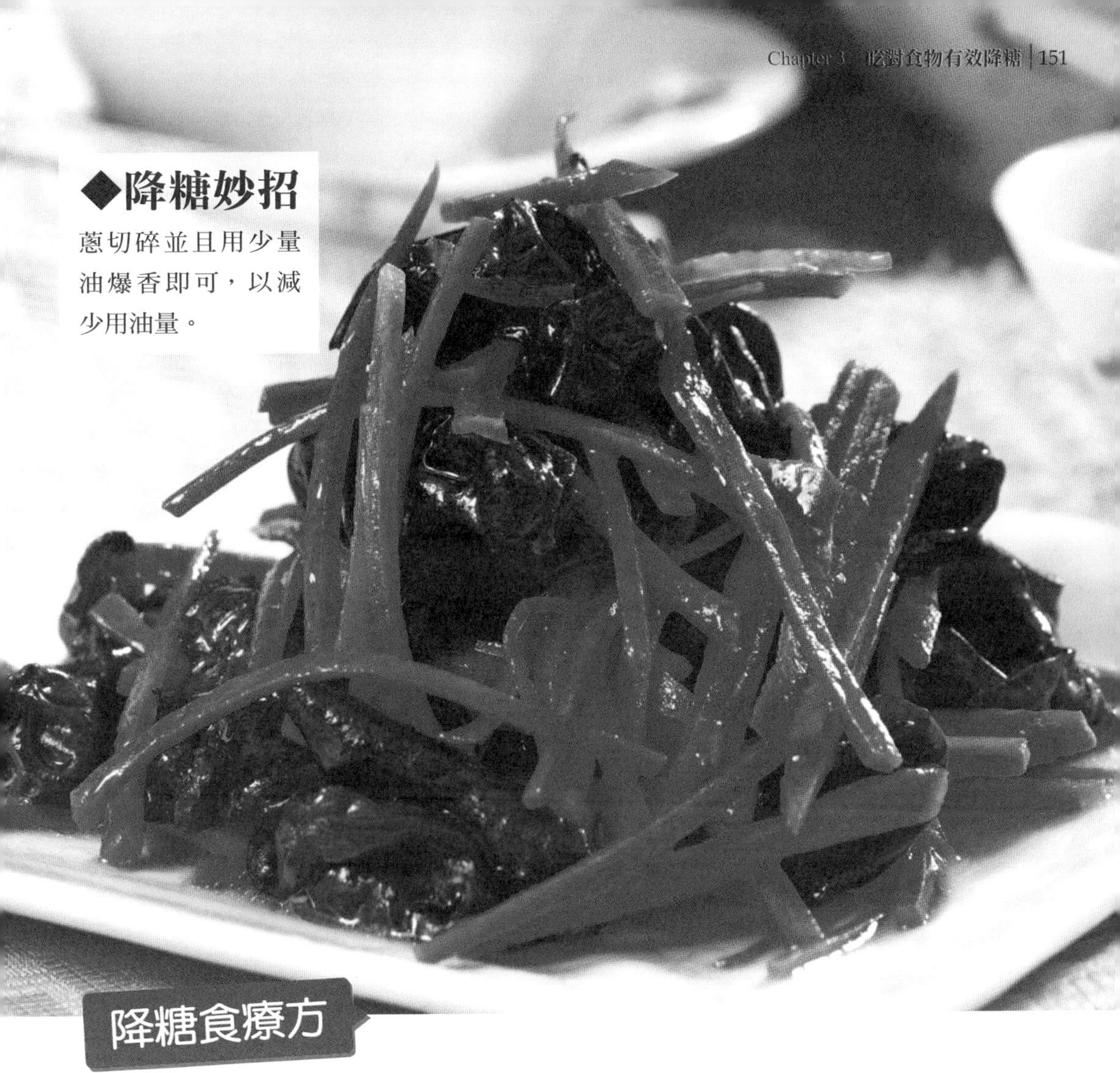

◆降糖妙招

蔥切碎並且用少量油爆香即可，以減少用油量。

降糖食療方

胡蘿蔔炒木耳

食材 胡蘿蔔 150 公克，水發黑木耳 50 公克，薑末、料酒、鹽、雞精、植物油各適量。

做法

❶將胡蘿蔔洗淨，去蒂，切成絲；木耳洗淨，撕片。

❷鍋中放少量油，中火燒至六分熱時，用薑末爆鍋，烹入料酒，倒入胡蘿蔔絲、水發黑木耳煸炒幾下，加入鹽和少許清水，稍燜，待胡蘿蔔絲爛熟後，用雞精調味，翻炒均勻即可。

能量計算器

總熱量	約 111 大卡
蛋白質	2.8 公克
脂肪	4.4 公克
醣類	8.1 公克

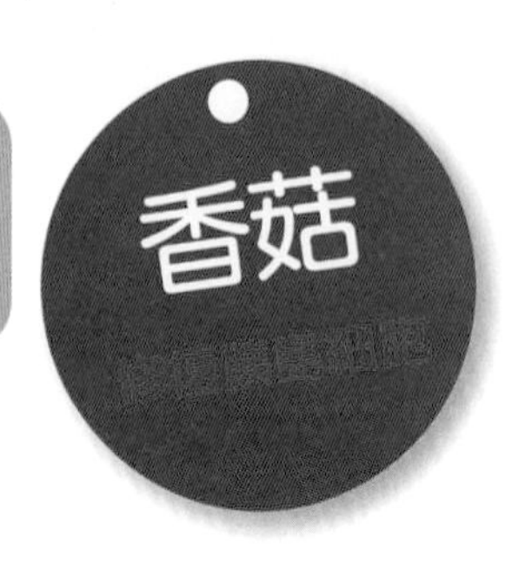

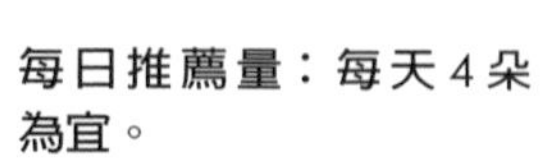

每日推薦量：每天4朵為宜。

最有力的降糖成分

硒、香菇多醣

細說降糖功效

香菇中的微量營養素硒，能防止胰島β細胞氧化破壞，修復胰島細胞，維護其正常功能，促進糖分解代謝，降低血糖和尿糖。其所含的香菇多醣能夠調節糖代謝，改善糖耐受性，促進肝醣合成，減少肝醣分解，減輕糖尿病症狀。

對併發症的益處

香菇中含有嘌呤、膽鹼、酪胺酸、氧化酶及某些核酸物質，既能發揮降血壓、降膽固醇、降血脂的作用，又可預防動脈硬化及糖尿病併發高血壓、冠心病、血脂異常等症。

降糖這樣吃

香菇中的很多維生素和香菇嘌呤都是水溶性的，因此不適合長時間浸泡和長時間烹煮，以免營養流失。

成分表（每100公克可食部分）

營養成分	含量	含量比較
熱量	19 大卡	高 ★★★
醣類	5.2 公克	高 ★★★
蛋白質	2.2 公克	中 ★★☆
脂肪	0.3 公克	低 ★☆☆

好食搭配最營養

香菇＋青江菜

青江菜富含膳食纖維和維生素，但缺乏蛋白質，而香菇蛋白質的含量豐富，並含有豐富的礦物質。兩者搭配食用，營養更全面，能滿足人體對營養的需求。

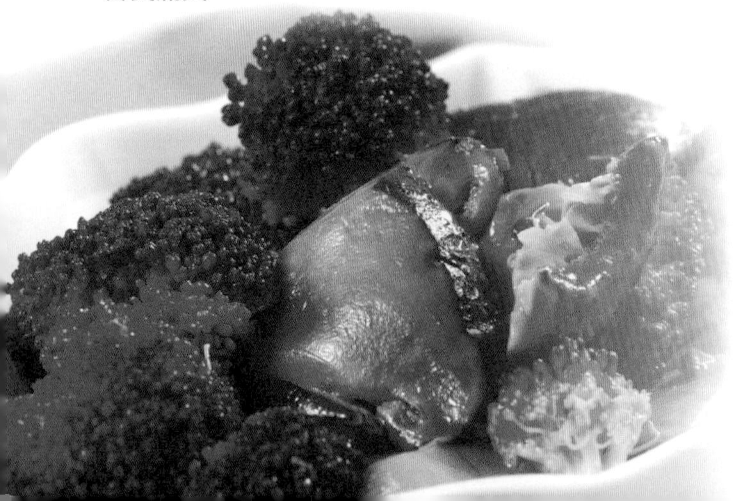

香菇青花菜有很好的抗氧化功效。鮮香菇去柄，洗淨，入沸水中燙透，撈出放涼，切片；青花菜洗淨，掰小朵，入沸水中汆燙，撈出。炒鍋置火上，倒入適量油燒熱，用蔥花爆香，放香菇片和青花菜翻炒均勻，用鹽和雞精調味即可。

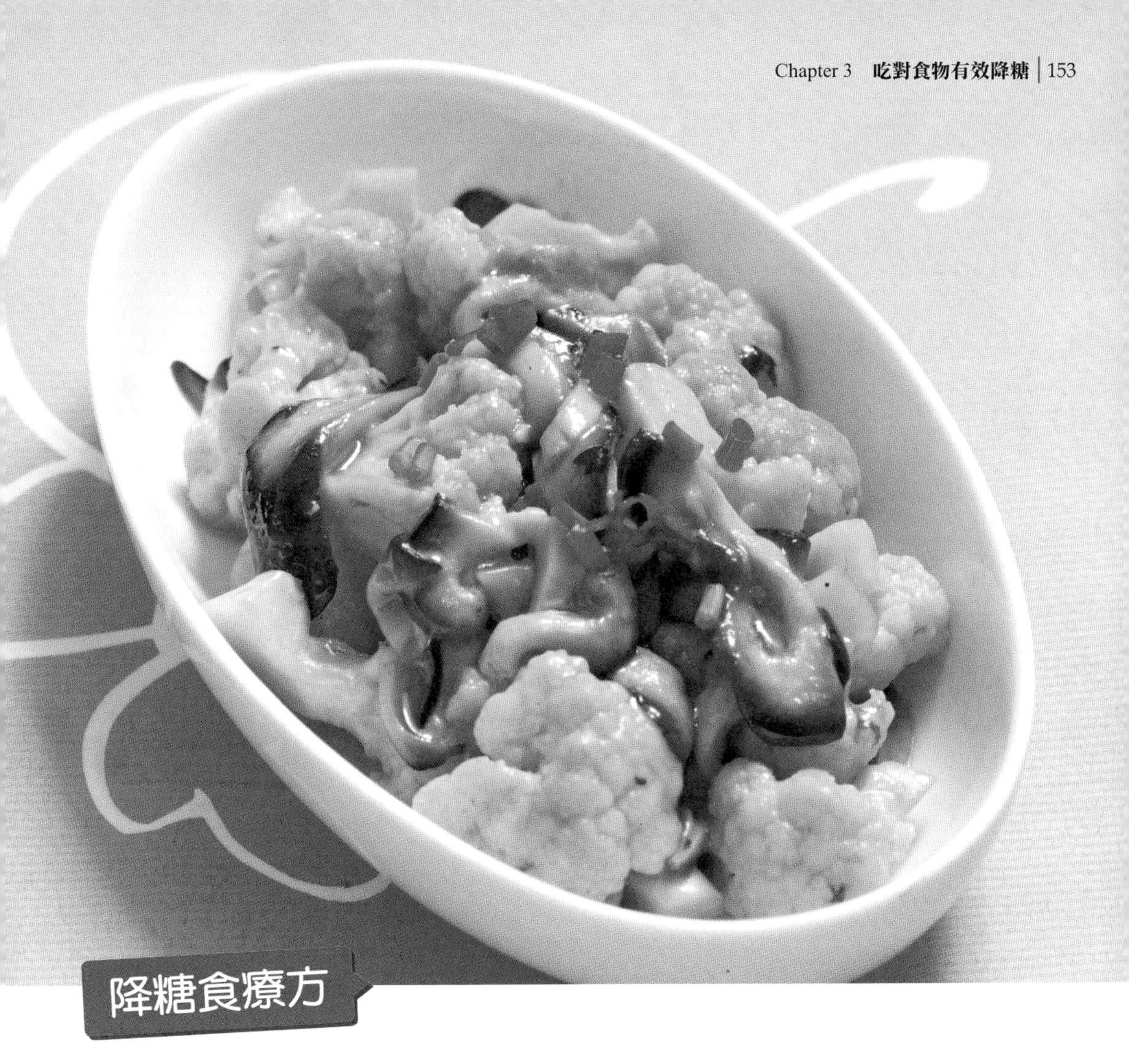

降糖食療方

香菇炒菜花

食材 花椰菜 300 公克，鮮香菇 50 公克，蔥花、薑末、鹽各 5 公克，食用澱粉、雞湯各適量，雞精、香油各少許。

做法

❶ 花椰菜去掉老根，洗淨，切成小朵；鮮香菇去蒂，洗淨切條。

❷ 鍋置火上，倒入清水燒沸，將花椰菜下水汆燙 1 分鐘後撈出。

❸ 鍋內倒油，燒至六分熱，下蔥花、薑末煸香，倒入花椰菜和香菇，加鹽翻炒。

❹ 加入雞湯，燒至花椰菜入味，用食用澱粉勾芡，放點雞精、香油即可。

能量計算器

總熱量	約 213 大卡
蛋白質	16.3 公克
脂肪	5.2 公克
醣類	43.4 公克

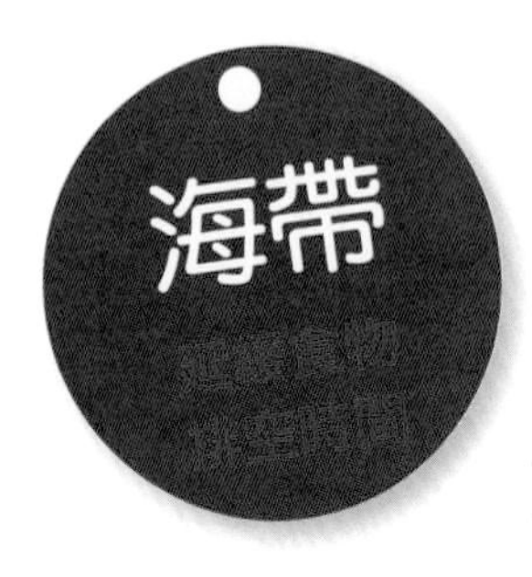

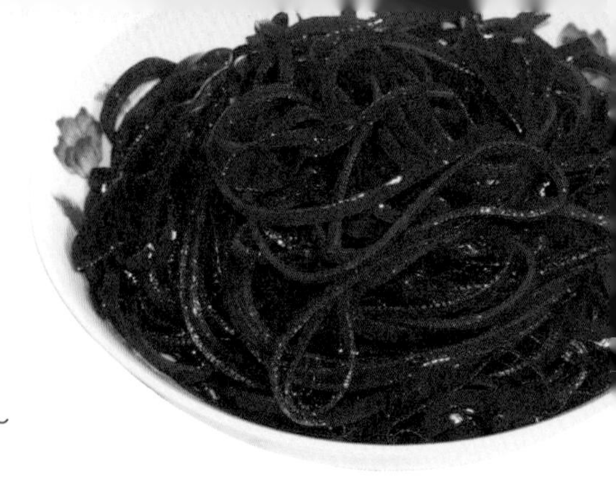

每日推薦量：每天 150 ～ 200 公克（水發）為宜。

最有力的降糖成分

岩藻多醣

細說降糖功效

海帶的膳食纖維中的 60%為岩藻多醣，是極好的食物纖維，糖尿病患者食用後，能延緩胃排空和食物透過小腸的時間，因此，即使在胰島素分泌量減少的情況下，血糖也不會上升，從而達到治療糖尿病的目的。

對併發症的益處

海帶含有大量的不飽和脂肪酸和膳食纖維，能清除附著在血管壁上的膽固醇，促進膽固醇的排泄，使血液的黏度降低，減少血管硬化。其所含的豐富鈣營養素可降低人體對膽固醇的吸收，同時降低血壓。

降糖這樣吃

1. 煮海帶時滴入幾滴醋，既能去除海帶的腥味，又能使海帶快速變軟。
2. 吃海帶後不要馬上喝茶，也不要立刻吃酸澀的水果，這兩種食物都會阻礙人體對海帶中鐵的吸收。
3. 海帶中富含碘，對脫髮和甲狀腺腫大患者有一定療效，但是不適合甲亢患者食用，會加重病情。

成分表（每100公克可食部分）

營養成分	含量	含量比較
熱量	12 大卡	低 ★☆☆
醣類	2.1 公克	低 ★☆☆
蛋白質	1.2 公克	低 ★☆☆
脂肪	0.1 公克	低 ★☆☆

好食搭配最營養

海帶＋芝麻

芝麻能改善血液循環，促進新陳代謝，降低膽固醇；海帶含有豐富的碘和鈣，能淨化血液，促進甲狀腺素的合成。二者同食，美容、抗衰老效果更佳。

海帶炒肉絲的做法是將海帶洗淨切絲，煮至軟爛；豬肉洗淨，切絲。鍋中放油燒熱，倒入豬肉絲翻炒，加入蔥花、薑末、醬油、海帶絲煸炒，再加入適量清水、鹽，大火燒開後以食用澱粉勾芡即可。

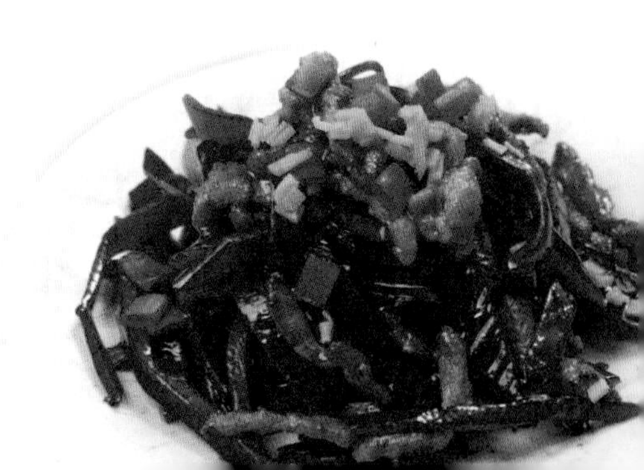

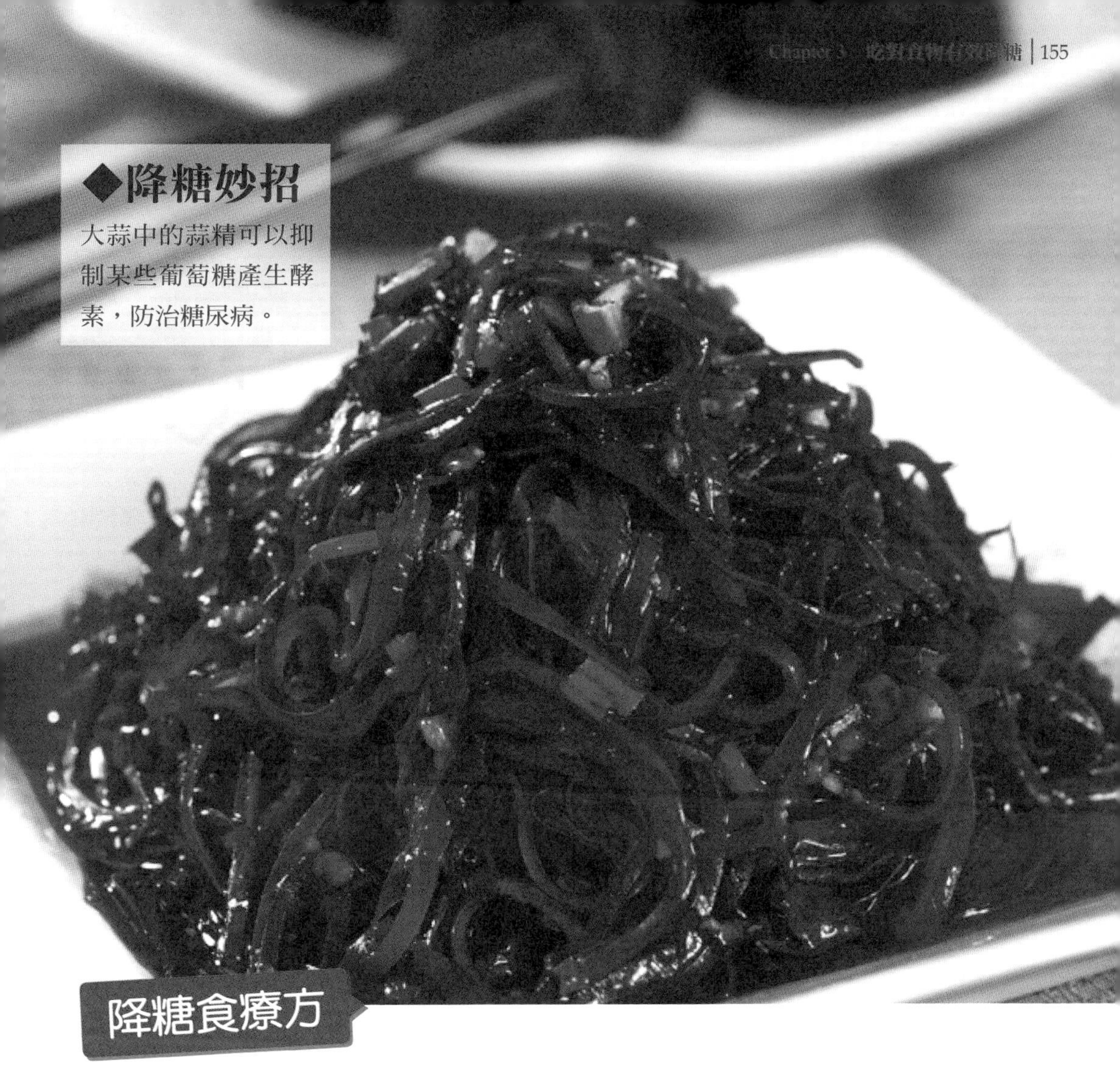

◆降糖妙招

大蒜中的蒜精可以抑制某些葡萄糖產生酵素，防治糖尿病。

降糖食療方

麻辣海帶

食材 水發海帶 300 公克，鹽 3 公克，花椒油、辣椒油各 10 公克，蒜末、香油各 5 公克，香菜、雞精各少許。

做法

❶海帶洗淨，切絲，入沸水中煮 10 分鐘，撈出，放涼，瀝乾水分。

❷取盤，放入海帶絲，放香菜、蒜末、鹽、雞精、花椒油、辣椒油和香油，攪拌均勻即可。

能量計算器

總熱量	約 266 大卡
蛋白質	3.3 公克
脂肪	25 公克
醣類	9.0 公克

菌藻類

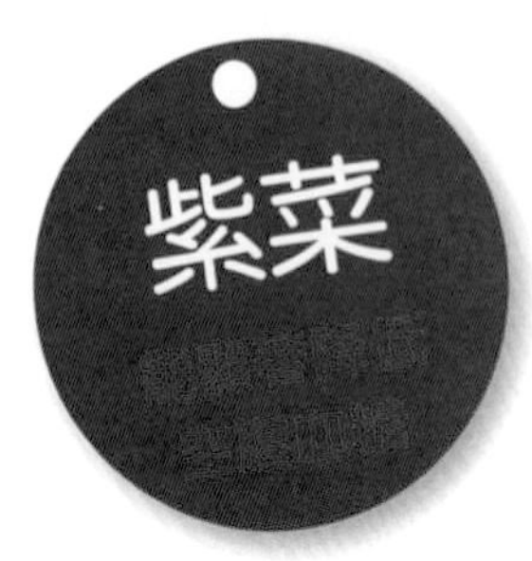

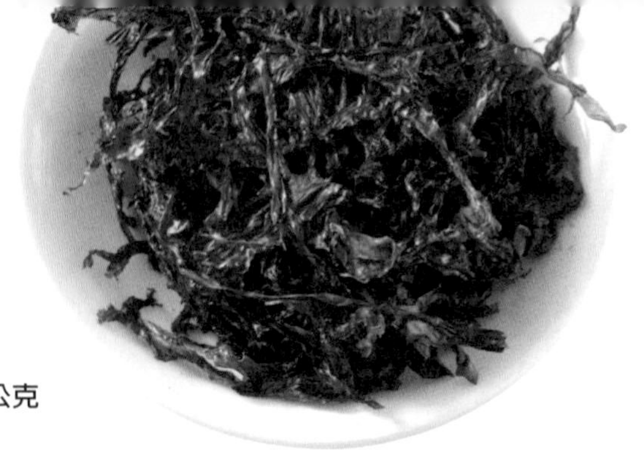

每日推薦量：每天 15 公克（水發）為宜。

最有力的降糖成分

紫菜多醣、硒、鎂

細說降糖功效

紫菜含有豐富的紫菜多醣，紫菜多醣能顯著降低空腹血糖。紫菜還含有豐富的鎂元素，鎂能增強胰島素的敏感性，調節血糖。此外紫菜中的硒，能防止胰島 β 細胞氧化破壞，修復胰島細胞，使其功能正常，促進糖分解代謝，降低血糖和尿糖。

對併發症的益處

紫菜含有的甘露醇，可消水腫，尤其適合糖尿病腎病變伴有水腫的患者食用。紫菜中含有豐富的礦物質和不飽和脂肪酸，有益於預防和延緩糖尿病併發症的發生。

降糖這樣吃

紫菜降糖效果好，但是對於消化功能不好和脾虛者，應少食；腹痛便溏者和脾胃虛寒者則不宜食用。

成分表（每100公克可食部分）

營養成分	含量	含量比較
熱量	207 大卡	高 ★★★
醣類	44.1 公克	中 ★★☆
蛋白質	26.7 公克	高 ★★★
脂肪	1.1 公克	中 ★★☆

好食搭配最營養

紫菜＋雞蛋

紫菜富含鈣質，雞蛋富含維生素 B_{12}。二者做成紫菜雞蛋湯，紫菜中含有的鈣能促進人體對雞蛋中維生素 B_{12} 的吸收。

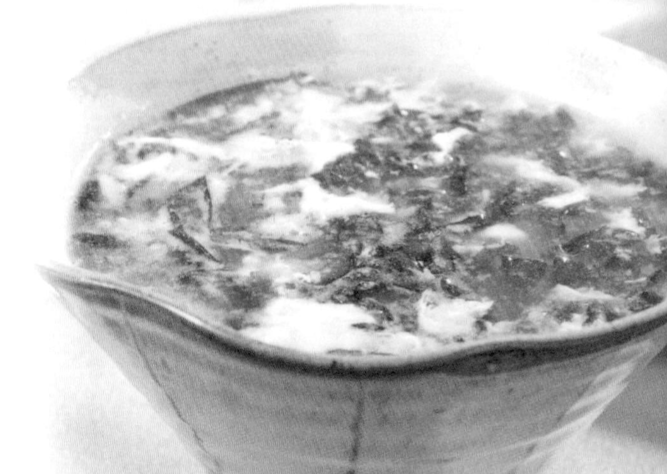

紫菜經常用於煮湯。將乾紫菜撕成小片；豬瘦肉洗淨，切碎。鍋置火上，倒入豬碎肉，加適量清水燒沸，轉小火煮至豬碎肉熟透，放入紫菜和蔥花攪拌均勻，用鹽、雞精和香油調味，以食用澱粉勾薄芡即可。

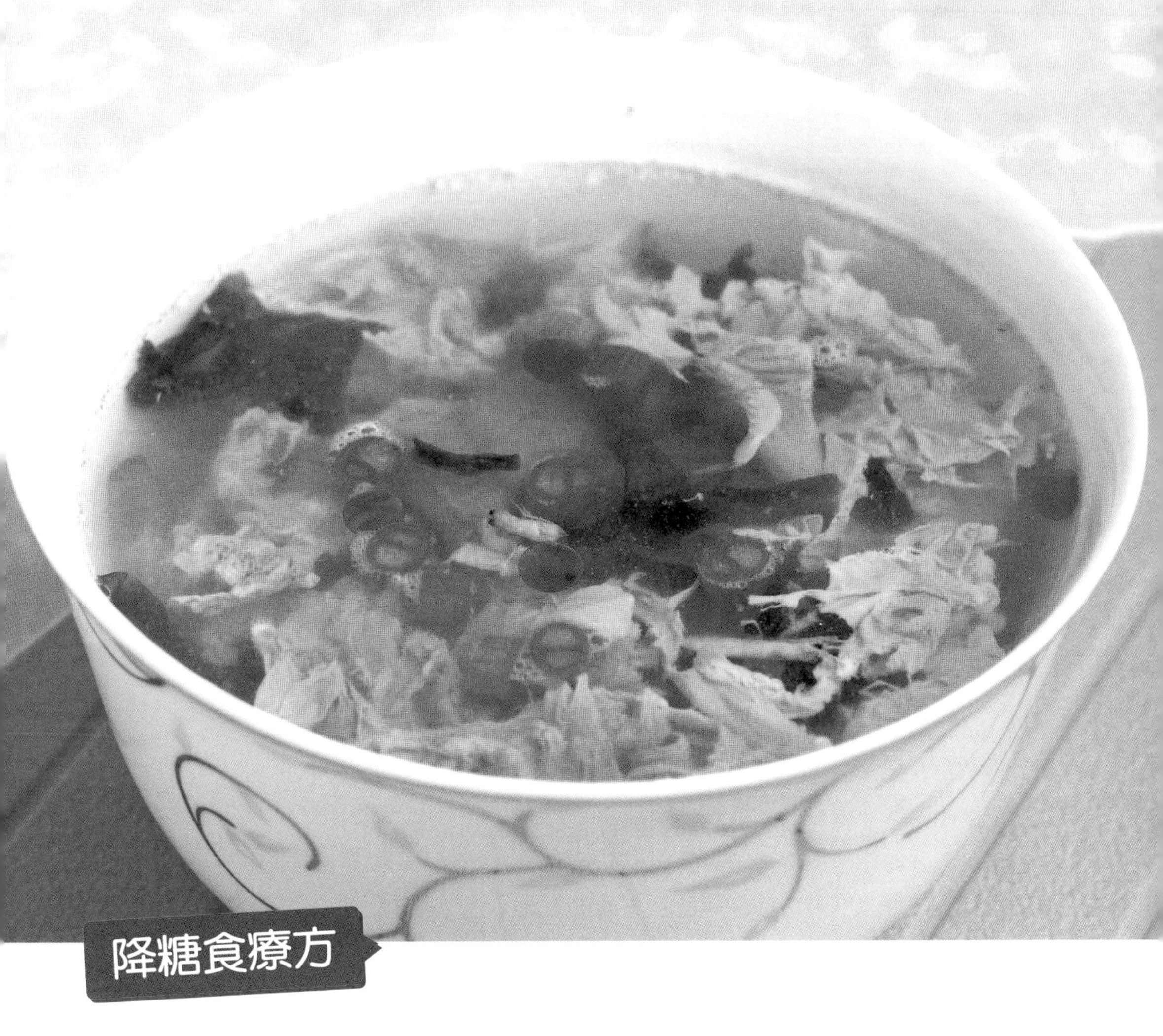

降糖食療方

紫菜蝦米蛋花湯

食材 紫菜 5 公克，蝦米 10 公克，黃瓜 50 公克，雞蛋 1 個，鹽 5 公克，雞精 2 公克，蔥花、香油各適量。

做法

❶ 紫菜洗淨，撕碎，與蝦米放碗中；打入蛋，攪勻；黃瓜洗淨，切片。

❷ 鍋置火上，放油燒熱，加入蔥花熗香，放適量水燒開，加入蛋液。

❸ 待蛋花浮起時，放黃瓜片，加鹽、香油、雞精，把湯倒入紫菜碗中即可。

能量計算器

總熱量	約 137.5 大卡
蛋白質	12.7 公克
脂肪	7.6 公克
醣類	5.6 公克

水果類

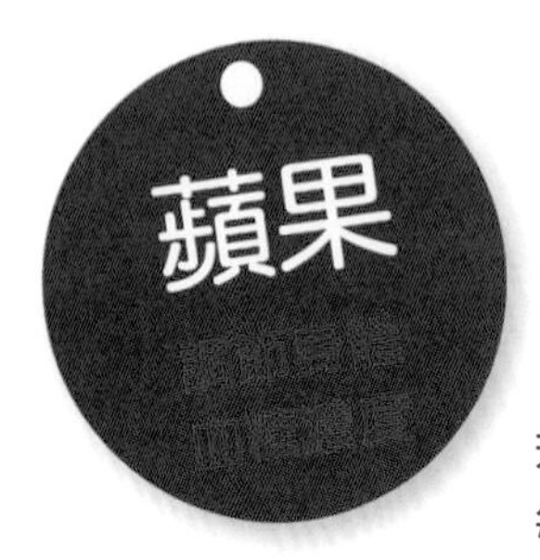

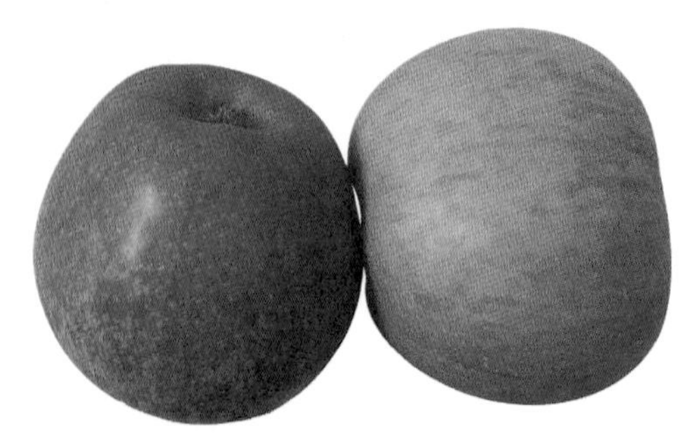

升糖指數：36 低
每日推薦量：每日 1 個為宜

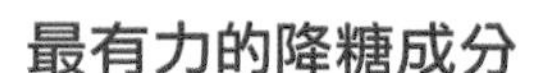

最有力的降糖成分

維生素 C、膠質、鉻

細說降糖功效

蘋果中的維生素 C 可維持胰島素的功能，促進組織對葡萄糖的利用及胰島素形成，調節身體血糖；還可以抑制醛糖還原酶的作用，延緩或改善糖尿病周圍神經病變。蘋果中的膠質和鉻，能維持血糖的穩定，因此蘋果是所有想要控制血糖者必不可少的水果。

對併發症的益處

蘋果中含有的硼與錳，有利於鈣的吸收和利用，可以預防糖尿病患者併發骨質疏鬆。蘋果中還含有較多的鉀，能與人體過剩的鈉鹽結合，使之排出體外從而降低血壓。蘋果還可以減少血液中膽固醇含量，增加膽汁分泌和膽汁酸功能，因而可避免膽固醇沉澱在膽汁中形成膽結石。

成分表（每100公克可食部分）

營養成分	含量	含量比較
熱量	52 大卡	低 ★☆☆
醣類	13.5 公克	低 ★☆☆
蛋白質	0.2 公克	低 ★☆☆
脂肪	0.2 公克	低 ★☆☆

這樣吃最降糖

1. 蘋果宜現吃現切，切開後如果放置時間長，不僅會氧化變黑，而且營養素會損失。
2. 蘋果不宜空腹食用，因為蘋果所含的果酸和胃酸混合後會增加胃的負擔。

好食搭配最營養

蘋果＋山藥

二者搭配食用，有益脾胃、助消化、止腹瀉的功效。

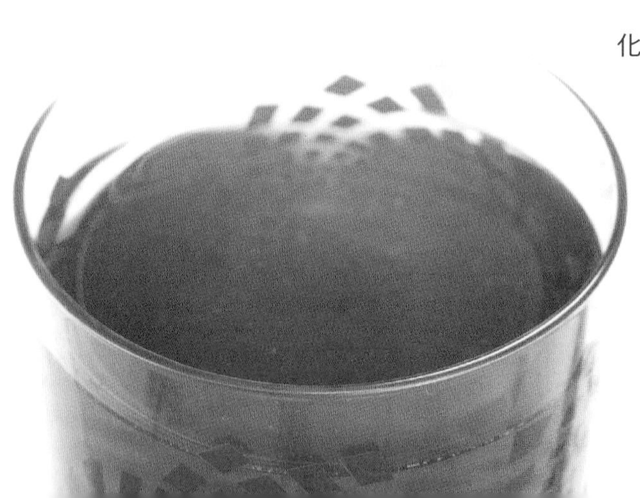

蘋果蓮藕汁：將蓮藕洗淨，去皮切片，蘋果洗淨切小塊，檸檬去皮、籽。將藕、檸檬、蘋果一起放入果汁機打成汁，加少量白開水、蜂蜜調勻即可。

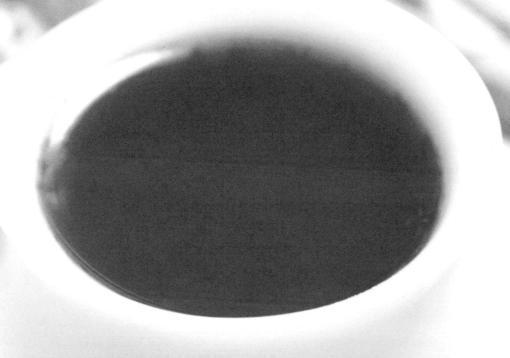

降糖食療方

蘋果蔬菜汁

食材 胡蘿蔔 50 公克，芹菜 50 公克，蘋果 100 公克，檸檬 25 公克。

做法

❶ 胡蘿蔔、芹菜洗淨，切段；蘋果洗淨，去皮、核，切塊；檸檬去皮、籽。

❷ 將切好的食材一起倒入全自動豆漿機中，加入適量涼飲用水，攪打均勻後倒入杯中即可。

能量計算器

總熱量	約 89 大卡
蛋白質	1 公克
脂肪	0.6 公克
醣類	22 公克

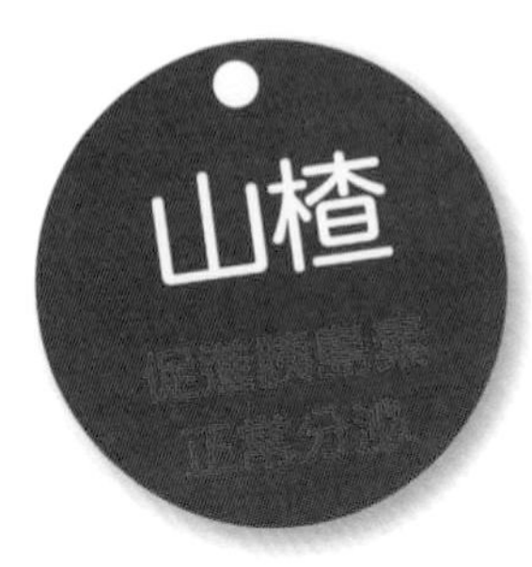

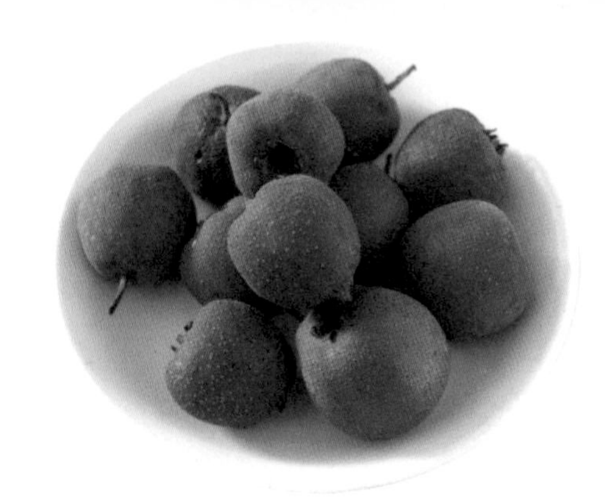

每日推薦量：每日 3 ～ 4 個為宜。

最有力的降糖成分

鈣、胡蘿蔔素、果膠

細說降糖功效

山楂中含有豐富的鈣和胡蘿蔔素，具有刺激胰島 β 細胞的作用，能夠促進胰島素的正常分泌，使血糖維持正常。山楂中含有的果膠，可促進胃腸蠕動，抑制血糖升高，還可促進排便。

對併發症的益處

山楂中含有三萜類及類黃酮等藥物成分，具有顯著的擴張血管及降壓作用，有增強心肌功能、抗心律不齊、調節血脂及膽固醇含量的功能。山楂可有效防治動脈粥樣硬化和心腦血管疾病。

這樣吃最降糖

1. 山楂對子宮有收縮作用，懷孕早期不宜多吃，否則會刺激子宮收縮，甚至導致流產。
2. 食用山楂不可貪多，而且食用後要注意及時漱口，以免對牙齒造成損害。

成分表（每100公克可食部分）

營養成分	含量	含量比較
熱量	95 大卡	低 ★☆☆
醣類	25.1 公克	中 ★★☆
蛋白質	0.5 公克	低 ★☆☆
脂肪	0.6 公克	低 ★☆☆

好食搭配最營養

山楂＋牛肉

山楂適宜搭配牛肉食用，因為其富含的維生素 C 能夠促進人體對牛肉中所富含的鐵質的吸收，從而提高牛肉的營養價值。

山楂和荷葉有降血糖功效，共同煮粥對糖尿病兼血脂較高者有極佳效果。將山楂、荷葉洗淨，切細，用乾淨紗布做成藥包。鍋中加適量水，將藥包放入水中，大火煮沸後繼續煮 20 分鐘，取出藥包。將白米洗淨，放入熬好的藥汁中，煮至粥爛即可。

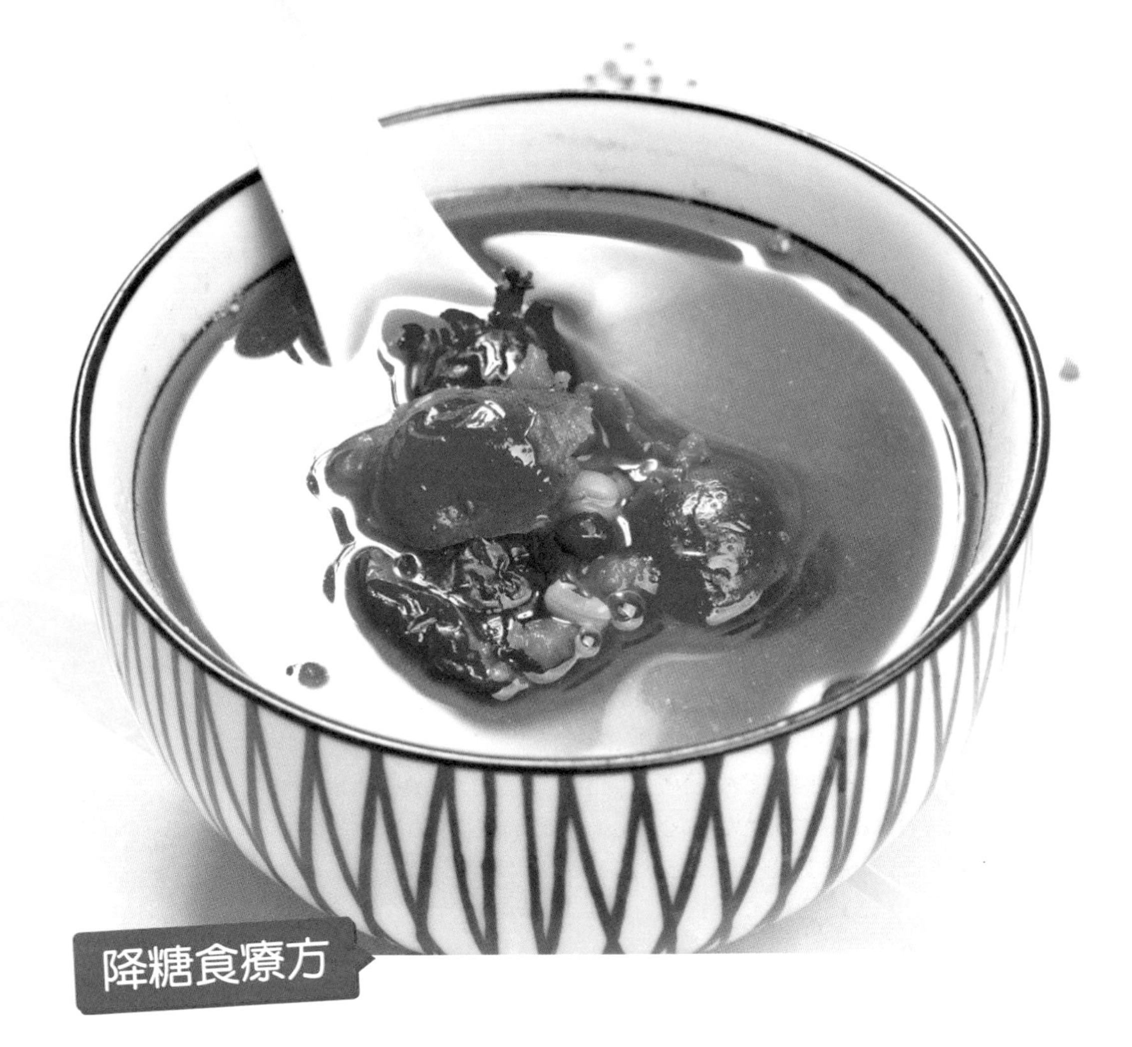

降糖食療方

豆豆山楂湯

食材 山楂 50 公克，紅豆、綠豆各 100 公克，紅棗 25 公克。

做法

❶將紅豆、綠豆洗淨，用冷水泡 1 個小時，然後撈出備用。

❷紅棗和山楂洗淨去核。將所有食材一起放入鍋中，加入適量冷水，大火燒開，然後小火煮至豆熟爛即可。

能量計算器

總熱量	約 703 大卡
蛋白質	42 公克
脂肪	1.7 公克
醣類	145 公克

水果類

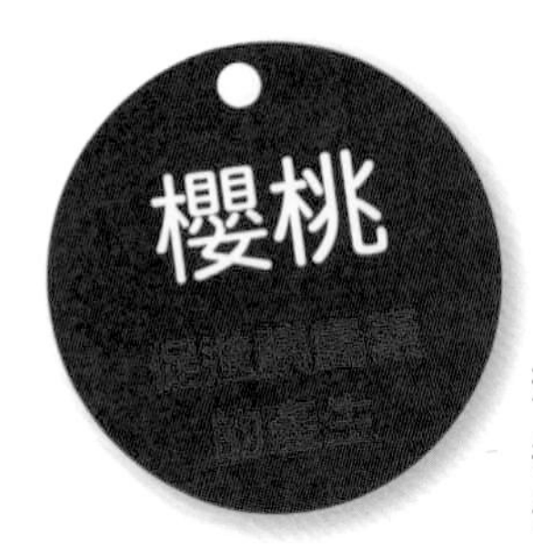

升糖指數：22 低

每日推薦量：每天 2 ～ 3 個為宜。

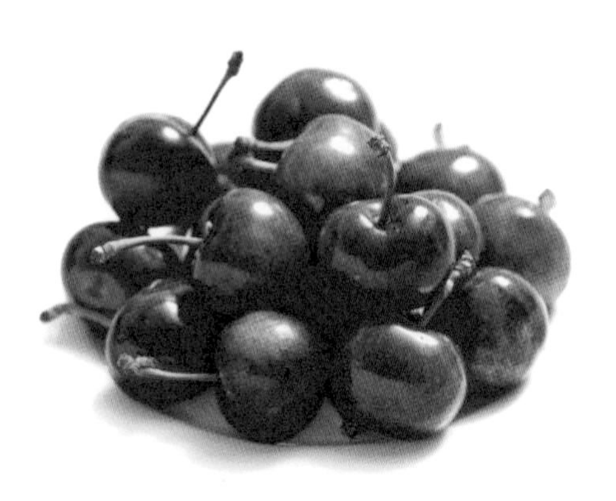

最有力的降糖成分

花青素

細說降糖功效

櫻桃含有豐富的花青素，能夠促進胰島素的產生，增加人體內部胰島素的含量，從而有效地降低血糖。此外櫻桃是低熱量、低糖的水果，食用後不會快速升高血糖。

對併發症的益處

櫻桃含有豐富的維生素 E，有益於糖尿病併發腎臟病患者。同時還能預防心血管系統的併發症。櫻桃所含的鐵，既可防治缺鐵性貧血，又可增強體質。

這樣吃最降糖

櫻桃在食用前宜用淡鹽水浸泡 10 分鐘，這樣可以幫助清除果皮表面殘留的農藥。

成分表（每100公克可食部分）

營養成分	含量	含量比較
熱量	46 大卡	低 ★☆☆
醣類	10.2 公克	低 ★☆☆
蛋白質	1.1 公克	低 ★☆☆
脂肪	0.2 公克	低 ★☆☆

好食搭配最營養

櫻桃 + 牛奶

性屬熱性的櫻桃適宜搭配牛奶食用，因為牛奶性微寒，可以中和櫻桃的熱性。

櫻桃銀耳粥有潤肺、美容功效。白米淘洗乾淨，浸泡 30 分鐘；櫻桃洗淨；水發白木耳洗淨，撕成小朵。鍋置火上，倒入清水大火煮沸，加白米煮開，轉小火熬煮 15 分鐘，加入白木耳煮 15 分鐘後，再加入櫻桃煮沸即可。

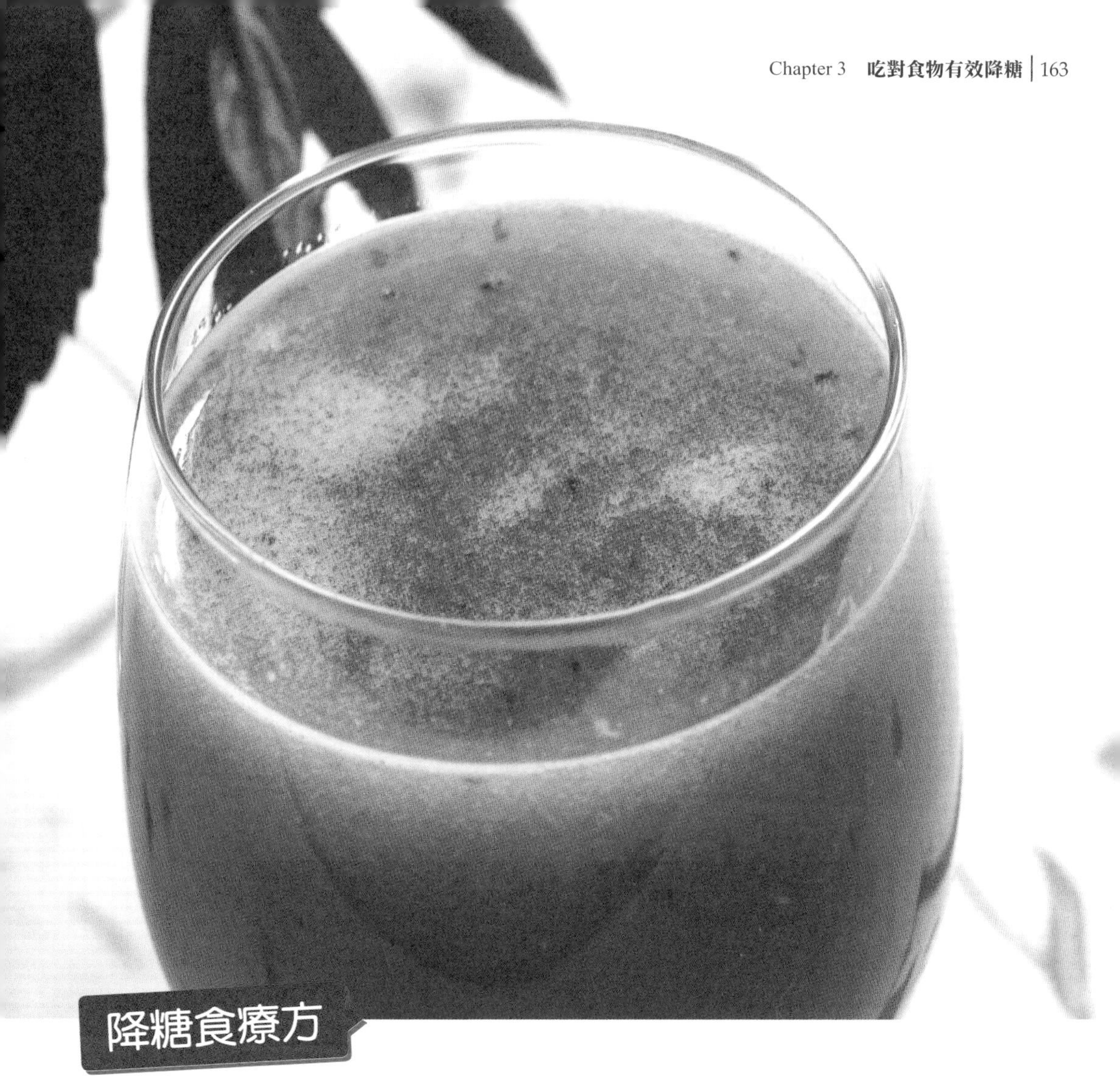

降糖食療方

櫻桃汁

食材 櫻桃 200 公克。

做法

櫻桃洗淨，去梗，對切開，去核，放入果汁機中，加入適量飲用水攪打即可。

能量計算器

總熱量	約 92 大卡
蛋白質	2.2 公克
脂肪	0.4 公克
醣類	20.4 公克

水果類

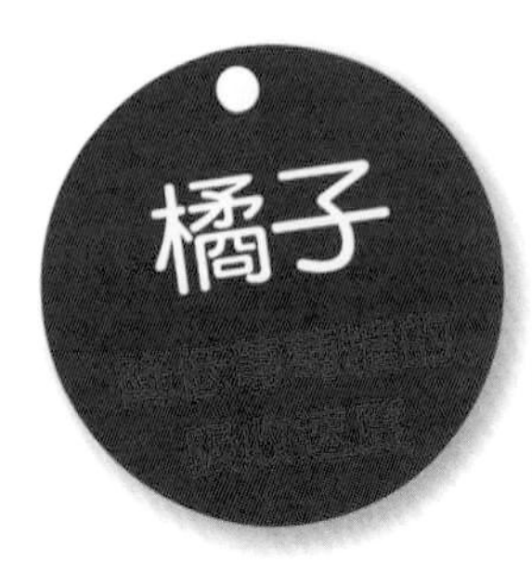

升糖指數：43 低

每日推薦量：每天 1 ～ 2 個為宜。

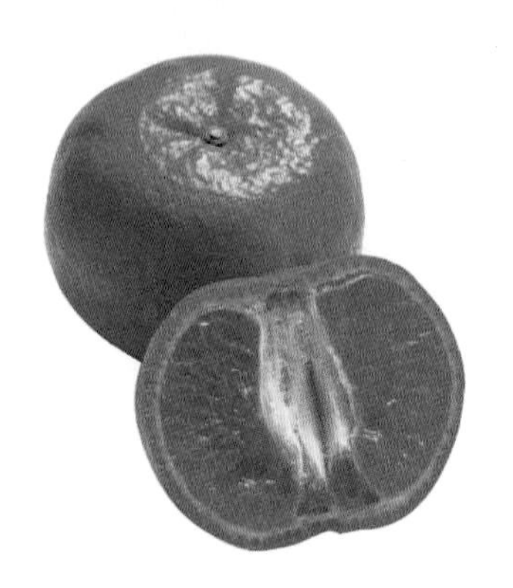

最有力的降糖成分

維生素 C、果膠

細說降糖功效

橘子中的維生素 C 可維持胰島素的功能，促進組織對葡萄糖的利用；還含有豐富的果膠，可延長食物在腸內的停留時間，降低葡萄糖的吸收速度，食用後不會造成血糖的急劇上升。

對併發症的益處

橘子含有的維生素 C、檸檬酸等十餘種營養物質，可以提高肝臟解毒的作用，且能加速膽固醇轉化，防止動脈硬化。橘子的絲絡中含有維生素 P，能使人的血管保持正常的密度和彈性，減少血管壁的滲透性和脆性，預防微血管滲血，可以預防糖尿病患者併發視網膜出血。

這樣吃最降糖

橘子含能量較多，一次不宜食用過多，否則容易「上火」，引發口腔炎、牙周病等症。

成分表（每100公克可食部分）

營養成分	含量	含量比較
熱量	51 大卡	高 ★★★
醣類	11.9 公克	低 ★☆☆
蛋白質	0.7 公克	低 ★☆☆
脂肪	0.2 公克	低 ★☆☆

好食搭配最營養

橘子＋核桃

二者同食，可促進糖尿病患者吸收核桃中的鐵，預防貧血，增強體質。

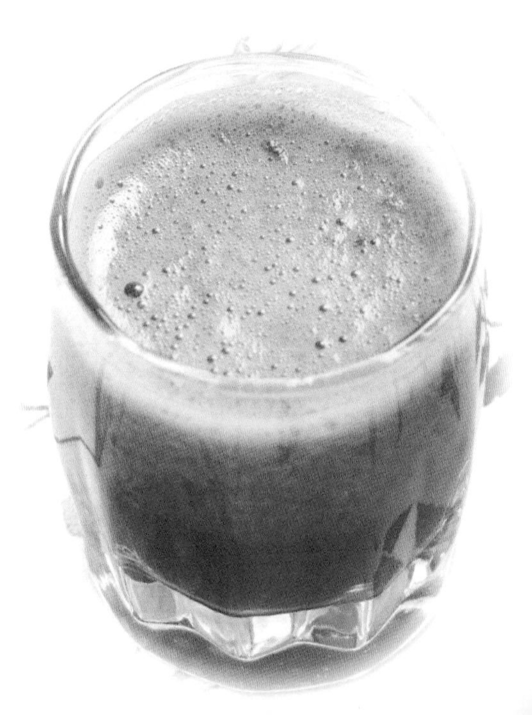

橘子洗淨、去皮，切小塊；番茄洗淨，切小塊；檸檬洗淨，去皮和籽，切小塊。將上述食材和適量飲用水一起放入果汁機中攪打均勻，打好後加入冰糖調勻即可。

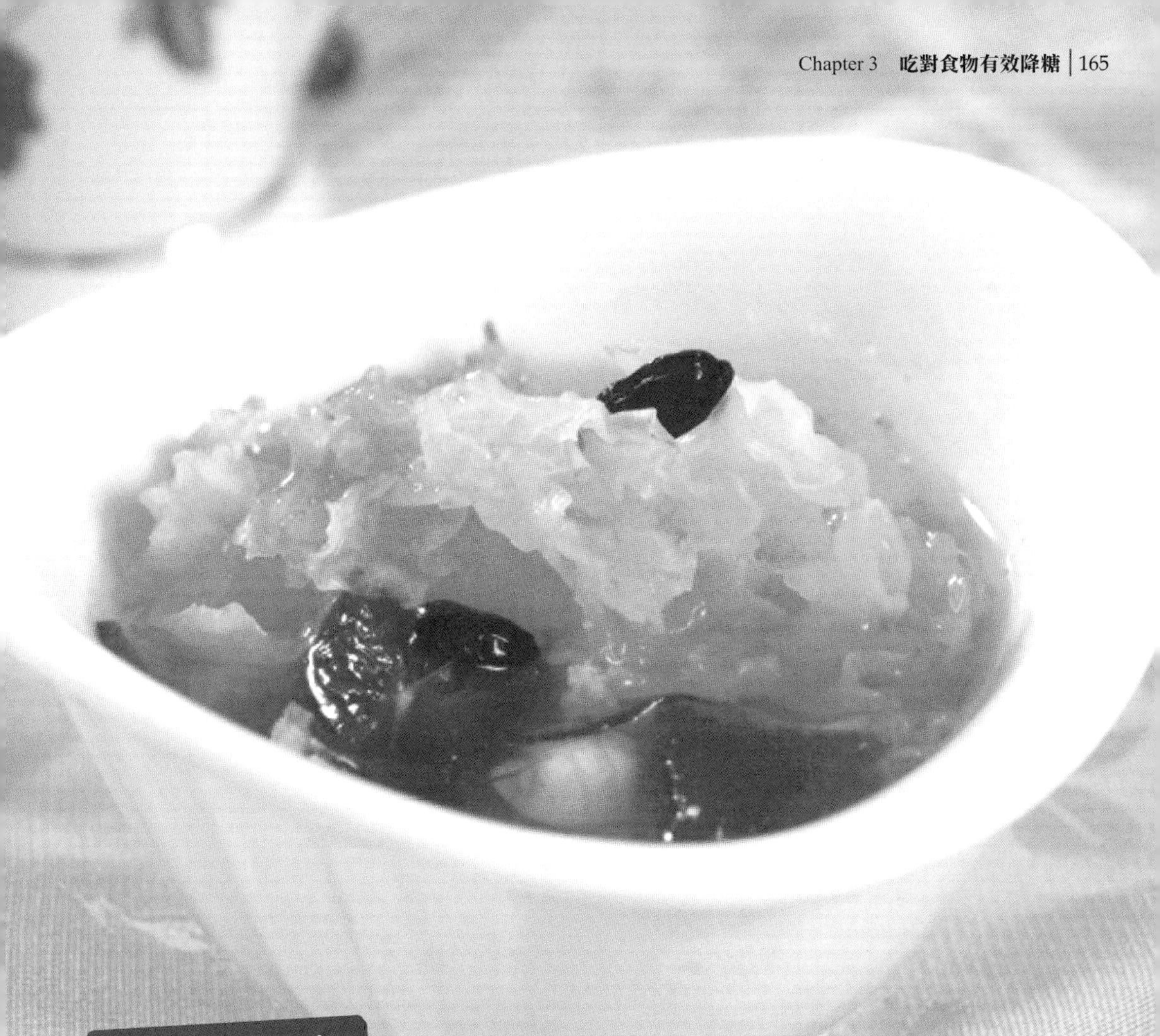

降糖食療方

橘瓣銀耳羹

食材 橘子 100 公克，白木耳 15 公克，枸杞 5 粒。

做法

❶ 白木耳用清水泡發，擇洗乾淨，撕成小朵；橘子洗淨，去皮，分瓣。

❷ 鍋置火上，放入白木耳和適量清水，大火燒開後轉小火煮至湯汁略稠，最後加入橘子瓣和枸杞即可。

能量計算器

總熱量	約 86 大卡
蛋白質	2.4 公克
脂肪	0.4 公克
醣類	23 公克

水果類

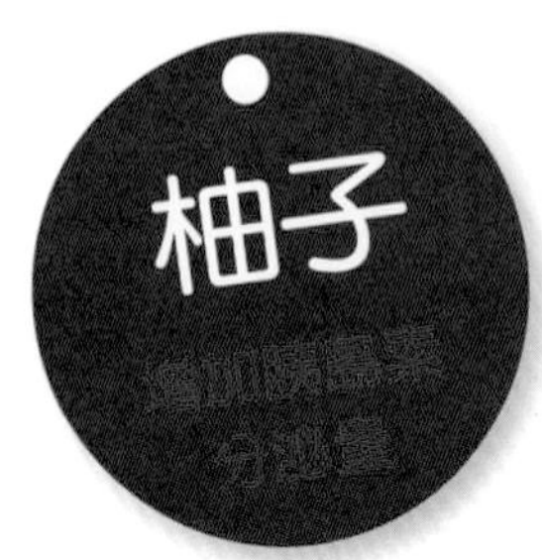

升糖指數：25 低
每日推薦量：每天 50 公克（1 瓣）為宜。

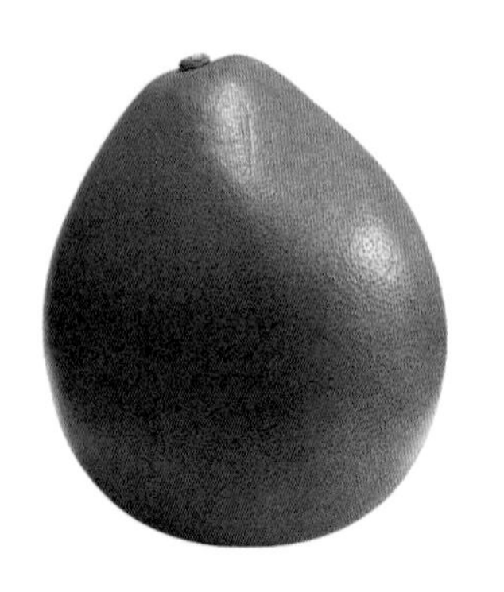

最有力的降糖成分

鉻

細說降糖功效

柚子肉中含有作用類似於胰島素的成分：鉻，能增加胰島素分泌量，降低血糖。柚子升糖指數較低，其能量不會被迅速轉化為脂肪，能控制血糖升高，為一款有益於糖尿病患者的水果。

對併發症的益處

柚子中含有豐富的鉀元素，幾乎不含鈉，有益於高血壓、心腦血管病及腎臟病患者。此外，柚子含有生理活性物質，可降低血液的黏滯度，減少血栓的形成，對心腦血管疾病的發生有較好的預防作用。

這樣吃最降糖

服藥物時應避免食用柚子，因柚子中含有的一種活性成分將干擾許多藥物的正常代謝，易引起不良反應。

成分表（每100公克可食部分）

營養成分	含量	含量比較
熱量	41 大卡	低 ★☆☆
醣類	9.5 公克	低 ★☆☆
蛋白質	0.8 公克	低 ★☆☆
脂肪	0.2 公克	低 ★☆☆

好食搭配最營養

柚子 + 番茄

番茄和柚子都富含維生素 C，低熱低糖，一起打汁食用，能清除體內自由基，預防糖尿病神經病變和血管病變。

柚子草莓汁：將草莓去蒂洗淨，切丁；葡萄柚、柳橙去皮，切丁。將上述食材放入果汁機中，加入適量飲用水攪打即可。

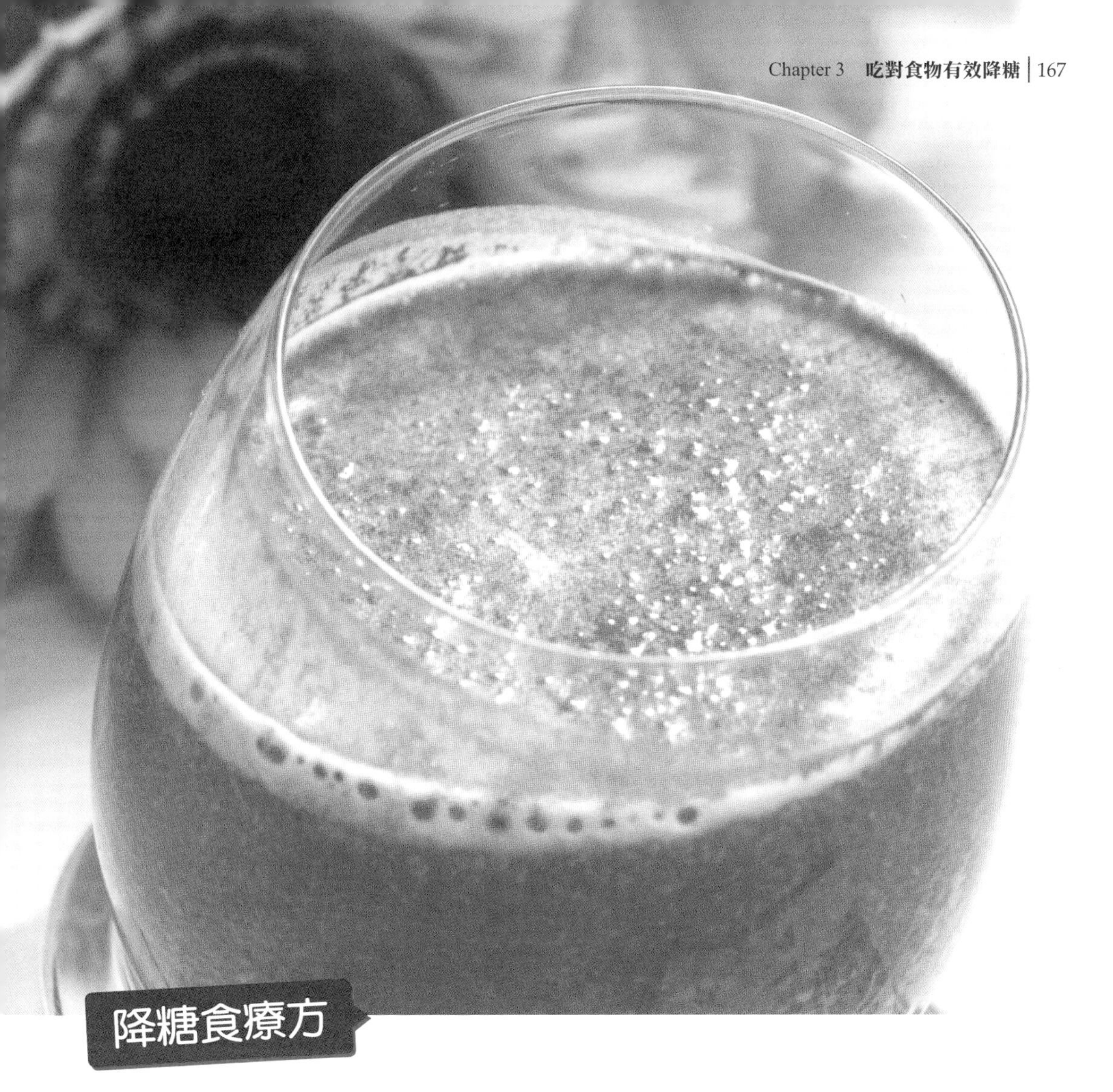

降糖食療方

柚香南瓜牛奶

食材 柚子 100 公克，南瓜 150 公克，脫脂牛奶 400 毫升。

做法

❶南瓜洗淨，去瓤，切塊，蒸熟後，去皮，放涼備用；柚子去皮，去白色薄皮和籽，切成小塊。

❷將上述食材連同牛奶倒入果汁機中攪打，打好後調入蜂蜜即可。

能量計算器

總熱量	約 176 大卡
蛋白質	1.8 公克
脂肪	0.3 公克
醣類	17 公克

水果類

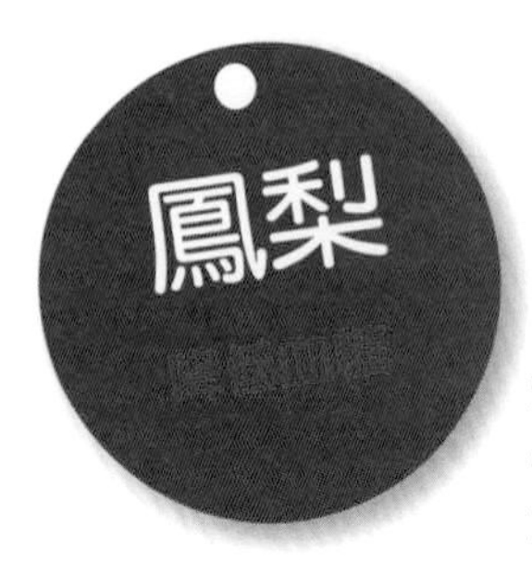

升糖指數：66 中

每日推薦量：每天 100 公克為宜。

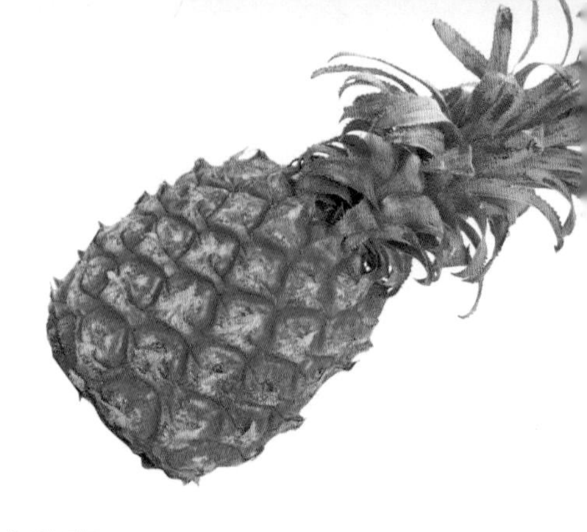

最有力的降糖成分

膳食纖維

細說降糖功效

鳳梨含有豐富的膳食纖維，可降低血糖，減少糖尿病患者對胰島素和藥物的依賴性。此外，還能增加飽腹感，促進胃腸蠕動，防止便祕。

對併發症的益處

鳳梨含有一種鳳梨朊酶，能分解人體攝取的過多蛋白質，還能溶解阻塞於組織中的纖維蛋白和血凝塊，改善局部微循環，消除炎症和水腫。鳳梨中含有的維生素 B_1，可以預防糖尿病引起的周圍神經病變。

這樣吃最降糖

鳳梨中的蛋白酶能刺激口腔黏膜，食用前應將鳳梨切成片或塊放在淡鹽水中浸泡數分鐘，以去除蛋白酶，避免對口腔黏膜產生刺激。

成分表（每100公克可食部分）

營養成分	含量	含量比較
熱量	46 大卡	低 ★☆☆
醣類	10.2 公克	低 ★☆☆
蛋白質	1.1 公克	低 ★☆☆
脂肪	0.2 公克	低 ★☆☆

好食搭配最營養

鳳梨＋豬肉

鳳梨中的鳳梨蛋白酶，可以分解豬肉蛋白，促進人體消化吸收。

將鳳梨去皮，切小塊，然後放入果汁機中，加入適量飲用水攪打成鳳梨汁。

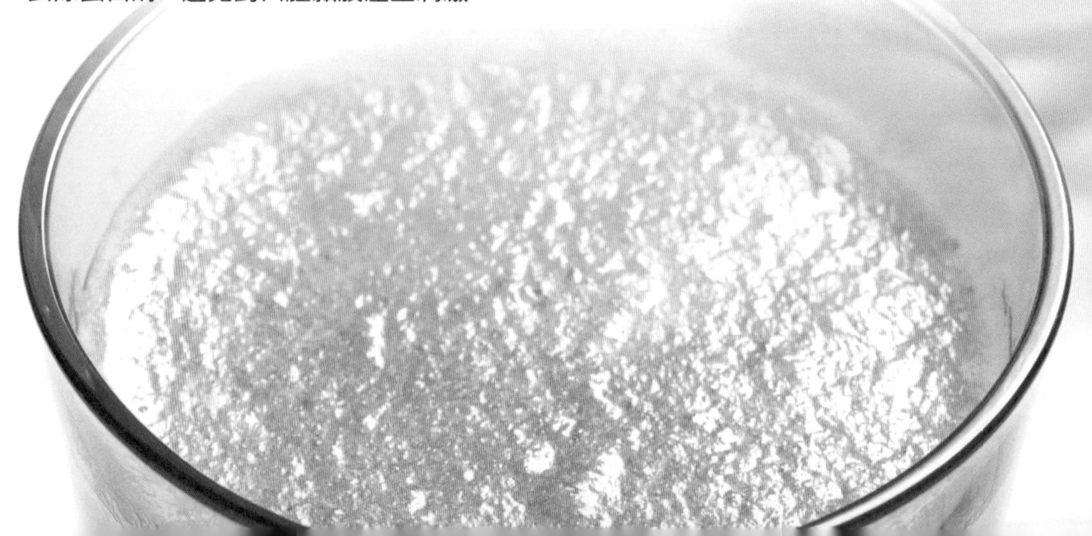

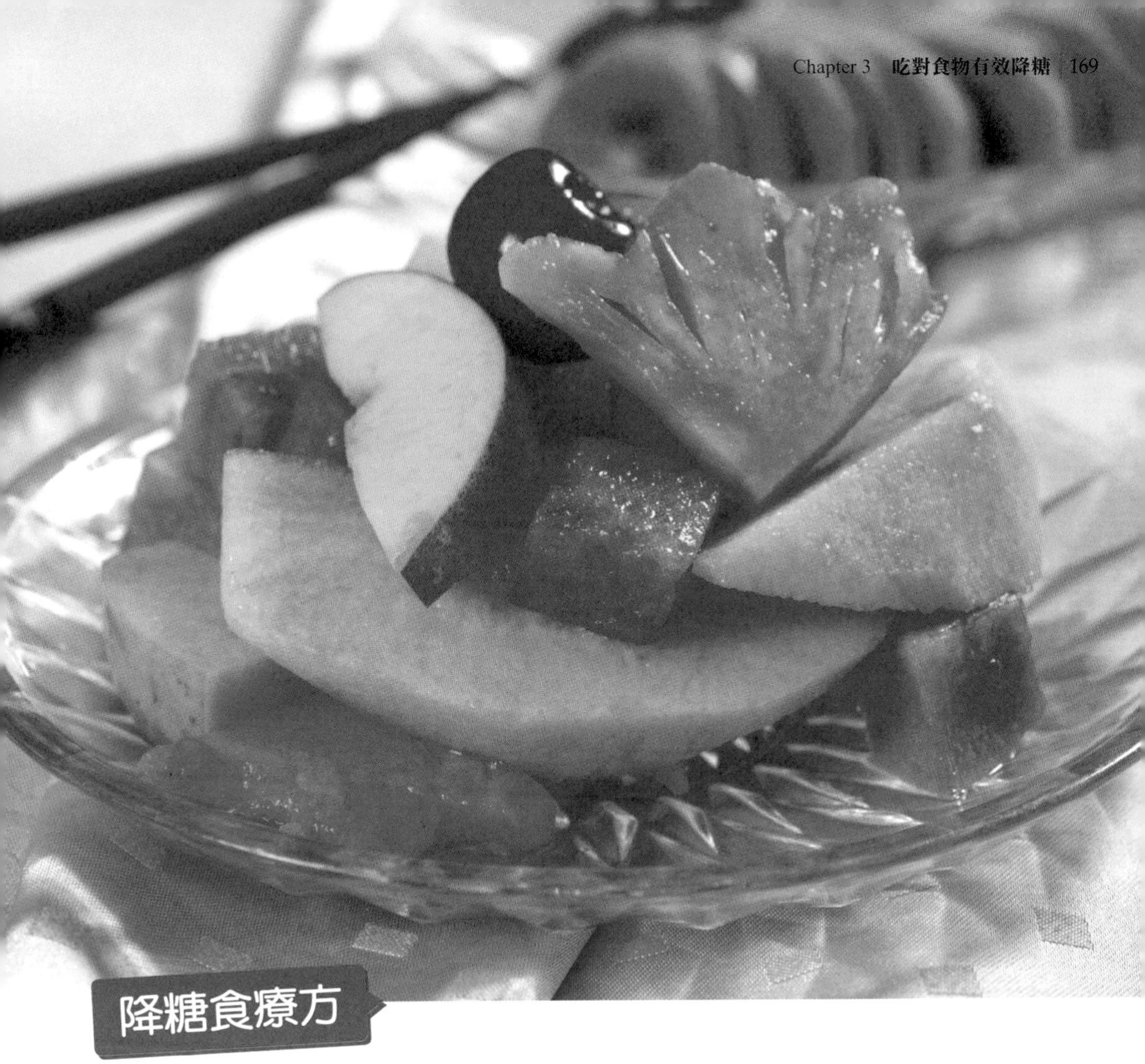

降糖食療方

水果涼盤

食材 蘋果、梨子、桃子、鳳梨、櫻桃、西瓜各 50 公克，晶體木糖醇適量（蔗糖替代物）。

做法

❶ 蘋果、梨子、桃子洗淨，去蒂和核，切成橘子瓣形；鳳梨切塊；櫻桃洗淨；西瓜切塊。

❷ 鍋置火上，放入適量清水，加晶體木糖醇熬至溶化，倒入大碗裡，放涼後放入冰箱的冷藏室冷藏 40 分鐘。

❸ 將所有水果一起放入盤內，倒入冷藏過的木糖醇水即可。

能量計算器

總熱量	約 112 大卡
蛋白質	1.6 公克
脂肪	0.4 公克
醣類	27.5 公克

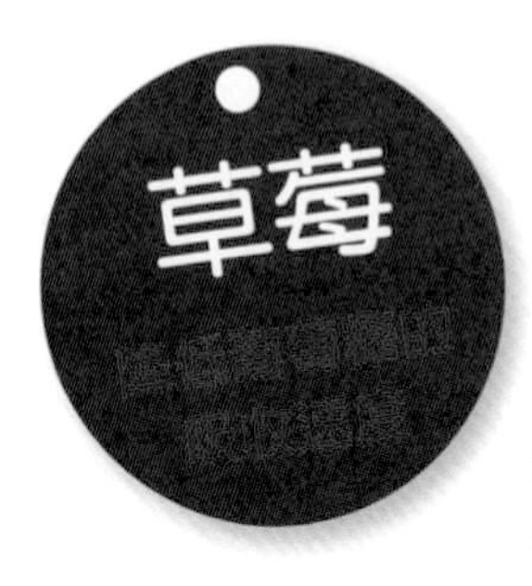

每日推薦量：每天 150 公克為宜。

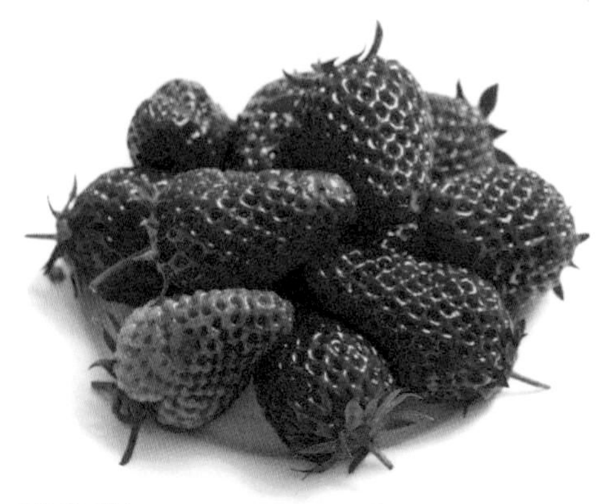

最有力的降糖成分

維生素、礦物質

細說降糖功效

草莓的能量較低，不會增加胰島細胞的負擔，其所含的膳食纖維可延長食物在腸內的停留時間，降低葡萄糖的吸收速度，不會引起血糖的劇烈波動。

對併發症的益處

草莓中所含的胡蘿蔔素是合成維生素 A 的重要物質，可以防治糖尿病併發眼部病變。此外草莓還含有豐富的維生素 C，對動脈硬化、冠心病、心絞痛、腦出血、高血壓、高血脂等疾病，都有積極的預防作用。

這樣吃最降糖

草莓含草酸較多，易與其他食物中的鈣形成草酸鈣，因為吃草莓時不宜同吃富含鈣的食物，尤其是尿道結石者。

成分表（每100公克可食部分）

營養成分	含量	含量比較
熱量	30 大卡	低 ★☆☆
醣類	7.1 公克	低 ★☆☆
蛋白質	1.0 公克	低 ★☆☆
脂肪	0.2 公克	低 ★☆☆

好食搭配最營養

草莓 + 燕麥片

燕麥片中含有人體所需的鐵，與富含維生素 C 的草莓搭配在一起食用，能使鐵的吸收率大大提高。

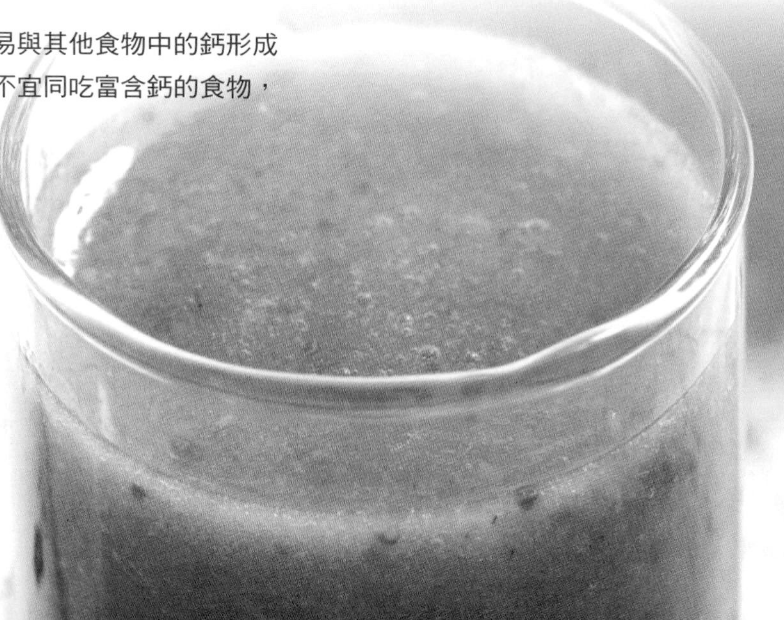

將西瓜去籽，切塊；草莓去蒂，洗淨，切塊，然後放入果汁機中，加入適量飲用水攪打成西瓜草莓汁，打好後調入蜂蜜即可。

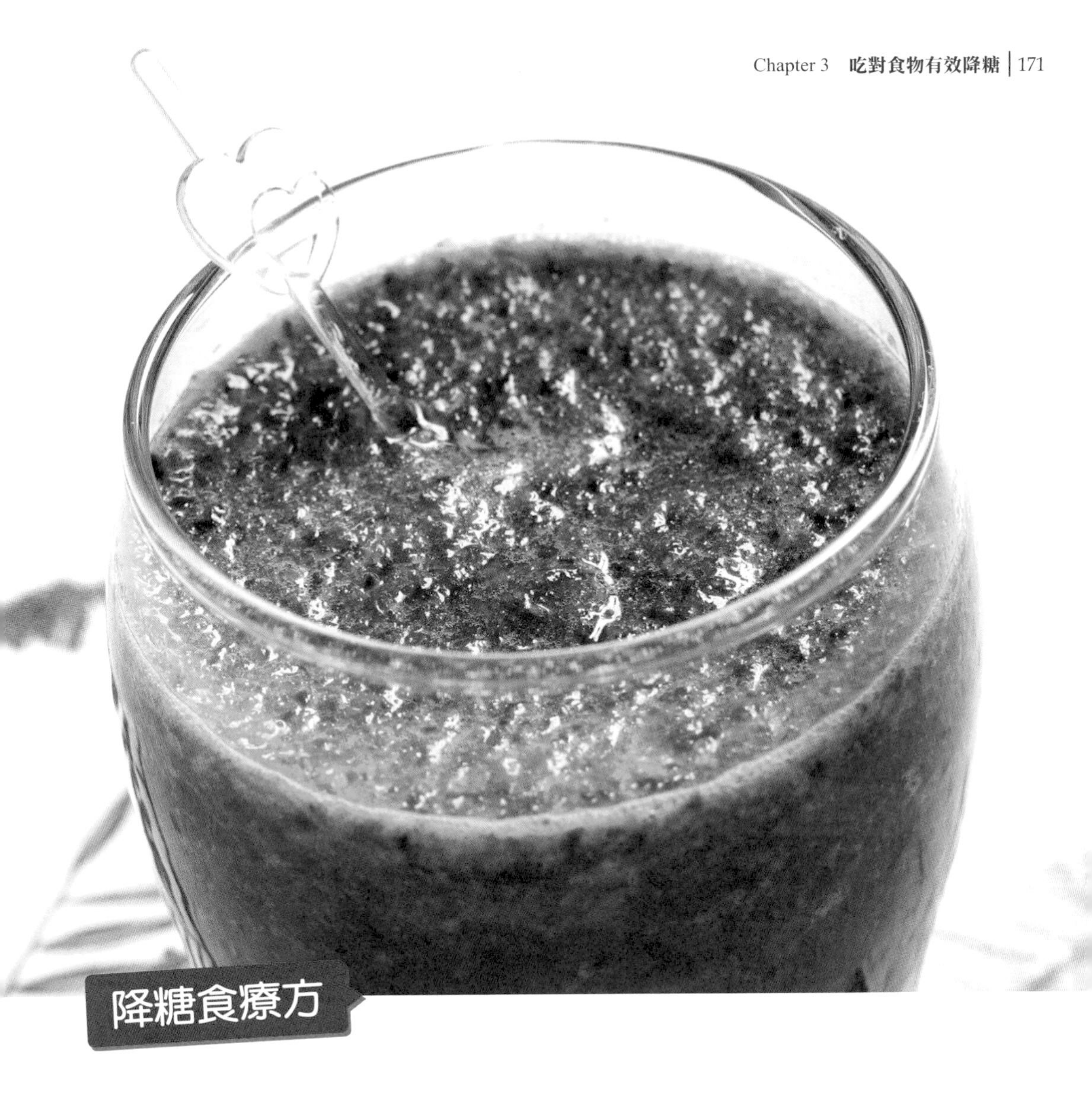

降糖食療方

草莓胡蘿蔔飲

食材 草莓 100 公克，胡蘿蔔 100 公克，紫甘藍 100 公克。

做法

❶ 草莓去蒂，洗淨，切丁；胡蘿蔔去皮，洗淨，切丁；紫甘藍洗淨，切片。

❷ 將上述食材放入果汁機中，加入適量飲用水攪打即可。

能量計算器

總熱量	約 95 大卡
蛋白質	3.9 公克
脂肪	0.6 公克
醣類	21.9 公克

水果類

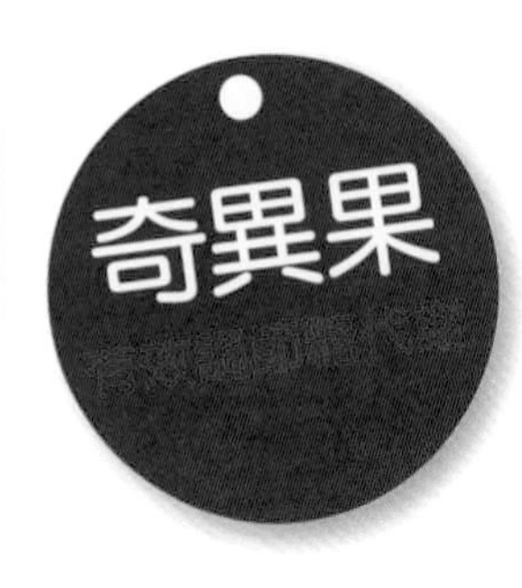

升糖指數：52 低

每日推薦量：每天 100 ～ 200 公克為宜。

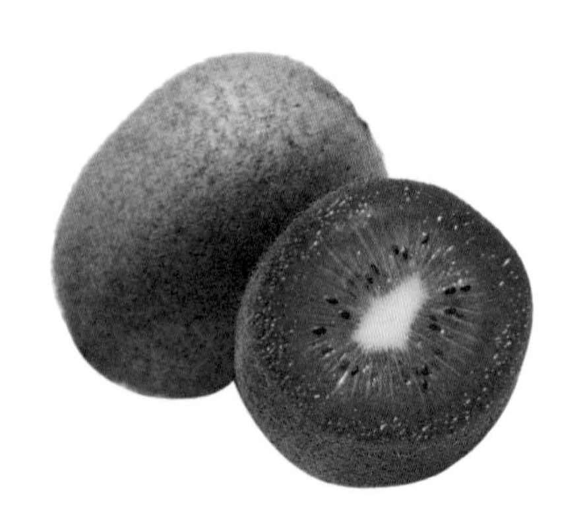

最有力的降糖成分

肌醇

細說降糖功效

奇異果是一種營養價值極高的水果，素有「果中之王」的美譽。奇異果含有大量的天然糖醇類物質肌醇，能有效地調節糖代謝，調節細胞內的激素和神經的傳導效應，對防治糖尿病有獨特功效。

對併發症的益處

奇異果富含精胺酸，能有效地改善血液流動，預防血栓的形成，降低冠心病、高血壓、心肌梗塞、動脈硬化等心血管疾病的發病率。奇異果含有的葉黃素，在視網膜積累能防止黃斑點惡化導致的永久性失明，可預防糖尿病性眼病。

這樣吃最降糖

患有脾虛便溏、風寒感冒、慢性胃炎、經痛、閉經等疾病者不宜食用奇異果。

成分表（每100公克可食部分）

營養成分	含量	含量比較
熱量	56 大卡	低 ★☆☆
醣類	14.5 公克	中 ★★☆
蛋白質	0.8 公克	低 ★☆☆
脂肪	0.6 公克	低 ★☆☆

好食搭配最營養

奇異果 + 優格

優格所含的益生菌和奇異果中的膳食纖維，可促進腸道健康，防治便祕。

奇異果可與黃豆一起打製豆漿，做法是將黃豆用清水浸泡 8 ～ 12 小時，洗淨；奇異果去皮，切小塊。將黃豆、雪梨塊、奇異果塊倒入全自動豆漿機中，加適量水，煮至熟即可。

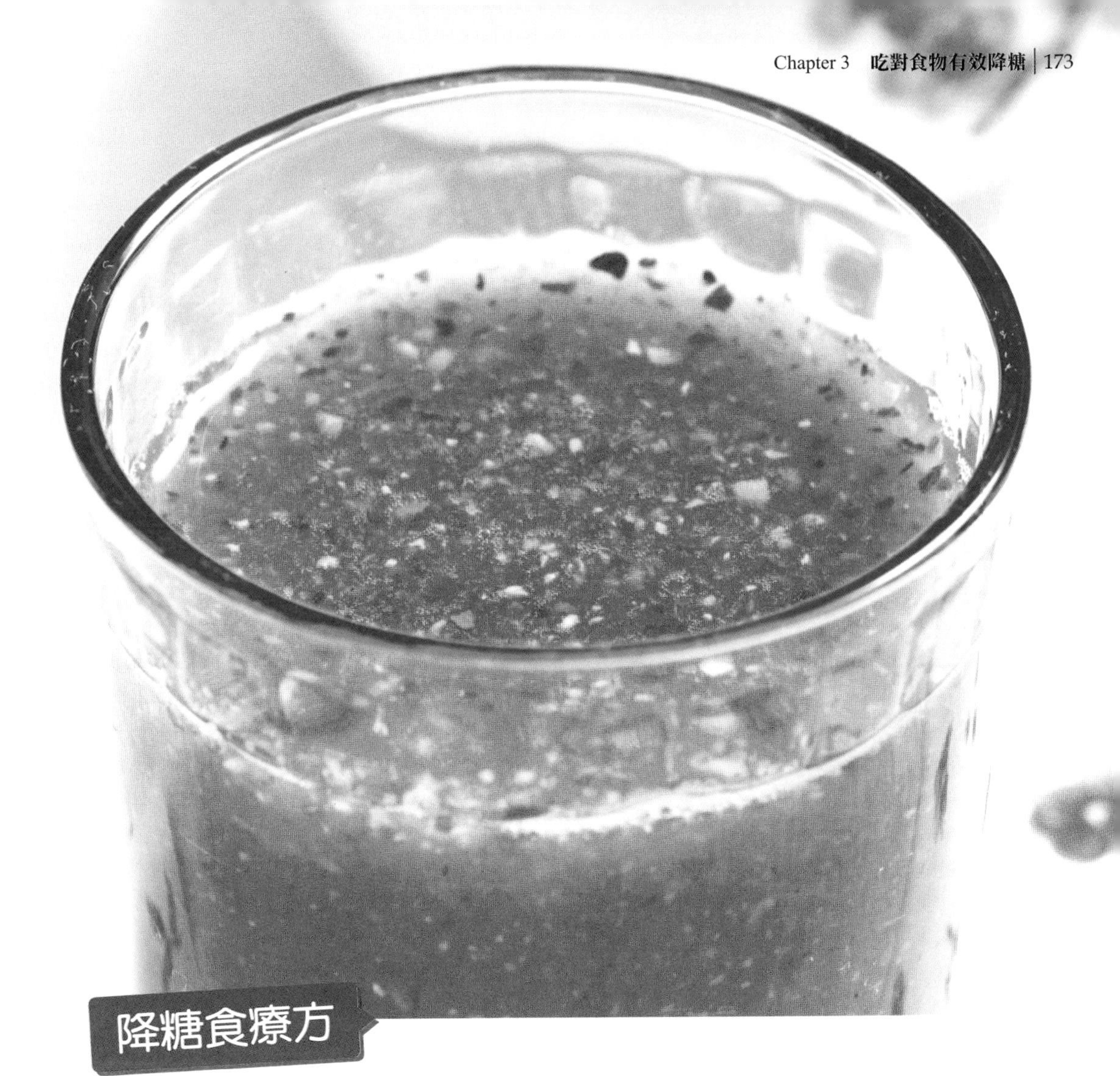

降糖食療方

西芹奇異果汁

食材 西芹 50 公克，奇異果 150 公克。

做法

❶ 西芹洗淨，去葉，切小段；奇異果去皮，切丁。

❷ 將上述食材放入果汁機中，加入適量飲用水攪打，打好即可。

能量計算器

總熱量	約 91 大卡
蛋白質	1.6 公克
脂肪	1 公克
醣類	24 公克

水果類

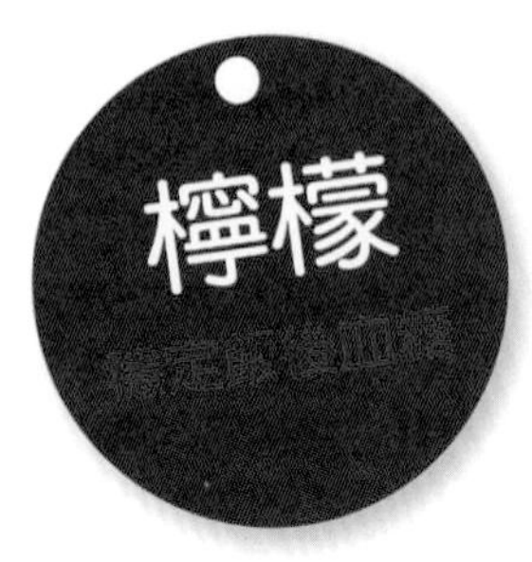

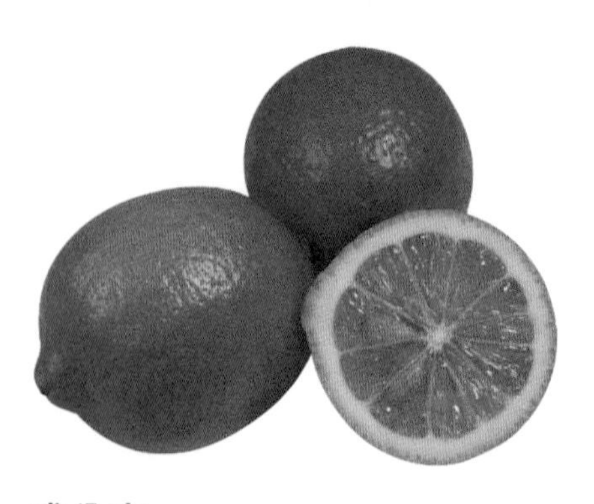

每日推薦量：每天１～２瓣為宜。

最有力的降糖成分

近似胰島素的成分、有機酸

細說降糖功效

青檸檬中含有一種近似胰島素的成分，可以降低血糖。此外，因為檸檬汁是有機酸，能改變食物與人體消化酶的接觸面積，延緩胃排空時間，所以能穩定飯後血糖。

對併發症的益處

檸檬所含的特殊成分可以減少糖尿病患者肝臟、腎臟以及血液中過酸化脂肪的含量，還能提高人體抗病的能力。檸檬表皮含有的維生素P，可預防動脈硬化，緩解高血壓和心肌梗塞的症狀。

這樣吃最降糖

有胃潰瘍、胃酸分泌過多及患有齲齒的糖尿病患者慎食檸檬。

成分表（每100公克可食部分）

營養成分	含量	含量比較
熱量	146 大卡	低 ★☆☆
醣類	6.2 公克	低 ★☆☆
蛋白質	1.1 公克	低 ★☆☆
脂肪	1.2 公克	低 ★☆☆

好食搭配最營養

檸檬＋甘蔗

檸檬汁與甘蔗同食，更能益胃生津。可用於飲酒過度，積熱傷津，心煩口渴等症。

打製蔬果汁的時候加入一些檸檬可調味。黃瓜檸檬汁的做法是將黃瓜洗淨、切丁；檸檬去皮、籽，切塊。將黃瓜、檸檬放入果汁機中，加入適量飲用水攪打即可。

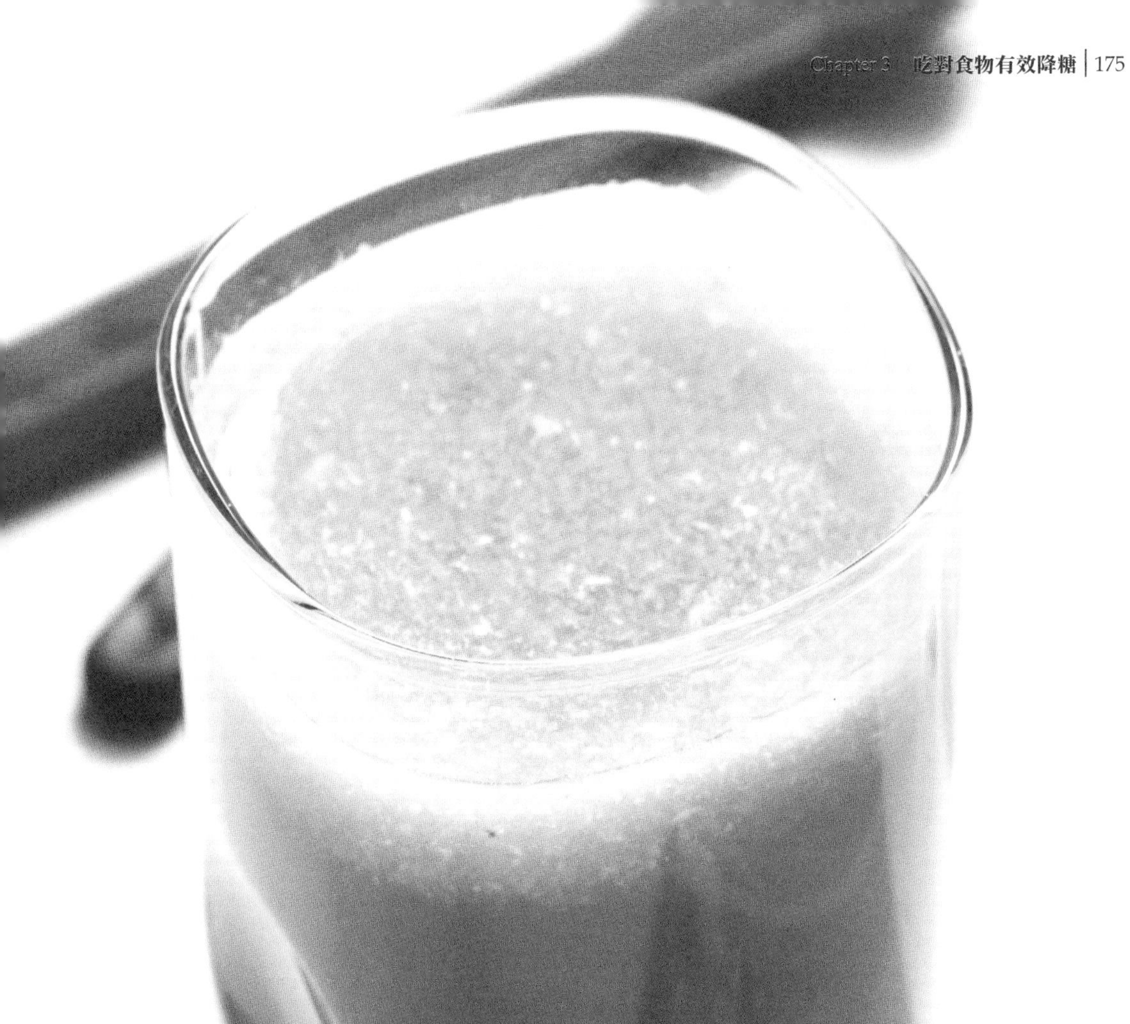

降糖食療方

白色蔬果汁

食材 蘋果 150 公克，白菜心 100 公克，檸檬 25 公克。

做法

❶ 蘋果洗淨，去皮和核，切小塊；白菜心洗淨，切碎；檸檬洗淨，去皮和籽，切小塊。

❷ 將上述食材和適量飲用水一起放入果汁機中攪打，打好後加入蜂蜜調勻即可。

能量計算器

總熱量	約 104 大卡
蛋白質	2 公克
脂肪	0.7 公克
醣類	25 公克

水果類

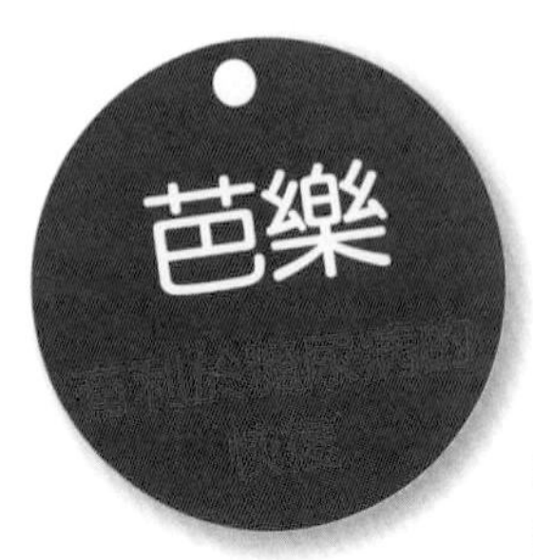

每日推薦量：每天以半個為宜。

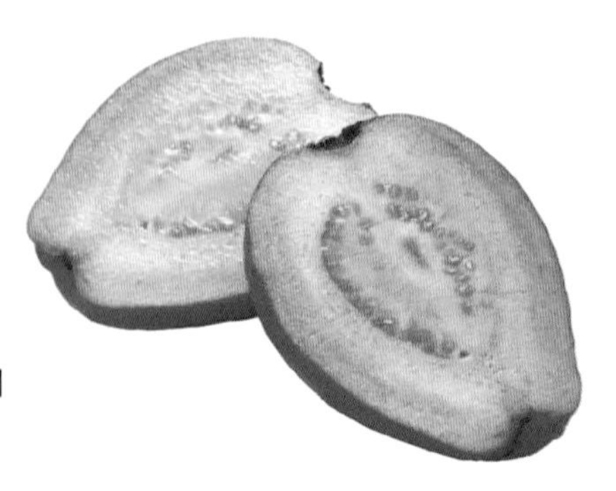

最有力的降糖成分

鉻、番石榴多醣

細說降糖功效

芭樂含有的鉻元素和番石榴多醣，可以保護胰島 β 細胞，有利於糖尿病的恢復，可以使糖尿病患者症狀減輕，血糖控制平穩，減少降糖藥的用量。

對併發症的益處

芭樂含有豐富的維生素 C，維生素 C 是一種活性很強的物質，可降低膽固醇，還可增加血管的密度和彈性，防止腦出血，預防心肌梗塞或腦中風的發生。

這樣吃最降糖

芭樂可切片或顆粒，或不規則的小塊；還可以根據個人口感撒入少量鹽、梅子粉等食用，味道更佳。

成分表（每100公克可食部分）

營養成分	含量	含量比較
熱量	41 大卡	低 ★☆☆
醣類	14.2 公克	中 ★★☆
蛋白質	1.1 公克	低 ★☆☆
脂肪	0.4 公克	低 ★☆☆

好食搭配最營養

芭樂＋鹽

芭樂中富含鉀，鹽中鈉離子較多，在吃芭樂時，抹少許鹽，可以保持人體酸鹼平衡。

芭樂牛奶：將芭樂洗淨後剖開，挖出中間較軟的部分和籽，果肉切成小塊。將芭樂塊、牛奶一起放入果汁機中攪打均勻，打好後加入蜂蜜調勻即可。

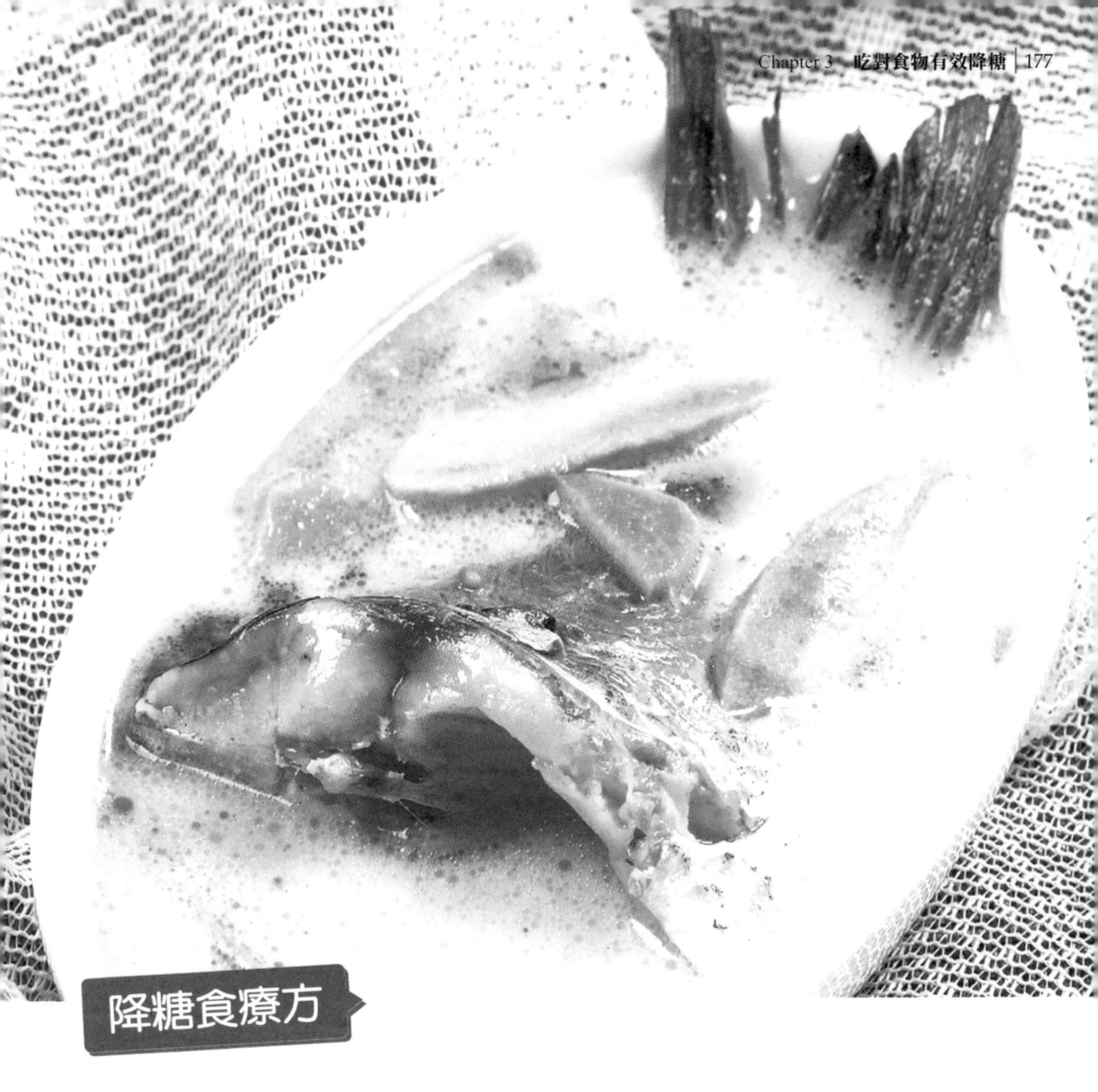

降糖食療方

芭樂煲魚尾

食材 芭樂 50 公克，魚尾 1 條，生薑 3 片，料酒 10 公克，鹽 3 公克，植物油 10 公克。

做法

❶ 魚尾洗淨，用鹽和料酒醃漬 20 分鐘左右；芭樂洗淨，去皮後切成塊。

❷ 鍋置火上，倒油燒熱，放入薑片和魚尾稍煎，倒適量清水，加入芭樂塊，大火燒開，轉小火煲 1 小時，至湯變成乳白色，加鹽調味即可。

能量計算器

總熱量	約 104 大卡
蛋白質	40 公克
脂肪	14.6 公克
醣類	13 公克

水果類

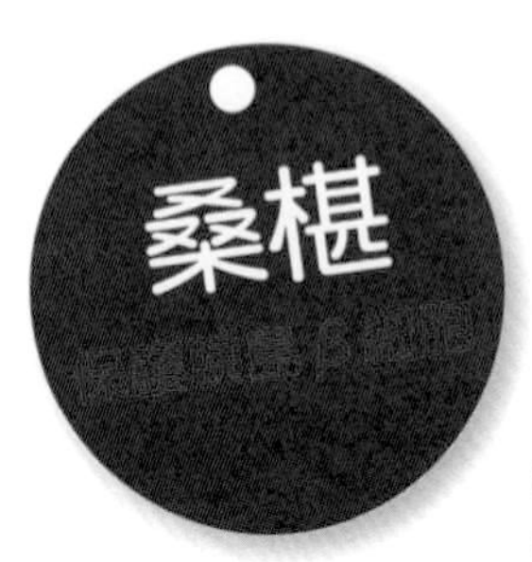

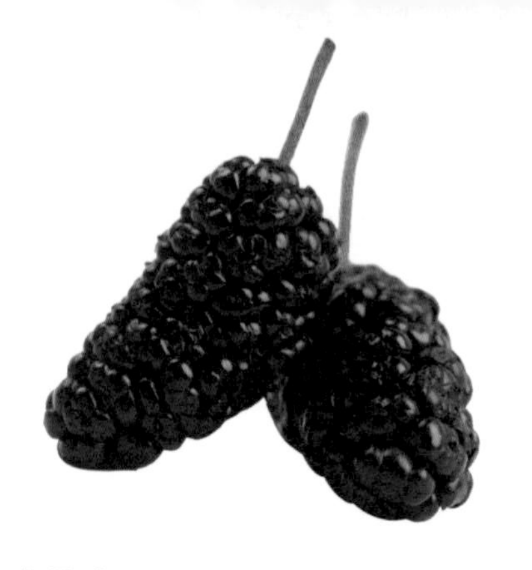

每日推薦量：每天 30 ～ 50 公克為宜。

最有力的降糖成分

芸香苷、蘋果酸、花青素

細説降糖功效

桑椹中含有抗氧化能力很強的花青素，可清除自由基，保護胰島 β 細胞。

對併發症的益處

桑椹中的脂肪酸具有分解脂肪、調節血脂、防止血管硬化等作用；桑椹所含有的芸香苷能保護微血管壁，防治糖尿病患者視網膜出血。桑椹可改善皮膚血液供應，營養肌膚，使皮膚白嫩及頭髮烏黑，並能延緩衰老。

這樣吃最降糖

兒童不宜多吃桑椹，因其含較多鞣酸，會影響對鐵、鈣、鋅等物質的吸收。

成分表（每100公克可食部分）

營養成分	含量	含量比較
熱量	49 大卡	低 ★☆☆
醣類	9.1 公克	低 ★☆☆
蛋白質	1.7 公克	低 ★☆☆
脂肪	0.4 公克	低 ★☆☆

好食搭配最營養

桑椹 + 烏梅

桑椹和烏梅搭配食用，可增強抗氧化能力和補腎功效。

桑椹 50 公克，白米 80 公克，枸杞 10 粒。桑椹清洗乾淨，去蒂；白米淘洗乾淨；枸杞洗淨。把桑椹、白米、枸杞一起放入電鍋中，加入適量水，蒸好即可。

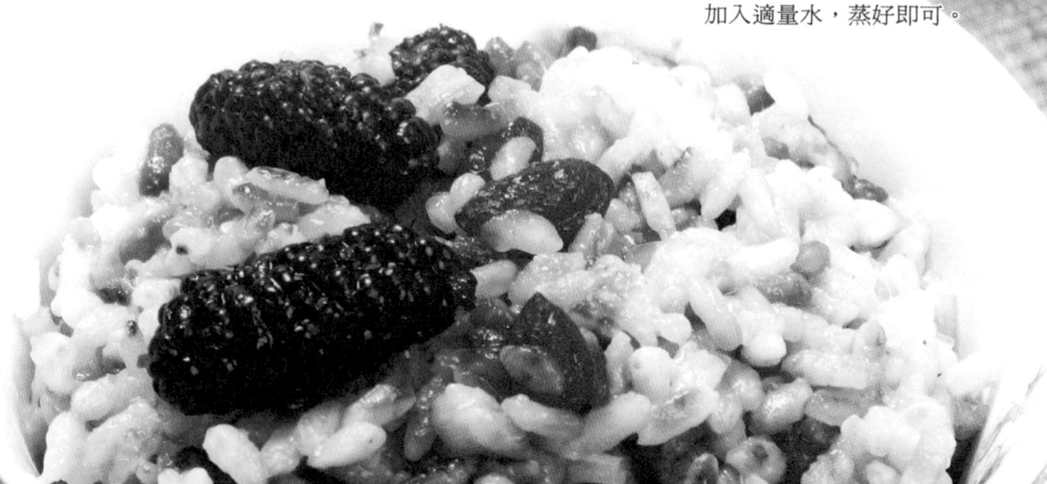

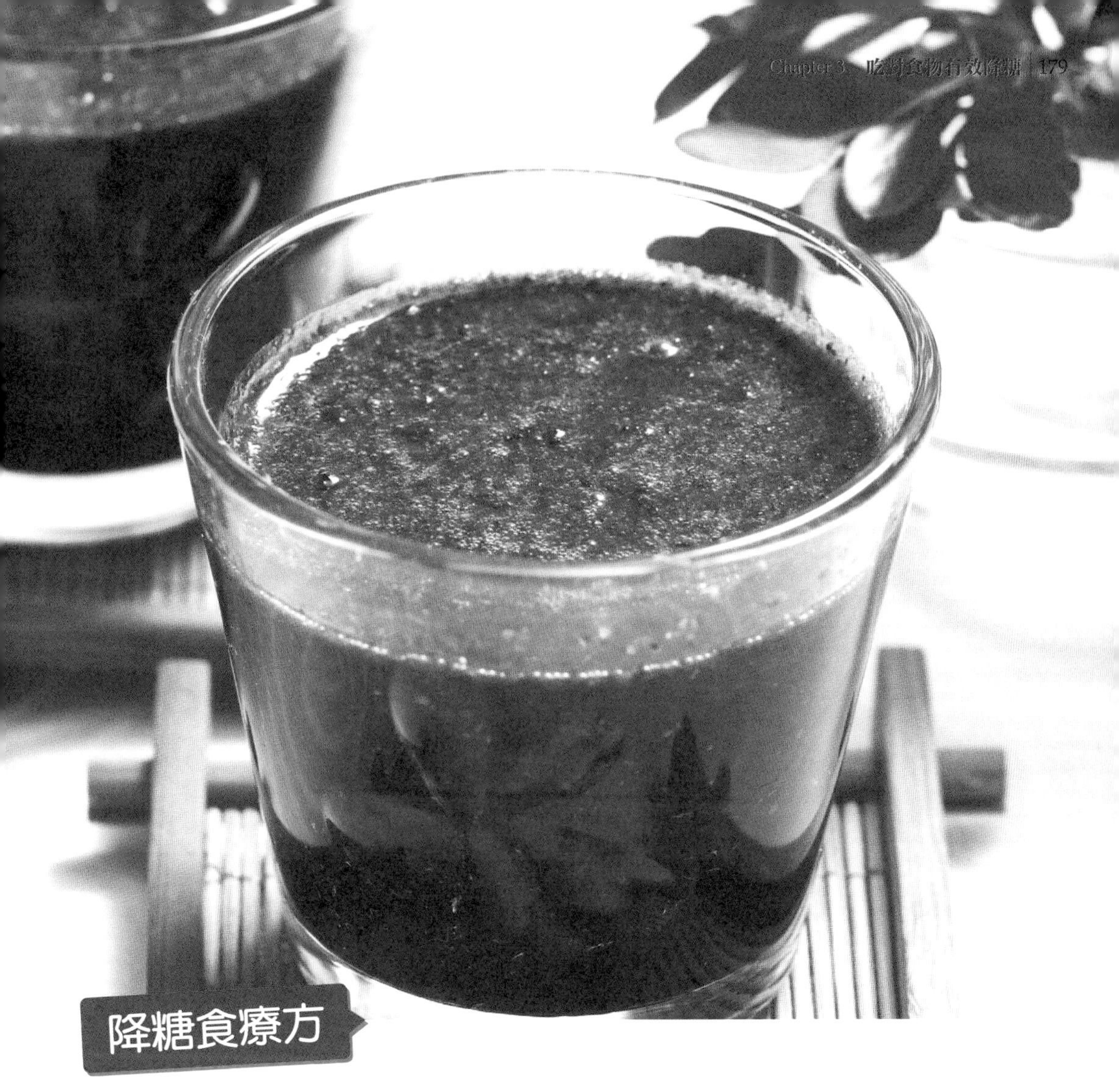

降糖食療方

紫色蔬果汁

食材 桑椹 100 公克，葡萄 50 公克，紫甘藍 50 公克。

做法

❶桑椹洗淨；葡萄洗淨，去籽，切碎；紫甘藍洗淨，切碎。

❷將上述食材放入果汁機中攪打即可。

能量計算器

總熱量	約 150 大卡
蛋白質	2.7 公克
脂肪	0.6 公克
醣類	21.2 公克

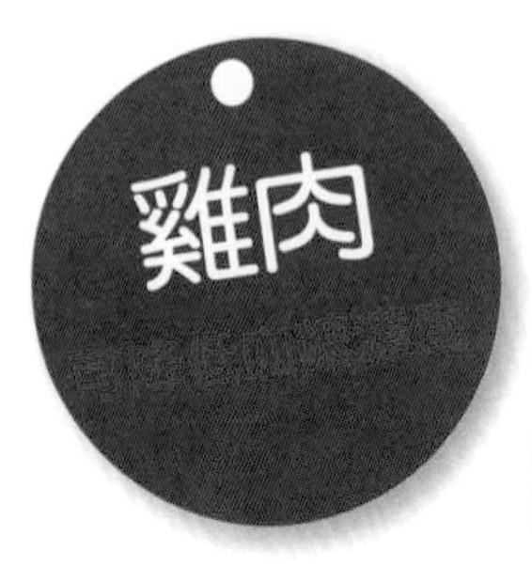

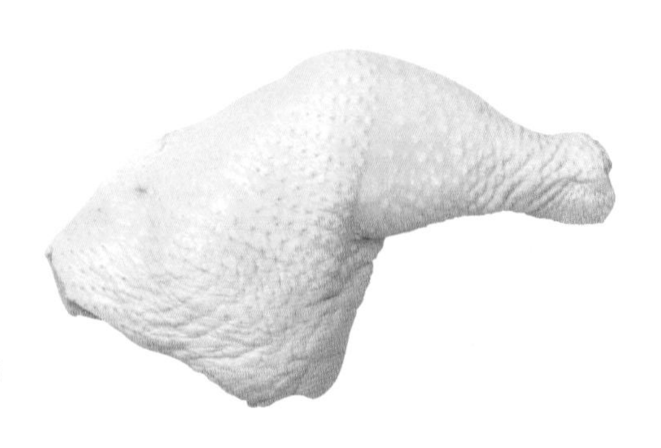

每日推薦量：每日 100 公克為宜。

最有力的降糖成分

優質蛋白、鋅

細說降糖功效

雞肉含有豐富的優質蛋白且容易消化和吸收，是糖尿病患者蛋白質的重要來源，尤其適宜體質虛弱的糖尿病患者。而且雞肉含有豐富的鋅，可以增強肌肉和脂肪細胞對葡萄糖的利用，降低血糖濃度。

對併發症的益處

雞胸脯肉中含有較多的維生素 B 群，可以預防因高血糖所致的腎細胞代謝紊亂，避免併發微血管病變和腎臟疾病，且具有保護神經系統的作用。還具有緩解疲勞、保護皮膚的作用。

這樣吃最降糖

雞皮的脂肪和膽固醇含量較高，糖尿病患者最好去皮食用。另外雞屁股是淋巴、細菌、病毒和致癌物最集中的地方，不宜食用。

成分表（每100公克可食部分）

營養成分	含量	含量比較
熱量	167 大卡	中 ★★☆
醣類	1.3 公克	低 ★☆☆
蛋白質	19.3 公克	高 ★★★
脂肪	9.4 公克	中 ★★☆

好食搭配最營養

雞肉 + 花椰菜

可增強肝臟的解毒功能，提高免疫力，防止感冒和壞血病。

雞肉可與山藥一起燉。將山藥去皮，洗淨，切塊；香菇去蒂，切小塊；雞肉洗淨，剁塊，入沸水中汆燙後去血水。鍋置火上，倒油燒熱，將雞塊、香菇放入鍋內，加入料酒、醬油，然後加入適量水和山藥燉至熟，收汁即可。

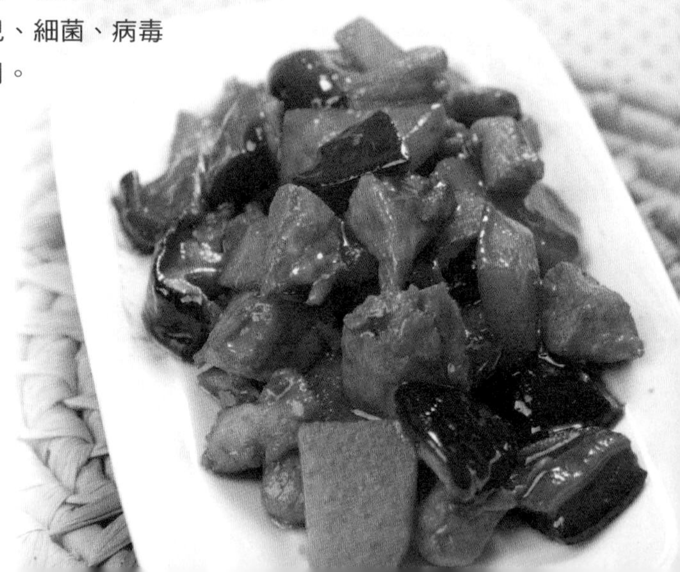

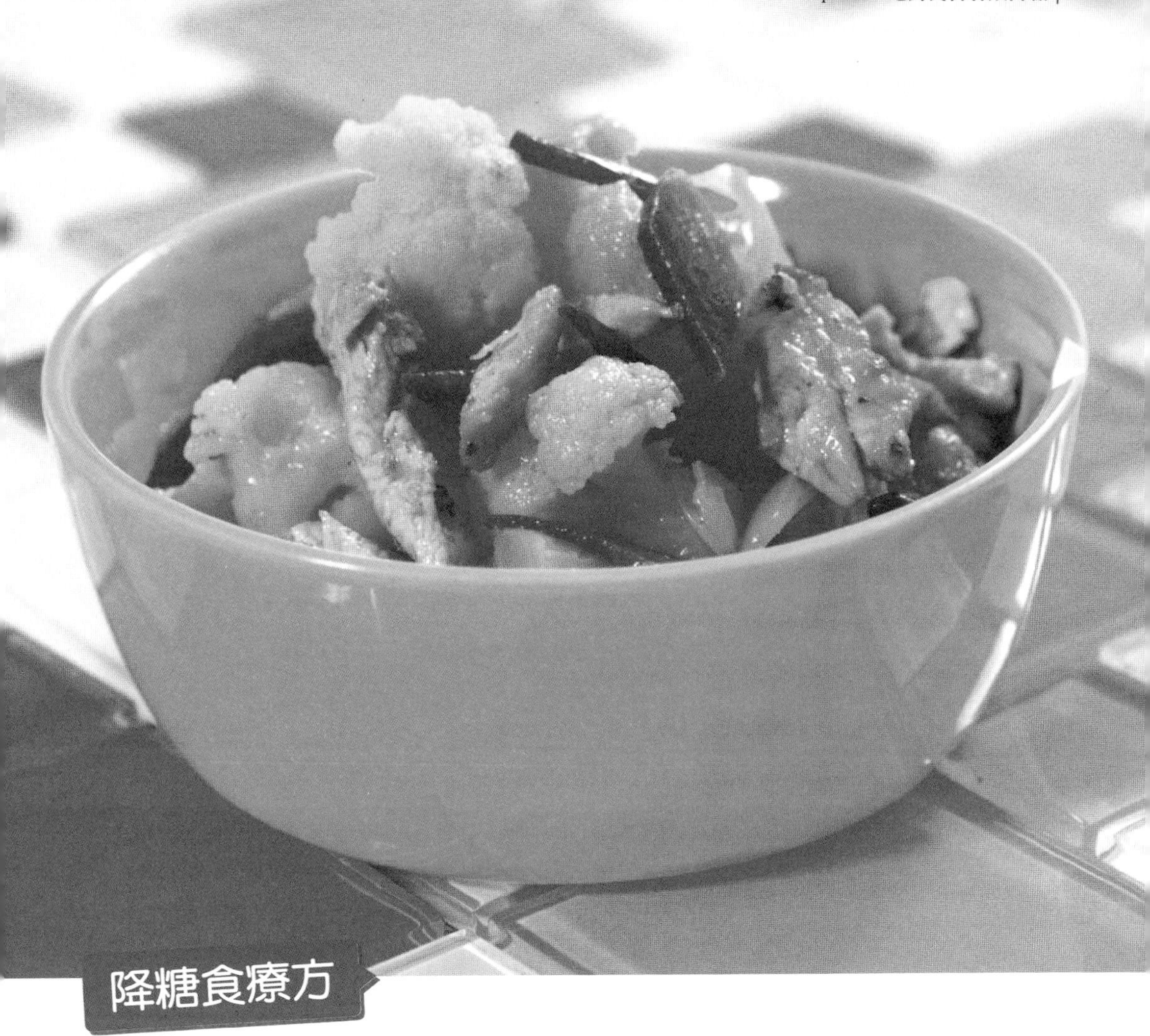

降糖食療方

雞肉炒花椰菜

食材 雞胸肉 250 公克，花椰菜 250 公克，胡蘿蔔 50 公克，植物油、乾辣椒、蔥花、鹽、味精、食用澱粉各適量。

做法

❶ 花椰菜洗淨掰成小朵，汆燙後備用；雞肉洗淨切小條；胡蘿蔔洗淨切成菱形塊；乾辣椒切段。

❷ 鍋中倒入適量油，放雞肉條炒熟；放蔥花、乾辣椒一起炒，倒入花椰菜、胡蘿蔔塊，加食用澱粉、鹽，翻炒至熟，出鍋前放入味精即可。

能量計算器

總熱量	約 449 大卡
蛋白質	54.4 公克
脂肪	17.1 公克
醣類	22.85 公克

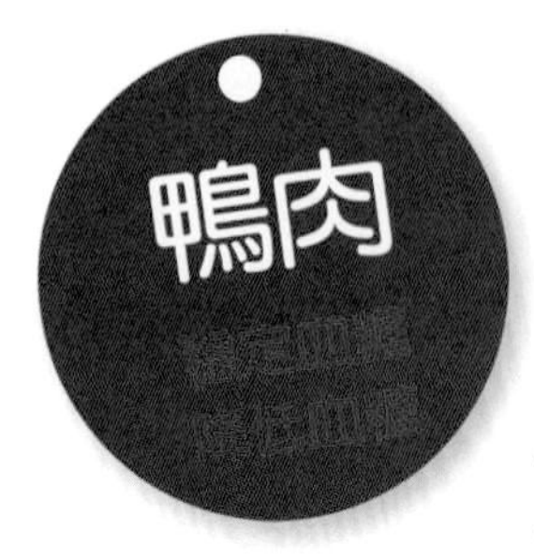

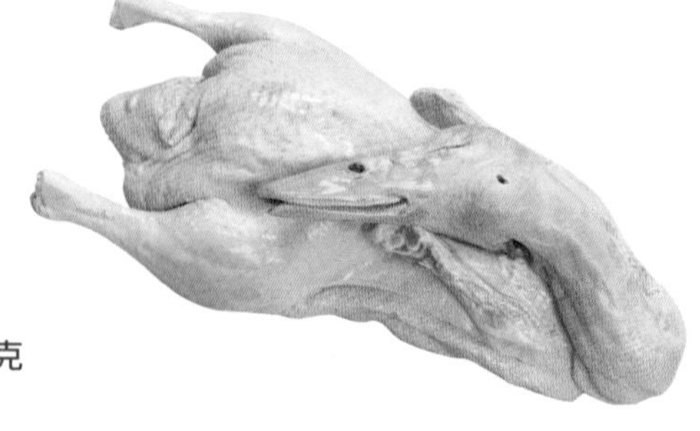

每日推薦量：每天 60 公克為宜。

最有力的降糖成分

維生素 B 群、鋅

細說降糖功效

鴨肉相較於其他肉類，含有較多的維生素 B 群，能補充第 2 型糖尿病患者因胰島素抵抗消耗的維生素 B 群，從而穩定血糖。鴨肉中的鋅能使肌肉和脂肪細胞對葡萄糖的利用大大增強，有利於降低血糖。

對併發症的益處

鴨肉的脂肪含量低，且多為不飽和脂肪酸，常吃可防治心血管併發症。鴨肉所含的菸酸對細胞呼吸有重要作用，並對心臟病患者具保護作用。

這樣吃最降糖

1. 糖尿病患者在吃鴨子的時候，最好去皮食用，以免攝取過多的脂肪。
2. 老鴨肉在短時間內不容易煲爛，可以在鍋裡放一些木瓜皮，其中的酶會加速鴨肉變熟爛。

成分表（每100公克可食部分）

營養成分	含量	含量比較
熱量	240 大卡	高 ★★★
醣類	0.2 公克	低 ★☆☆
蛋白質	15.5 公克	低 ★☆☆
脂肪	19.7 公克	中 ★★☆

好食搭配最營養

鴨肉 + 生薑

可增強肝臟的解毒功能，提高免疫力，防止感冒和壞血病。

鴨肉可滋陰，海帶燉鴨適合陰虛體質者食用。鴨洗淨，剁塊；海帶洗淨切成方塊。鍋中加入清水，燒開，將鴨塊和海帶放進鍋中，撇去浮沫，加入蔥花、薑末、料酒、花椒、胡椒粉，用中火將鴨肉燉爛，再加鹽、雞精調味即可。

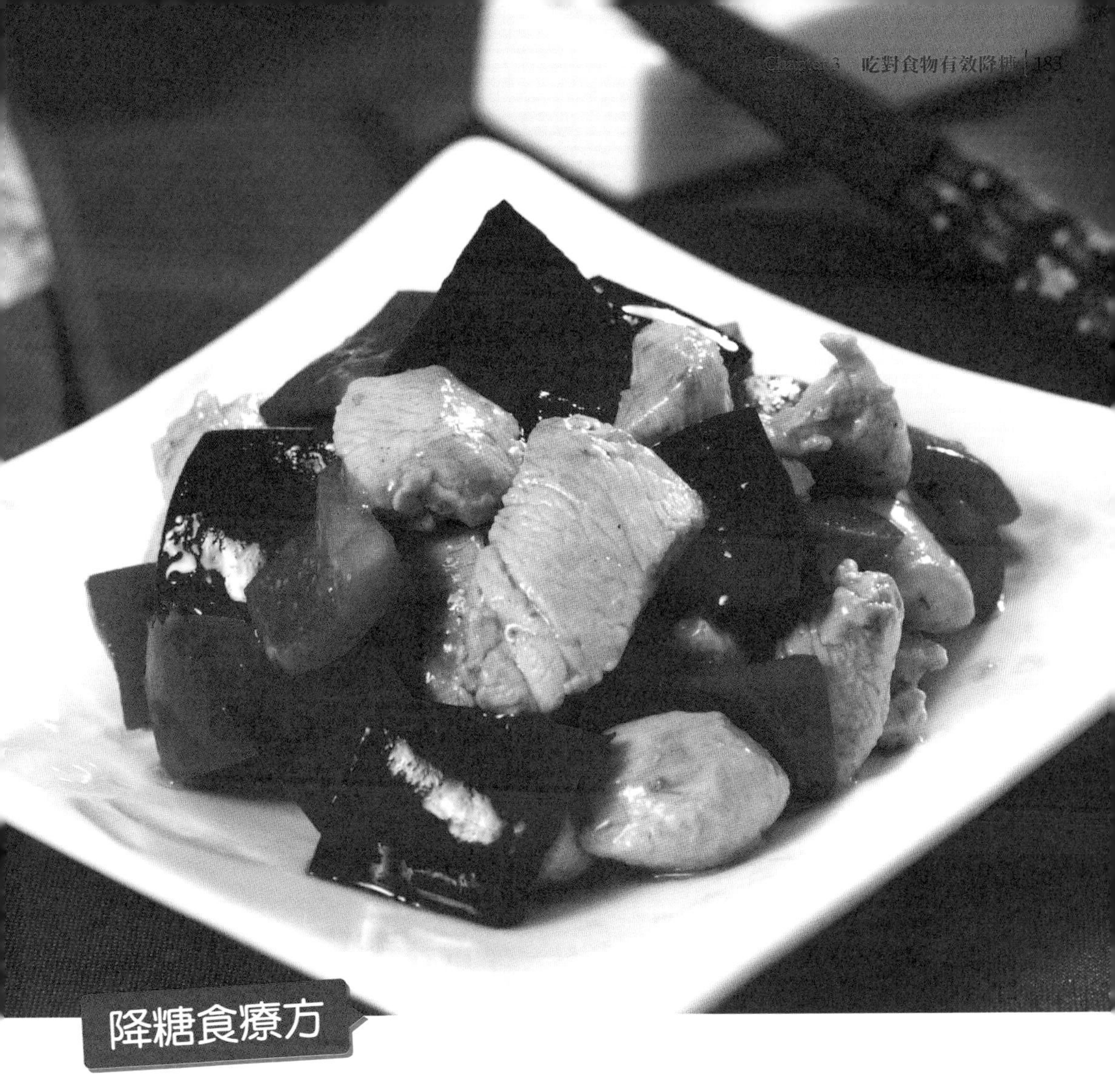

降糖食療方

雙椒鴨丁

食材 鴨脯肉250公克，花椰菜250公克，胡蘿蔔50公克，青椒、紅椒，植物油、乾辣椒、蔥花、鹽、味精、食用澱粉各適量，植物油4公克。

做法

❶鴨肉洗淨，切丁；青、紅椒去蒂及籽，切塊。

❷炒鍋倒入植物油燒至七分熱，下蔥花炒出香味，放入鴨肉丁翻炒變白，加入適量水燜熟，放入青、紅椒塊炒熟，用鹽和雞精調味即可。

能量計算器

總熱量	約449大卡
蛋白質	54.45公克
脂肪	41.6公克
醣類	22.8公克

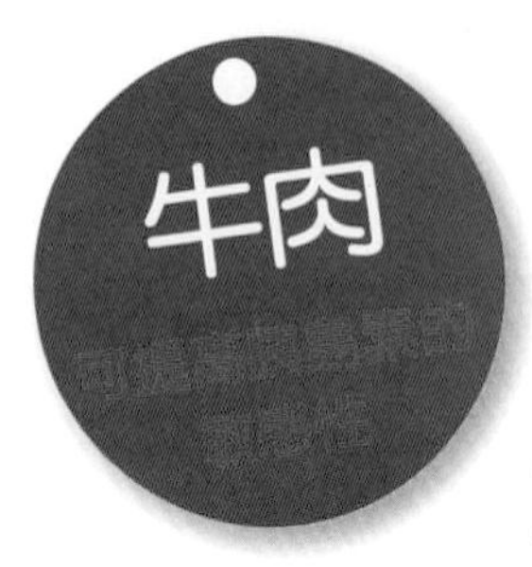

每日推薦量：每天 60 公克為宜。

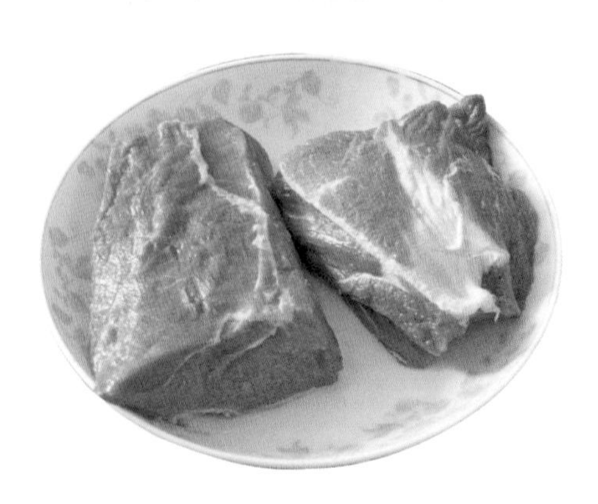

最有力的降糖成分

鋅、鎂

細說降糖功效

牛肉中的鋅能提高血清中的胰島素，從而使肌肉和脂肪細胞對葡萄糖的利用率大大提高。牛肉還含有鎂，可提高胰島素的敏感性，降低血糖。

對併發症的益處

牛肉中的亞油酸具有降低血脂、軟化血管、降低血壓、促進微循環的作用，可預防或減少心血管病的發病率，特別是對高血壓、高血脂、心絞痛、冠心病、動脈粥樣硬化、老年性肥胖症等疾病的防治極為有利。

這樣吃最降糖

牛肉的肌肉纖維較粗糙且不易消化，老人、幼兒及消化能力較弱的人不宜多吃，但可適當吃些嫩牛肉。

成分表（每100公克可食部分）

營養成分	含量	含量比較
熱量	240 大卡	高 ★★★
醣類	0.2 公克	低 ★☆☆
蛋白質	15.5 公克	低 ★☆☆
脂肪	19.7 公克	中 ★★☆

好食搭配最營養

牛肉＋白蘿蔔

二者搭配可使營養更均衡，而且白蘿蔔有幫助消化的作用，有利於糖尿病患者的胃部健康。

番茄與牛肉搭配，可強身、美容。將番茄洗淨，切小片；牛瘦肉洗淨，切片，用料酒、淡醬油拌勻，醃漬1小時。鍋內油燒熱，加乾辣椒段香，相繼倒入牛肉片、番茄片翻炒，加適量水、鹽、醬油、雞精調味，燒至湯汁黏稠即可。

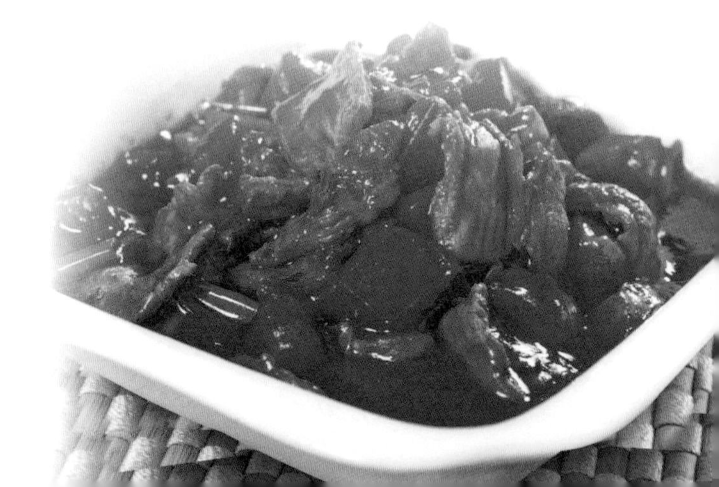

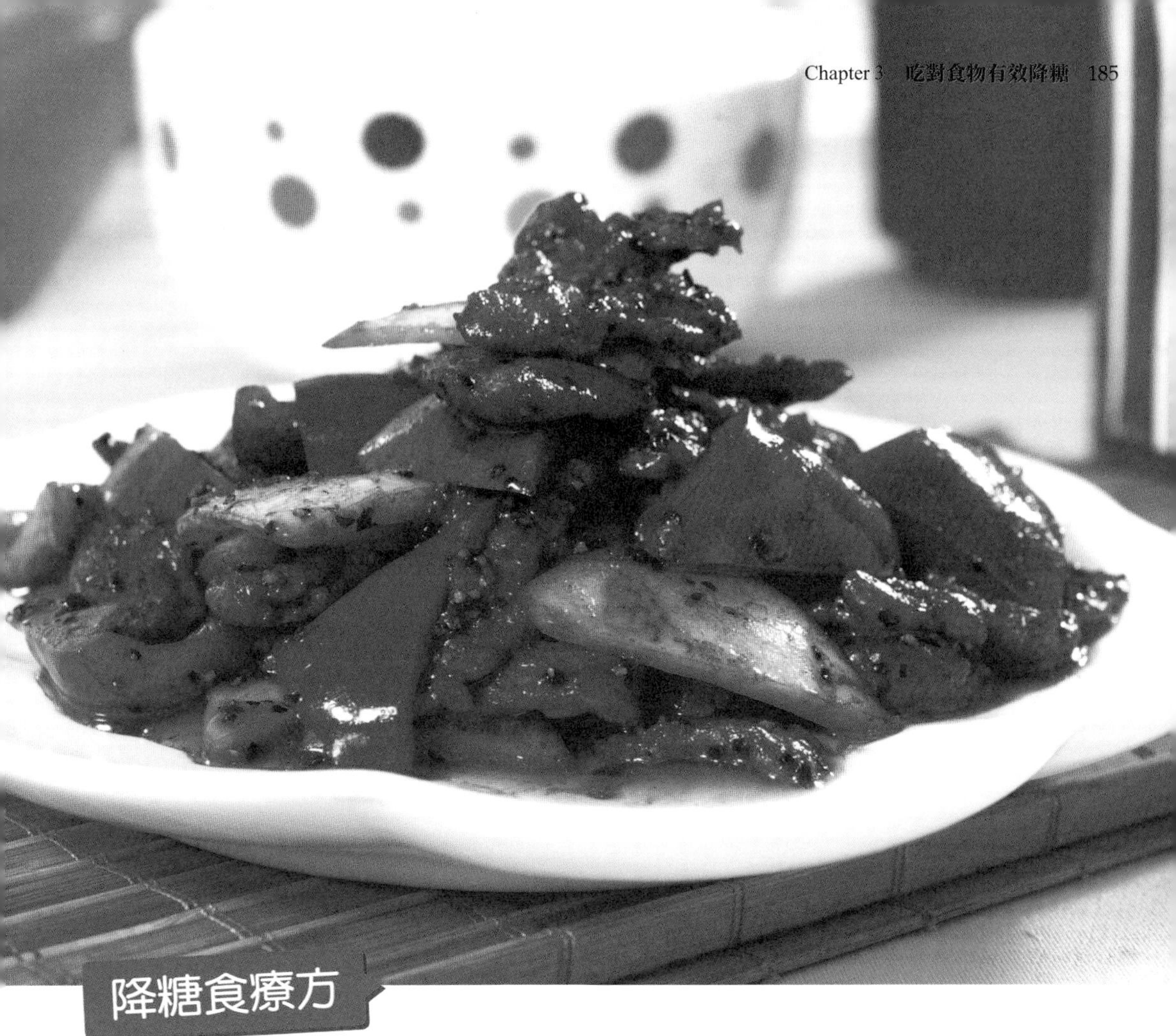

降糖食療方

黑胡椒牛柳

食材 牛里肌肉 200 公克，洋蔥、青椒、紅椒各 50 公克，黑胡椒粉 6 公克，食用澱粉 5 公克，鹽 2 公克，蠔油、料酒各 5 公克，植物油 5 公克。

做法

❶將牛里肌肉洗淨，用刀背拍鬆，然後切成厚薄均勻的小厚片，製成牛柳，加入料酒、植物油和澱粉拌勻，醃漬 30 分鐘。

❷將洋蔥剝去老皮，洗淨後切片；青椒和紅椒去蒂，洗淨去籽，切成和洋蔥差不多大小的片。

❸炒鍋燒熱，倒入植物油，放入醃好的牛柳，翻炒至變色，放黑胡椒粉、蠔油、鹽繼續翻炒均勻，再放入洋蔥片和青椒片、紅椒片，炒至熟即可。

能量計算器

總熱量	約 325 大卡
蛋白質	46.4 公克
脂肪	7.25 公克
醣類	22.3 公克

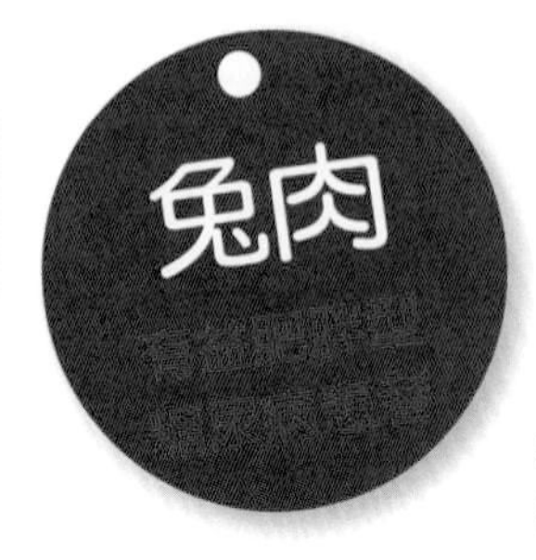

每日推薦量：每天 80 公克為宜。

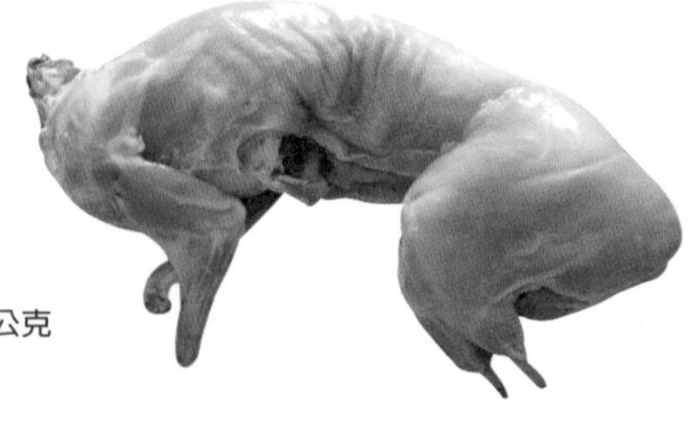

最有力的降糖成分

蛋白質

細說降糖功效

兔肉是低脂肪的肉食，且富含優質蛋白，可為糖尿病患者提供充足的蛋白質，補充因糖異生作用而消耗的蛋白質，防止負氮平衡，不會引起血糖的升高，有益於肥胖型的糖尿病患者。

對併發症的益處

兔肉含有豐富的卵磷脂，可以保護血管，預防動脈硬化，還可預防血栓的形成。此外兔肉中的脂肪多為不飽和脂肪酸，常吃兔肉，可強身健體，但不會增肥，是肥胖患者理想的肉食之一。

這樣吃最降糖

1. 糖尿病者吃兔肉可多用炒、燜、燒等烹調方式，不宜用烤、炸的方式吃。
2. 烹調兔肉時不宜加生薑、芥末等熱性調味品，因為兔肉寒涼，性味相反易致腹瀉。

兔肉能防治動脈硬化，與補氣補血的紅棗一起燉營養更豐富。兔肉洗淨切塊，紅棗洗淨去核。鍋內放油燒熱，放薑絲爆香，加兔肉翻炒片刻，放入料酒、醬油翻炒，加紅棗、適量清水、鹽，小火燜至熟爛，放進蒜末、雞精調味即可。

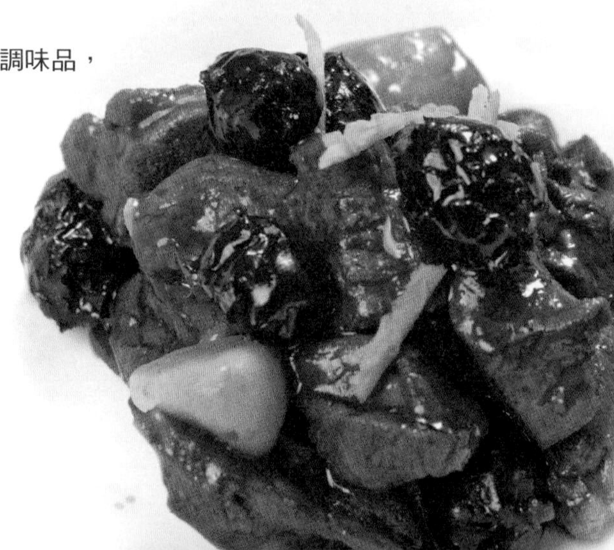

成分表（每100公克可食部分）

營養成分	含量	含量比較
熱量	102 大卡	中 ★★☆
醣類	0.9 公克	低 ★☆☆
蛋白質	19.7 公克	高 ★★★
脂肪	2.2 公克	中 ★★☆

好食搭配最營養

兔肉 + 大蒜

二者同食可以延長維生素 B_1 在人體內的停留時間，提高其吸收利用率。

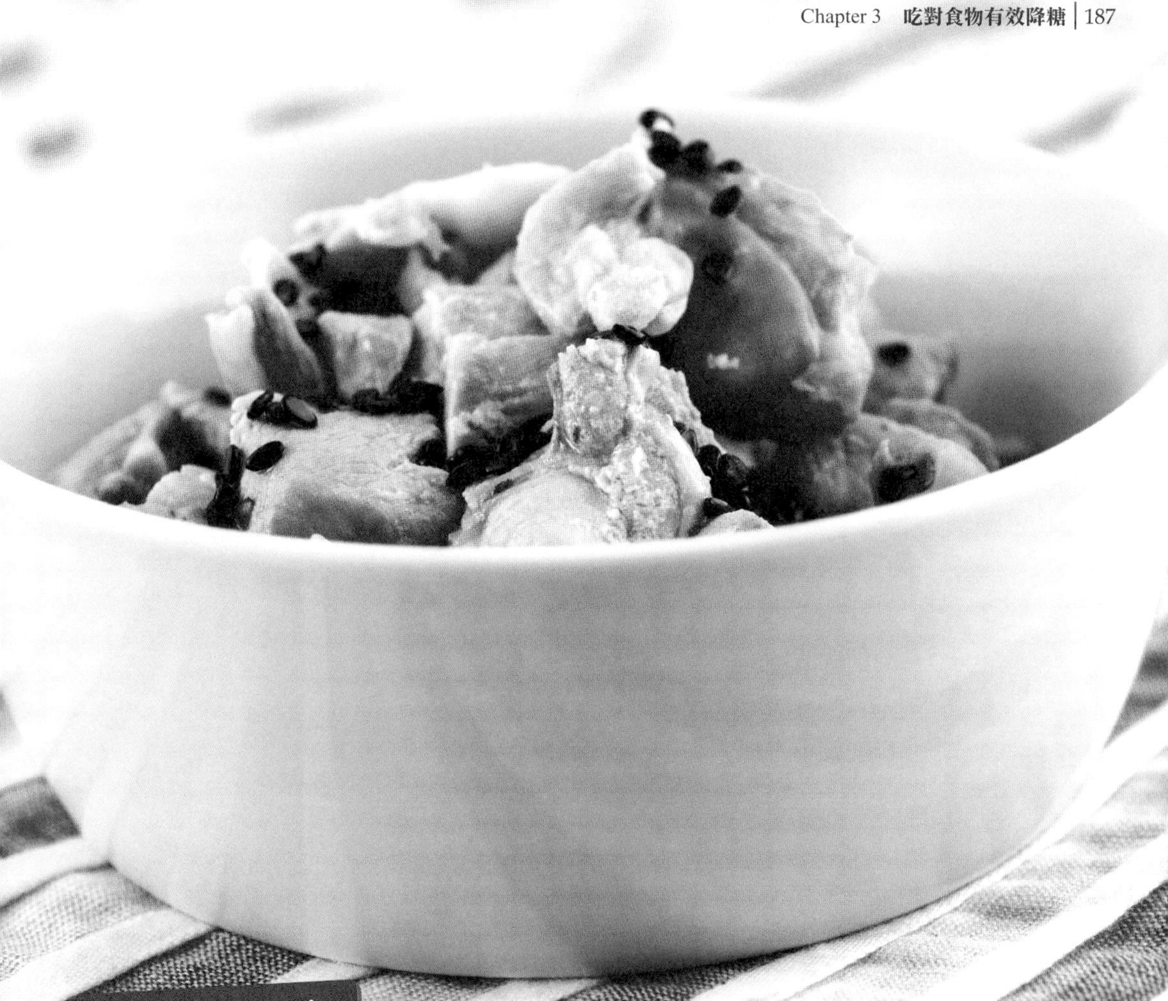

降糖食療方

芝麻兔肉

食材 黑芝麻 15 公克，兔肉 400 公克，蔥段、薑片各 5 公克，香油、鹽各 3 公克。

做法

❶ 黑芝麻洗淨，炒香備用；兔肉去皮，洗淨，放入鍋內，加適量水燒開，放入蔥段、薑片，汆燙後去血水，撇沫後將兔肉撈出。

❷ 鍋內再放入清水，放兔肉用小火煮 1 小時，撈出放涼，剁成塊，裝盤。

❸ 碗內放香油、鹽調勻，邊攪邊將黑芝麻放入，然後澆在兔肉上即可。

能量計算器

總熱量	約 435 大卡
蛋白質	78.8 公克
脂肪	11.8 公克
醣類	3.6 公克

水產類

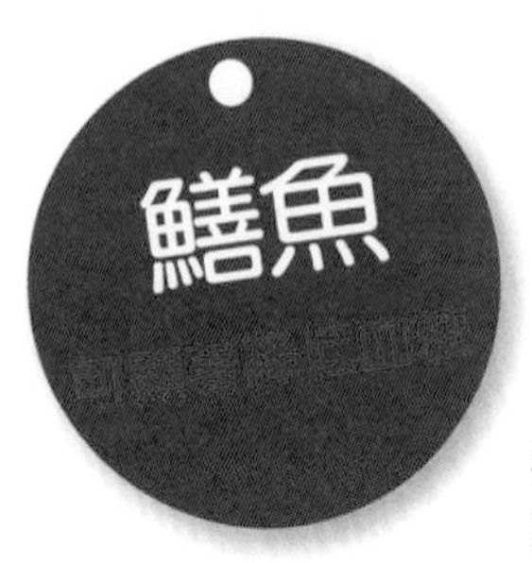

每日推薦量：每天 100 公克為宜。

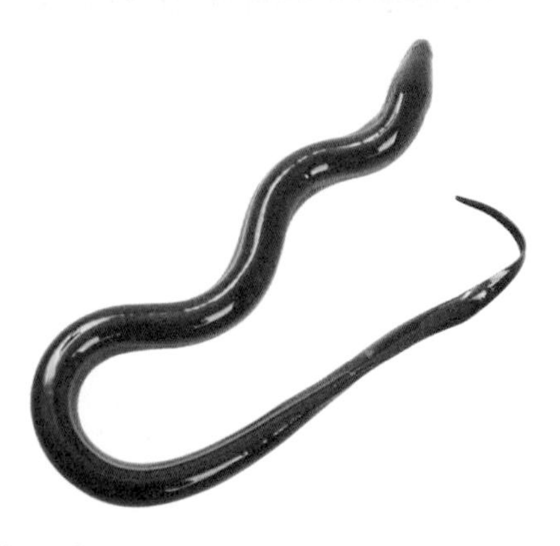

最有力的降糖成分

黃鱔魚素 A、黃鱔魚素 B

細說降糖功效

鱔魚含有的黃鱔魚素 A 和黃鱔魚素 B，具有顯著降低血糖和恢復調節血糖的生理機能作用，對糖尿病有較好的治療作用，而且鱔魚所含脂肪極少，因而是糖尿病患者的理想食品。

對併發症的益處

鱔魚中含有豐富的維生素 A，能夠增進視力，具有保護視力的作用，可以防治糖尿病併發眼病。鱔魚中富含卵磷脂，能夠促進肝細胞的活化和再生，增強肝功能，從而有效預防脂肪肝等疾病。

這樣吃最降糖

鱔魚宜現殺現烹，因為鱔魚體內含較多組胺酸，死後的鱔魚體內的組胺酸會轉變為有毒物質。

成分表（每100公克可食部分）

營養成分	含量	含量比較
熱量	89 大卡	低 ★☆☆
醣類	1.2 公克	低 ★☆☆
蛋白質	18.0 公克	高 ★★★
脂肪	1.4 公克	低 ★☆☆

好食搭配最營養

鱔魚＋蓮藕

吃鱔魚時最好搭配蓮藕，因為鱔魚和蓮藕的黏液都能促進蛋白質的吸收，而且二者酸鹼搭配，有利於保持人體的酸鹼平衡。

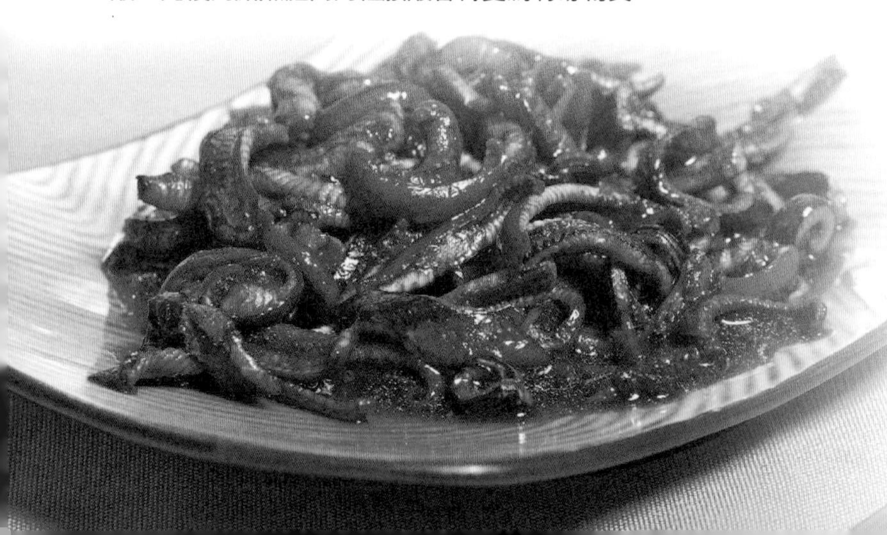

清炒鱔魚：將鱔魚洗淨，切成約 5 公分的段。鍋置火上，倒油燒熱，下鱔魚段煸至金黃，放蔥段、薑末、蒜片翻炒，加入醬油、料酒、醋、鹽和適量水燜燒 5 分鐘，以食用澱粉勾薄芡，然後盛至盤內，淋上香油即成。

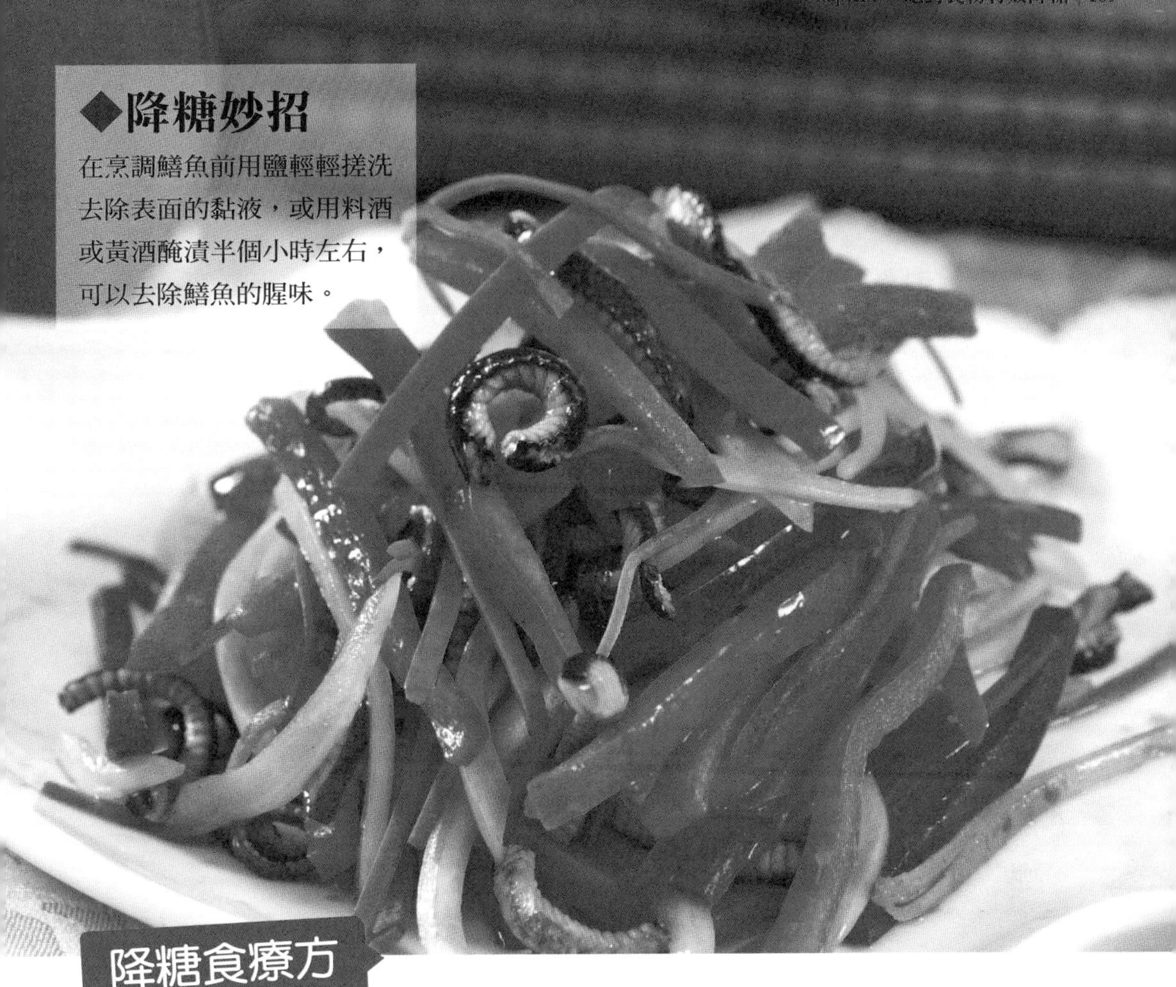

◆降糖妙招

在烹調鱔魚前用鹽輕輕搓洗去除表面的黏液，或用料酒或黃酒醃漬半個小時左右，可以去除鱔魚的腥味。

降糖食療方

七彩鱔魚絲

食材 鱔魚肉 100 公克，綠豆芽、紅椒絲、黃椒絲、青椒絲、胡蘿蔔絲、洋蔥絲各 20 公克，薑片、醬油、鹽、澱粉、植物油各適量。

做法

❶ 鱔魚肉洗淨，切絲，用醬油、澱粉和水攪拌均勻，醃漬 10 分鐘；綠豆芽擇洗乾淨。

❷ 鍋置火上，加入適量清水，放入鱔魚絲煮熟。

❸ 鍋內倒入植物油，放入洋蔥絲和薑片炒香，倒入紅椒絲、黃椒絲、青椒絲、胡蘿蔔絲、綠豆芽翻炒 3 分鐘，加進鱔魚絲翻炒均勻，用鹽調味即可。

能量計算器

總熱量	約 158.2 大卡
蛋白質	19.5 公克
脂肪	5.5 公克
醣類	8.8 公克

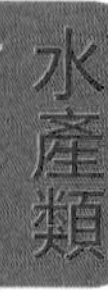

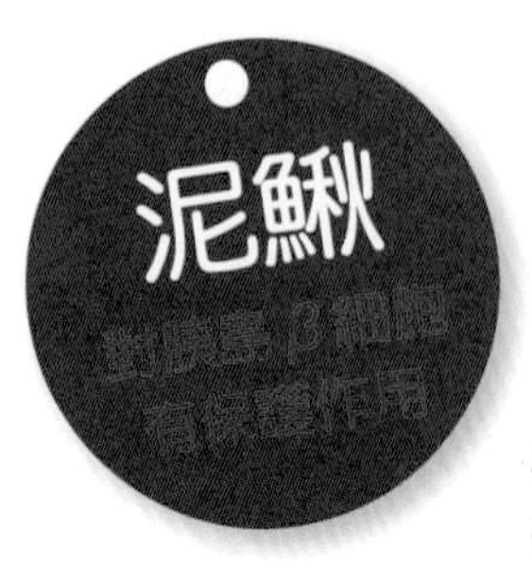

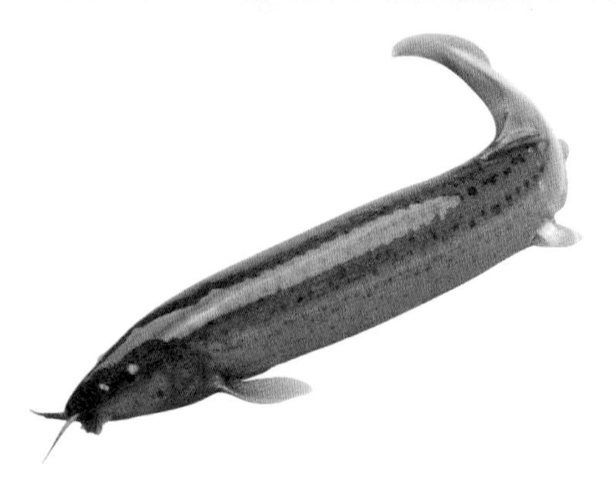

每日推薦量：每天 80 公克為宜。

最有力的降糖成分

鈣、磷、鋅、硒、EPA

細說降糖功效

泥鰍含有豐富的鈣、磷、鋅、硒等微量營養素，能有效地遏制或阻斷糖尿病酮酸中毒和高滲透壓非酮體性症候群的發生、發展。另外，泥鰍所含脂肪中有類似廿碳五烯酸（EPA）的不飽和脂肪酸，其抗氧化能力強，對胰島 β 細胞有較強的保護作用。

對併發症的益處

泥鰍所含脂肪成分較低，膽固醇更少，屬高蛋白低脂肪食品，且含一種類似廿碳五烯酸的不飽和脂肪酸，有益於老年人及糖尿病併發心血管病患者。

這樣吃最降糖

服用螺內酯、胺苯蝶啶（triamterene）以及補鉀藥物時不宜食用泥鰍，因為泥鰍含鉀量較高，如果在服用以上藥物時吃泥鰍，可能導致高血鉀症。

成分表（每100公克可食部分）

營養成分	含量	含量比較
熱量	96 大卡	低 ★★★
醣類	1.7 公克	低 ★☆☆
蛋白質	17.9 公克	高 ★★★
脂肪	2.0 公克	低 ★☆☆

好食搭配最營養

泥鰍 + 豆腐

二者同食可緩解消渴症狀，具有很好的進補和食療功用。

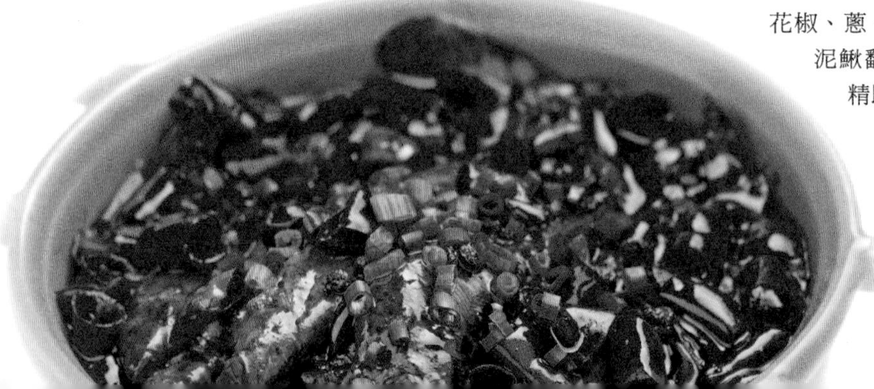

麻辣泥鰍可提高食慾，將泥鰍去內臟，洗淨，加入蔥段、薑片、料酒和鹽醃製 30 分鐘。鍋置火上，倒油燒熱，加入泥鰍炸至金黃色時撈出。鍋留底油燒熱，加入乾辣椒、花椒、蔥、薑、蒜炒香，放進泥鰍翻炒，最後加鹽、雞精即可。

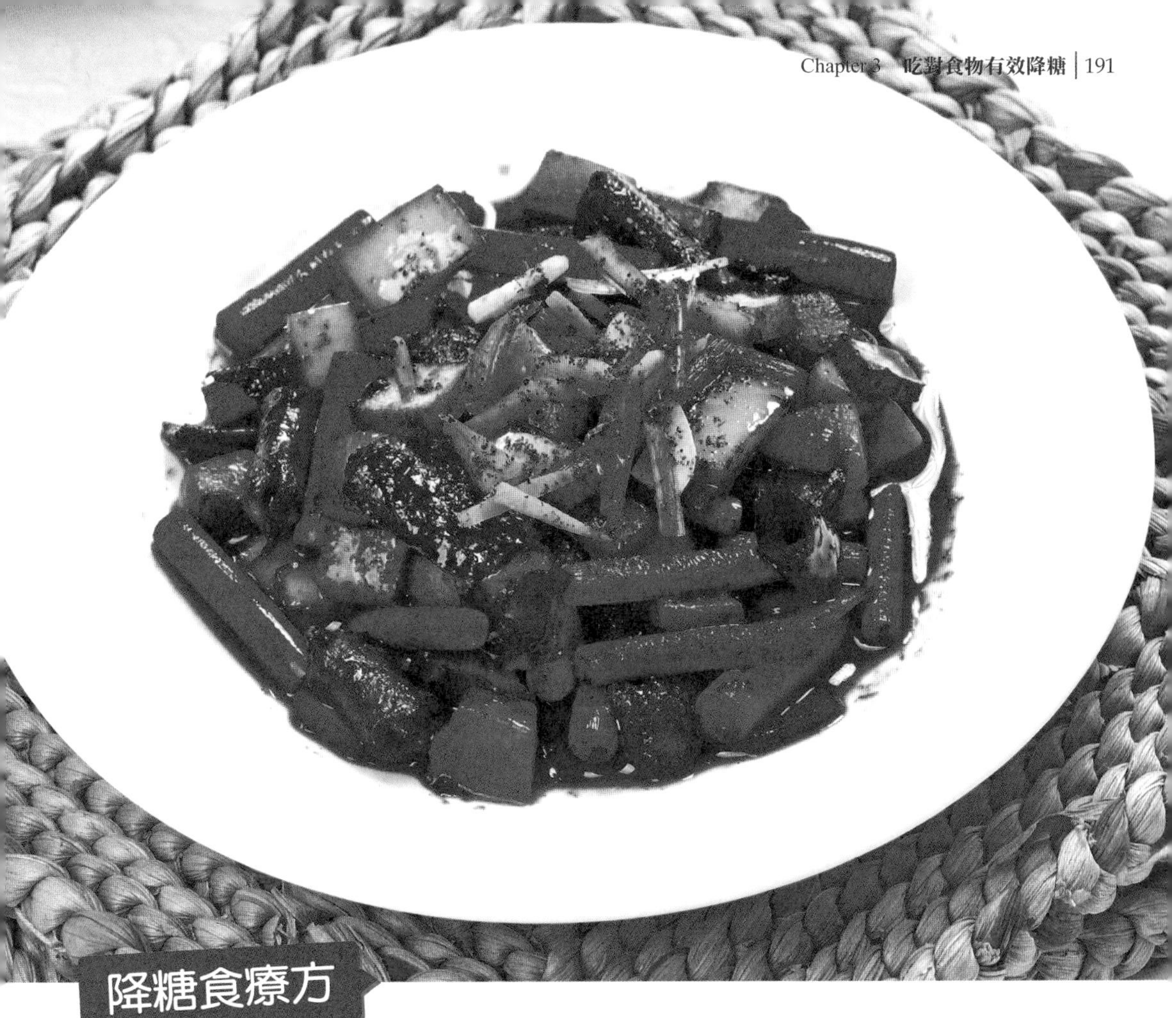

降糖食療方

香燜泥鰍

食材 泥鰍 250 公克，蒜薹 15 公克，黃瓜、洋蔥各 20 公克，豆瓣醬 20 公克，蔥絲、薑絲、蒜片、料酒、醬油、植物油各 10 公克，鹽 3 公克，醋、乾辣椒各 5 公克，花椒粉 1 公克，香油 3 公克。

做法

❶將泥鰍洗淨，切成段；蒜薹擇洗乾淨，切成段；洋蔥、黃瓜洗淨後切丁待用。

❷鍋置火上，放油燒至八分熱，放入泥鰍段煸乾水分，加豆瓣醬、乾辣椒、料酒炒至變紅，放蒜薹、薑絲、蒜片炒香，倒進醬油、鹽、醋、水翻炒後燜 5 分鐘，加進洋蔥丁、黃瓜丁炒勻，淋香油起鍋，撒花椒粉即可。

能量計算器

總熱量	約 395 大卡
蛋白質	47.5 公克
脂肪	16 公克
醣類	16 公克

水產類

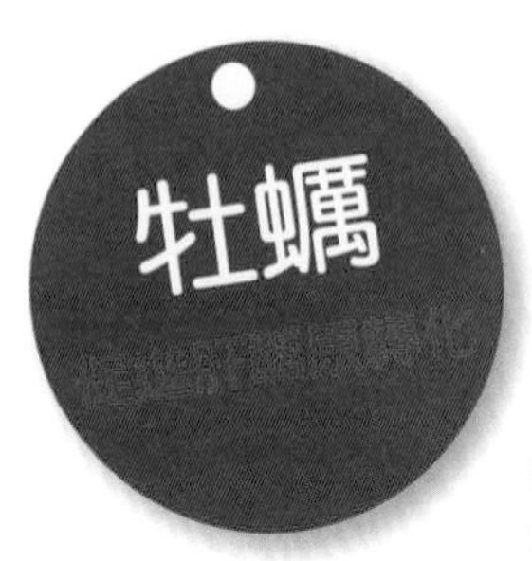

每日推薦量：每天 15~30 公克為宜。

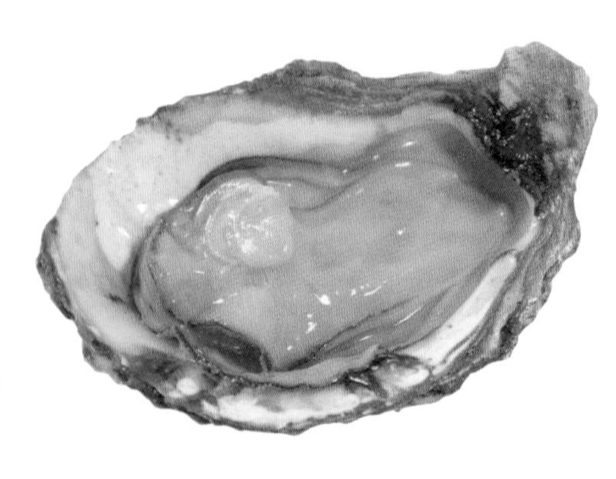

最有力的降糖成分

牛磺酸、肝醣

細說降糖功效

牡蠣中的牛磺酸可增強胰島素促進肝醣原轉化的作用，肝醣可直接被人體吸收利用，從而減輕胰腺負擔，對糖尿病患者十分有益。

對併發症的益處

維護神經系統的健康，預防中風。牡蠣含有豐富的維生素 B 群，有利於維護神經系統的健康，預防和輔助治療糖尿病周圍神經病變。其中維生素 B_{12} 還可抑制血液中「高半胱胺酸」的升高，有預防中風發生的作用。

這樣吃最降糖

牡蠣易引發皮膚過敏，因此慢性皮膚病患者忌食。

成分表（每100公克可食部分）

營養成分	含量	含量比較
熱量	305 大卡	高 ★★★
醣類	7 公克	低 ★☆☆
蛋白質	1.4 公克	低 ★☆☆
脂肪	8.2 公克	中 ★★☆

好食搭配最營養

牡蠣 + 菠菜

菠菜富含牡蠣中缺少的胡蘿蔔素和維生素 C，兩者同食，可緩解更年期不適症狀。

牡蠣做湯口感鮮美，將牡蠣肉洗淨，白蘿蔔擇洗乾淨，切絲。鍋置火上，倒油燒熱，加蔥花、薑絲炒香，放入蘿蔔絲翻炒均勻。加適量清水煮至蘿蔔絲八分熟，放入牡蠣肉煮熟，用鹽調味，撒上香菜即可。

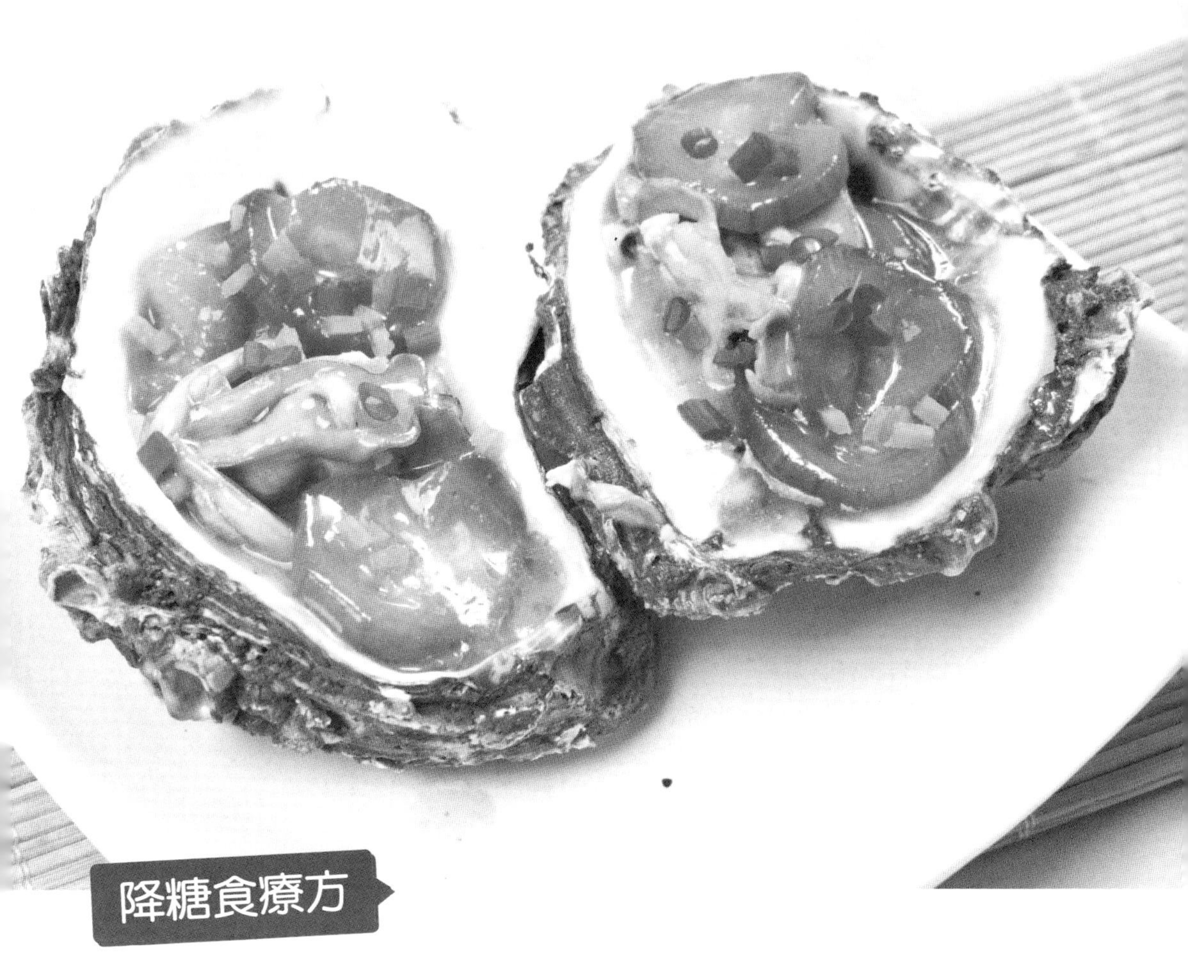

降糖食療方

絲瓜燴牡蠣

食材 牡蠣 100 公克，絲瓜 1,500 公克，薑末、蔥花、鹽、食用澱粉、植物油各適量，豆瓣醬 20 公克，蔥絲、薑絲、蒜片、料酒、醬油、植物油各 10 公克，鹽 3 公克，醋、乾辣椒各 5 公克，花椒粉 1 公克，香油 3 公克。

做法

❶ 牡蠣洗淨後，用沸水燙一下即撈出；絲瓜去皮，洗淨，切成片。

❷ 淨鍋上火，放油燒熱，加入薑末和蔥花爆香，放入絲瓜片略炒，然後摻適量清水，下牡蠣，燒沸後調入鹽，最後以食用澱粉勾薄芡，起鍋裝盤即可。

能量計算器

總熱量	約 526.6 大卡
蛋白質	22.4 公克
脂肪	18.2 公克
醣類	78 公克

水產類

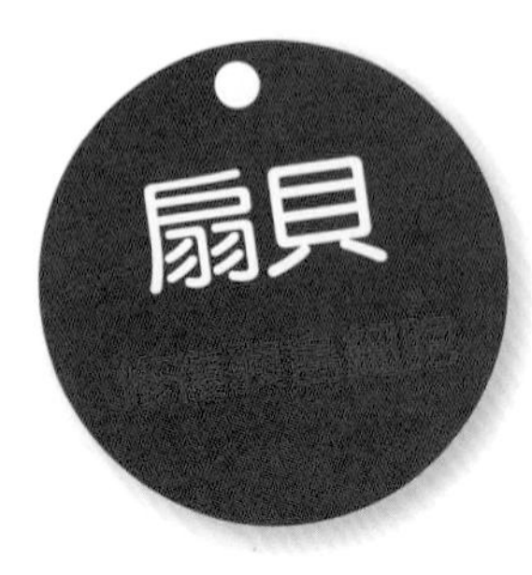

每日推薦量：每天 50 ～ 100 公克為宜。

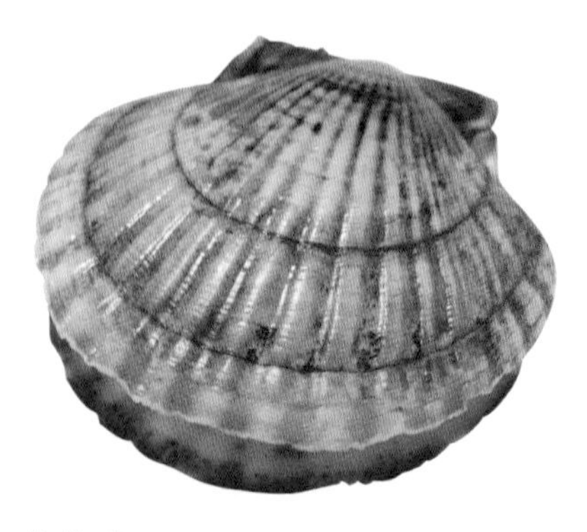

最有力的降糖成分

牛磺酸、肝醣

細說降糖功效

扇貝中含有豐富的硒元素，它能防止胰島 β 細胞氧化破壞，修復胰島細胞，對胰島素的合成、分泌、貯存、活性、組織胰島素敏感性有著重要作用，能調節糖代謝，降低血糖和尿糖。

對併發症的益處

扇貝有抑制膽固醇在肝臟合成和加速排泄膽固醇的獨特作用，可降低體內的膽固醇含量；扇貝含有蛋白質、維生素及鈣、鐵、鎂、鉀等多種礦物質，能消除疲勞，防止過度肥胖。

這樣吃最降糖

扇貝是發物，有過敏性皮膚疾病等宿疾者應慎食；扇貝性寒涼，脾胃虛寒者不宜多吃。

成分表（每100公克可食部分）

營養成分	含量	含量比較
熱量	60 大卡	高 ★★★
醣類	2.6 公克	低 ★☆☆
蛋白質	11.1 公克	低 ★☆☆
脂肪	0.6 公克	中 ★★☆

好食搭配最營養

扇貝 + 大蒜

吃扇貝時搭配些大蒜，能延長維生素 B 群在人體內的停留時間。

冬粉蒸扇貝是經典吃法，將扇貝取肉洗淨，外殼洗淨。碗內放入蒜末、花椒粉、鹽、味精、胡椒粉、蠔油、食用油調成汁，取扇貝殼，逐一放泡好的冬粉、肉，淋上汁，然後放入蒸鍋大火蒸 10 分鐘後取出撒上蔥花、紅椒粒即成。

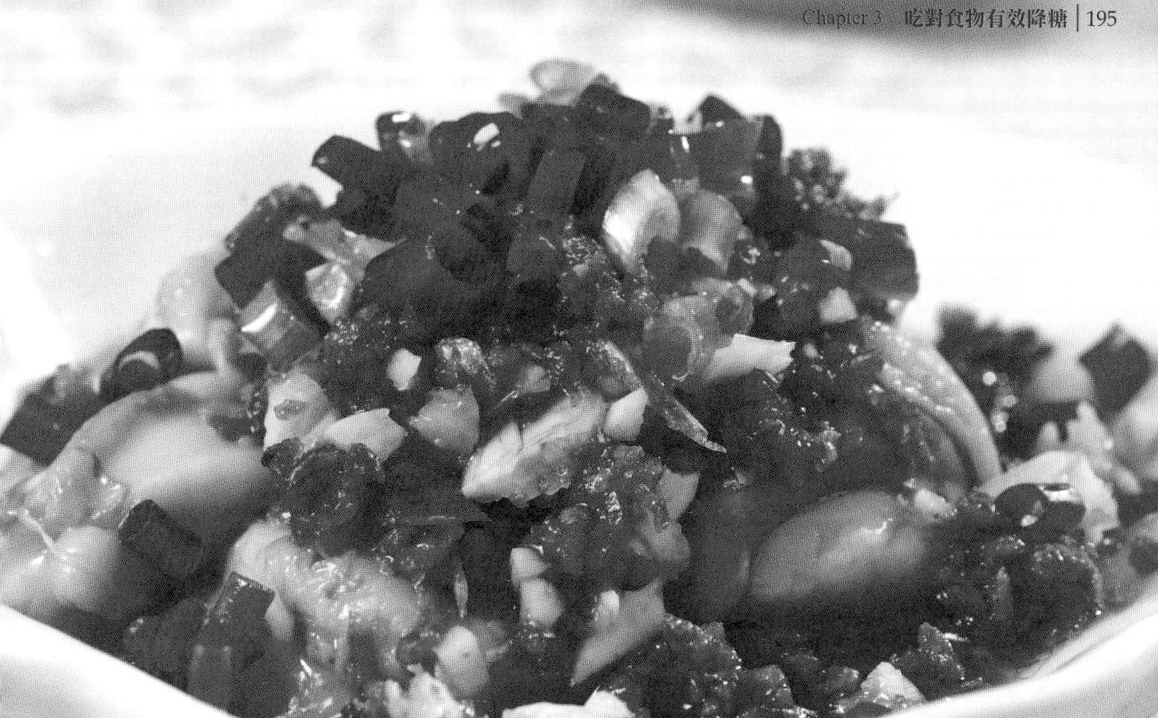

◆降糖妙招

將鮮活的扇貝浸泡在清水中，滴入幾滴香油，放置一夜，可使扇貝將泥沙吐淨。

降糖食療方

蒜蓉蒸扇貝

食材 扇貝肉 250 公克，蒜蓉、醬油、鹽、蔥花、植物油各適量，香油 3 公克。

做法

❶ 扇貝肉洗淨泥沙，擺放於盤內。

❷ 鍋置火上，倒入適量植物油，待油燒至七分熱，放入蒜蓉炒至呈金黃色，盛出，加醬油、鹽拌勻成調味汁澆在扇貝肉上，撒上蔥花。

❸ 將扇貝肉送入燒沸的蒸鍋中蒸 5 分鐘，取出，淋上香油即可。

能量計算器

總熱量	約 723 大卡
蛋白質	139 公克
脂肪	13 公克
醣類	12.7 公克

其他類

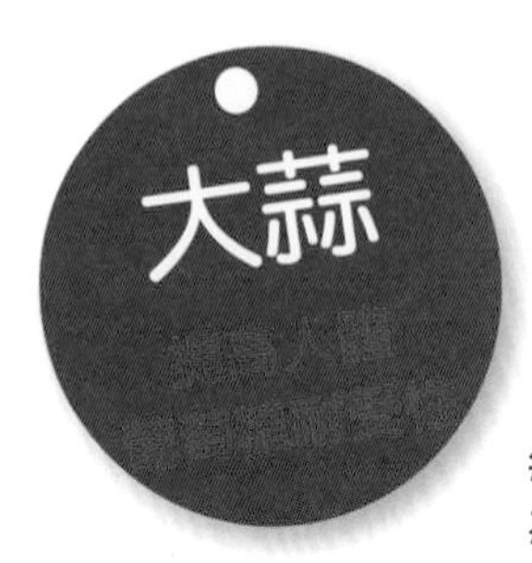

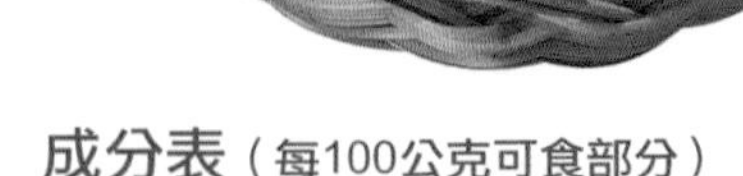

每日推薦用量：每天 3 瓣為宜。

最有力的降糖成分

硒

細説降糖功效

大蒜中含硒較多，可促進人體胰島素的合成，有助於糖尿病患者緩解病情。另外大蒜還可促進胰島素的分泌，增加組織細胞對葡萄糖的吸收，提高人體葡萄糖耐受性，迅速降低體內血糖，有效預防和治療糖尿病。

對併發症的益處

大蒜可防止血管中的脂肪沉積，降低膽固醇及三酸甘油酯，抑制血小板的聚集，調節血壓，增加血管的通透性，從而抑制血栓的形成和預防動脈硬化。

降糖這樣吃

大蒜不宜空腹食用，否則易令胃黏膜受到損害，引起急性胃炎、胃潰瘍和十二指腸潰瘍。

成分表（每100公克可食部分）

營養成分	含量	含量比較
熱量	126 大卡	中 ★★☆
醣類	27.6 公克	高 ★★★
蛋白質	4.5 公克	中 ★★☆
脂肪	0.2 公克	低 ★☆☆

好食搭配最營養

瘦肉 + 大蒜

二者同食可延長維生素 B_1 在人體內的停留時間，消除疲勞、增強體質。

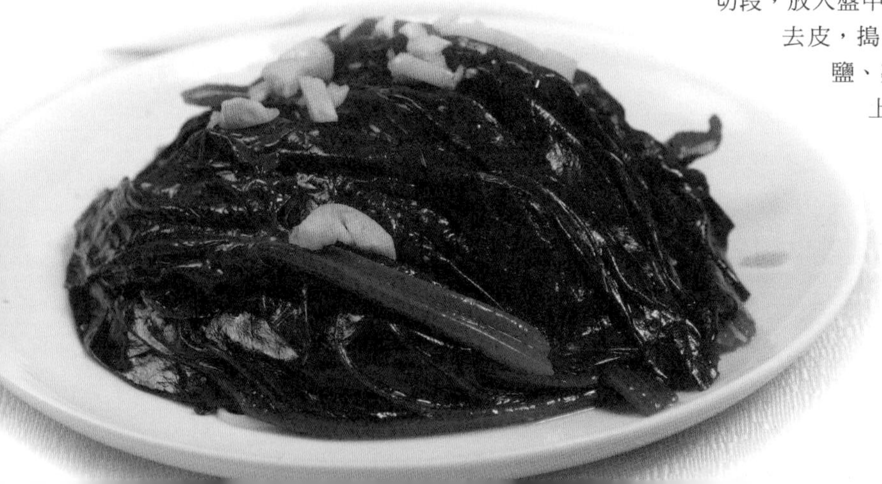

大蒜一般作為輔料做菜，可涼拌等。蒜泥菠菜的做法：將菠菜洗淨，放入沸水中燙熟，撈出過涼，切段，放入盤中，撒鹽拌勻。大蒜去皮，搗碎，放入碗中，加鹽、雞精調成澆在菠菜上，淋上醋、芝麻油即可。

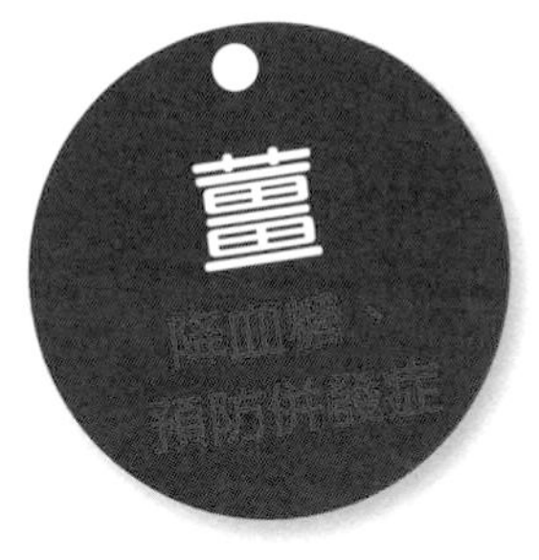

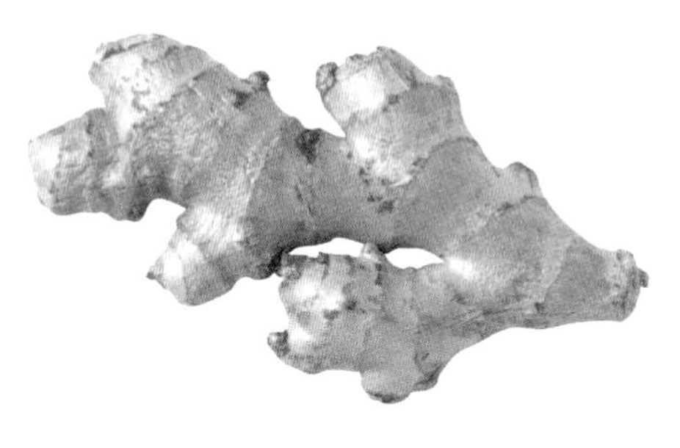

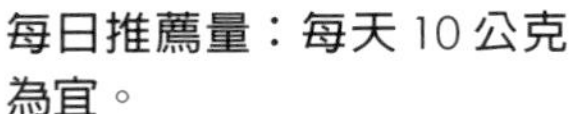
每日推薦量：每天 10 公克為宜。

最有力的降糖成分

薑黃素

細說降糖功效

薑的薑黃素不但具有顯著的抗腫瘤、抗誘變作用，還能改善糖尿病所伴隨的脂質代謝紊亂，降低血糖，減少糖尿病併發症的發生。

對併發症的益處

薑的薑黃素可以減輕腎小球高濾過症狀和腎臟肥大，降低尿白蛋白，改善腎功能，防治糖尿病腎病變。還可以促進肝細胞，緩解糖尿病性及酒精性脂肪肝。

降糖這樣吃

薑的表皮中含有較多的營養成分，在食用時應該少去皮或不去皮，避免浪費營養成分。

成分表（每100公克可食部分）

營養成分	含量	含量比較
熱量	41 大卡	低 ★☆☆
醣類	10.3 公克	中 ★★☆
蛋白質	1.3 公克	低 ★☆☆
脂肪	0.6 公克	低 ★☆☆

好食搭配最營養

生薑＋綠豆芽

二者同食可以祛除綠豆芽的寒性，增加菜品的美味。

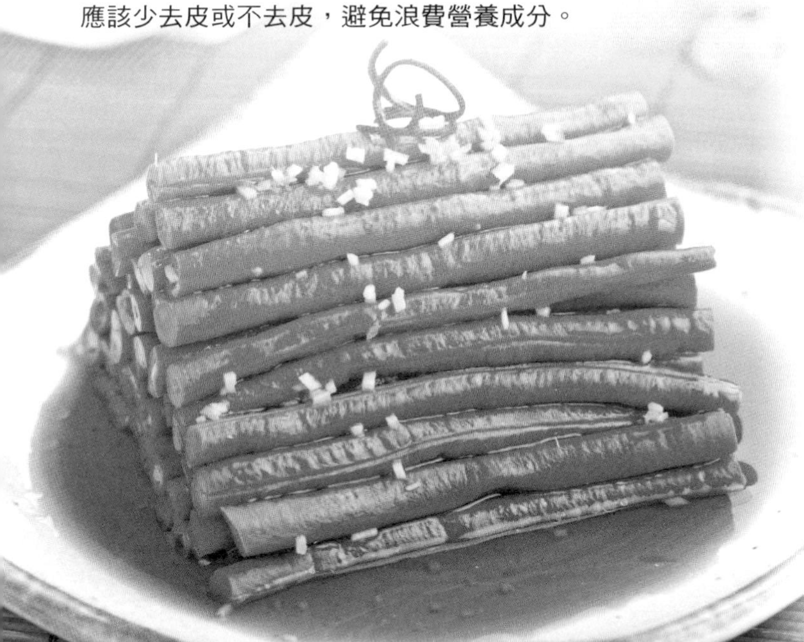

薑汁四季豆的做法是將嫩四季豆去筋，洗淨，入沸水中煮至熟透，撈出瀝乾水分，切段，整齊地擺放在盤中。薑末放入碗中，加鹽、鮮湯、醋調至均勻，再加入雞精、芝麻油，調成薑汁。將調好的味汁淋於四季豆上即可。

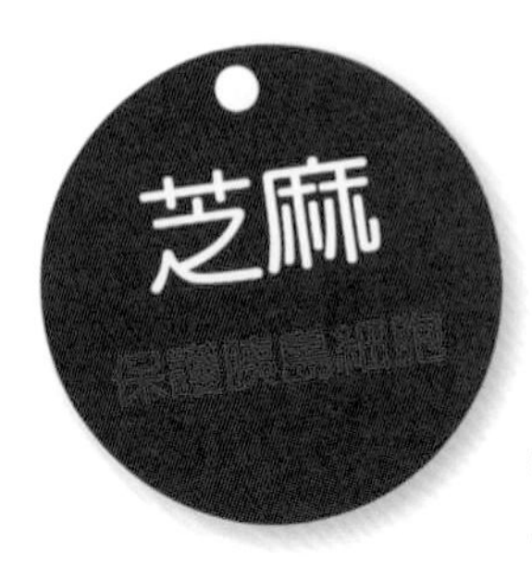

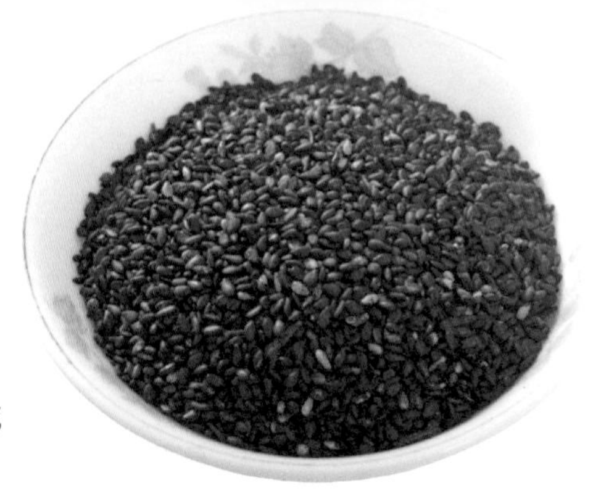

每日推薦用量：每天宜吃 5 公克。

最有力的降糖成分

維生素 E

細說降糖功效

黑芝麻含有豐富的維生素 E，可清除生物膜內產生的自由基，保護胰島細胞，並有助於緩解神經系統症狀。

對併發症的益處

降低血液中膽固醇，預防動脈粥樣硬化。黑芝麻中的亞油酸能降低血液中膽固醇的含量，避免過多的膽固醇堆積在血管中，有助於糖尿病患者預防動脈粥樣硬化和高血壓等併發症的發生。

降糖這樣吃

黑芝麻仁外面有一層較硬的蠟質，經碾碎後食用才能使人體吸收到更多的營養，所以整粒的黑芝麻應加工後再吃。

成分表（每100公克可食部分）

營養成分	含量	含量比較
熱量	531 大卡	高 ★★★
醣類	24.0 公克	高 ★★★
蛋白質	19.1 公克	高 ★★★
脂肪	46.1 公克	高 ★★★

好食搭配最營養

黑芝麻 + 海帶

黑芝麻適合與海帶同食，因為芝麻能改善血液循環，降低膽固醇；海帶則能淨化血液，促進甲狀腺素的合成，兩者同食，美容、抗衰老的效果較佳。

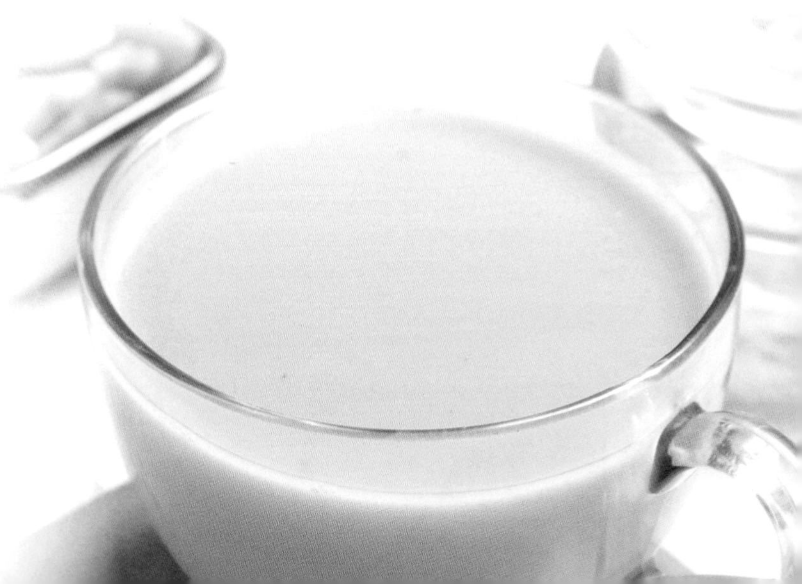

芝麻加入到豆漿中可提升口感，營養也更豐富。將黃豆洗淨，浸泡 8 ～ 10 小時；核桃仁、黑芝麻分別洗淨，瀝乾水，所有原料倒入豆漿機，加水到上下水位線之間，打至豆漿機提示做好即可。

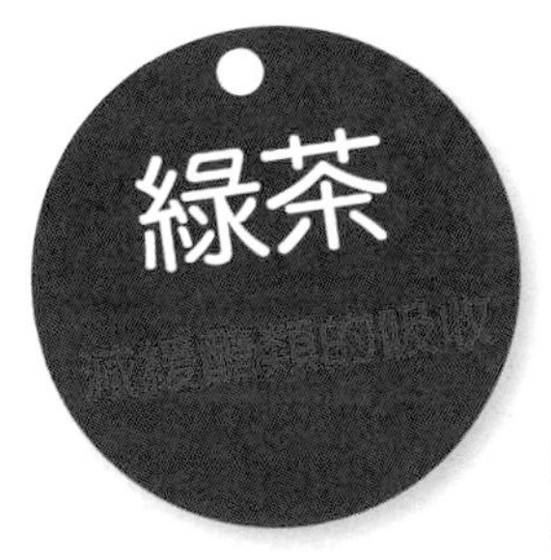

每日推薦量：每天 5 公克為宜。

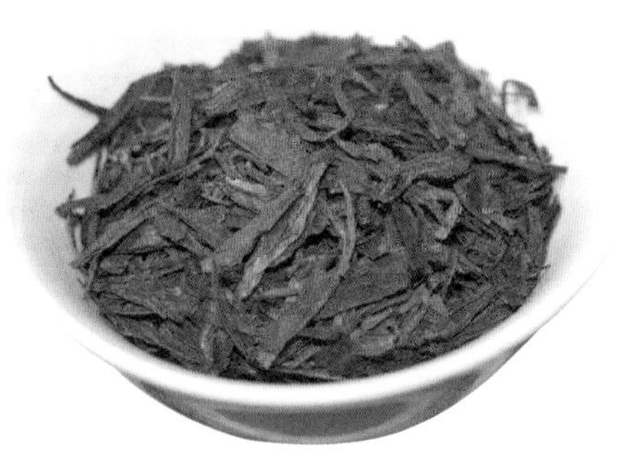

最有力的降糖成分

兒茶素、茶多酚

細說降糖功效

綠茶中的兒茶素，可以減緩腸內醣類的吸收速度，抑制飯後血糖的快速升高，有利於血糖的控制。綠茶中的茶多酚對人體的糖代謝障礙有調節作用，能降低血糖，從而有效地預防和治療糖尿病。

對併發症的益處

由於綠茶中的兒茶素抗氧化作用較強，可以防止血管的氧化損傷，有效預防糖尿病併發動脈硬化。其含有的茶多酚、維生素 C，有降血脂、抗凝血和促進纖維蛋白溶解的功效，擴張冠狀動脈，使血液充分地輸入心臟，提高心臟本身的功能。

降糖這樣吃

不要用茶水送服藥物；服藥前後 1 小內不要飲茶。

成分表（每100公克可食部分）

營養成分	含量	含量比較
熱量	296 大卡	高 ★★★
醣類	50.3 公克	高 ★★★
蛋白質	34.2 公克	高 ★★★
脂肪	2.3 公克	低 ★☆☆

好食搭配最營養

蘋果 + 綠茶

蘋果富含膳食纖維，可排毒養顏；綠茶富含兒茶素等抗氧化成分，可防輻射、抗癌；二者合用可防癌、抗衰老、美容。

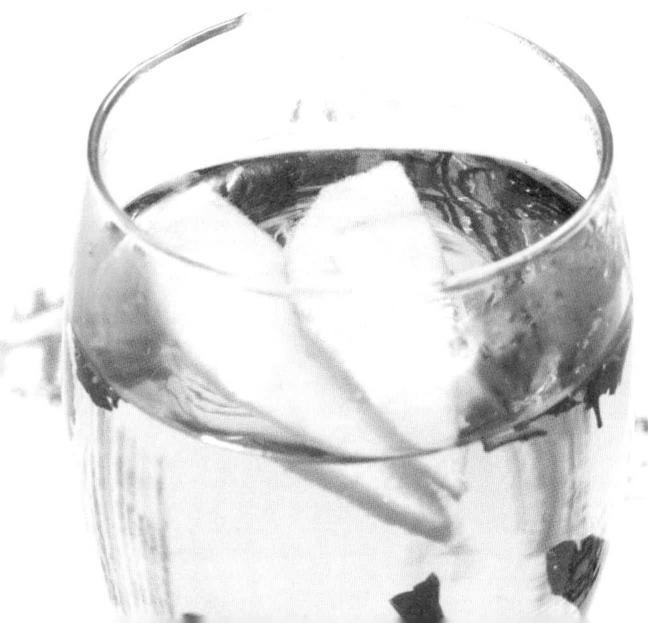

蘋果綠茶的做法是，將綠茶放入杯中，沖入 85℃左右沸水，3 ～ 5 分鐘後濾茶湯，放入蘋果片，待溫熱時調入蜂蜜即可飲用。

其他類

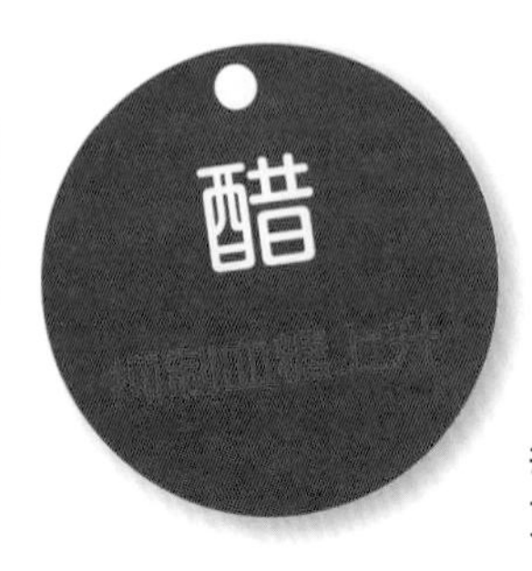

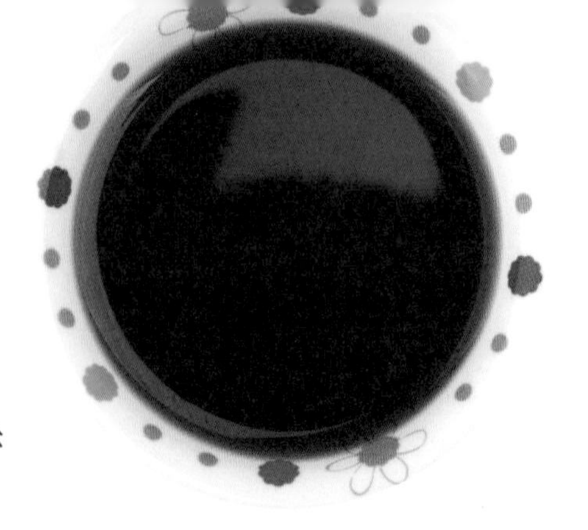

每日推薦用量：每天 20 公克為宜。

最有力的降糖成分

有機酸

細說降糖功效

醋中的有機酸能夠促進糖尿病患者體內醣類的排出，使食物的升糖指數降低，達到抑制血糖上升的作用，有利於改善糖尿病患者的病情。

對併發症的益處

醋有擴張血管，降低血壓，防止心血管疾病發生的作用；還可使體內過多的脂肪轉變熱量消耗掉，並促進糖和蛋白質的代謝，可防治肥胖；另外現在流行的水果醋裡含有礦物質鉀，可以幫助身體排出過剩的鈉，有預防高血壓的作用。

降糖這樣吃

烹製排骨、魚類等食物時，加點醋可以使骨刺軟化，促進骨中的礦物質如鈣、磷的溶出，增加營養成分。

成分表（每100公克可食部分）

營養成分	含量	含量比較
熱量	31 大卡	低 ★☆☆
醣類	4.9 公克	中 ★★☆
蛋白質	2.1 公克	中 ★★☆
脂肪	0.3 公克	低 ★☆☆

好食搭配最營養

醋＋花生

醋醃漬花生，具有調節血壓的作用。

老醋花生可保護心血管健康，做法是將花生仁洗淨，瀝乾。鍋置火上，倒油，在油還未熱時倒入花生仁，不停翻炒至熟，盛出，放涼。取小碗加入醋、醬油、白糖、鹽、香油拌勻，製成調味汁，淋在炒好的花生仁上即可。

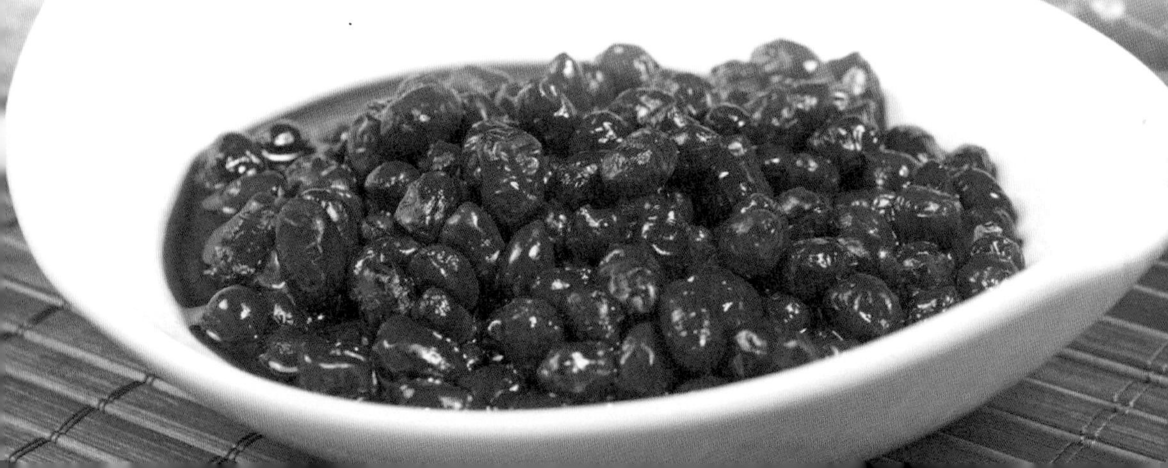

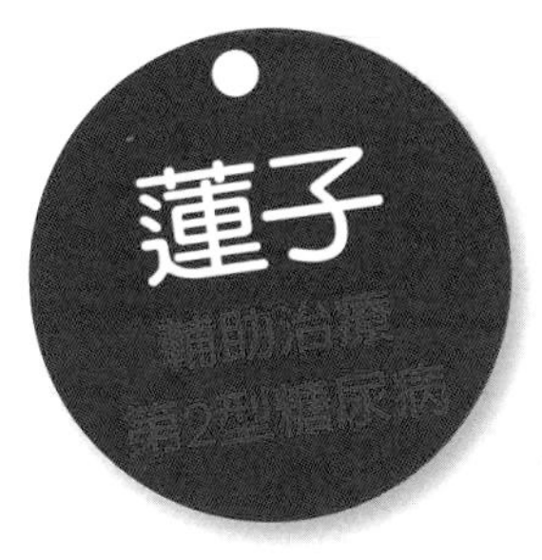

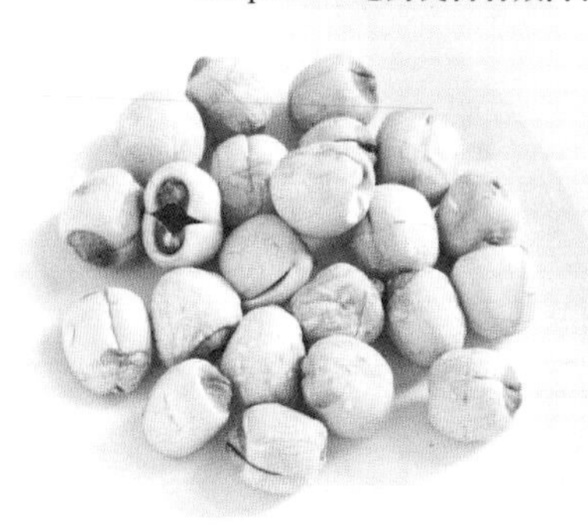

每日推薦量：每餐宜吃 6～15 公克。

最有力的降糖成分

蓮心鹼

細說降糖功效

蓮子心中的蓮心鹼對於第 2 型糖尿病患者控制乏力、多飲、多尿症狀及降低血總膽固醇等有臨床意義。

對併發症的益處

蓮子心所含的生物鹼，具有顯著的強心作用，對糖尿病患者的心臟有保護作用。

降糖這樣吃

夏天吃火鍋容易上火，在底料中適當加入一些蓮子可以達到清熱去火的目的。

成分表（每100公克可食部分）

營養成分	含量	含量比較
熱量	344 大卡	高 ★★★
醣類	67.2 公克	高 ★★★
蛋白質	17.2 公克	高 ★★★
脂肪	2.0 公克	低 ★☆☆

好食搭配最營養

蓮子＋花生

蓮子中的鈣與花生中的維生素 K 結合，可強化人體對鈣的吸收，幫助骨骼生長。二者同食，有利於營養物質的吸收。

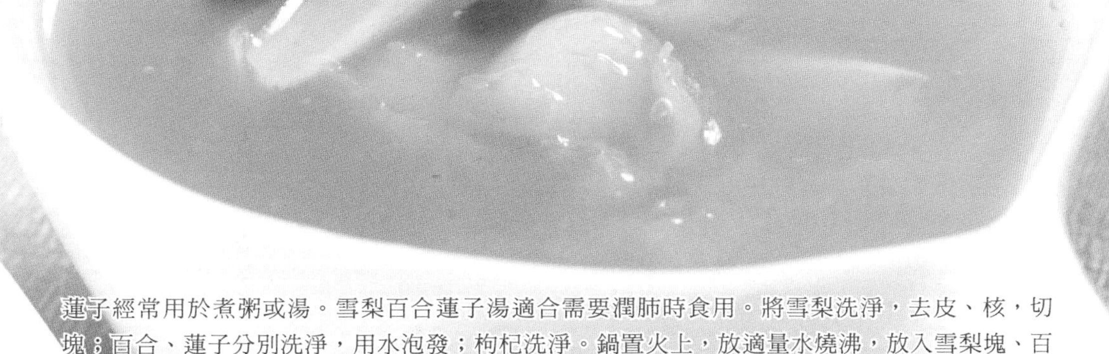

蓮子經常用於煮粥或湯。雪梨百合蓮子湯適合需要潤肺時食用。將雪梨洗淨，去皮、核，切塊；百合、蓮子分別洗淨，用水泡發；枸杞洗淨。鍋置火上，放適量水燒沸，放入雪梨塊、百合、蓮子、枸杞，水開後改小火煲約 1 小時即可。

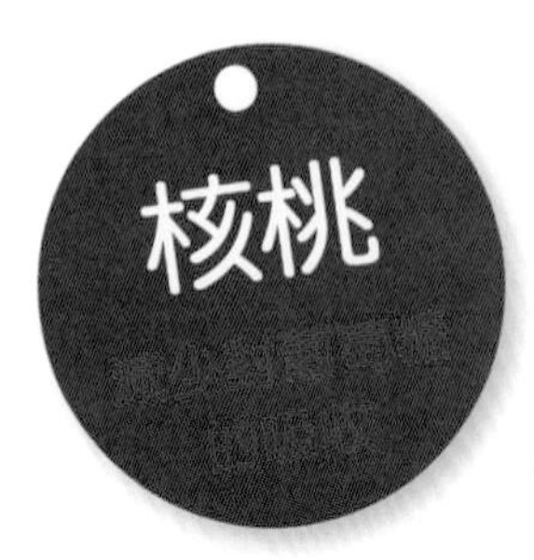

每日推薦用量：每天宜吃20 公克。

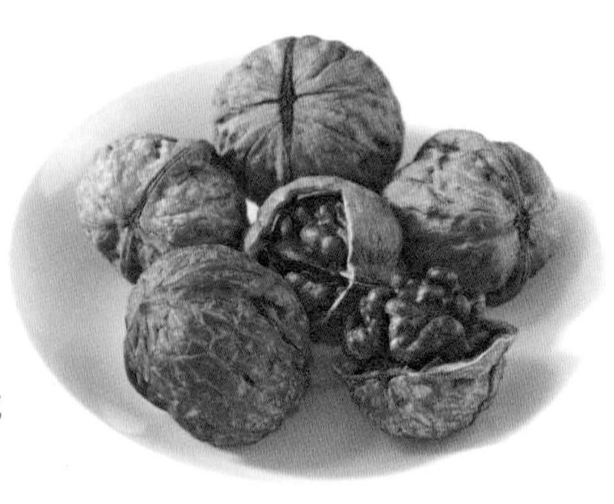

最有力的降糖成分

ω-3 脂肪酸

細說降糖功效

核桃含多不飽和 ω-3 脂肪酸，有助於身體處理第 2 型糖尿病早期階段的胰島素抵抗問題，減少對葡萄糖的過多吸收。

對併發症的益處

核桃中含有 ω-3 脂肪酸，有助於身體應對處理心理壓力，使平均舒張壓明顯下降，對心理壓力造成的血壓升高有緩解作用。

降糖這樣吃

有的人喜歡將核桃仁表面的褐色薄皮剝掉，這樣會損失掉一部分營養，所以不要剝掉這層薄皮。

成分表（每100公克可食部分）

營養成分	含量	含量比較
熱量	627 大卡	高 ★★★
醣類	19.1 公克	高 ★★★
蛋白質	14.9 公克	高 ★★★
脂肪	58.8 公克	高 ★★★

好食搭配最營養

核桃 + 黑芝麻

核桃有很好的補腦功效，黑芝麻中的維生素可以延緩衰老。兩者搭配，可增加皮脂分泌，改善皮膚彈性，保持皮膚細膩，延緩衰老，並迅速補充體力。

核桃仁可用於做成飲料，還可以與韭菜合炒。將韭菜洗淨，切段。鍋置火上，放油燒熱，加入核桃仁炸黃，撈出。鍋留底油燒熱，放入韭菜段翻炒，放入核桃仁，加鹽、雞精調味，盛出即可。

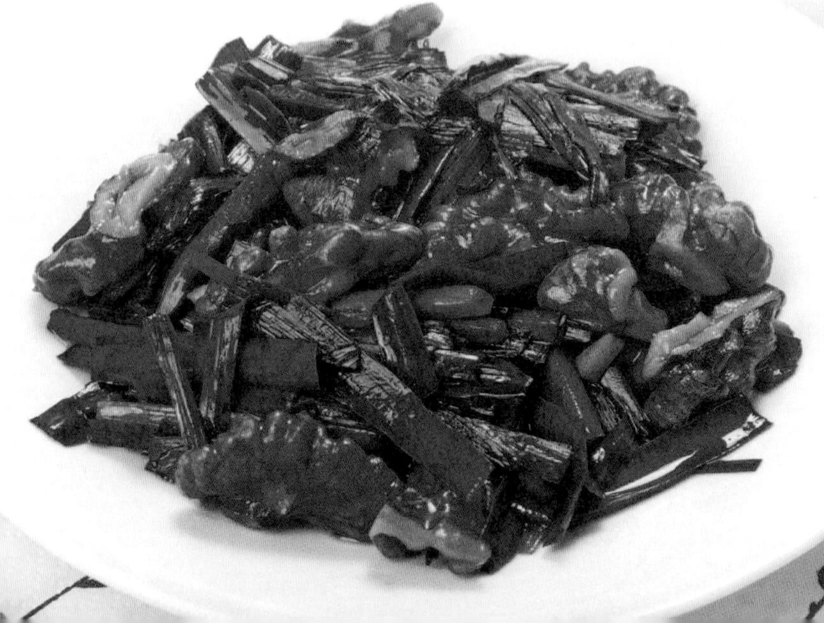

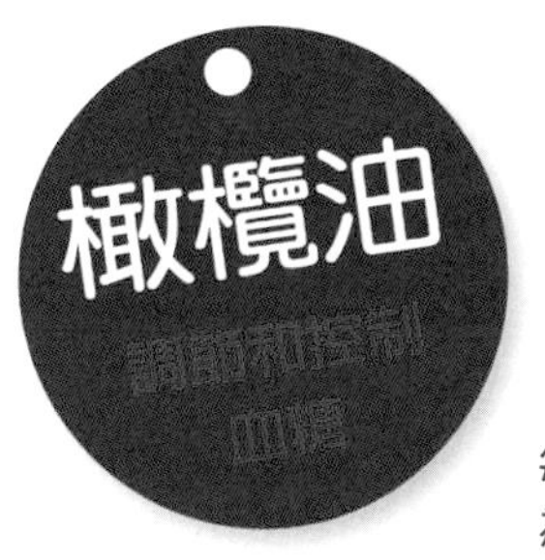

橄欖油

調節和控制血糖

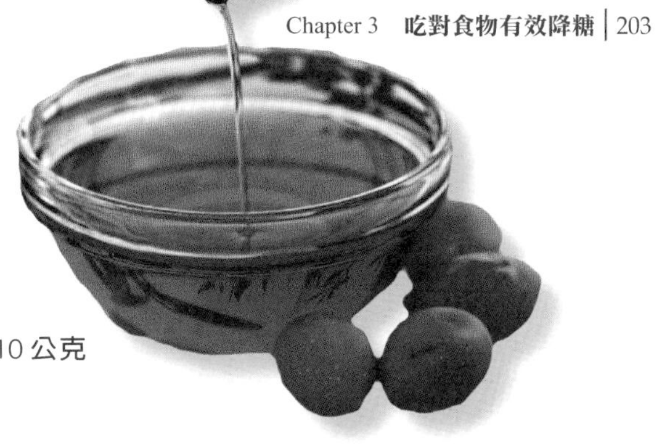

每日推薦量：每天 10 公克為宜。

最有力的降糖成分

油酸

細說降糖功效

橄欖油中的油酸可增加胰島素的敏感性，降低胰島素抵抗，能夠調節和控制血糖，改善糖尿病患者的總體代謝狀況。

對併發症的益處

橄欖油富含單不飽和脂肪酸，能夠調節血脂、降低血壓，預防動脈粥樣硬化，保護心腦血管，降低糖尿病併發心腦血管疾病的發病率。

降糖這樣吃

橄欖油不太適合煎炸食物，因為高溫會增加橄欖油的香味，掩蓋住食物本身的味道。

成分表（每100公克可食部分）

營養成分	含量	含量比較
熱量	899 大卡	高 ★★★
醣類	—	—
蛋白質	—	—
脂肪	99.9 公克	高 ★★★

好食搭配最營養

橄欖油 + 花生油

橄欖油缺乏 ω-3 和 ω-6 脂肪酸，與花生油、葵花籽油等食用油配合吃效果最好。

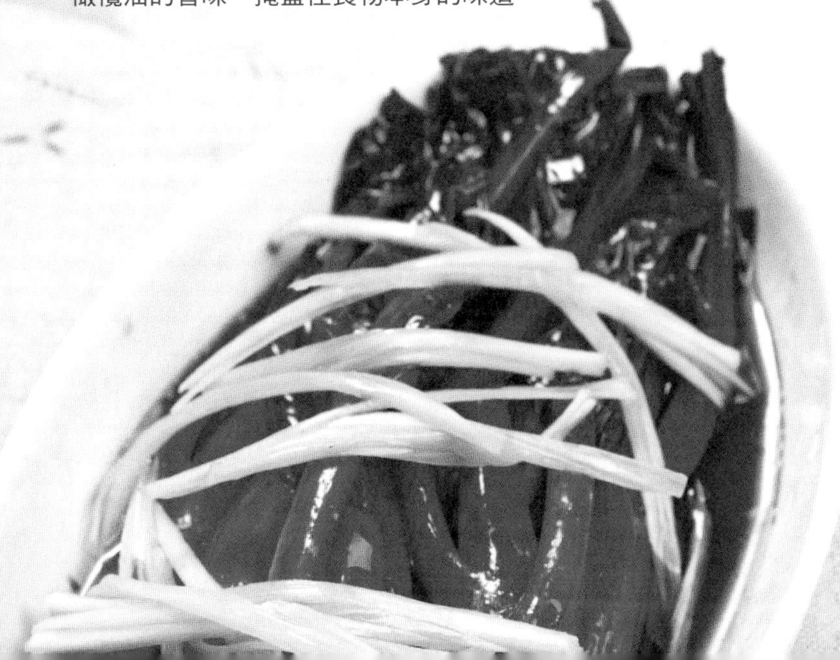

橄欖油含有極高的不飽和脂肪酸，可以防治心腦血管疾病，它不會破壞蔬菜的顏色，適合涼拌菜和清炒蔬菜時使用，比如烹飪白芍芥藍最好用橄欖油。

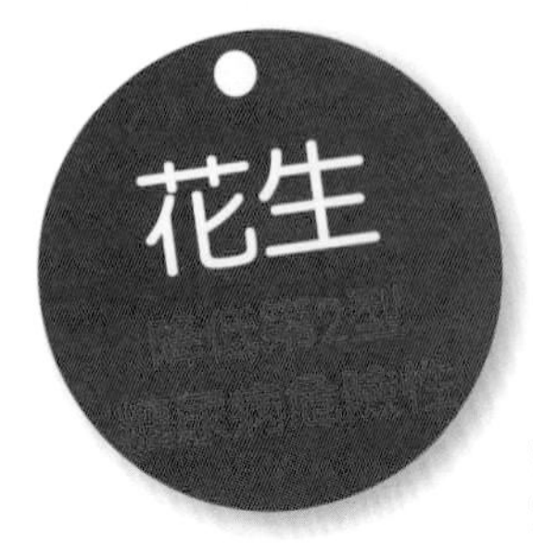

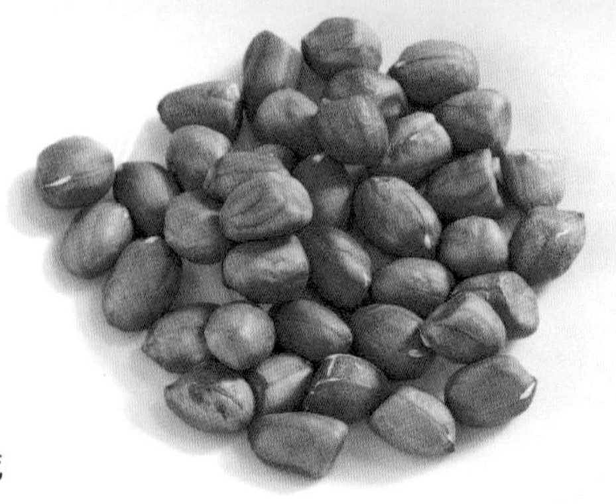

每日推薦用量：每餐宜吃20 公克。

最有力的降糖成分

白藜蘆醇、花生油酸

細說降糖功效

花生皮與仁中含有相當多的白藜蘆醇，果仁中還含有大量的油脂成分：花生油酸，有利於增強胰島素敏感性、改善胰島素分泌，降低第 2 型糖尿病危險性。

對併發症的益處

花生含有蛋白質、脂肪、維生素 B_1、維生素 B_2、維生素 E、菸酸、卵磷脂、鈣、磷、鋅、硒等營養成分，能增強記憶，延緩腦功能衰退，防治糖尿病併發大腦相關疾病。

降糖這樣吃

1. 食用花生時不宜去皮，因為花生皮不但能養血，補血，還能使人的頭髮烏黑靚麗。
2. 炒花生和油炸花生性質燥熱，不宜多食，否則容易上火；花生煮著吃或者做粥等易消化，不會上火。

成分表（每100公克可食部分）

營養成分	含量	含量比較
熱量	563 大卡	高 ★★★
醣類	21.7 公克	中 ★★☆
蛋白質	24.8 公克	高 ★★★
脂肪	44.3 公克	高 ★★★

好食搭配最營養

花生 + 蝦仁

花生富含磷，蝦仁富含鈣，磷和鈣是人體牙齒、骨髓的主要組成成分。兩者搭配，會形成磷酸鈣，有助於骨骼、牙齒的發育。

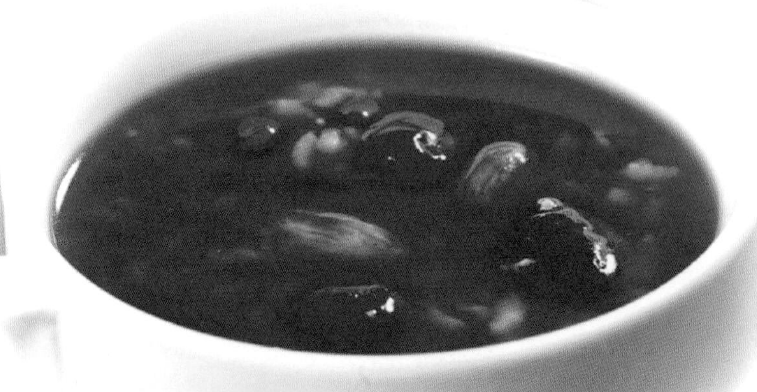

花生煮粥吃不易上火。取紅豆、花生仁，分別洗淨並浸泡 2 小時；紅棗洗淨，去核；白米洗淨。鍋置火上，加適量清水燒沸，放紅豆、花生仁、紅棗大火煮沸，加白米，用小火慢熬至粥成即可。

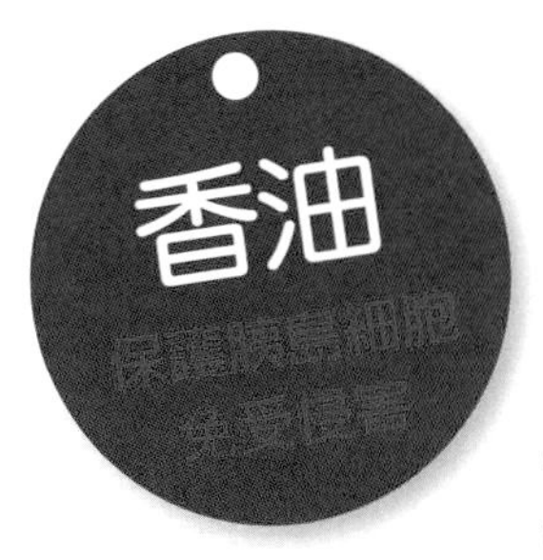

每日推薦量：每天 10 ～ 20 公克為宜。

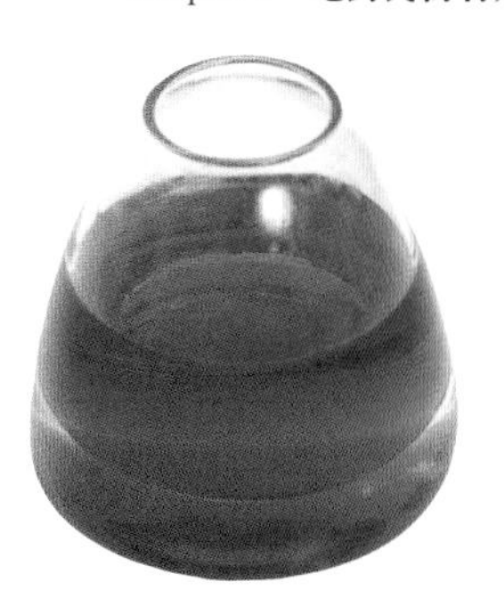

最有力的降糖成分

維生素 E

細說降糖功效

香油中含有豐富的維生素 E，具有清除體內自由基、保護胰島細胞免受自由基的侵害、糾正脂代謝紊亂等功能，還能幫助改善身體對胰島素的敏感性，有利於控制血糖，並且能夠發揮防治糖尿病的作用。

對併發症的益處

香油同時含有亞麻酸和維生素 E，兩者同時存在，不但改善了亞麻酸容易被氧化的缺點，又因共同作用，加強了對動脈硬化和高血壓的治療效果，還具有軟化血管和保持血管彈性的功能。香油還有很好的潤腸通便作用，對糖尿病併發便祕有預防和治療效果。

成分表（每100公克可食部分）

營養成分	含量	含量比較
熱量	898 大卡	高 ★★★
醣類	—	—
蛋白質	—	—
脂肪	99.7 公克	高 ★★★

降糖這樣吃

香油在高溫加熱後會失去香氣，因此適合做涼拌菜，或在菜餚烹製完成後用來調味。

好食搭配最營養

香油 + 西芹

二者搭配可使營養更加均衡，適合糖尿病患者食用。

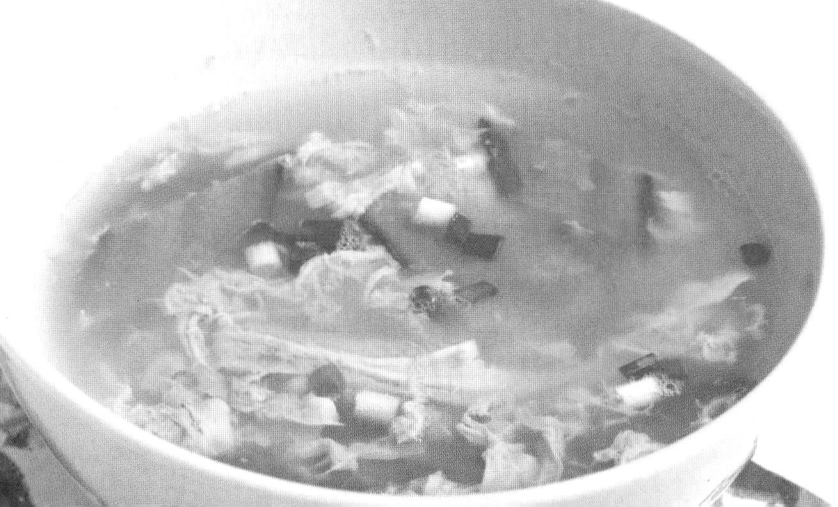

喝湯、吃小菜時，總是少不了加一些香油來調味。

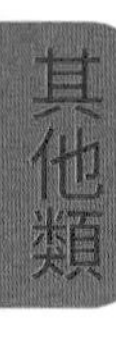

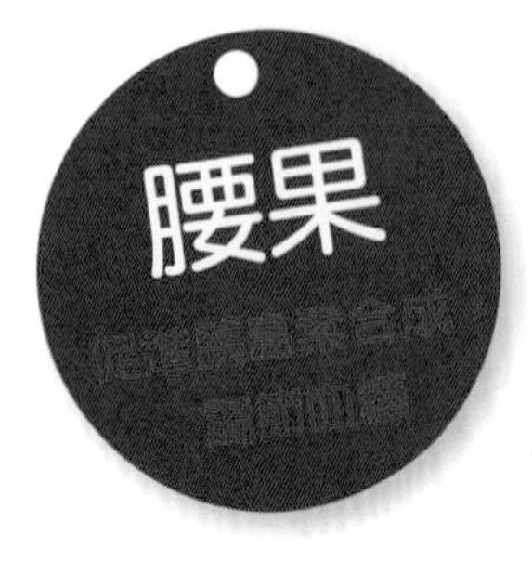

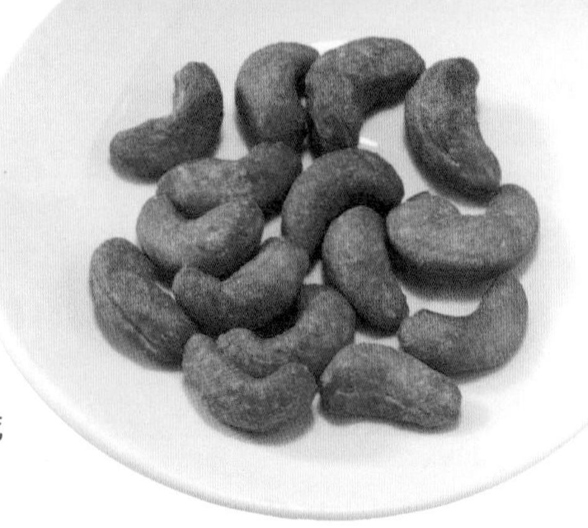

每日推薦用量：每天宜吃 10 ～ 15 粒。

最有力的降糖成分

鋅、鎂、硒

細說降糖功效

腰果中含錳、鋅、鎂、硒，能夠維持胰腺的正常功能，改善葡萄糖耐受性，促進胰島素合成，調節體內的糖分。

對併發症的益處

腰果富含維生素 B_1 和 B_6。糖尿病患者易併發神經系統疾病，可能與維生素 B_1 供給不足有關；而維生素 B_6 可使人體組織代謝正常進行，緩解由糖尿病引起的腎臟病變，還能預防糖尿病性視網膜病變，改善糖耐受性。

降糖這樣吃

用腰果做菜前，應將其放在水龍頭下沖洗，用手輕輕搓洗數次，來去除其雜質。

成分表（每100公克可食部分）

營養成分	含量	含量比較
熱量	552 大卡	高 ★★★
醣類	41.6 公克	高 ★★★
蛋白質	17.3 公克	高 ★★★
脂肪	36.7 公克	高 ★★★

好食搭配最營養

腰果 + 雞肉

腰果能提高好膽固醇（即高密度脂蛋白，HDL），降低壞膽固醇（即低密度脂蛋白，LDL）；雞肉是低脂、高蛋白的肉食，二者同吃，可使營養更加全面均衡。

腰果蝦仁的做法是將腰果洗淨，蝦仁用料酒、胡椒粉醃漬片刻。鍋中倒油燒熱，放腰果，用小火炸成金黃色撈出。鍋內留底油，油熱後，倒入蝦仁放入炒至變色，撒鹽、雞精繼續翻炒，最後放入腰果炒勻即可。

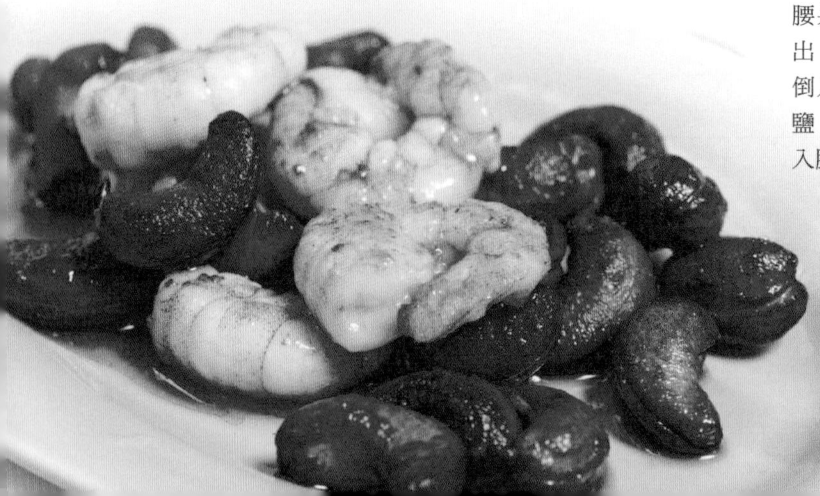

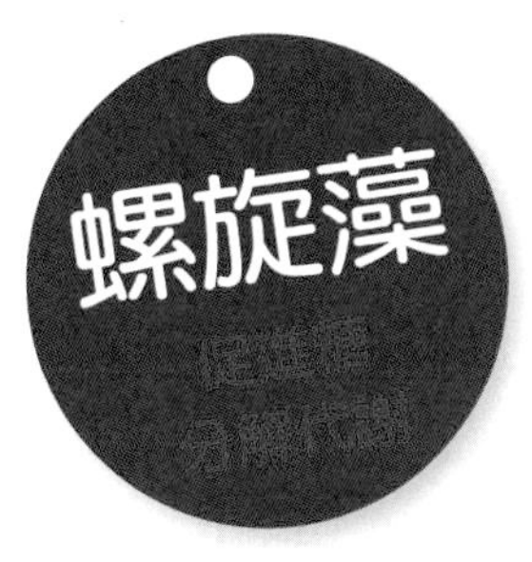

每日推薦量：每天3～5公克為宜。

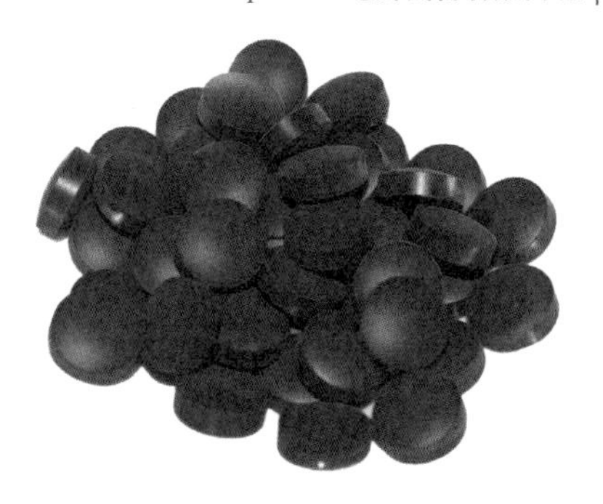

最有力的降糖成分

γ-亞麻酸、鋅、鎂、硒

細説降糖功效

螺旋藻所含的豐富γ-亞麻酸，以及鋅、鎂、硒等微量營養素可以提高胰島素的活性，促進胰臟功能的恢復，促進糖分解代謝，降低血糖和尿糖。

對併發症的益處

螺旋藻多胺、螺旋藻多醣和γ-亞麻酸能夠調節膽固醇濃度，提升高密度脂蛋白，降低低密度脂蛋白，具有調節人體血脂的功能，對動脈粥樣硬化及冠心病有輔助治療的作用。

降糖這樣吃

螺旋藻一次不能吃太多，否則易引起胃脹氣。

成分表（每100公克可食部分）

營養成分	含量	含量比較
熱量	356 大卡	高 ★★★
醣類	18.2 公克	高 ★★★
蛋白質	64.7 公克	高 ★★★
脂肪	3.1 公克	低 ★☆☆

好食搭配最營養

螺旋藻＋蛋白粉

蛋白粉能促進身體對螺旋藻豐富營養素的吸收和利用。

螺旋藻有片狀，還有粉狀，粉狀可用於做菜。將雞胗洗淨，入沸水中煮熟，放涼，切片；紅椒洗淨，切片；西芹洗淨，切段，入沸水中汆燙熟。雞胗和西芹放入盤內，加鹽、味精、蒜末、螺旋藻粉、香油拌勻即可。

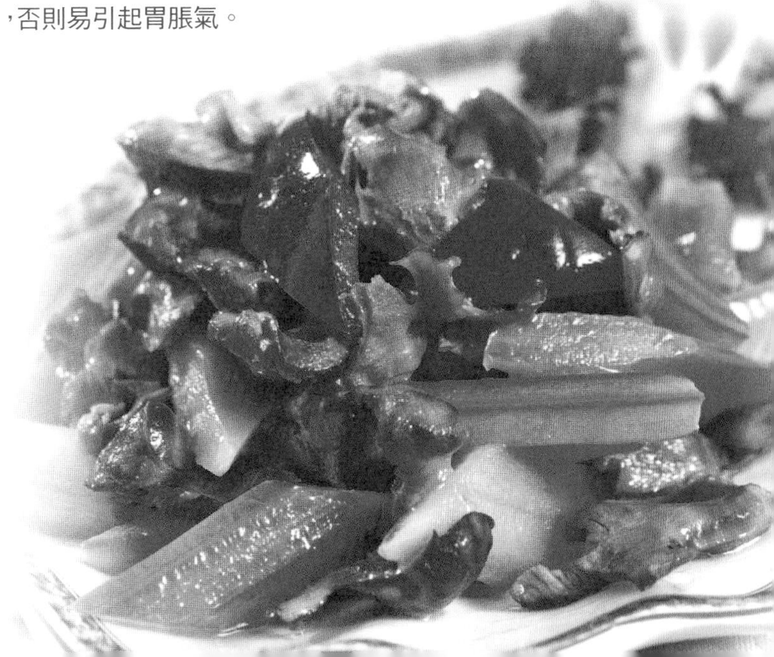

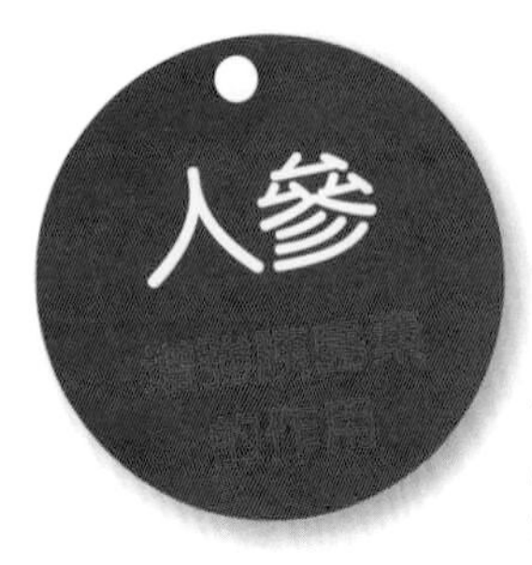

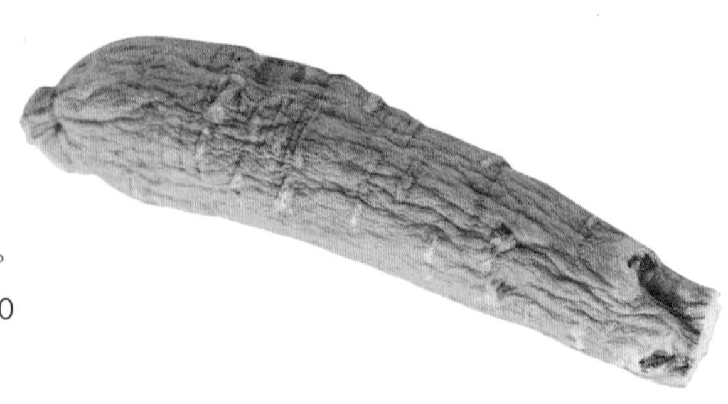

用法：內服，煎湯。

用量：每次 3 ～ 10 公克為宜。

最有力的降糖成分

人參皂素

細說降糖功效

人參中的人參皂素能增強胰島素的作用，發揮「類胰島素」的作用。此外人參還有類似胰島素增敏劑的功能，從而有降低血糖的作用。

對併發症的益處

人參具有改善心臟功能，增加心肌收縮力的作用，可以在一定程度上改善糖尿病併發高血壓、冠心病、動脈硬化的症狀。

降糖這樣吃

1. 人參是一種補氣藥，如沒有氣虛的病症而隨便服用是不適宜的。體質壯實的人，如無虛弱現象，則不必進服人參。
2. 人參有多種吃法，可嚼食、磨粉、泡茶、泡酒、燉煮，其中熬人參湯營養最容易被吸收。

好食搭配最營養

人參＋烏雞

人參和烏雞都具有補血益氣的功效，兩者搭配，滋補功效會更明顯，適用於氣血兩虛、抵抗力低下者食用，尤其適合產後婦女食用。

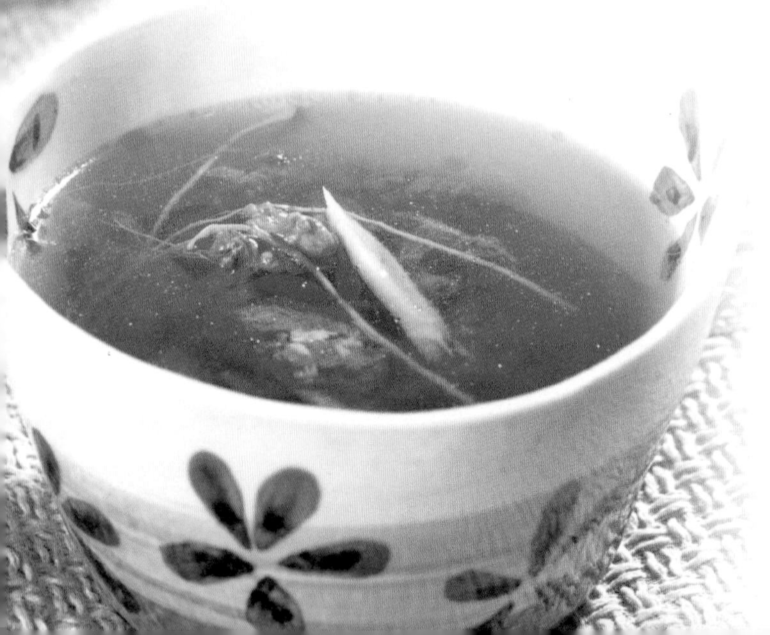

人參與雞燉湯可補虛，做法是將雞塊洗淨，入沸水中汆燙透；人參、枸杞子洗淨。沙鍋倒入適量溫水後置火上，放入雞塊、人參、枸杞子、蔥段、薑塊、料酒，大火燒沸後轉小火燉至雞塊肉爛，用鹽調味即可。

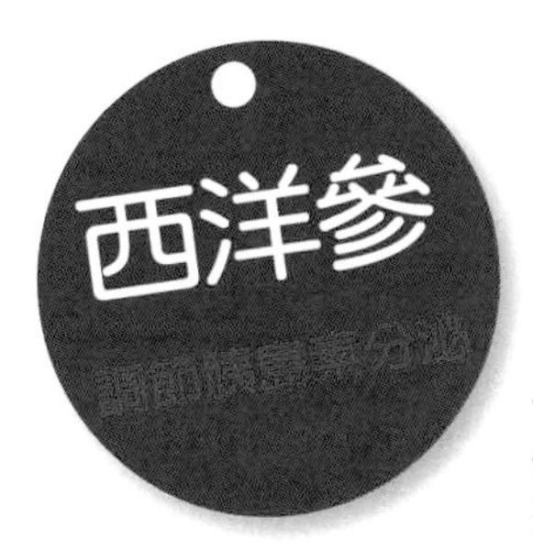

用法：內服，煎湯。

每日推薦量：每天 15 公克（水發）為宜。

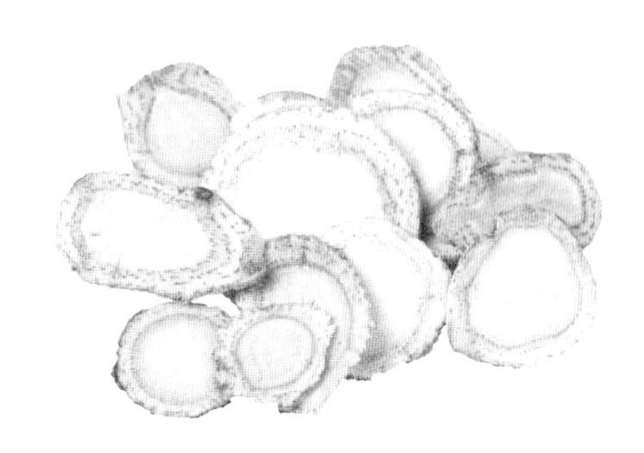

最有力的降糖成分

皂素、揮發油成分

細說降糖功效

西洋參可以降低血糖，調節胰島素分泌，促進糖代謝和脂肪代謝，並有輔助治療糖尿病的作用。

對併發症的益處

西洋參可以抗心律不整、抗心肌缺血、抗心肌氧化、強化心肌收縮能力。西洋參還可以調節血壓，可有效降低暫時性和持久性血壓，有助於高血壓、心律不整、冠心病、心肌梗塞、腦血栓等疾病的恢復。

降糖這樣吃

西洋參性偏寒涼，脾胃虛寒或有寒濕、腹部冷痛、腹瀉的人不宜服用。

好食搭配最營養

西洋參＋雪梨＋川貝

雪梨、川貝可以清熱潤燥、化痰，西洋參養陰清火。對陰虛肺熱，咳嗽痰黏，咽乾口渴有不錯的療效。

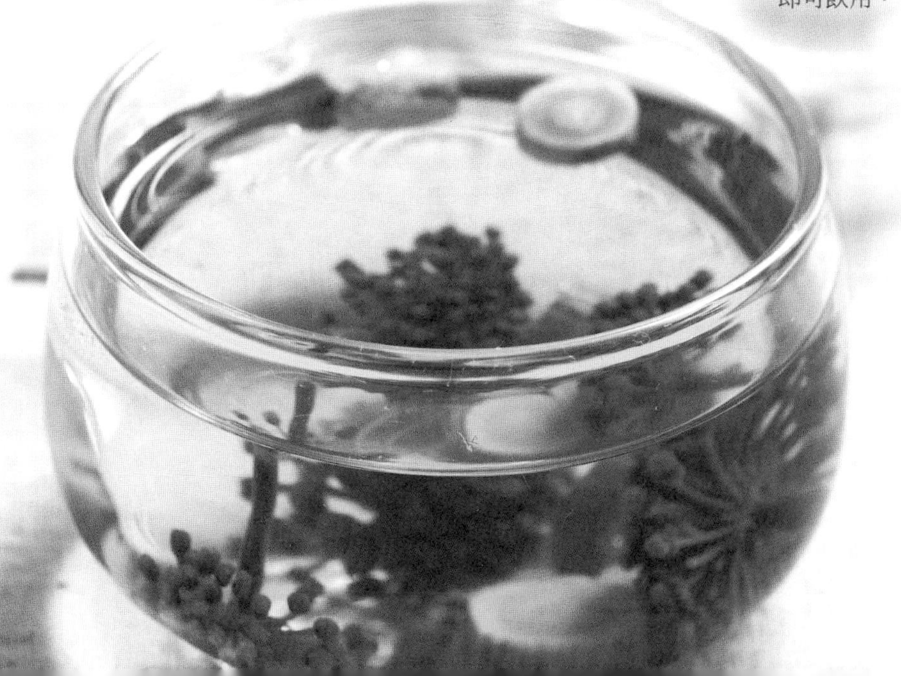

西洋參經常用於泡茶喝，可加入三七共同以沸水沖泡，蓋蓋子燜約 8 分鐘後即可飲用。

藥膳類

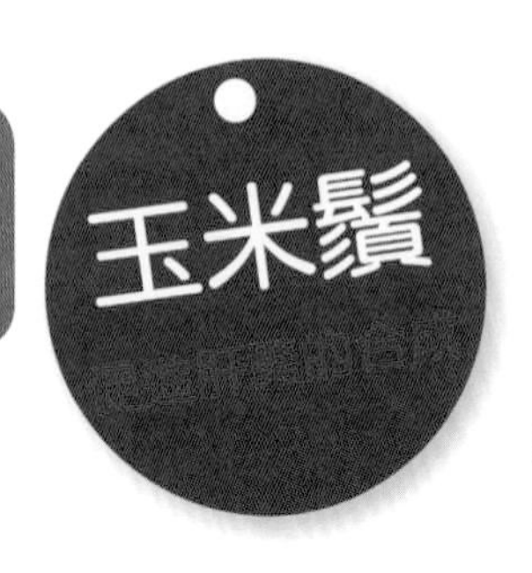

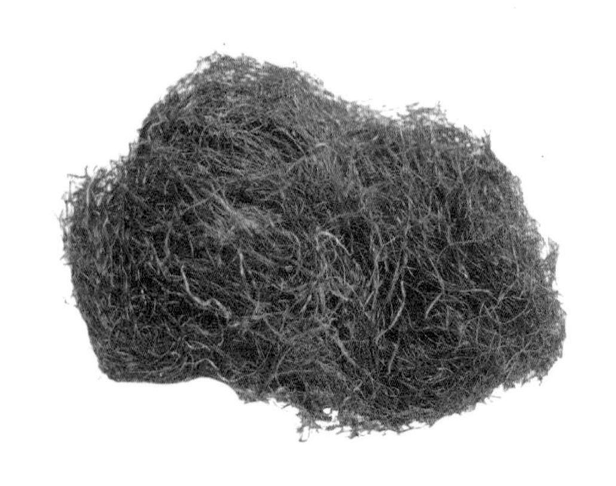

用法：內服，煎湯。
用量：15～30公克。

最有力的降糖成分

多醣、皂素類物質

細說降糖功效

玉米鬚中的多醣能顯著降低血糖，促進肝醣的合成，其所含的皂素也有輔助治療糖尿病的作用。

對併發症的益處

玉米鬚具有清熱、利水的功效，有利於體內鈉的排出，從而發揮降壓作用，可用於防治糖尿病性高血壓。

降糖這樣吃

玉米鬚能泡水飲用，亦可將玉米鬚煮粥食用。

好食搭配最營養

玉米鬚＋白帶魚

二者搭配可促進食慾、利尿祛濕。

玉米鬚可與排骨一起煲湯食用。玉米鬚洗淨；排骨洗淨，入沸水汆燙去血水，剁成塊狀。排骨放入砂鍋內，倒適量清水，撒下蔥段和薑片大火燒沸，撇去血沫，加入玉米鬚，轉小火煲2小時左右，以鹽調味即可。

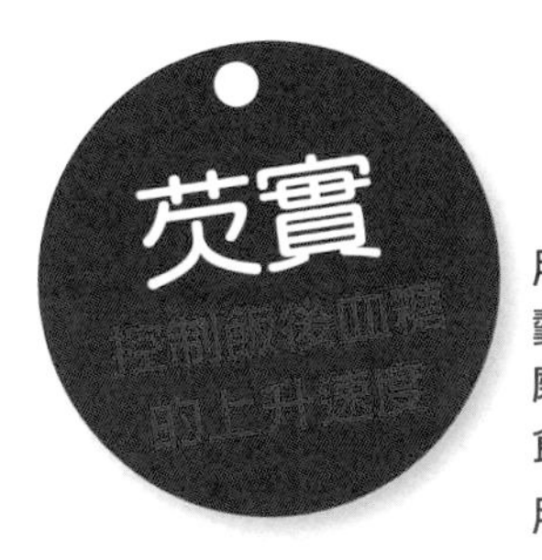

用法：熬粥、作湯羹食用，也可以碾磨為粉後製成糊狀食用。

用量：50 公克。

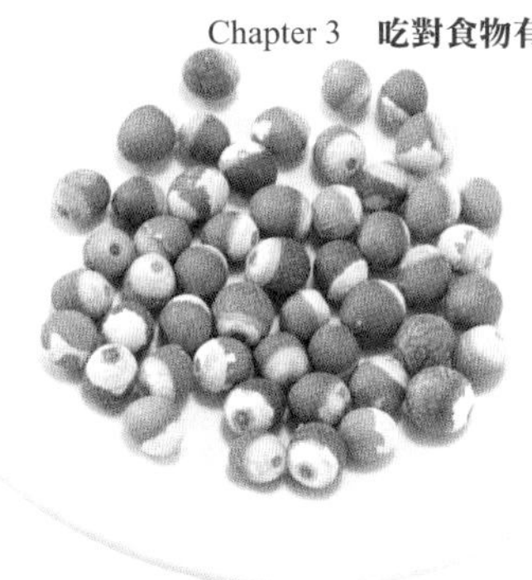

最有力的降糖成分

膳食纖維、鈣

細說降糖功效

芡實中含有的膳食纖維有助於減少胰島素的用量，並控制飯後血糖上升的速度，有輔助治療糖尿病的作用。其所含的鈣有刺激胰島 β 細胞的作用，能夠促進胰島素正常分泌，同時還能避免併發骨質疏鬆。

對併發症的益處

芡實中的膳食纖維具有調整醣類和脂類代謝的作用，能結合膽酸，避免其合成膽固醇沉積在血管壁上升高血壓，同時還能促進鈉的排出，降低血壓。

降糖這樣吃

芡實性質較固澀收斂，不但大便硬化者不宜食用，一般人也不適合把它當主糧吃。

好食搭配最營養

芡實＋薏仁＋白扁豆

具有暖胃健脾、祛濕解暑的功效，適用於脾虛型糖尿病腎病變。

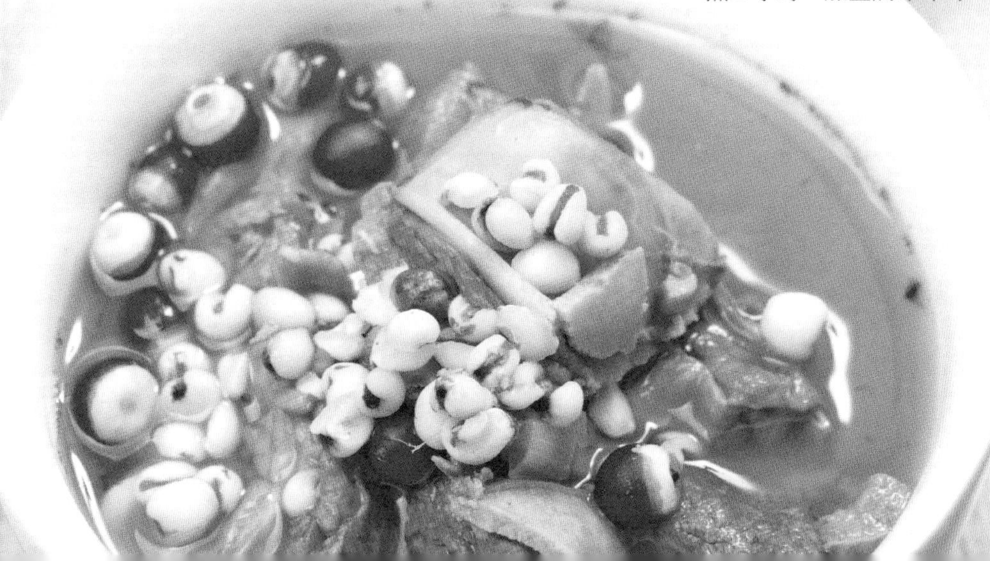

芡實經常用於煮湯，比如芡實薏仁老鴨湯。將薏仁洗淨，浸泡 3 小時；淨老鴨洗淨，剁塊。將老鴨放入砂鍋內，加適量清水，大火煮沸後加入薏仁和芡實，小火燉煮 2 小時，加鹽調味即可。

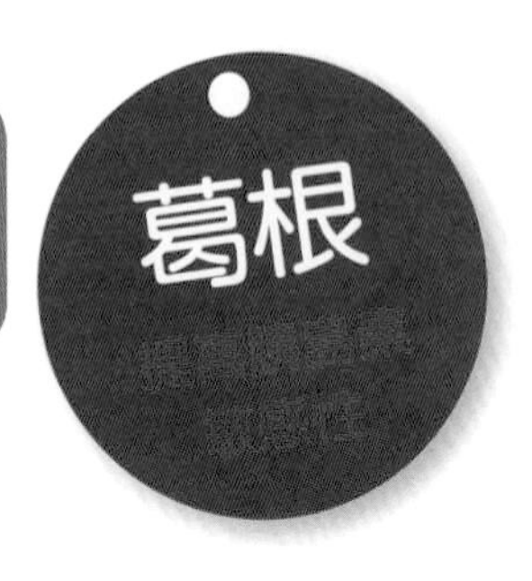

用法：泡茶、煮粥、煲湯，也可將葛根研成粉末，用開水沖成糊狀食用。

用量：9～15公克。

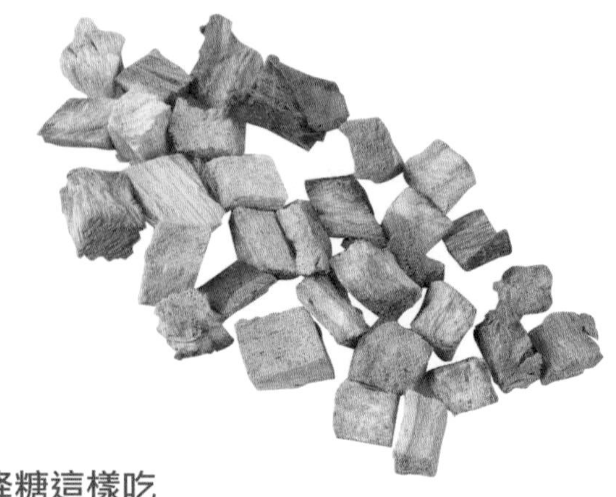

最有力的降糖成分

葛根素

細說降糖功效

葛根中的葛根素可透過抑制蛋白質非酶醣化反應和醛醣還原酶活性，提高胰島素敏感性，減輕胰島素抵抗並清除自由基從而產生降血糖的作用。

對併發症的益處

葛根中的總黃酮和葛根素能改善心肌的氧代謝，對心肌代謝產生有益作用；同時能擴張血管，改善微循環，降低血管阻力，使血流量增加，故可用於防治心肌缺血、心肌梗塞、心律不整、高血壓、動脈硬化等病症。

降糖這樣吃

葛根味甘、辛；性寒；歸脾、胃經，尤其適合濕熱體質者食用。

好食搭配最營養

葛根粉＋白米

二者同食，具有營養身體，升舉陽氣的功效，適用於心腦血管病症。

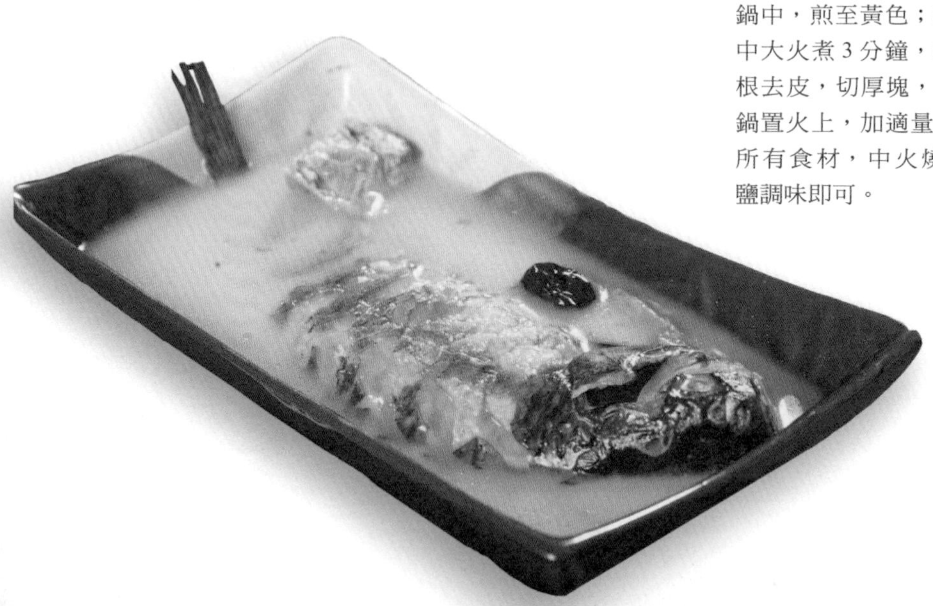

葛根可泡茶也可燉成葛根鯽魚排骨湯。將鯽魚處理乾淨，放入油鍋中，煎至黃色；排骨放入沸水中大火煮3分鐘，撈出瀝水；葛根去皮，切厚塊，浸軟，洗淨。鍋置火上，加適量水燒沸，放入所有食材，中火燒45分鐘，加鹽調味即可。

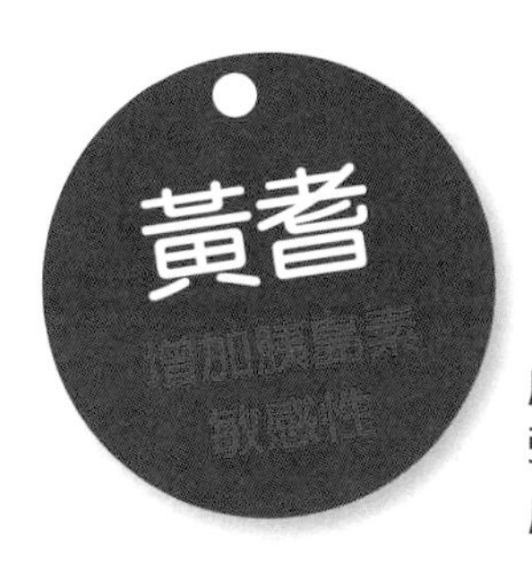

用法：煲湯、煮粥、代茶飲用。

用量：10～15公克。

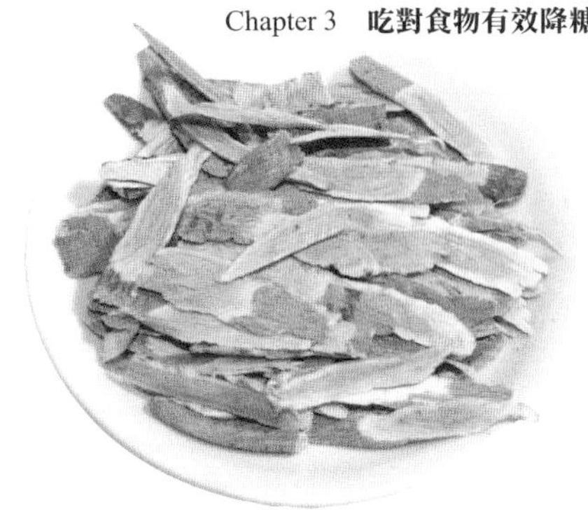

最有力的降糖成分

黃耆多醣

細說降糖功效

黃耆中含有黃耆多醣，既可以防止低血糖，又能對抗高血糖，具有雙向調節作用。黃耆還可以透過增加肝醣合成酶、胰島素受體活性而發揮增加胰島素敏感性、降低血糖的作用。

對併發症的益處

黃耆中含有降壓成分 γ-胺基丁酸和黃耆皂苷甲。對低血壓有升高作用，又可使高血壓降低保持穩定，具有雙向調節作用。黃耆還能明顯降低腦血管、周邊血管、冠狀動脈的阻力，對這些部位的血管有擴張作用，降低血管內壓力。

降糖這樣吃

1. 黃耆不宜與蘿蔔搭配烹調，前者補氣，後者順氣，兩者同食有損健康。
2. 陰虛體質、痰濕體質和氣鬱體質者不宜食用黃耆。

好食搭配最營養

黃耆 + 雞肉雞

二者同食可補腎滋陰、益肝明目，適用於腎陰虛為主的糖尿病。

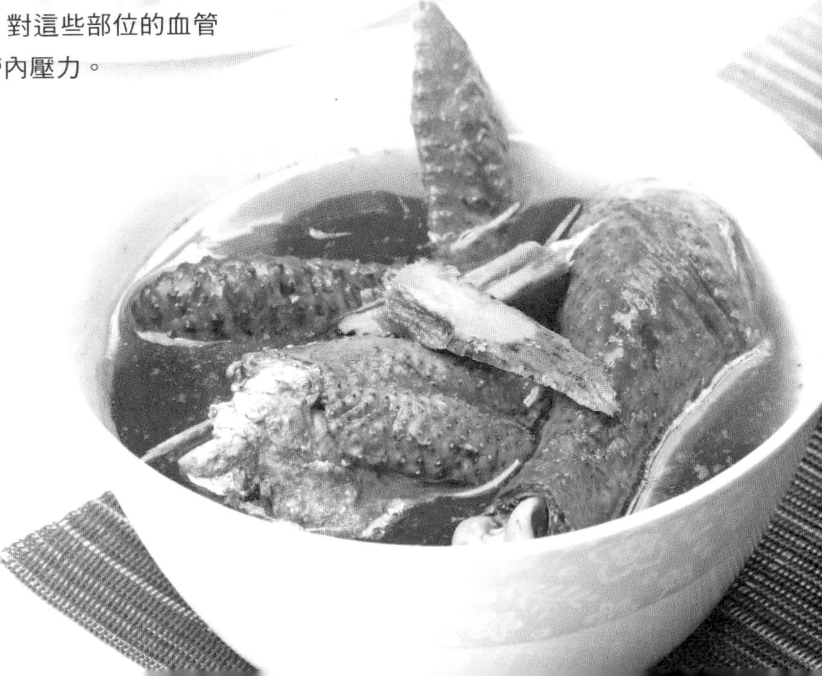

黃耆燉烏雞可補氣，尤其適合氣虛體質者食用。烏雞處理乾淨，斬塊，入沸水汆燙；黃耆切片；胡蘿蔔洗淨，切片。烏雞塊放砂鍋中，加適量水，加入黃耆和胡蘿蔔煲約1個小時關火，加鹽、胡椒粉調味即可。

藥膳類

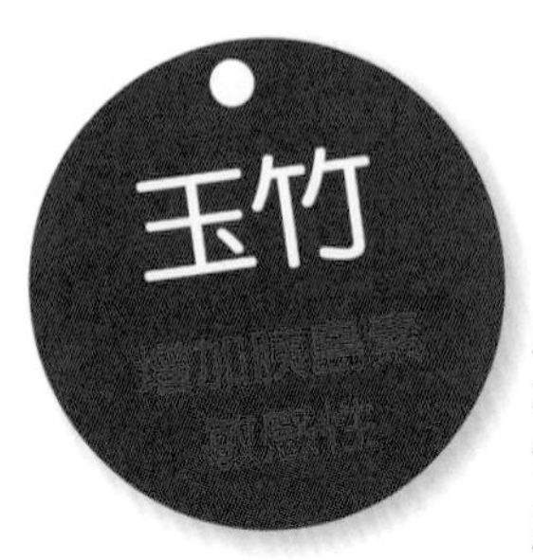

用法：可直接用開水沖泡，代茶飲，也可以煲湯食用。

用量：5～10公克。

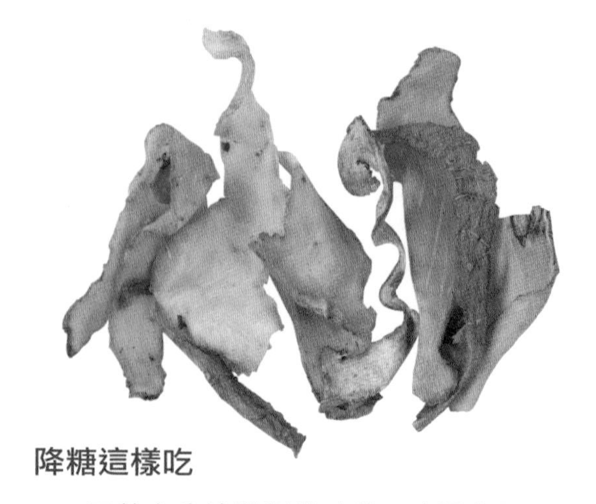

最有力的降糖成分

鈴蘭苷、山柰酚苷和黏液質

細説降糖功效

玉竹含有鈴蘭苷、山柰酚苷和黏液質等，能養陰潤燥，潤腸通便，可消除胰島素抵抗、平衡胰腺功能、修復胰島細胞、增加胰島素的敏感性。

對併發症的益處

玉竹中的維生素A、維生素C可降低三酸甘油酯、膽固醇及β-脂蛋白，對動脈粥樣硬化斑塊的形成有緩解作用；還可以使周邊血管和冠脈擴張，延長耐缺氧時間，有強心、抗氧化、抗衰老等作用。

降糖這樣吃

玉竹有生津潤燥的功效，痰濕者忌服；玉竹含有強心苷，正在服用強心藥患者不宜食用。

好食搭配最營養

玉竹＋兔肉

二者搭配有潤肺生津，止煩渴，適用於糖尿病之口渴、肺熱。

玉竹山藥鴿肉湯的做法是將鴿子洗淨切塊，入沸水中汆燙；山藥去皮洗淨，切滾刀塊；玉竹用開水泡軟。沙鍋中倒入適量沸水，放入山藥、鴿子、玉竹、蔥段、薑片，大火燒沸，去掉浮沫，煮至熟，加鹽、雞精、胡椒粉調味即可。

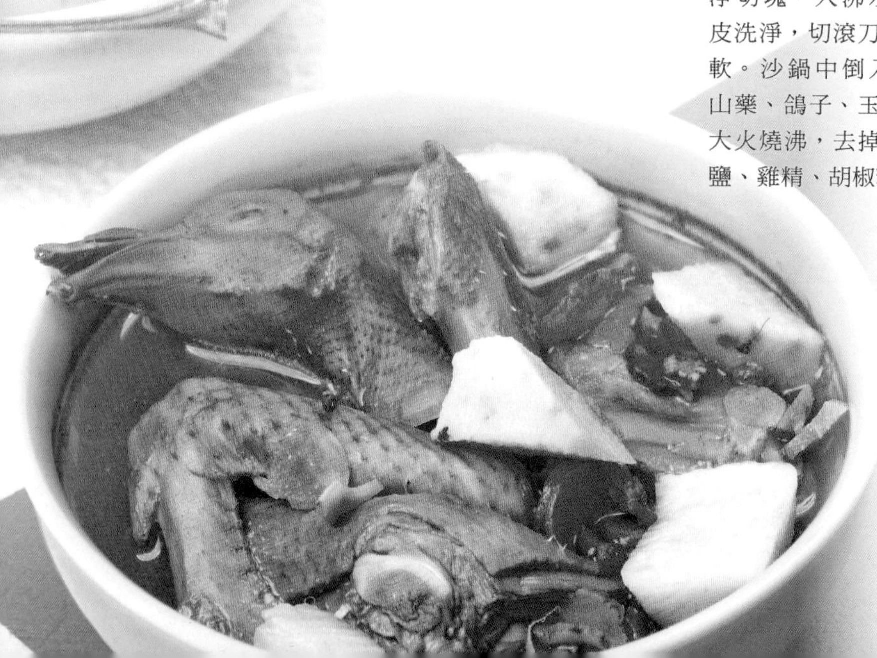

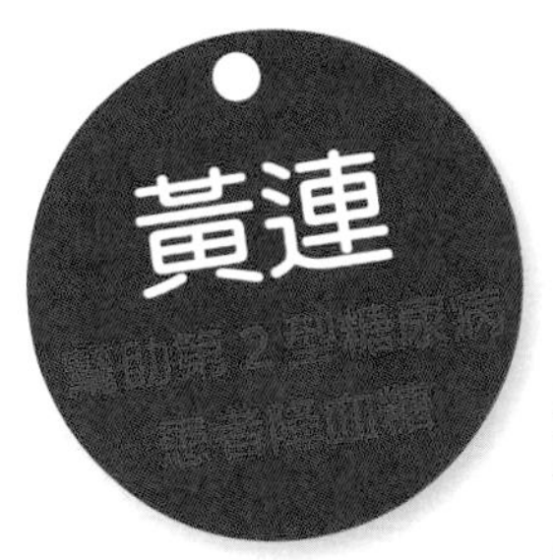

用法：可用水煎服，也可煮粥。

用量：2～10公克。

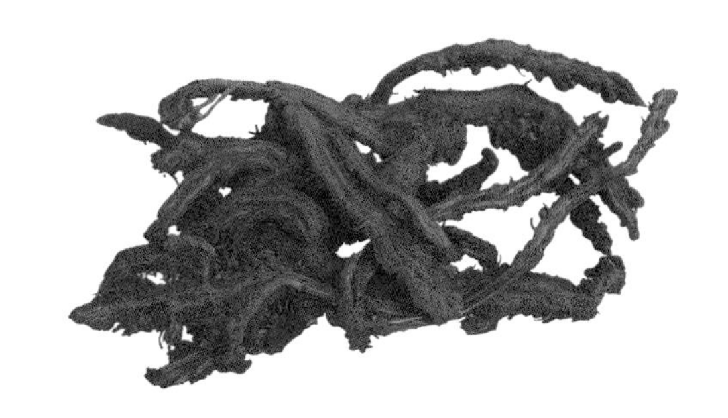

最有力的降糖成分

黃連素

細說降糖功效

黃連中所含的黃連素可幫助第2型糖尿病患者降低血糖。因為黃連素可以降低肝臟和橫膈膜肝醣含量，抑制以丙胺酸為基礎的糖異生作用，促進葡萄糖酵解從而產生降血糖效果。

對併發症的益處

黃連中的黃連素能降低高三酸甘油酯和膽固醇，擴張周圍血管，降低血管阻力，對降低收縮壓和舒張壓有良好作用。黃連素還具有恢復正常心律和增強心肌收縮力的雙重作用，對多種原因引起的老年人心跳過速，頑固性、竇性心律不整等，皆有良好的治療效果。

降糖這樣吃

黃連忌與豬肉同食，否則會降低藥效，甚至會導致腹瀉。

好食搭配最營養

黃連＋半夏

黃連清熱燥濕，和胃止嘔；半夏化痰散結，降逆寬中。用於心下痞悶，嘔逆欲吐，咳嗽痰黏，腸鳴洩瀉，腹部脹痛等病症。

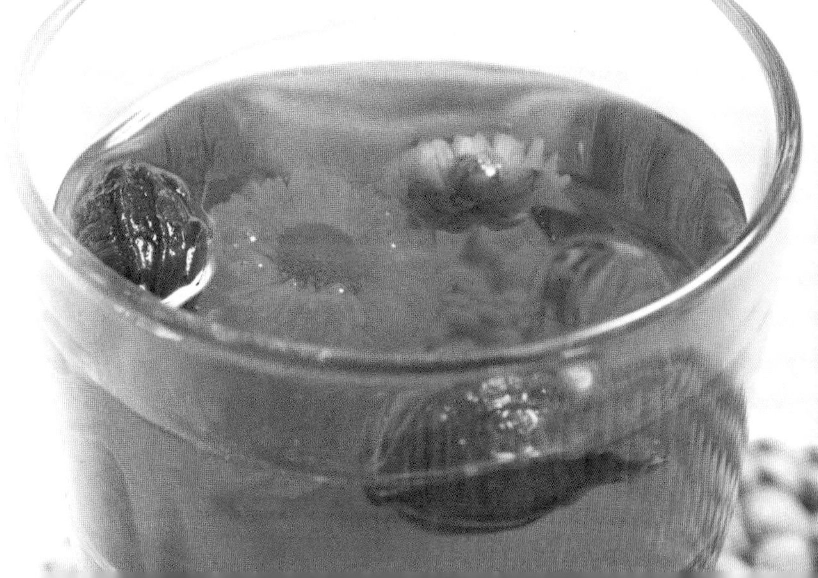

將梔子10公克，黃連3公克，與冰糖一起放入杯中，沖入沸水，蓋蓋子燜泡約10分鐘後飲用，可降火。

藥膳類

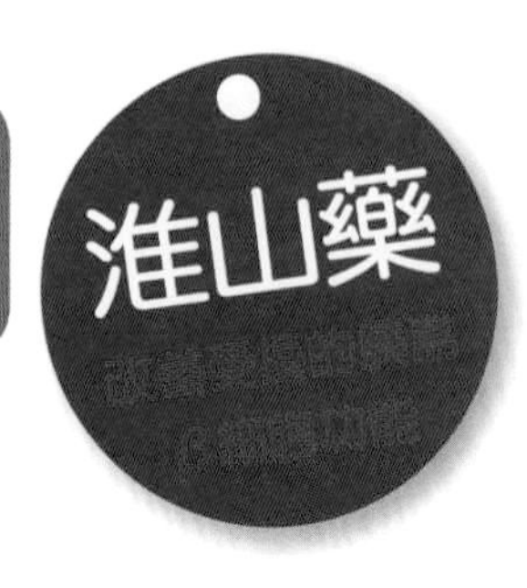

用法：熬粥、煲湯，也可碾磨成粉後製成糊狀食用。

用量：具體用量須遵醫囑。

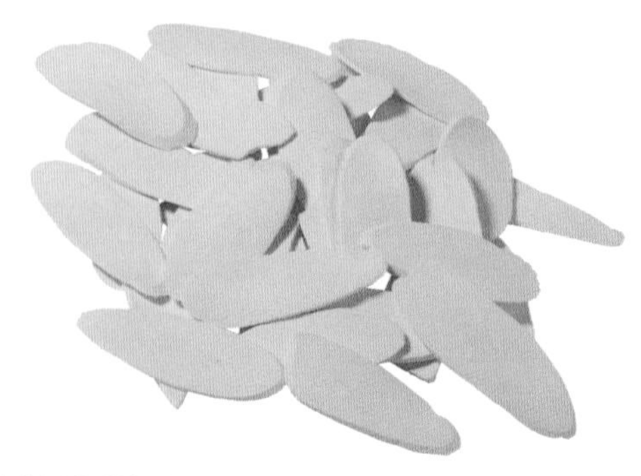

最有力的降糖成分

山藥多醣

細說降糖功效

淮山藥中所含的山藥多醣，具有降低血糖的功效，可增加胰島素的分泌，改善受損的胰島 β 細胞功能，是糖尿病患者的食療佳品。

對併發症的益處

淮山藥含有的黏液蛋白，能預防心血管系統的脂肪沉積，保持血管的彈性，防止動脈粥樣硬化過早發生，減少皮下脂肪堆積，避免出現肥胖，具有預防心血管疾病，益智安神、延年益壽的功效。

降糖這樣吃

淮山藥有收澀的作用，大便燥結者不宜食用。

好食搭配最營養

淮山藥＋紅棗

淮山藥補益脾胃，紅棗又可滋養營血，二者搭配可用於脾胃虛弱、飲食減少、消化不良以及營血虛虧等症。

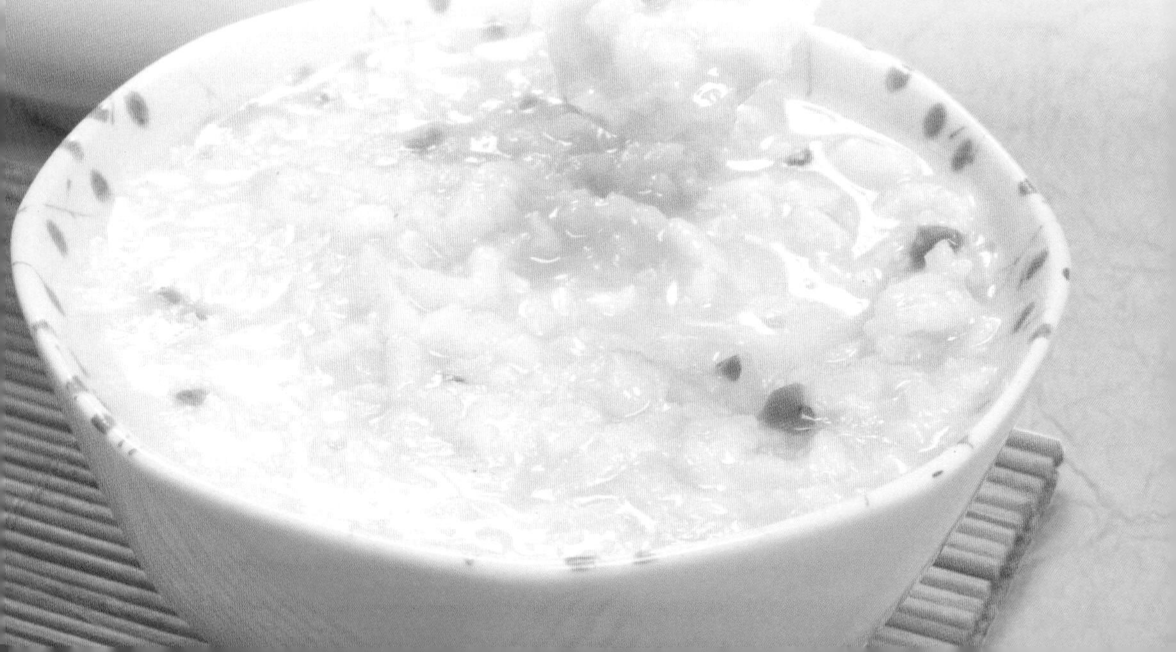

淮山藥洗淨，去皮，搗碎。將花生米洗淨，搗碎。白米淘洗乾淨，放入沙鍋中。倒入搗好的花生米和山藥熬煮成粥。

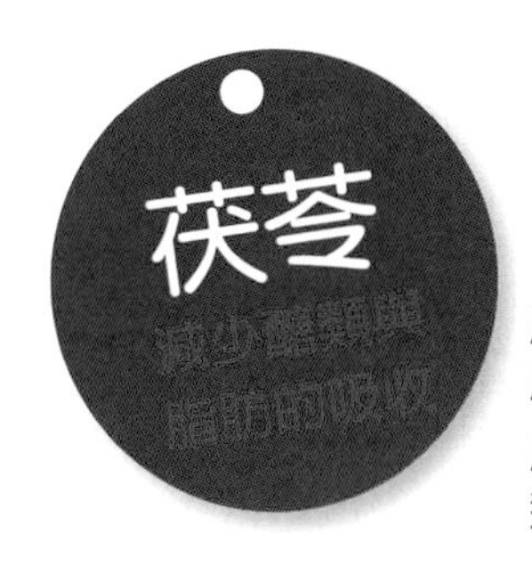

用法：可泡茶飲用，也可用於煮粥。

用量：具體用量須遵醫囑。

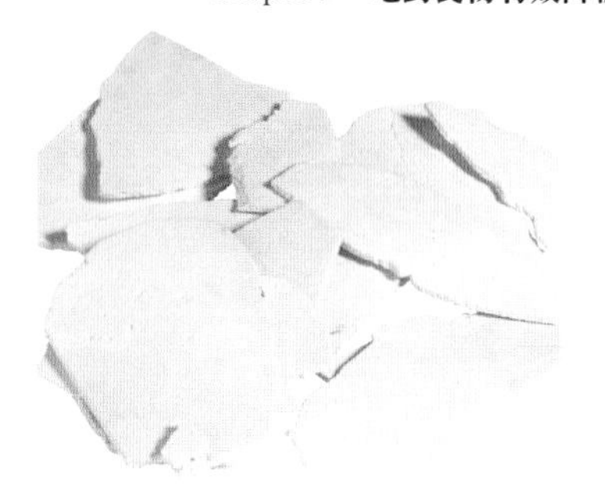

最有力的降糖成分

茯苓多醣、膳食纖維

細說降糖功效

茯苓中的多醣成分和不溶性膳食纖維，可以促進胃的排空，減少小腸對於醣類與脂肪的吸收，降低糖尿病患者的空腹血糖濃度，減少胰島素需要量，控制飯後血糖。茯苓還能直接滲透並修復受損細胞基因，幫助恢復自身胰島素功能，從而達到降糖的效果。

對併發症的益處

茯苓具有利尿作用，尤其對腎源性和心源性水腫病人利尿作用顯著，可輔助治療糖尿病性腎臟病。茯苓中富含的茯苓多醣能增強人體免疫功能，提高人體的抗病能力，達到防病、延緩衰老的作用。

降糖這樣吃

在秋燥季節，口乾咽燥，並無脾虛濕困，不宜長期服用茯苓，否則可加重燥氣。

好食搭配最營養

茯苓＋豆腐

二者同食具有健脾化濕、降血糖的功效，適用於中度肥胖者，但陽虛者不宜食用。

取茯苓粉10公克，小米、白米分別淘洗乾淨。鍋置火上，加適量清水，放入小米、白米，加入人參、茯苓粉用小火燉至米爛，即成人參茯苓二米粥。

藥膳類

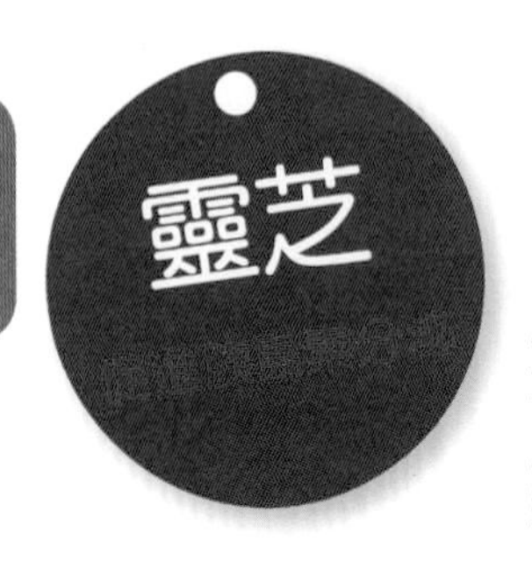

用法：泡茶飲用、煲湯等。

用量：具體用量須遵醫囑。

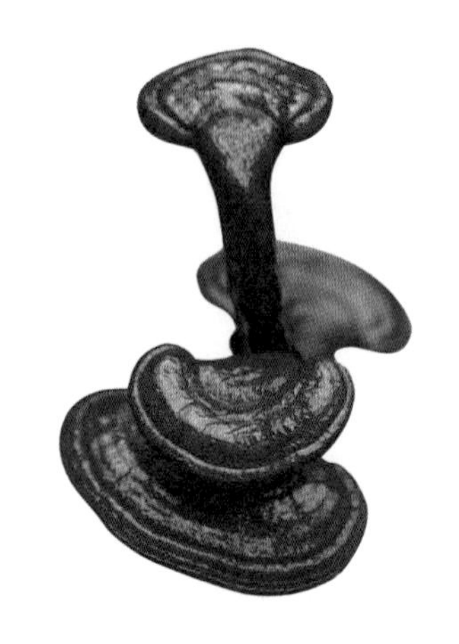

最有力的降糖成分

胺基酸、鉻、鈣、鋅

細說降糖功效

靈芝中的胺基酸和鉻、鈣、鋅等微量營養素，具有促進胰島細胞產生胰島素的功能，能加速胰島細胞血液循環，促進胰島素分泌，從而糾正身體糖、蛋白質、脂肪的代謝紊亂，恢復原有的代謝平衡狀態。靈芝還可以避免低血糖、乳糖性酸中毒等不良反應。

對併發症的益處

靈芝含有的靈芝多醣、靈芝多肽，可擴張冠狀動脈，增加冠狀動脈血流量，改善心肌微循環，增強心肌氧和能量的供給，對冠心病、心絞痛有治療和預防作用。靈芝還能降低血膽固醇、脂蛋白和三酸甘油酯，預防動脈粥樣硬化斑塊的形成。

降糖這樣吃

靈芝味雖苦，但苦而香，苦可以加入蜂蜜等調味。

好食搭配最營養

靈芝＋銀耳

銀耳有滋陰潤肺、養胃生津的功效，二者搭配可用於治療肺熱肺燥，適用於陰虧虛弱者。

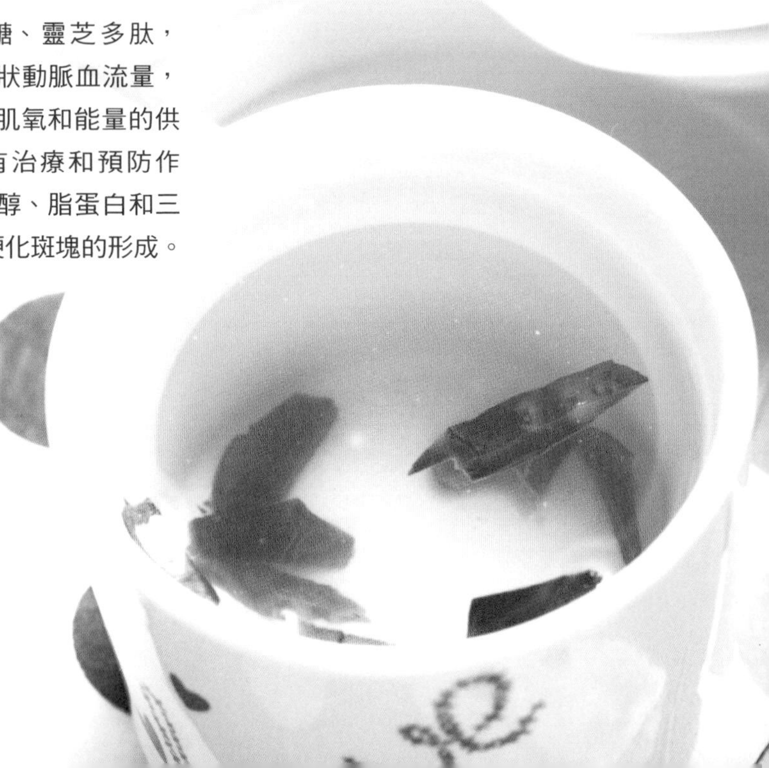

把靈芝片剪成碎塊，放入茶杯內，倒入沸水，蓋上蓋子燜 10 分鐘後飲用，能提高人體免疫能力，有美膚抗衰的作用。

特別推薦
有效降糖的 4 道中藥茶飲

黃耆山藥茶

食材　黃耆 5 公克，山藥 5 公克，茉莉花 3 公克。

泡法　將所有食材一起放入杯中，倒入沸水，蓋蓋子燜泡約 5 分鐘後即可飲用。

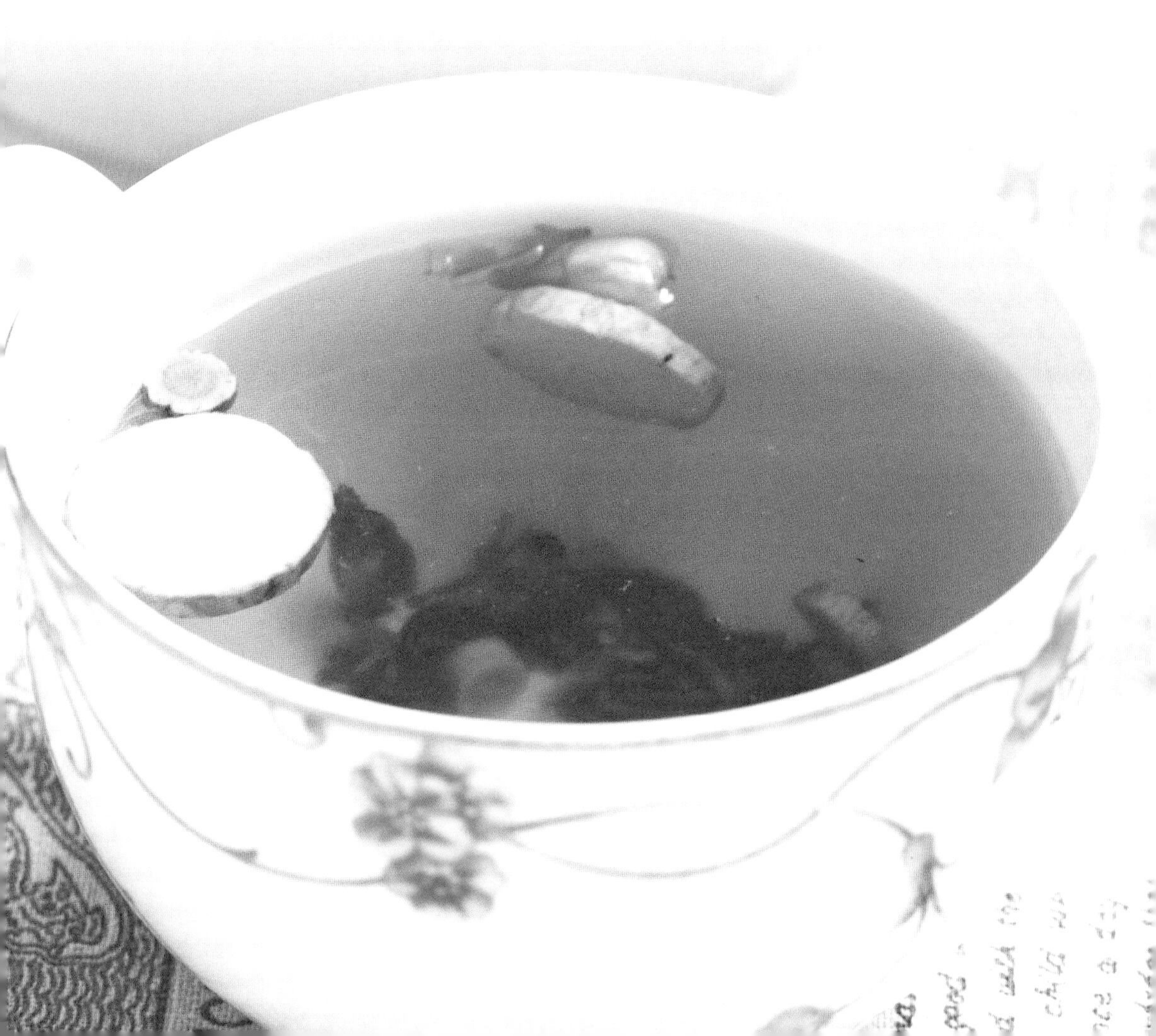

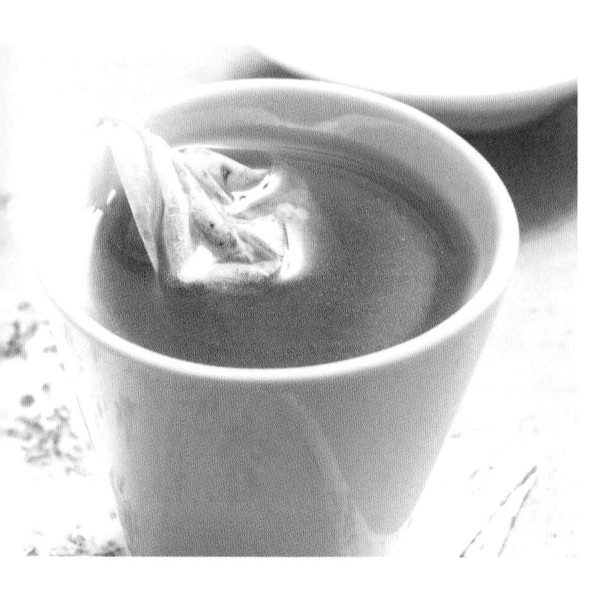

烏梅芡實茶

食材 烏梅 15 公克，熟地黃 10 公克，芡實 15 公克，乾山楂 15 公克，白朮 11 公克。

泡法 烏梅去核，切碎，其餘食材研成粉末，混合後分裝入 10 個茶包中，每次取 1 個茶包放入杯中沖入沸水，浸泡 5 分鐘左右即可飲用。

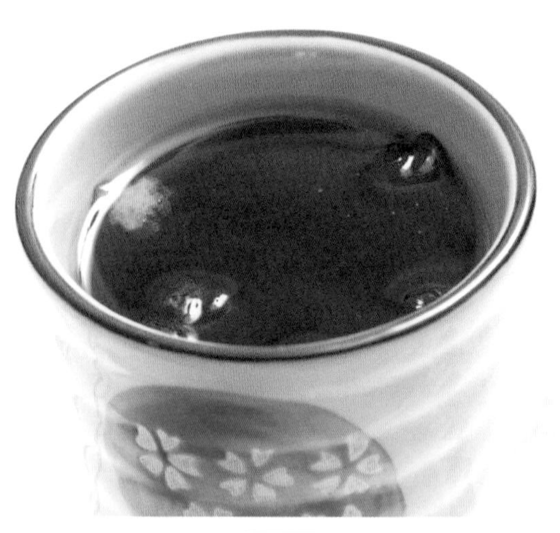

玉竹桑椹茶

食材 玉竹 6 公克，桑椹 6 公克，紅棗 3 枚。

泡法 將紅棗去核，果肉切成小塊，與玉竹、桑椹一起放入杯中，倒入沸水，蓋蓋子燜泡約 15 分鐘後飲用。

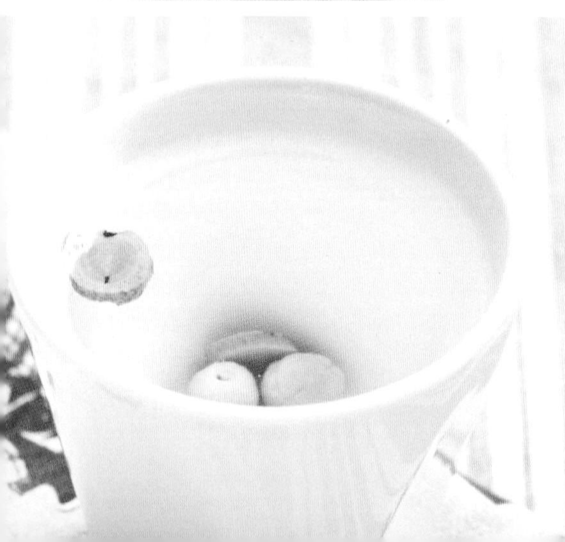

西洋參蓮子茶

食材 西洋參 5 公克，蓮子 6 公克。

泡法

❶將蓮子放入溫水中，泡發。

❷將泡發好的蓮子、西洋參、冰糖放入鍋中，倒入適量清水，大火燒沸，小火煮 30 分鐘，待茶湯溫熱即可飲用。

醫生給糖尿病患者的慎食、忌食清單

● 蔬菜類

百合 慎 為什麼不宜吃？

百合的碳水化合物含量較高，不應算在蔬菜種類中，而是應該作為主食來食用。因此對於糖尿病患者來說，雖然可以食用，但必須做好食物代換。

乾百合相對於鮮百合來說碳水化合物含量更高（乾百合每 100 公克碳水化合物的含量為 57.1 公克），糖尿病患者如果想食用百合，可以用鮮百合代替乾百合。

甜菜 忌 為什麼不宜吃？

甜菜中的糖由蔗糖和轉化糖組成，易溶於水，在人體消化器官中，透過蔗糖酶的作用，分解成葡萄糖和果糖，可迅速被人體吸收。糖尿病患者食用後血糖會明顯升高，因此糖尿病患者不宜食用。甜菜的能量、含糖量都較高，如果安排在一日 3 餐中，對於需要控制總能量的糖尿病患者來說，易產生飢餓感，不利於血糖的控制，還會造成營養失衡。

● 肉類

雞心 忌 為什麼不宜吃？

膽固醇含量較高，會加重糖尿病患者的脂質代謝紊亂，不利於血糖的控制。而且膽固醇既是糖尿病發病的一個因素，又嚴重影響糖尿病病情的控制，因此不宜食用。雞心的脂肪富含的飽和脂肪酸，可促進膽固醇的吸收，導致血脂升高，促進動脈粥樣硬化的發生發展及脂肪肝的形成，引起糖尿病併發高血脂症。

豬蹄 忌 為什麼不宜吃？

是高能量、高脂肪的肉食，糖尿病患者若攝取過多能量會使血糖濃度持續升高，並影響其他臟器，引起併發症。

穀類

糯米 忌 為什麼不宜吃？

糯米升糖指數高，會快速升高飯後血糖，不利於糖尿病的控制。糯米極柔黏，難以消化，腸胃不好的糖尿病患者應少吃或不吃。

水果類

甘蔗 忌 為什麼不宜吃？

含糖量十分豐富，為18%～20%。甘蔗的糖分是由蔗糖、果糖、葡萄糖三種成分構成的，食用後極易被人體吸收，迅速升高血糖，因此糖尿病患者不宜食用。

紅棗 慎 為什么不宜多吃？

含有豐富的維生素和礦物質，尤其是維生素C的含量很高，可防治心血管系統疾病。但糖尿病患者不宜過量食用，因為紅棗的含糖量較高，尤其是乾棗（每100公克鮮棗含糖20%以上，乾棗達到60%～70%），不利於血糖的控制。

柿子 慎 為什麼不宜吃？

含糖量較高的一種水果，糖尿病患者食用後糖分能迅速被身體吸收，不利於血糖控制，因此糖尿病患者即使食用柿子也要注意不要過量。

榴蓮 忌 為什麼不宜吃？

含糖量較高，糖尿病患者食用後會迅速被身體吸收，升高血糖，不利於糖尿病患者控制血糖，因此糖尿病患者不宜食用。

荔枝 忌 為什麼不宜吃？

果肉中含糖量高達20%，其中葡萄糖含量占糖總量的66%，糖尿病患者食用後也會導致血糖上升；同時，多吃荔枝導致能量吸收過多，會導致體重增加，加重肥胖、高血脂症，加重胰島素抵抗，不利於糖尿病治療。

糖尿病併發症飲食療法

遠離併發症

糖尿病併發症是一種常見的慢性併發症，由糖尿病病變而來，對健康的危害十分嚴重，是致死的主要原因之一，因此控制糖尿病併發症也是控制糖尿病的一個重要方式。本章介紹幾種常見糖尿病併發症及應遵守的飲食原則等。

糖尿病併高血壓

糖尿病與高血壓常同時存在。對於糖尿病患者來說，當血壓大於 130 ／ 80 mmHg 時，就應當視為高血壓，應立即進行降壓治療。而對於非糖尿病患者，血壓大於或等於 140 ／ 90 mmHg（3 次不同日測定）才可診斷為高血壓。

飲食原則

1. 每天攝取的碳水化合物占總能量的 50%～ 60%。主食多選擇全穀類、雜糧等升糖指數較低的食物，比如全麥粉、燕麥、蕎麥、玉米等。
2. 每天攝取的蛋白質占總能量的 12%～18%，其中 50%的蛋白質要是優質蛋白，如瘦肉、魚、奶、蛋等。
3. 飲食宜清淡，每天烹調用油不超過 25 公克，最好用橄欖油、苦茶油等植物油。
4. 多吃富含膳食纖維的食物，每天蔬菜的攝取量不少於 500 公克。
5. 限制鈉鹽，3 ～ 5 公克／日，不吃或少吃加工食品，如鹹肉、火腿、鹹菜、豆腐乳等。病情嚴重者甚至可採取無鹽飲食。
6. 不宜大量吃水果，大部分水果含有較高的果糖，吃後會使血糖迅速升高。
7. 不吃或少吃碳酸飲料、糖水罐頭、冰淇淋、甜點，以及含油脂和膽固醇較多的肥肉、油炸食物、蛋黃、魚卵、豬肝等。
8. 盡量不喝酒。

有效營養素

維生素C

功效：能改善脂肪和膽固醇的代謝，預防心血管疾病。調查發現，血清維生素 C 的含量與血壓呈負相關關係，如果糖尿病性高血壓患者膳食中維生素 C 的含量較低，會增加腦中風的風險。

食物來源：白菜、奇異果、山楂、綠豆芽、黃豆芽、豌豆苗等。

鉀

功效：能促進體內鈉鹽的排泄，補鉀可降低所需降壓藥的用量，對輕度高血壓患者更具有明顯的降壓作用

食物來源：柑橘類水果、番茄、芹菜、葵花子、馬鈴薯等。

鈣

功效：流行病學調查研究證實，人群平均每日鈣攝取量與血壓呈顯著的負相關，也就是說，每日鈣攝取量多者血壓低，少者則反之。人群平均每日攝鈣量每增加 100 毫克，平均收縮壓可下降 2.5 mmHg，舒張壓可下降 1.3 mmHg。

食物來源：乳類及乳製品、蝦米、豆腐、豆干、黃豆、黑豆、海帶、紫菜、芝麻等。

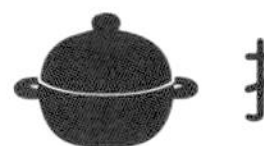

推薦食譜

芹菜炒豆干

食材 芹菜 350 公克，豆干 200 公克，蔥花 5 公克，鹽 3 公克，料酒 5 公克，植物油 15 公克，香油 4 公克，雞精少許。

做法

❶ 芹菜擇洗乾淨，剖細後，再切成 4 公分左右的長段；豆干切條。

❷ 炒鍋倒油燒熱，炒香蔥花，下入芹菜段翻炒幾下，再放入豆干、料酒、鹽炒拌勻，出鍋前淋入香油，撒入雞精拌勻即可。

能量計算器

總熱量	約 523.5 大卡
蛋白質	34.4 公克
脂肪	34.8 公克
醣類	24.1 公克

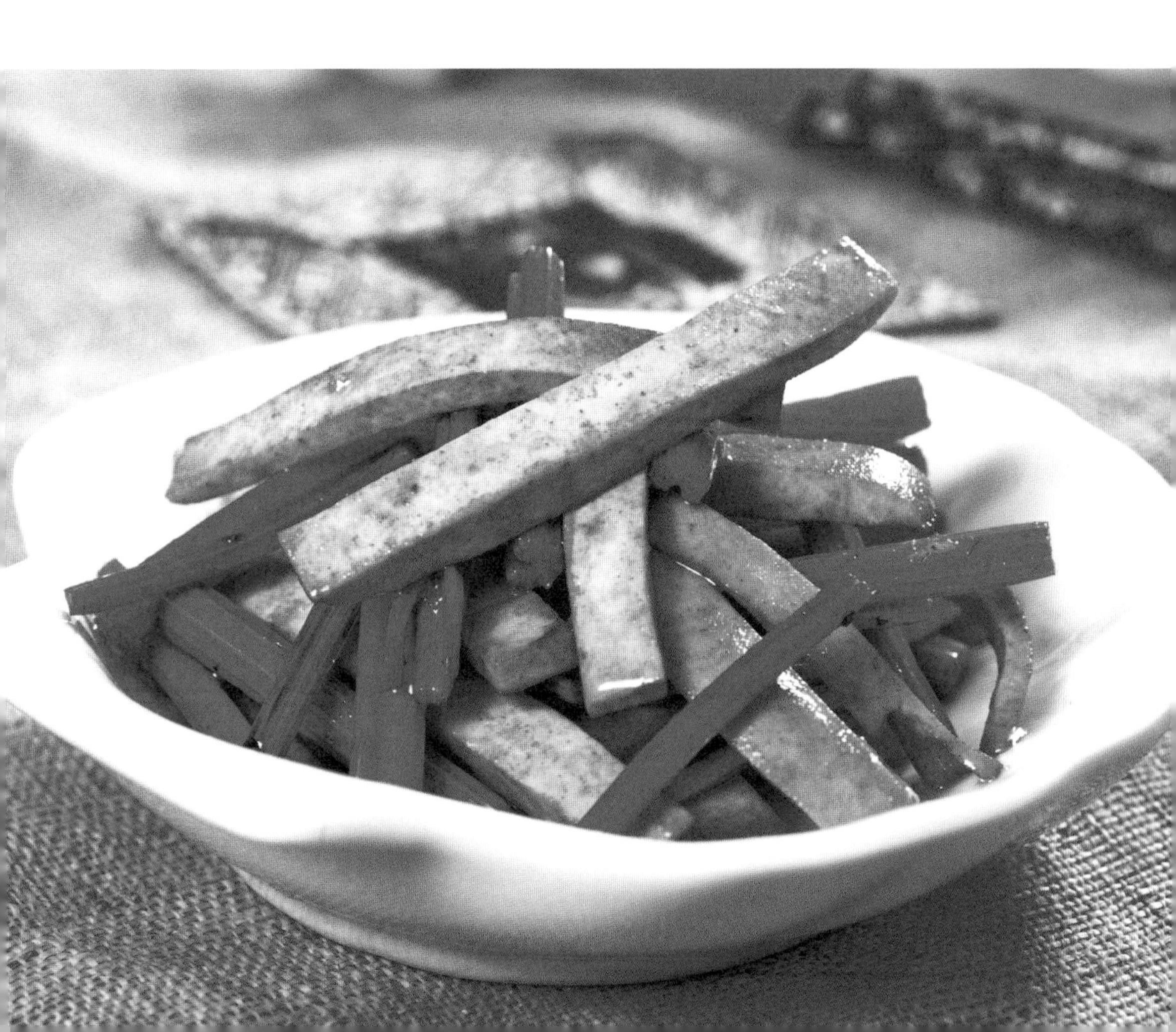

茭白筍炒蛋

食材 茭白筍 150 公克，雞蛋 150 公克，鹽 3 公克，植物油 5 公克，蔥花適量。

做法

❶將茭白筍洗淨，切絲。雞蛋打入碗內，加鹽 1 公克調勻。

❷鍋內放入底油加熱，放入茭白筍絲煸炒幾下，放入鹽，稍加湯汁，待湯汁乾，盛入碗內。

❸另起鍋加入 30 毫升水，把雞蛋倒入鍋內炒成塊狀，放入炒過的茭白筍，一起炒拌即可。

◆降糖妙招

炒蛋的時候不宜放味精，否則會破壞雞蛋鮮味。

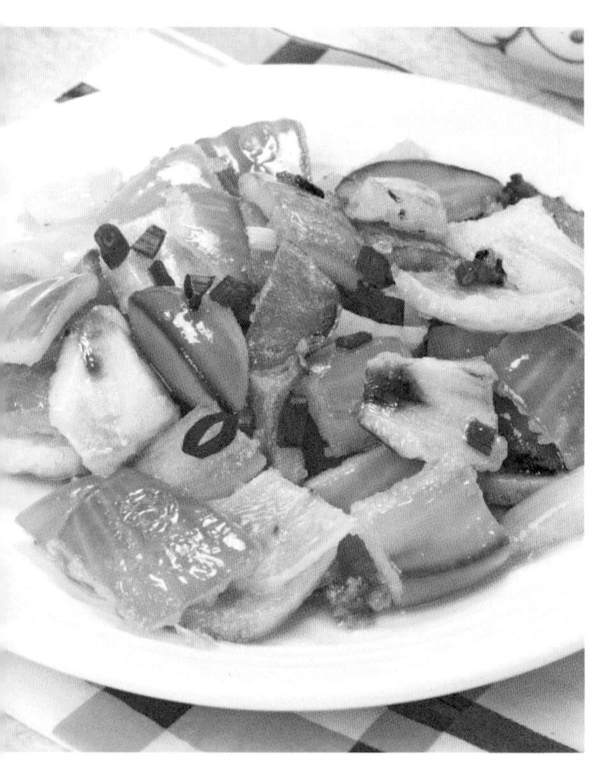

清炒洋蔥

食材 洋蔥 300 公克，薑絲、蔥花各 5 公克，鹽 4 公克，味精適量。

做法

❶洋蔥去老皮，洗淨，切片。

❷鍋置火上，放油燒至八分熱，爆香薑絲、蔥花，放入洋蔥片翻炒熟，加鹽和味精調味即可。

◆降糖妙招

洋蔥炒得輕一點，以保持更多的汁液和爽脆的口感；炒久一點，則可以減少辣味，根據個人口感掌握時間吧！

涼拌海蜇頭

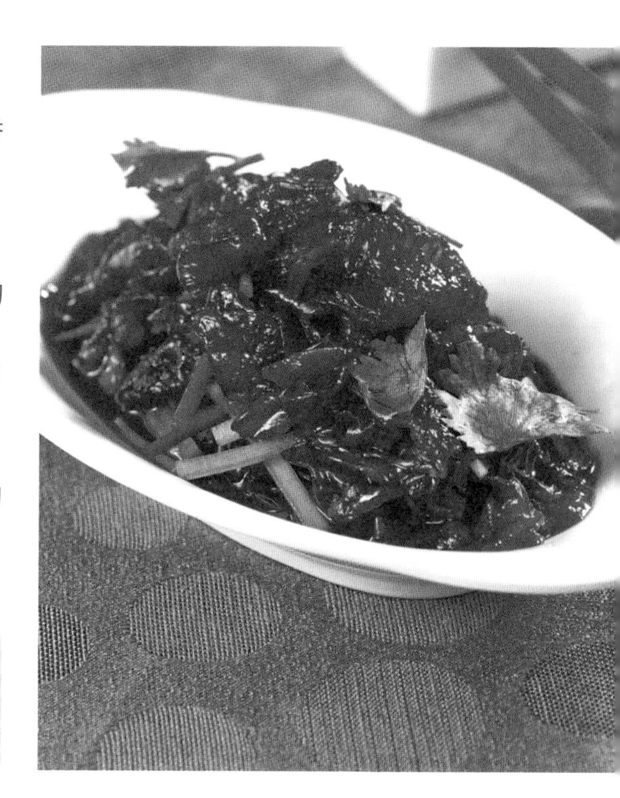

食材 海蜇頭250公克、黃瓜50公克、香菜少許，醋、蒜末、鹽、淡醬油、芝麻油、雞精各適量。

做法

❶ 海蜇頭用清水浸泡，反復洗去細沙，切片，放入沸水中汆燙一下後立即撈出，倒入涼開水中浸泡片刻，撈出，瀝乾；黃瓜洗淨，去蒂，切細絲；香菜洗淨，切小段，備用。

❷ 將瀝乾水分的海蜇頭盛盤，放上切好的黃瓜絲、香菜及醋、蒜末、鹽、生抽、芝麻油、雞精，拌勻即可。

◆降糖妙招

醋的降壓效果很好，吃海蜇頭時加醋，既提味又殺菌。

鹽炒馬鈴薯絲

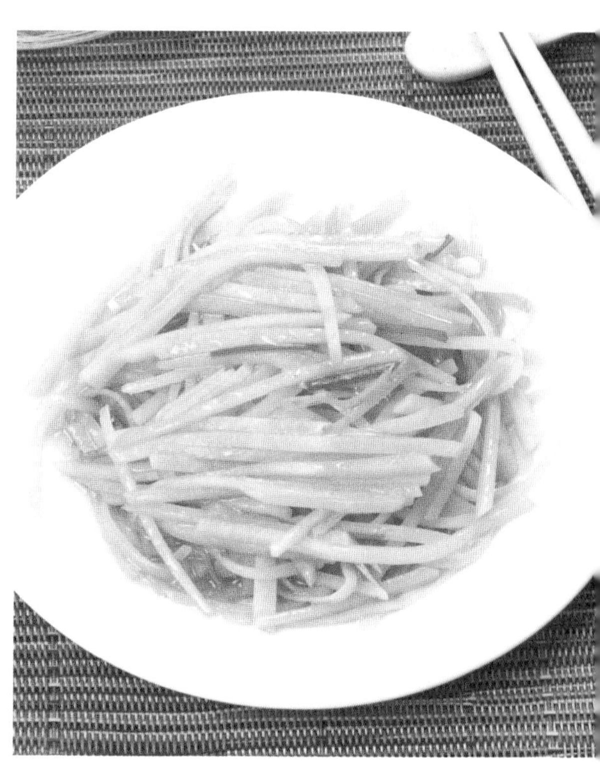

食材 馬鈴薯500公克，醋10公克，花椒2公克，蔥花、薑絲各5公克，鹽4公克。

做法

❶ 馬鈴薯去皮洗淨，切成細絲，放入水中浸泡5分鐘，控乾水分。

❷ 鍋置火上，放油燒至六分熱，先將花椒炸香，撈出，再放入蔥花、薑絲，隨即放入馬鈴薯絲翻炒至八分熟，再加入醋、鹽炒熟即可。

◆降糖妙招

馬鈴薯切絲後放入水中浸泡5分鐘，可去掉表面的一些澱粉，還能使其保持脆爽的口感。

糖尿病併血脂異常

血脂異常是血液總膽固醇（TC）、低密度脂蛋白膽固醇（LDL-C）、三酸甘油酯（TG）超過正常範圍，高密度脂蛋白膽固醇（HDL-C）低下。糖尿病患者中經常會出現血脂異常的情況，一定要及時防治。

飲食原則

1. 控制膳食總熱量有利於改善體內糖代謝狀況和降低體重，從而間接地達到糾正血脂異常的目的。攝取過多的熱量，其中一部分轉化成脂肪酸，會引起脂肪肝，這些都會加重血脂異常程度。
2. 限制攝取富含飽和脂肪酸的動物脂肪，如豬、牛、羊等，選用富含不飽和脂肪酸的植物油，如橄欖油、菜籽油、花生油、玉米油等，但每日攝取油量不應超過 25 公克。
3. 每日攝取的膽固醇不應超過 300 毫克，如已患冠心病或其他動脈粥樣硬化症，每日攝取的膽固醇應減少至 200 毫克。動物內臟、動物油脂、蛋類（主要是蛋黃）以及花枝、干貝、魷魚、蟹黃等海產品均含很多膽固醇，更應加以限制。
4. 增加雜糧和蔬菜的攝取量，以補充膳食纖維，膳食纖維量每天應大於 25 公克，以降低血脂。
5. 經常食用有降脂效果的食物，如香菇含有的香菇多醣，能使血液中膽固醇迅速轉移到肝臟，從而使膽固醇下降；大蒜中含有的一種化合物能抑制體內膽固醇合成；豆類食物、綠茶、芹菜、大蔥、洋蔥、海產品等均有降低血脂的功效。
6. 適當減少鹽的攝取，每日食鹽的攝取量應在 4 公克以下或醬油 10 公克以內。
7. 最好不飲酒，或飲少量低度酒，如 50 公克葡萄酒。
8. 烹飪宜選用蒸、煮、拌、燉、汆、涮、熬等方式，不用油煎、炸、烤、熏的烹調方法。

有效營養素

膳食纖維

功效：膳食纖維遇水膨脹，與膽固醇或其他脂質結合，可減少膽固醇的吸收，並增加糞便體積和腸道蠕動，促進膽固醇從糞便中排出，發揮調節血脂的作用。

食物來源：玉米、小米、大麥、芹菜、韭菜、空心菜、洋蔥、萵筍、南瓜、大白菜、胡蘿蔔、番薯、蒟蒻、蘋果、香蕉、香菇、海帶、紫菜、黑木耳、黃豆等。

菸酸

功效：菸酸可降低三酸甘油酯、低密度脂蛋白膽固醇和脂蛋白，同時能提升高密度脂蛋白膽固醇，清除血管內多餘的血脂。

食物來源：動物內臟、綠葉蔬菜、芝麻、花生等堅果。

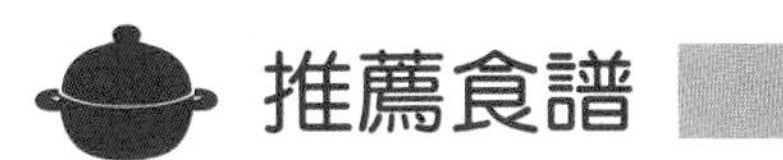

推薦食譜

蒸茄子

食材 茄子 250 公克，大蒜 25 公克，鹽、味精、醋、香油各適量。

做法

❶ 茄子洗淨，切厚片；大蒜去皮，切碎。
❷ 將茄子片蒸 20 分鐘，取出，冷藏。
❸ 將大蒜末放茄子上，加鹽、味精、醋調勻，滴上香油即可。

能量計算器

總熱量	約 120 大卡
蛋白質	3.85 公克
脂肪	4.5 公克
醣類	19 公克

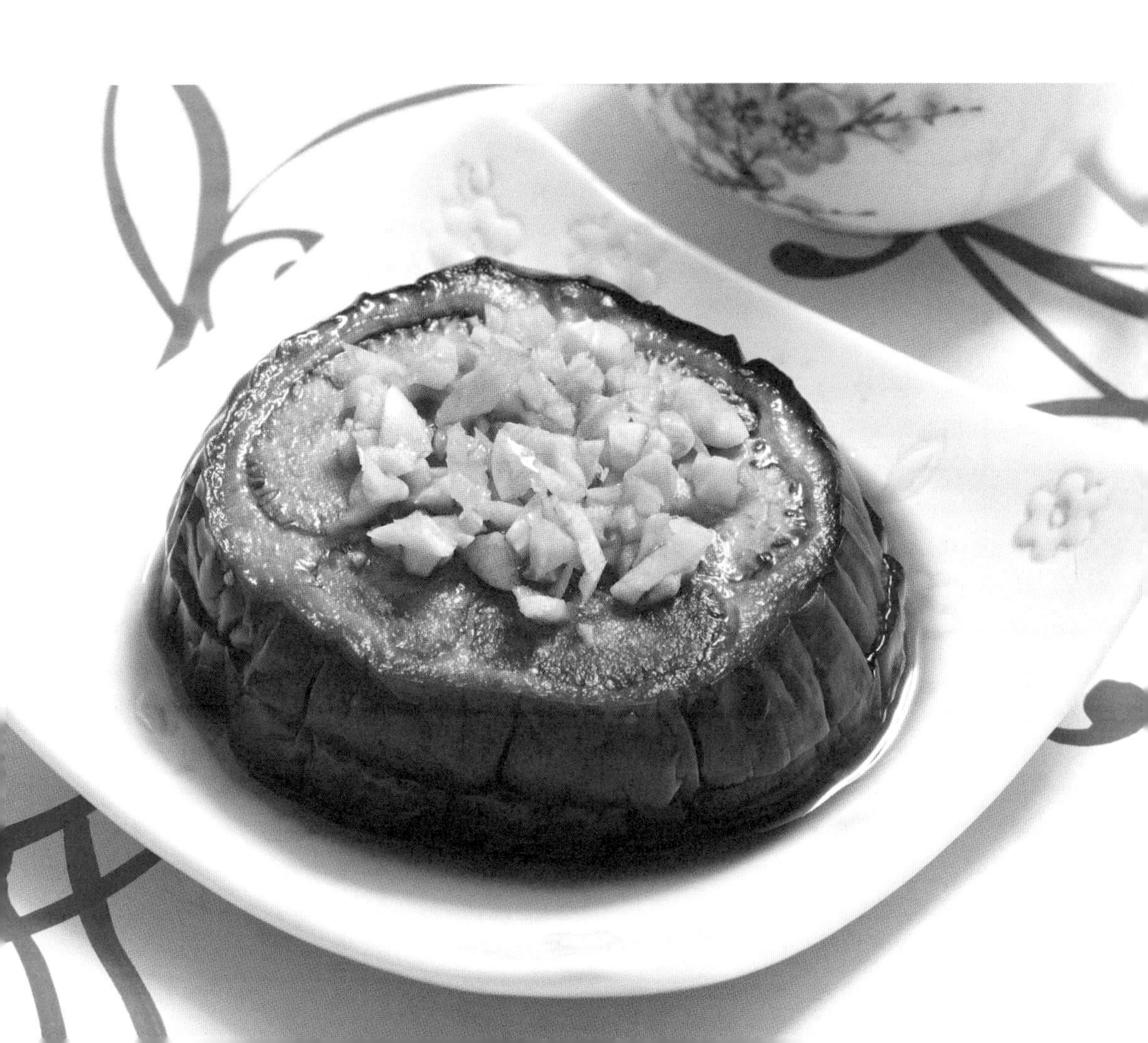

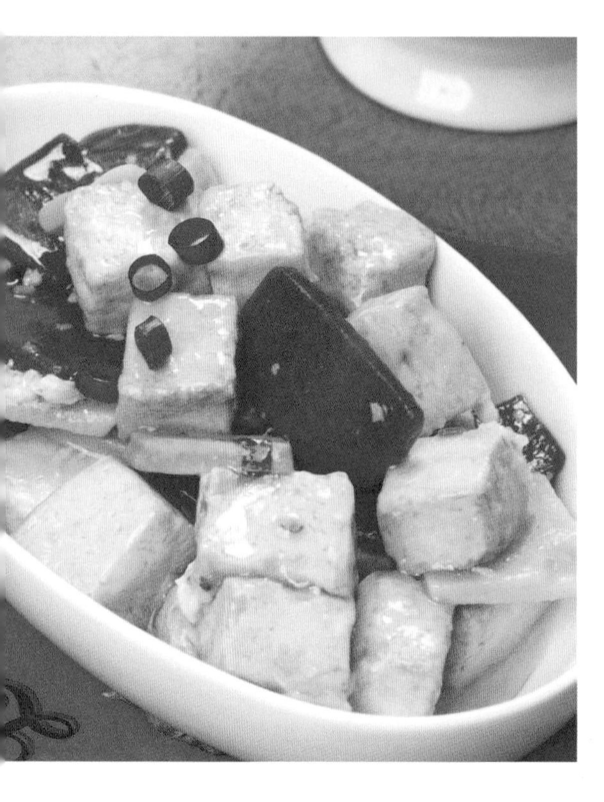

香炒豆腐

食材 豆腐300公克，冬筍、胡蘿蔔各100公克，蛋清80公克，蔥花、薑末各5公克，花椒水10公克，鹽3公克。

做法

❶ 豆腐洗淨，切小塊，加少許鹽、花椒水醃漬入味，加雞蛋清、食用澱粉拌勻；胡蘿蔔洗淨，切片；冬筍洗淨，切片。

❷ 鍋置火上，放油燒至五分熱，放豆腐塊、冬筍片、胡蘿蔔片，炒至八分熟，撈出，控油。

❸ 鍋留底油燒至七八分熱，爆香蔥花、薑末，加水燒開，放入豆腐塊、冬筍片、胡蘿蔔片稍炒，加鹽調味即可。

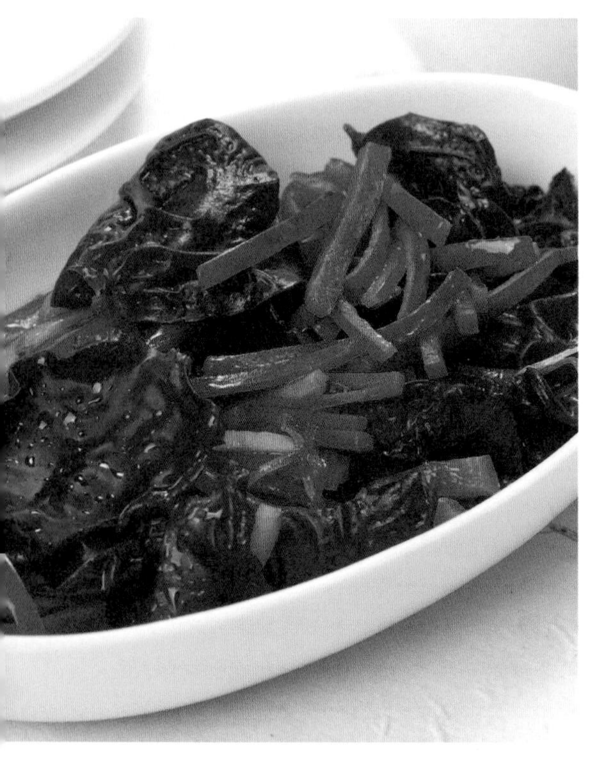

青椒炒木耳

食材 水發黑木耳200公克，胡蘿蔔100公克，青椒80公克，蔥絲、薑絲各5公克，鹽3公克，味精適量。

做法

❶ 水發黑木耳去蒂洗淨，撕小朵；胡蘿蔔洗淨切絲；青椒洗淨，去蒂及籽切絲。

❷ 鍋置火上，放油燒熱，爆香蔥絲、薑絲，加黑木耳、胡蘿蔔絲、青椒絲翻炒，加鹽和少量水炒熟，用味精調味即可。

◆降糖妙招

炒此菜時，要大火快炒，這樣既能保持青椒的色澤，還能大大地保存黑木耳中的可溶性膳食纖維。

海帶燉鴨

食材 鴨子 1 隻，泡發海帶 200 公克，鹽、料酒、雞精、薑末、蔥花、胡椒粉、花椒各適量。

做法

❶將鴨子收拾乾淨，剁成小塊；海帶洗淨切成方塊。

❷鍋中加入清水，燒開，將鴨塊和海帶放進鍋中，撇去浮沫，加入蔥花、薑末、料酒、花椒、胡椒粉，用中火將鴨肉燉爛，再加鹽、雞精調味即可。

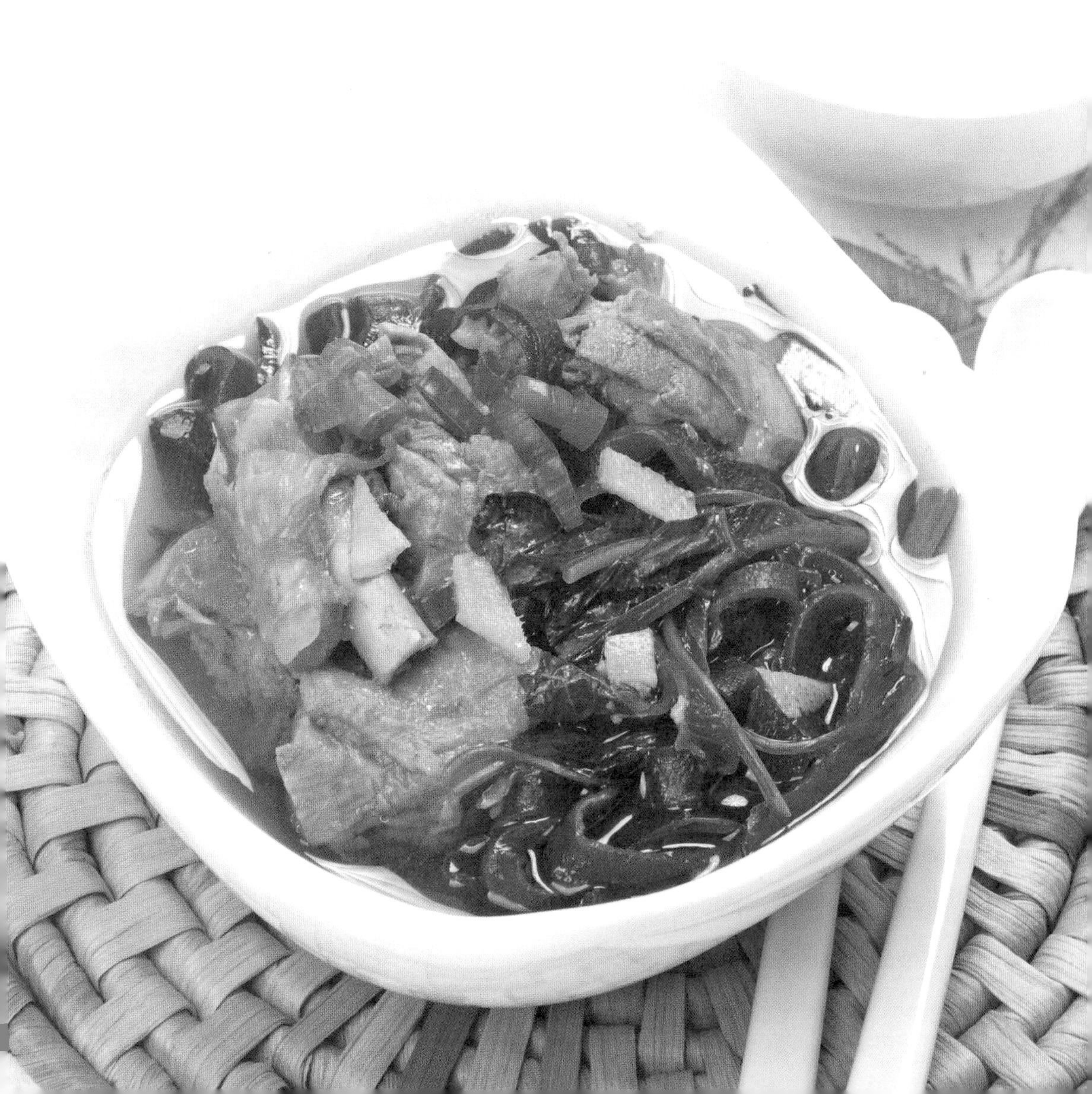

糖尿病性眼病

糖尿病對眼睛的損害非常大，比如可引起角膜潰瘍、青光眼、加重白內障以及引起不同程度的糖尿病視網膜病變，糖尿病患者要加以重視，積極應對。

飲食原則

1. 每天計算總能量，合理控制。肥胖患者應減少熱能的攝取，以減輕體重；消瘦患者應提高熱能的攝取，增加體重，使之接近標準體重。
2. 碳水化合物要根據情況合理控制，但不能過低，否則身體因缺少糖而利用脂肪代謝供給熱能，更容易發生酮酸中毒。
3. 減少脂肪攝取，高脂肪飲食可妨礙糖的利用，其代謝本身會產生酮體，容易誘發和加重酸中毒。肥胖病人更應嚴格限制脂肪的攝取。
4. 蛋白質的供應要充足，攝取量要與正常人相當或稍高。
5. 油炸食品、肥肉等肥膩食品一定要少食，每週可吃一次動物肝臟，但有血脂紊亂及合併痛風的糖尿病患者在選擇動物肝臟時要慎重。
6. 適當補充維生素、礦物質和微量營養素，特別是要注意維生素 B_1 的供應。富含維生素 B_1 的食物有糧穀類、豆類、乾果、酵母、硬殼果類、動物內臟等等。
7. 保證每日飲水量，糖尿病併發視網膜病變的患者，每天至少喝 2,000 毫升，但一次不可飲用太多，可少量多次飲用。

有效營養素

維生素A

功效：能在眼睛內合成一種叫視紫紅質的物質，對保持正常良好的視力有重要作用，可以防止視網膜病變和夜盲症。

食物來源：有兩部分：一部分來源於動物性食物提供的維生素，如動物肝臟、蛋黃等；另一部分則來自於富含胡蘿蔔素的黃綠色蔬菜和水果，如胡蘿蔔、油菜、辣椒、番茄和橘子等。

牛磺酸

功效：在人類的視網膜中存在大量牛磺酸，可以保護視網膜，能提高視覺機能，還有利於視覺感受器發育，改進視功能，對於預防糖尿病性眼病有重要意義。

食物來源：動物肝臟、花枝、章魚、蝦、牡蠣、海螺、蛤蜊、沙丁魚等。

葉黃素

功效：葉黃素能顯著提高血管抵抗力，恢復血管內外滲透壓失去的平衡，降低血管滲透性，讓眼睛得到充足的血液供應，同時可以防止自由基和眼睛膠原蛋白結合造成損害，從而提高糖尿病性眼病的治療率。

食物來源：葉黃素多存在於天然的深綠色和黃色蔬菜瓜果中，如胡蘿蔔、南瓜、玉米、菠菜、青花菜、奇異果等。

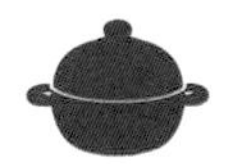

推薦食譜

胡蘿蔔芹菜粥

食材 白米 50 公克，胡蘿蔔、芹菜葉各 20 公克，鹽 3 公克。

做法

❶ 白米洗淨，在水中浸泡 20 分鐘；芹菜葉洗淨，切碎。

❷ 鍋置火上，放入白米和清水煮沸，改小火熬粥。

❸ 胡蘿蔔削皮，洗淨，切小丁，放入粥內一起煮，待熟軟後加鹽調味，熄火盛出，再加入洗淨、切碎的芹菜葉即可。

能量計算器

總熱量	約 187 大卡
蛋白質	4.5 公克
脂肪	0.5 公克
醣類	42.1 公克

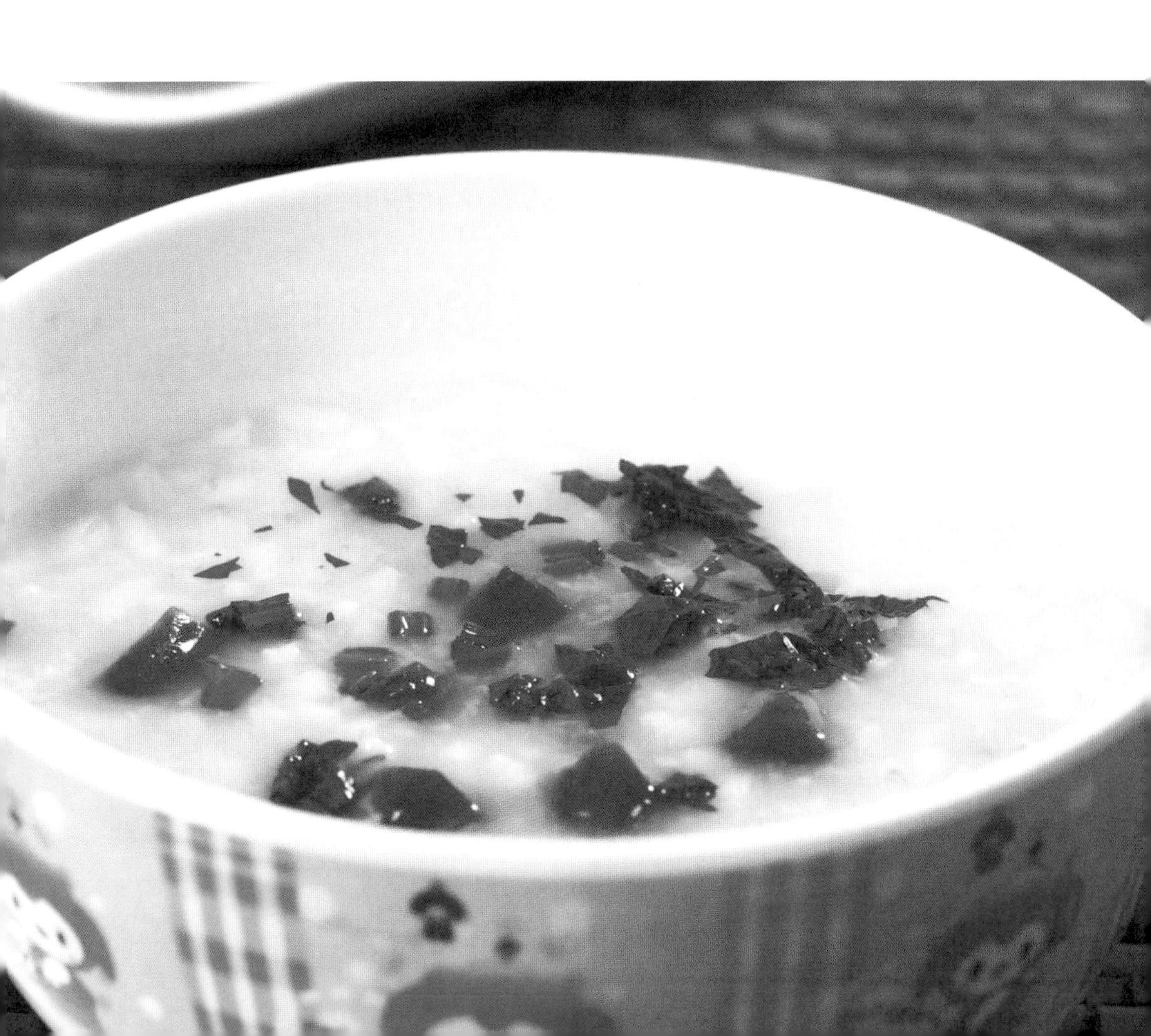

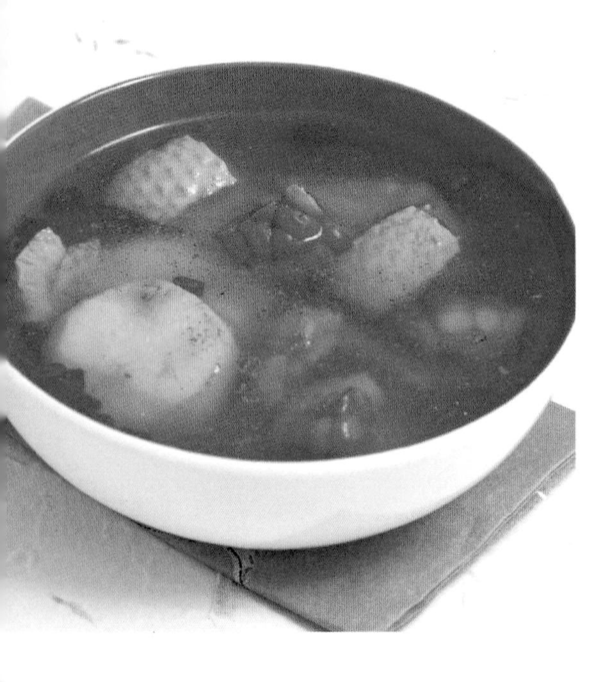

荸薺玉米煲老鴨

食材 老鴨 400 公克，荸薺 100 公克，鮮玉米 1 根，鹽 5 公克，蔥花、薑片各適量，香油、胡椒粉各少許。

做法

❶ 荸薺去皮，洗淨；玉米洗淨，剁成段；將鴨子洗淨，剁成塊，入沸水燙去血水，撈出瀝水。

❷ 煲鍋置火上，加入適量清水燒開，放入鴨肉塊、薑片，大火煮沸後改小火煲 1.5 小時，放入玉米段、荸薺一起煲至熟，加鹽、胡椒粉調味，撒上蔥花，淋入香油即可。

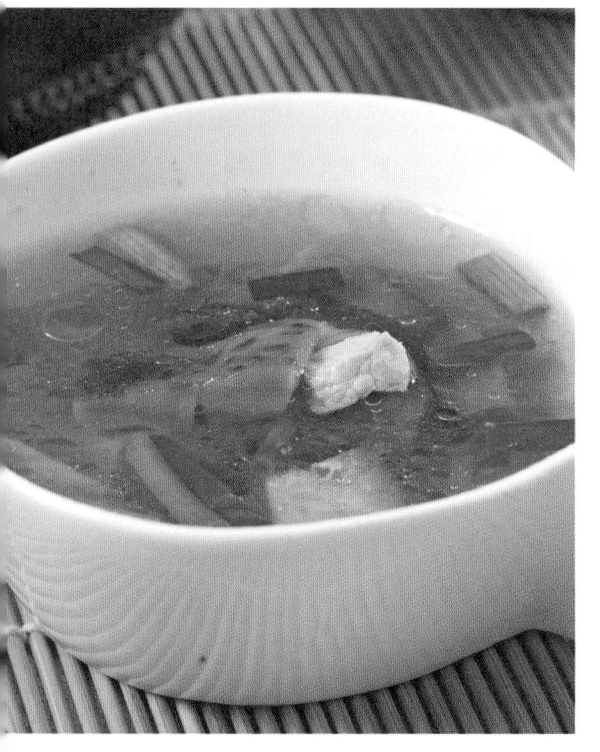

靈芝瘦肉湯

食材 豬瘦肉 100 公克，靈芝 15 公克，薑 5 公克，鹽 2 公克。

做法

❶ 將靈芝刮去雜質、洗淨、切成小塊；豬瘦肉洗淨、切塊。

❷ 將全部用料一齊放入鍋內，加清水適量，大火煮沸後，小火煮 3 小時，調味即可。

南瓜炒豬肉

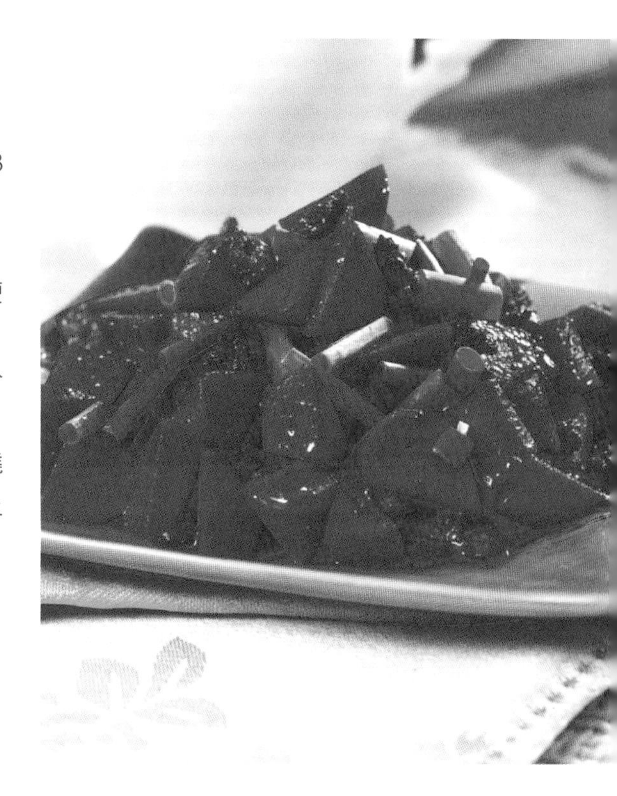

食材 南瓜250公克，豬瘦肉50公克，蔥花、鹽、雞精各適量，植物油3公克。

做法

❶南瓜去皮除籽，洗淨，切滾刀塊；豬瘦肉洗淨，剁碎；蔥洗淨切段。

❷鍋置火上，倒入植物油，待油燒至六分熱，加蔥花炒香，放入豬碎肉炒熟。

❸倒入南瓜塊翻炒均勻，加入適量清水燒至南瓜熟透，用鹽和雞精調味，再撒上蔥段即可。

菠菜蛋餅

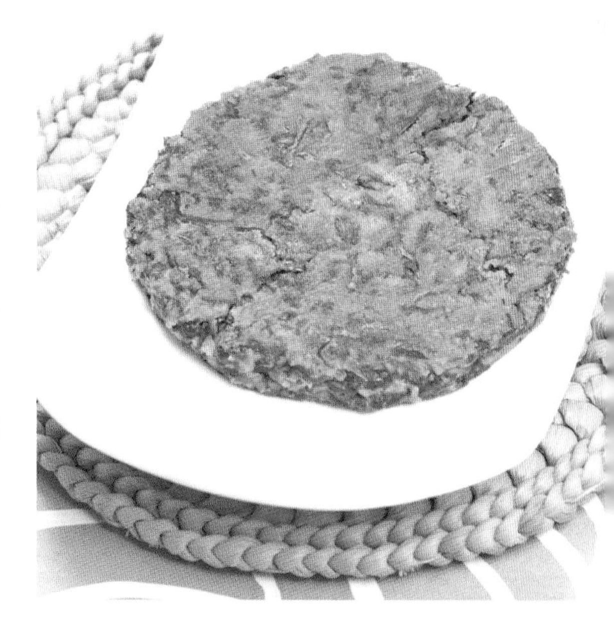

食材 菠菜180公克，麵粉50公克，雞蛋2顆，香油、雞精、鹽、植物油各適量。

做法

❶將菠菜洗淨後切碎，用沸水汆燙一下，撈出，瀝開水分。

❷將雞蛋打散，加入雞精、鹽和香油，拌勻。

❸麵粉中加入打好的蛋液和菠菜，加入適量水調成麵糊。

❹平底鍋中放少許油，倒入調好的麵糊，用手轉動鍋，使麵糊成餅狀，雙面煎成金黃色即可。

糖尿病腎病變

糖尿病腎病變是糖尿病的慢性腎臟併發症。糖尿病腎病變一般是指糖尿病性腎小球硬化症，其臨床表現為蛋白尿、水腫、高血壓或（和）氮血症，並有空腹血糖增高或糖尿病症狀。

飲食原則

1. 控制總能量，糖尿病腎病變的患者熱量供給必須充足，以維持正常的生理需要。
2. 限制蛋白質的總量，攝取優質蛋白，長期行高蛋白膳食，會加重腎功能損害，因此應適量限制膳食中的蛋白質，以減少腎臟損害。
3. 減少脂肪攝取，末期腎病變常合併脂代謝障礙，要堅持低脂肪的飲食。少吃油炸等含脂肪高的食物，多吃燙、煮、拌、蒸的菜。
4. 限制食鹽攝取量，末期腎病變發展到某一階段常會出現高血壓，表現為水腫或尿量減少，限制食鹽可以有效防止併發症的進展。
5. 控制飲水量，末期腎病變的尿毒症期控制水的攝取量非常重要，攝取過多的水，會加重腎臟負擔，導致病情惡化。因此一般每日攝取量為前一日的排尿量加上 500 毫升。
6. 限制高嘌呤的食物，如各種肉湯、豬頭肉、沙丁魚及動物內臟等都含有大量的嘌呤，應該嚴格控制攝取量。

有效營養素

維生素B_1

功效：維生素 B_1 可大大減少白蛋白的排泄，預防因高血糖所致的腎細胞代謝紊亂，從而扭轉第 2 型糖尿病患者早期腎臟疾病。

食物來源：穀類、豆類、乾果、酵母、硬殼果類、動物內臟、蛋類及綠葉菜等。

維生素B_6

功效：能降低糖尿病腎病變患者的血三酸甘油酯和血總膽固醇的含量，增加腎小球過濾率，抑制腎臟腎小球提取物醣化終末產物在糖尿病患者腎臟蓄積的作用，發揮其對糖尿病腎病變的防治作用。

食物來源：雞肉、魚肉、動物肝臟、豆類、蛋黃、水果和綠葉蔬菜等。

葉酸

功效：貧血是糖尿病腎衰竭的主要臨床症狀之一，而葉酸具有預防貧血的作用。糖尿病慢性腎衰竭合併貧血的患者補充葉酸後，症狀可有所緩解，甚至消失。

食物來源：菠菜、小白菜、萵筍、高麗菜、花椰菜、黃豆、玉米、扁豆、豌豆、香蕉、葡萄柚、草莓等。

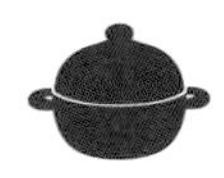

推薦食譜

苦瓜炒雞肉

食材 苦瓜 250 公克，雞肉 150 公克，料酒、鹽、澱粉、植物油各適量。

做法

❶ 將苦瓜洗淨，縱切成兩半，挖去籽瓤，切成薄片，放在沸水中燙一下，撈出瀝乾水分；將雞肉洗淨，瀝乾，切成薄片，用鹽、料酒、澱粉調和拌勻。

❷ 鍋內放入適量油，待油熱後，先下苦瓜急炒至快熟後擱在鍋邊，隨後入雞肉片急炒至熟，與苦瓜合拌，裝盤即可。

能量計算器

總熱量	約 334 大卡
蛋白質	31 公克
脂肪	18.31 公克
醣類	14.2 公克

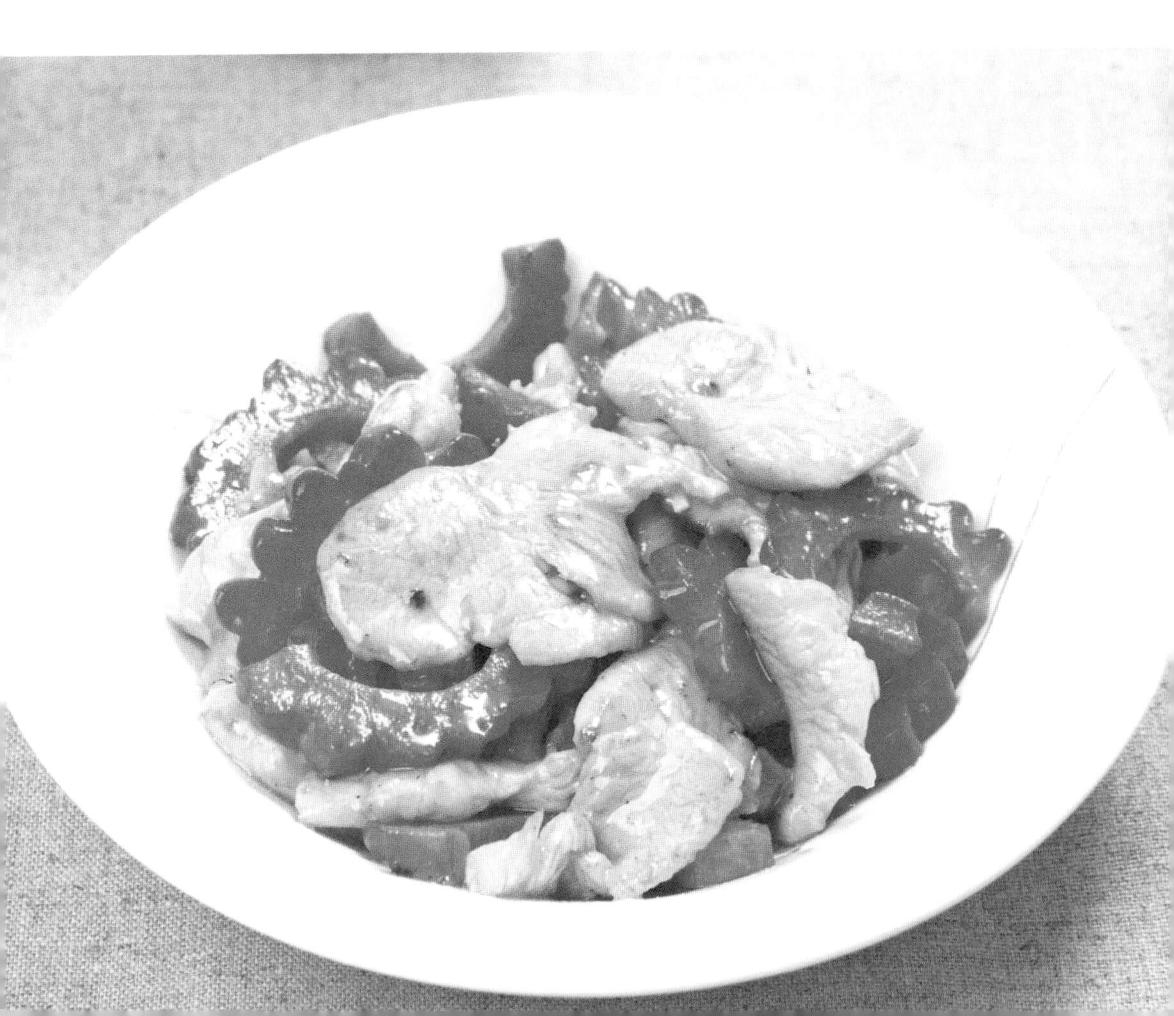

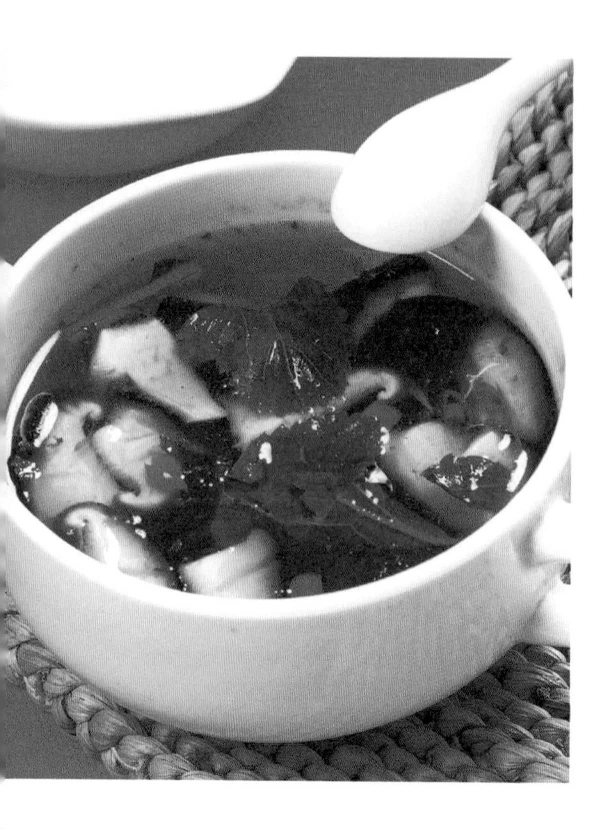

桔梗香菇湯

食材 新鮮桔梗250公克，新鮮香菇100公克，鹽2公克，香油5公克，大蔥5公克。

做法

❶將桔梗的鮮嫩莖葉擇洗乾淨，用開水燙一下，再用清水浸洗兩遍，撈出控乾水分，切成2公分長的段；將香菇清洗乾淨，去蒂，切成片。

❷湯鍋置火上，加入水、香菇片、蔥花，燒開後加入桔梗、鹽，燒3分鐘，淋上香油，起鍋盛入湯碗中即可。

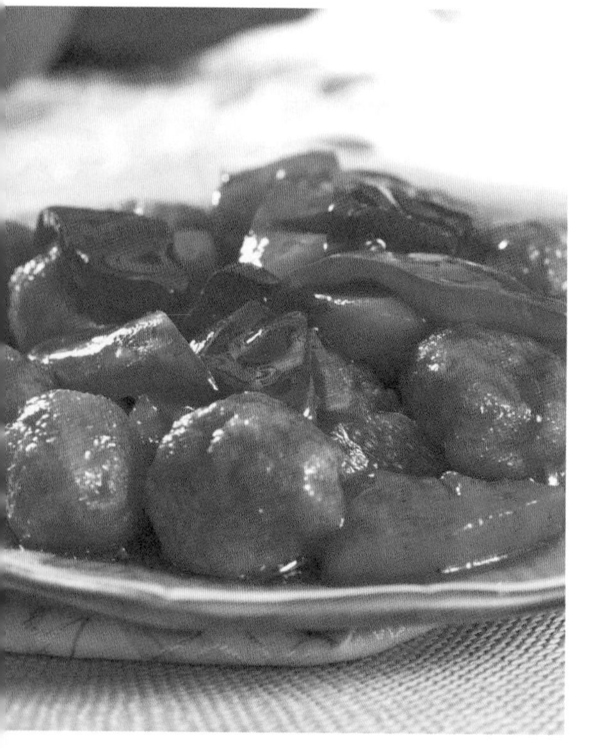

鳳梨咕咾肉

食材 鳳梨肉100公克，豬里肌肉150公克，青椒、紅椒各50公克，植物油6公克，醋、鹽、番茄醬、雞精各適量。

做法

❶鳳梨肉切塊；豬里肌肉洗淨，切塊，青椒、紅椒分別洗淨切片。

❷鍋中加適量涼水，放入豬肉，撇去浮沫，煮至八分熟。

❸鍋中倒入油，放入少量清水、醋、鹽、雞精和番茄醬攪拌均勻，放入鳳梨塊、煮好的肉塊、青椒片和紅椒片翻炒2分鐘即可。

花生仁小米粥

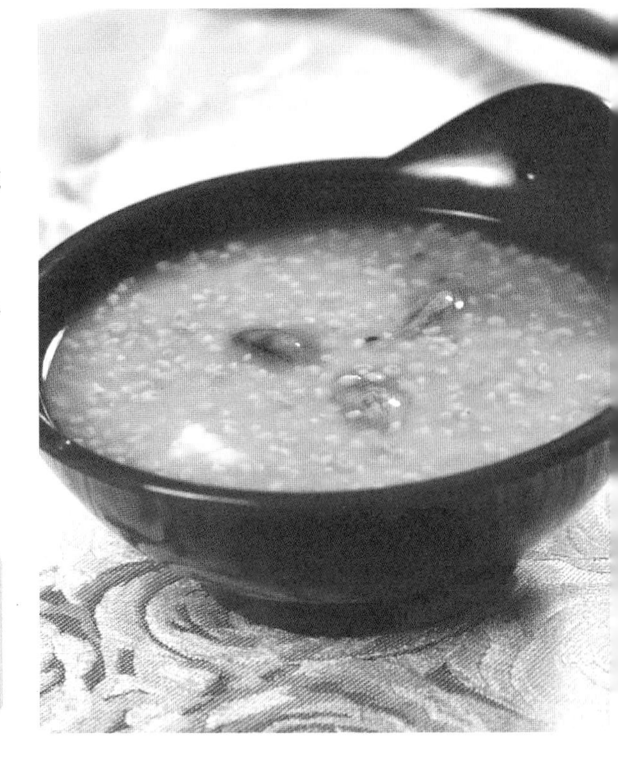

食材 花生仁 30 公克，小米 100 公克。

做法

❶花生仁洗淨，泡 3 小時；小米淘洗乾淨。

❷鍋置火上，加適量清水煮沸，把小米、花生仁一起放入鍋中，大火煮沸，轉小火繼續熬煮至熟即可。

◆降糖妙招

糖尿病患者食用的粥，不宜長時間熬煮，米粒熟爛即可。

蔥蒜炒魚片

食材 鯉魚 500 公克，雞蛋清 50 公克，水發黑木耳 40 公克，蔥段、蒜片各 5 公克，料酒、食用澱粉各 15 公克，鹽 3 公克，香油適量。

做法

❶鯉魚收拾乾淨，魚肉切片，用少許料酒、鹽、蛋清、食用澱粉抓勻；水發黑木耳洗淨，切成小朵。

❷鍋置火上，放油燒至五分熱，將魚片下鍋炒熟，撈出，瀝油。

❸鍋底留油燒熱，用蔥段、蒜片爆鍋，烹入料酒，再加適量清水、黑木耳、鹽燒開，用食用澱粉勾芡，將魚片倒入燒開，淋上香油，裝盤即可。

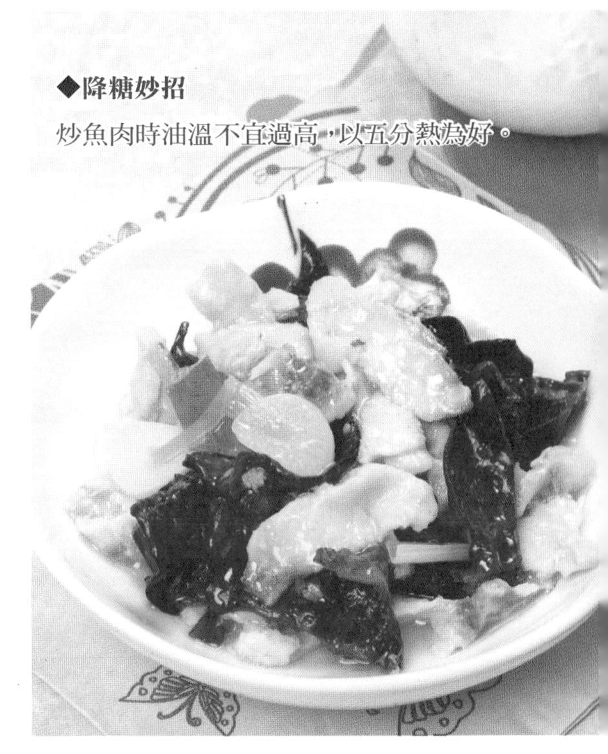

◆降糖妙招

炒魚肉時油溫不宜過高，以五分熱為好。

糖尿病性脂肪肝

糖尿病患者體內由於胰島素分泌不足或相對缺乏容易引發肝臟的脂代謝紊亂；另外，糖尿病患者其肝臟對糖的利用減少，釋放增加，也是引發脂肪肝的原因。

飲食原則

1. 控制能量的攝取，並控制體重。
2. 糖尿病性脂肪肝患者攝取的碳水化合物一般應占全日總能量的 60%為宜，主要來源於粗雜糧，少吃加工精細的穀類食品。
3. 提高蛋白質占全體總能量比重，蛋白質的供給量為每日每公斤標準體重 1.2～1.5 公克。
4. 忌高動物脂肪、高膽固醇飲食，宜適量攝取植物油類，植物油的總量不超過 20 公克。
5. 忌過鹹，以免水鈉滯留，體重增加，一般每天食鹽攝取量以 4 公克以內為宜。
6. 宜有規律的飲食習慣，做到定時、定量、細嚼慢嚥、粗精糧搭配。
7. 限制飲酒。

有效營養素

維生素C

功效：維生素 C 可增加肝細胞抵抗力，促進肝細胞的再生，改善肝臟代謝功能，防止肝臟脂肪變和硬變，增加肝臟解毒能力。

食物來源：山楂、柑橘、草莓、奇異果、蘋果、花椰菜、番茄、青椒等。

硒

功效：硒與維生素 E 聯合，有調節血脂代謝，阻止脂肪肝形成及提高身體氧化能力的作用，對血脂紊亂也有防治作用。

食物來源：芝麻、大蒜、蘑菇、蝦米、鮮貝、淡菜、黃花菜、海參、魷魚、莧菜、小麥、小米、玉米等。

維生素B_{12}

功效：維生素 B_{12} 參與脂肪的代謝，有助於從肝臟移出脂肪，有防止肝脂肪變性及保護肝臟的作用，在防治脂肪肝形成中有著極為重要的作用

食物來源：魚、蝦、蟹類、牛奶、瘦肉、雞蛋、豆豉等。

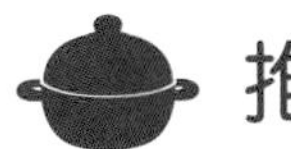

推薦食譜

香炒里肌

食材 豬里肌250公克，香菜25公克，蔥絲5公克，薑絲、鹽各3公克，料酒、香油、胡椒粉各適量。

做法

❶ 豬里肌洗淨，瀝乾，順絲切長約6公分的絲；香菜擇洗乾淨，切同樣長的段。

❷ 鍋置火上，倒油燒熱，放入蔥絲、薑絲爆香，下里肌絲，速炒至散，加鹽、料酒翻炒。

❸ 在肉絲將熟之時，放入香菜翻炒，出鍋前放入香油、胡椒粉炒勻即可。

能量計算器

總熱量	約432.7大卡
蛋白質	51公克
脂肪	24公克
醣類	3.6公克

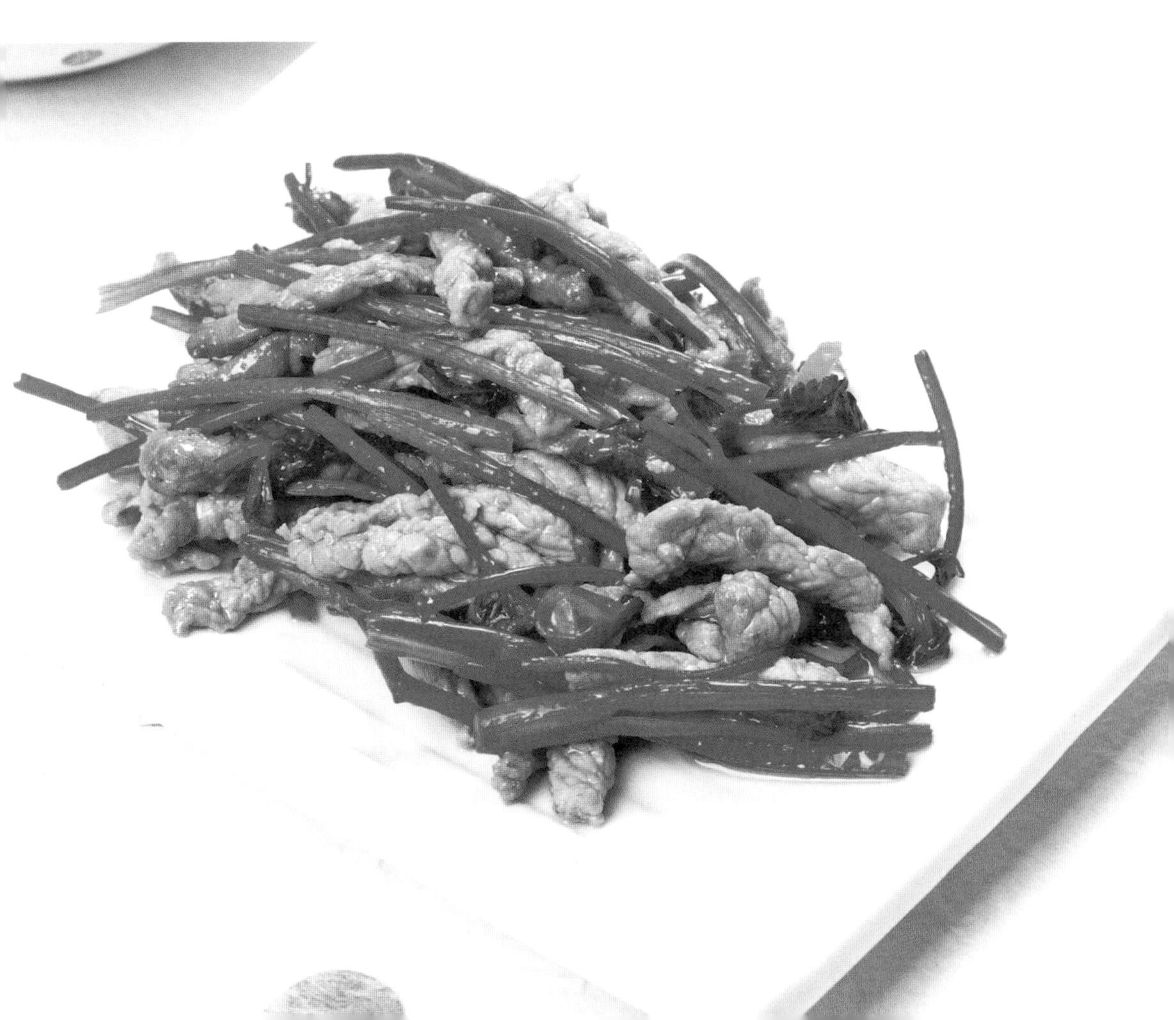

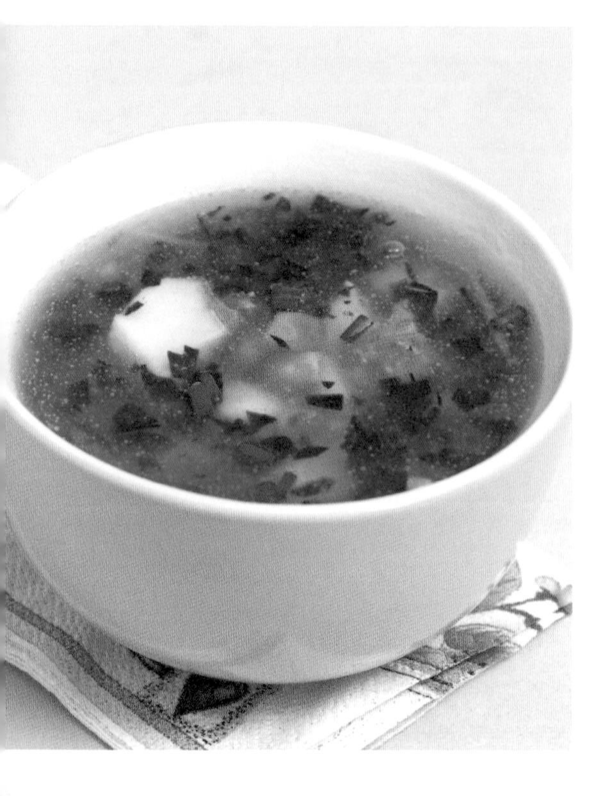

莧菜魚羹

食材 草魚250公克，莧菜150公克，玉米粒50公克，鹽4公克，料酒3公克，蔥花、薑絲、清湯、食用澱粉各適量。

做法

❶草魚處理乾淨，去骨取肉，切丁，用鹽、澱粉、料酒拌勻，醃漬入味；莧菜擇洗乾淨，瀝乾水分，切碎；玉米粒洗淨。

❷湯鍋置火上，倒入清湯，大火煮沸，放入薑絲、玉米粒，大火煮約10分鐘。

❸加入醃好的魚肉、莧菜稍煮，加鹽調味，以食用澱粉勾芡，撒上蔥花即可。

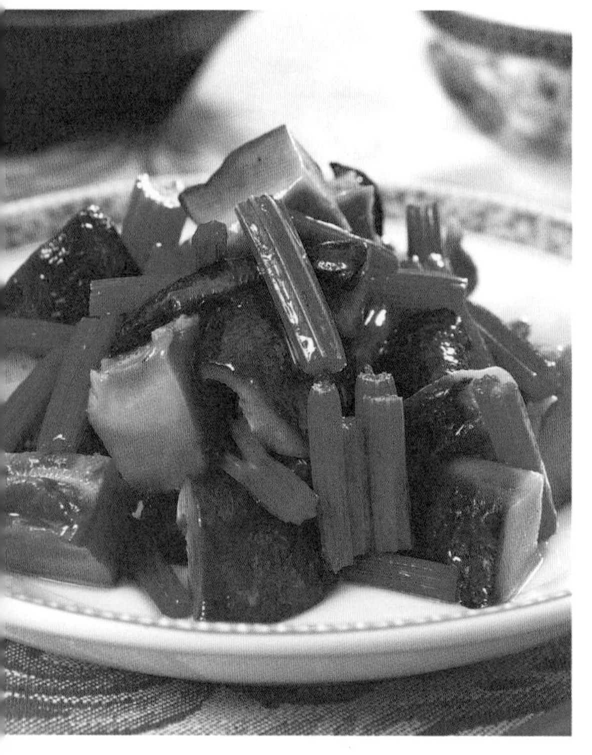

香菇炒芹菜

食材 香菇100公克，芹菜250公克，香油、鹽、雞精、料酒、蔥花、薑末、植物油各適量。

做法

❶香菇洗淨，切塊；芹菜擇洗乾淨，切段。

❷將香菇塊、芹菜段分別入沸水中燙一下，然後撈出，控乾水。

❸鍋中倒入適量油，待油燒熱時，放蔥花、薑末炒香，入香菇、芹菜煸炒，加料酒烹調，再加雞精、鹽，淋上香油，翻炒均勻即可。

蒜蓉青花菜

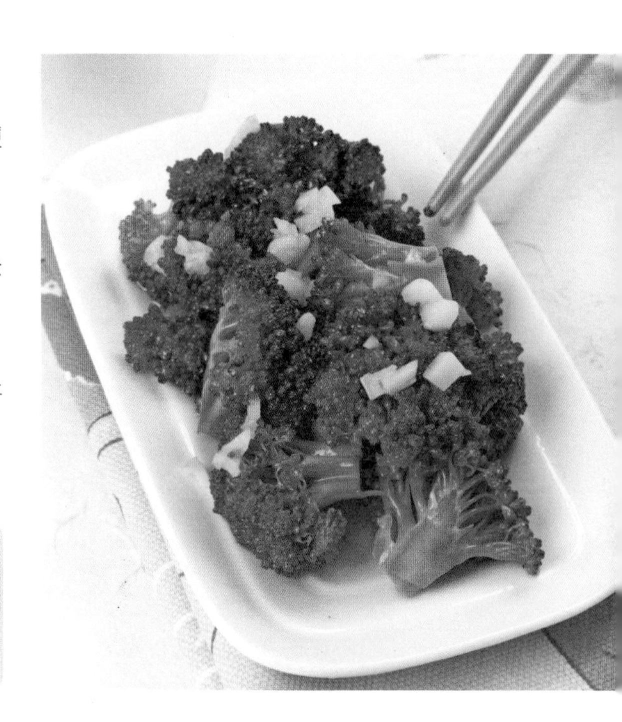

食材 青花菜 400 公克，大蒜 20 公克，鹽 4 公克。

做法

❶青花菜洗淨，掰成小朵，瀝乾；蒜去皮，洗淨，剁為蒜蓉。

❷鍋置火上，放油燒熱，放入蒜蓉爆香，加入青花菜略炒，加鹽調味，放少許水，炒至變軟即可。

◆降糖妙招

青花菜和花椰菜有類似的功效，也可以用花椰菜製作此菜。

五色燴海參

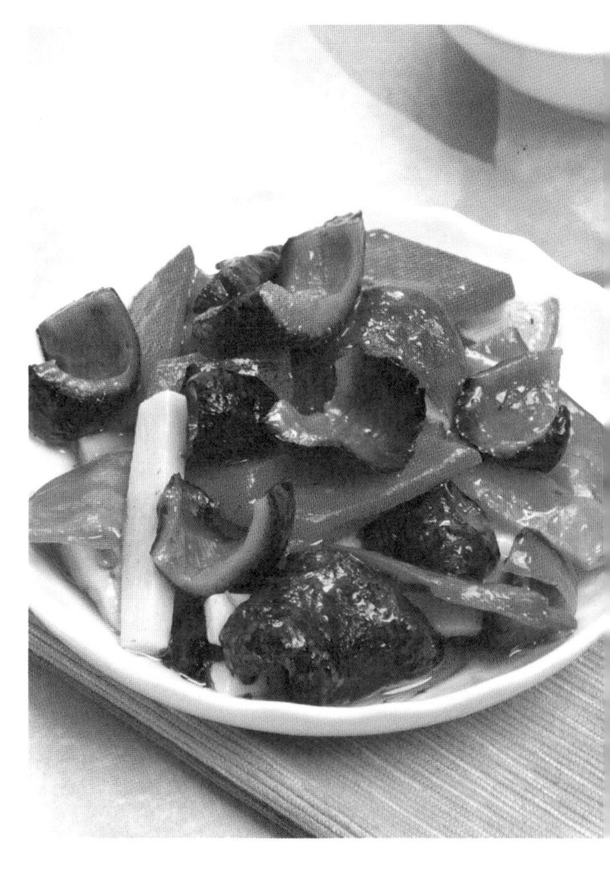

食材 水發海參 300 公克，香菇、玉米筍、荷蘭豆、胡蘿蔔各 30 公克，蔥花、薑片、醋、料酒各 5 公克，高湯 40 公克，胡椒粉 2 公克，鹽 3 公克，香油適量。

做法

❶香菇洗淨去蒂，對切；荷蘭豆去老筋，洗淨對半切開；玉米筍洗淨，切段；胡蘿蔔洗淨，切菱形片；海參去除內臟，洗淨，斜切片。

❷鍋置火上，加水燒開，放入海參、蔥花、薑片、料酒、部分高湯煮 3 分鐘，撈出。

❸鍋置火上，放油燒熱，放入胡蘿蔔、香菇、玉米筍及荷蘭豆拌炒，加入海參及鹽、醋、香油、胡椒粉炒勻，加入高湯煮滾即可。

糖尿病合併冠心病

心血管疾病是糖尿病常見的慢性併發症，糖尿病患者合併的心血管疾病主要包括冠心病、心肌病、心臟自主神經病變等，其中尤以冠心病更為多見，危害嚴重。

飲食原則

1. 飲食中的總能量宜低於正常生理需要量，以防能量過多而導致肥胖。
2. 限制脂肪攝取的質和量。一般認為膳食中的多元不飽和脂肪酸、飽和脂肪酸、單元不飽和脂肪酸之比例以 1:1:1 為宜。每日膽固醇攝取量應控制在 300 毫克以下，有助於降低血清膽固醇的含量。
3. 烹調應選擇植物油，最好是含多元不飽和脂肪的菜籽油、橄欖油等，且用量應控制在每天 25 公克以內。
4. 要嚴格控制碳水化合物攝取總量，尤其是控制糖的攝取量，一般以不超過總能量的 10%為宜。
5. 減少食鹽的攝取量，少吃或不吃鹽醃、鹽漬加工的食物及醬油，以減輕心臟負擔。
6. 少用或不用濃茶、咖啡、辣椒、芥末、酒等興奮神經系統的食物。
7. 少量多餐，定點用餐，不宜吃得過飽、過多，不可暴飲暴食。
8. 不吃或少吃：豬腦、蛋類、豬腰、豬肝、豬皮、魷魚、螃蟹、雞胗、牛肥肉、豬大腸、豬肚、奶油、豬心、對蝦、鱔魚、豬排骨等膽固醇含量高的食物。

有效營養素

碘

功效：能抑制膽固醇被腸道吸收，減少膽固醇在血管壁上的沉著，所以能減緩或阻止動脈粥樣硬化的發展，降低冠心病發病率。

食物來源：海帶、紫菜、海魚、魁蛤、干蛤、干貝、海參等。

硒

功效：硒參與穩定、修復損傷的心肌細胞膜，充足的硒可改善心肌供血不足，加速損傷細胞的修復，可讓心肌梗塞的範圍減少，增加冠狀血管的血流量，改善微循環，降低心肌耗氧量。

食物來源：芝麻、動物內臟、大蒜、蘑菇、蝦米、金針菇、海參、魷魚、白帶魚、黃魚、莧菜等。

鉻

功效：鉻的缺乏會導致糖和脂肪代謝障礙，間接導致冠心病，補充鉻可降低低密度脂蛋白膽固醇及總膽固醇，降低冠心病的發病危險。

食物來源：啤酒酵母、未加工的穀物、麩糠、堅果類、乳酪等。

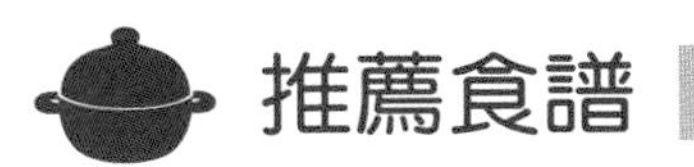

推薦食譜

蒜香海帶

食材 海帶100公克，大蒜3瓣，熟黑芝麻5公克，薑片5公克，鹽3公克，香油少許，醬油、醋各8公克。

做法

❶ 將大蒜和薑片分別磨成泥，備用；海帶洗淨後過滾水汆燙瀝乾。

❷ 將海帶切成條倒入蒜泥和薑泥，再澆上醬油、醋、香油、鹽和黑芝麻攪拌均勻即可。

能量計算器

總熱量	約55.5大卡
蛋白質	1.8公克
脂肪	4.1公克
醣類	24公克

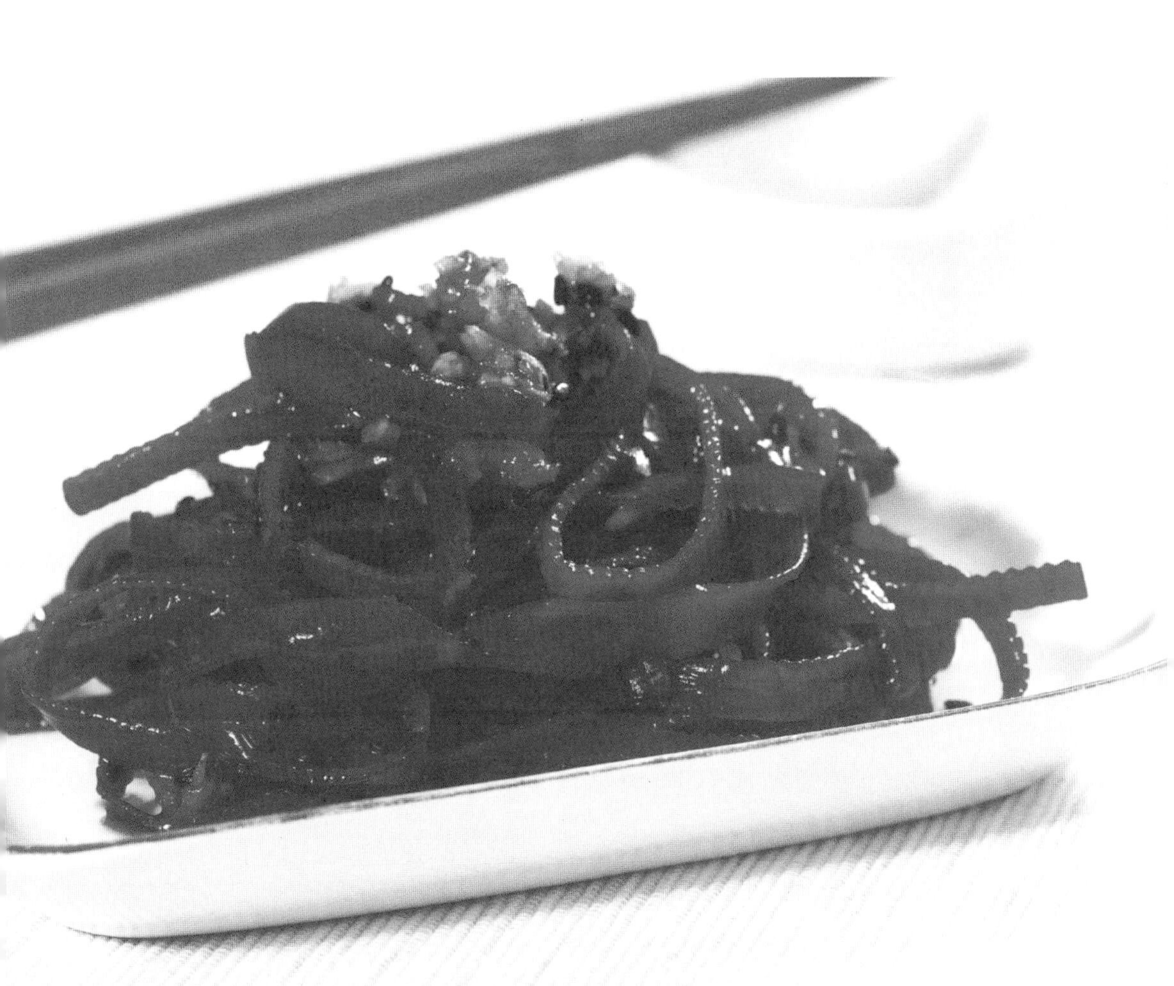

薑絲金針菇

食材 金針菇 200 公克，水發黑木耳 50 公克，蔥花、薑絲各 5 公克，鹽 4 公克，鮮湯適量。

做法

❶ 金針菇洗淨，去根；木耳洗淨，撕小朵。

❷ 鍋內倒油燒熱，爆香蔥花、薑絲，加黑木耳翻炒，放入金針菇、鹽、鮮湯翻炒至熟即可。

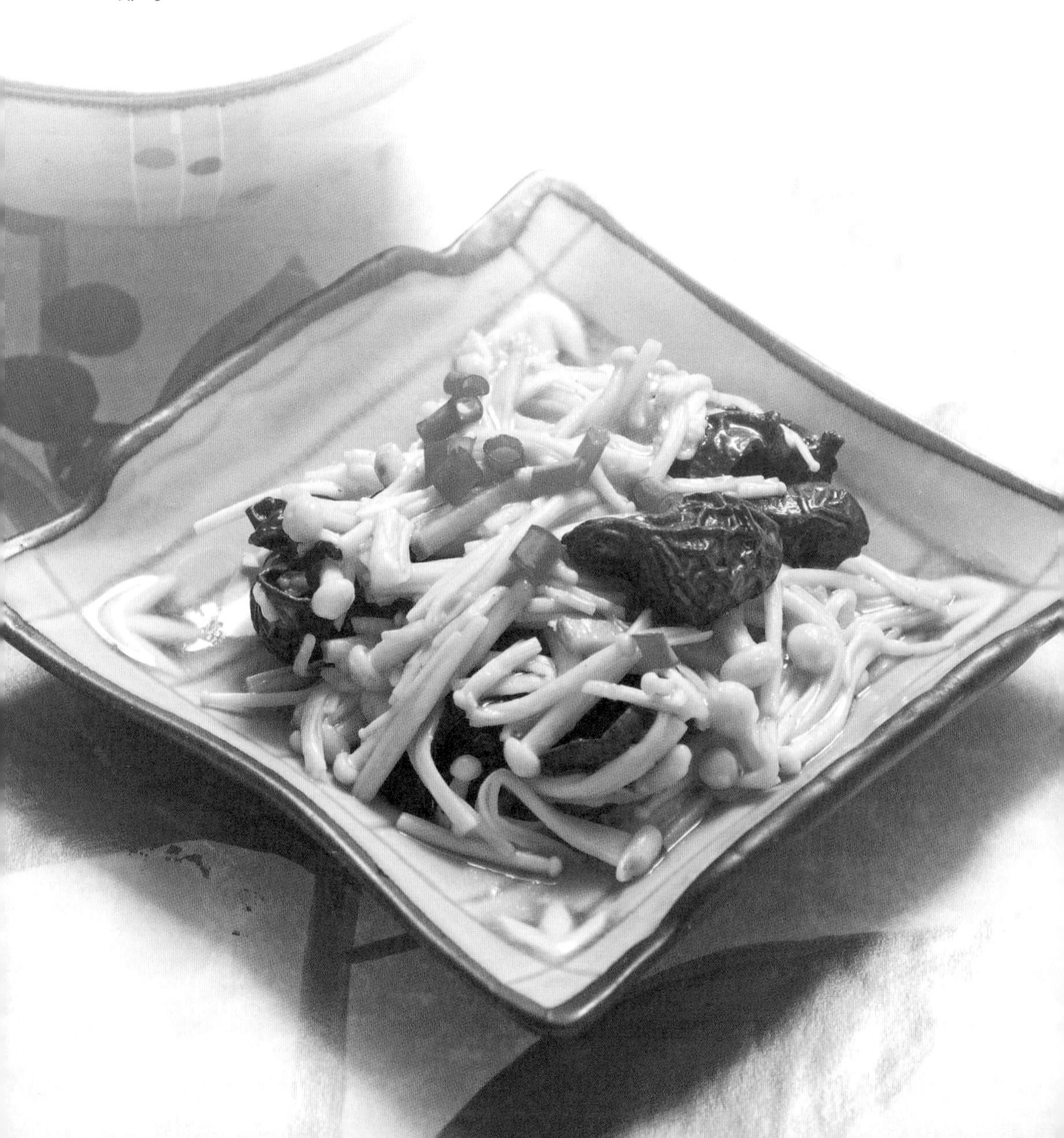

番茄炒玉米

食材 番茄丁、玉米粒各200公克，蔥花、鹽各5公克，白糖3公克。

做法

❶甜玉米粒洗淨，瀝乾。

❷鍋置火上，倒油燒熱，放入番茄丁、玉米粒炒熟，加入鹽、白糖調味，撒蔥花即可。

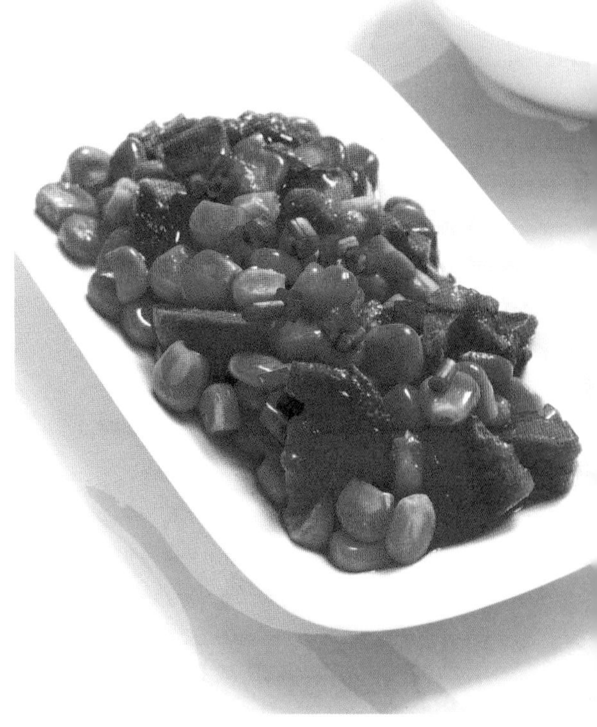

洋蔥炒蛋

食材 洋蔥1個，雞蛋2顆，鹽、五香粉各適量。

做法

❶洋蔥去老皮和蒂，洗淨，切絲；蛋打散，攪勻。

❷炒鍋置火上，倒油燒熱，倒入蛋液炒成塊，盛出。

❸鍋底留油，燒熱，放入洋蔥絲炒熟，倒入炒蛋翻勻，調入鹽、五香粉即可。

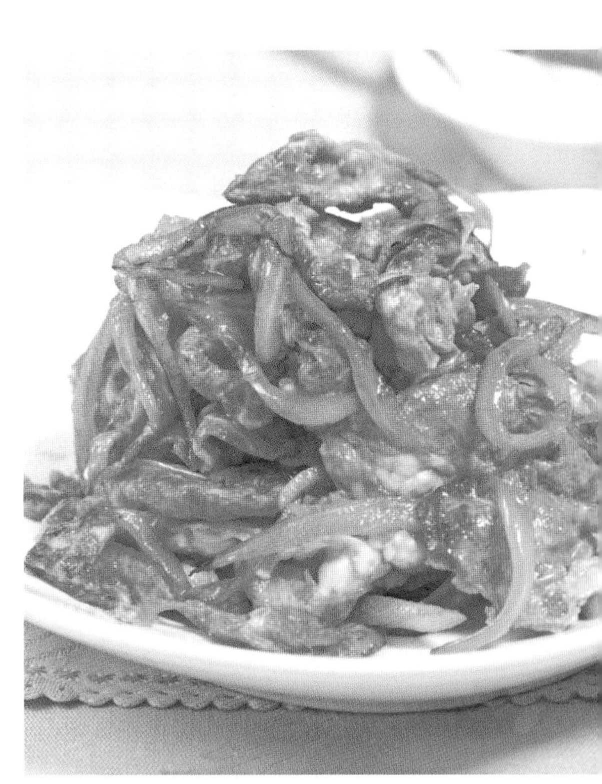

糖尿病併發便祕

腸胃道功能變差是糖尿病患者的常見症狀，胃液分泌減少、腸蠕動減慢就容易引發便祕。加上某些降糖藥對腸道的刺激，導致腸道菌群結構失調，都容易引發便祕。

飲食原則

1. 平衡膳食，單一食品不能滿足人體對多種營養素的需要，所以必須透過多樣化的飲食，達到飲食平衡。平衡膳食遵循的原則是「雜糧精糧搭配，葷素搭配，不挑食、不偏食」。
2. 增加膳食纖維攝取量，粗纖維對腸肌是一個持續性的刺激因子，可以促進腸蠕動，縮短糞便在大腸內的時間，使大便通暢。
3. 補充水分，大便的質地、次數和飲水有密切關係，當腸內的水分充足，大便就稀軟清溏；如水分過少，大便則乾燥硬結。為了使腸腔內保持足夠的水分軟化大便，就應該養成常喝開水的習慣。
4. 增加脂肪的攝取量，如果糖尿病併發便祕的患者血脂不高的話，可適量吃些富含油脂的食物，如花生、核桃、松子、杏仁、開心果、葵花籽。還可食用花生油、橄欖油、茶花籽油、玉米油等富含ω-3 脂肪酸的植物油。
5. 少吃刺激性食物，如辣椒、濃茶、酒類等刺激性食物不利於大便的排泄，會加重症狀。

有效營養素

膳食纖維

功效：潤腸通便，促進消化液分泌，有利於營養的吸收，且有助於規律排便，縮短有毒物質在體內的存留時間。

食物來源：芹菜、菠菜、韭菜、冬筍、蘋果、玉米、小米、大麥等。

維生素B群

功效：可增加腸道蠕動力，促進排便。

食物來源：小米、燕麥、小麥、豆類等等。

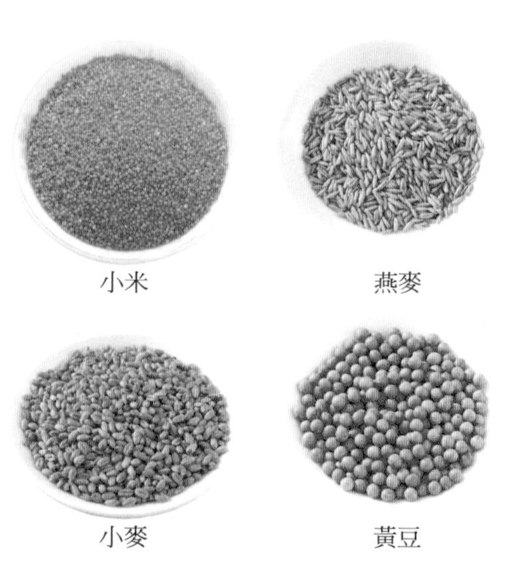

小米　燕麥

小麥　黃豆

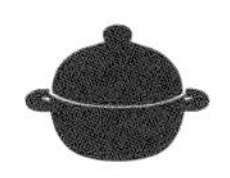

推薦食譜

多纖蔬果汁

食材 蘋果 125 公克，鳳梨（去皮）125 公克，西芹 25 公克。

做法

❶ 蘋果洗淨，削皮、去籽，切成小塊；鳳梨切成小塊，放淡鹽水中浸泡約 15 分鐘，撈出沖洗一下；西芹擇洗淨，切小段。

❷ 將上述食材放入果汁機裡，加入適量飲用水打勻即可。

能量計算器

總熱量	約 119.7 大卡
蛋白質	1.2 公克
脂肪	11.35 公克
醣類	31 公克

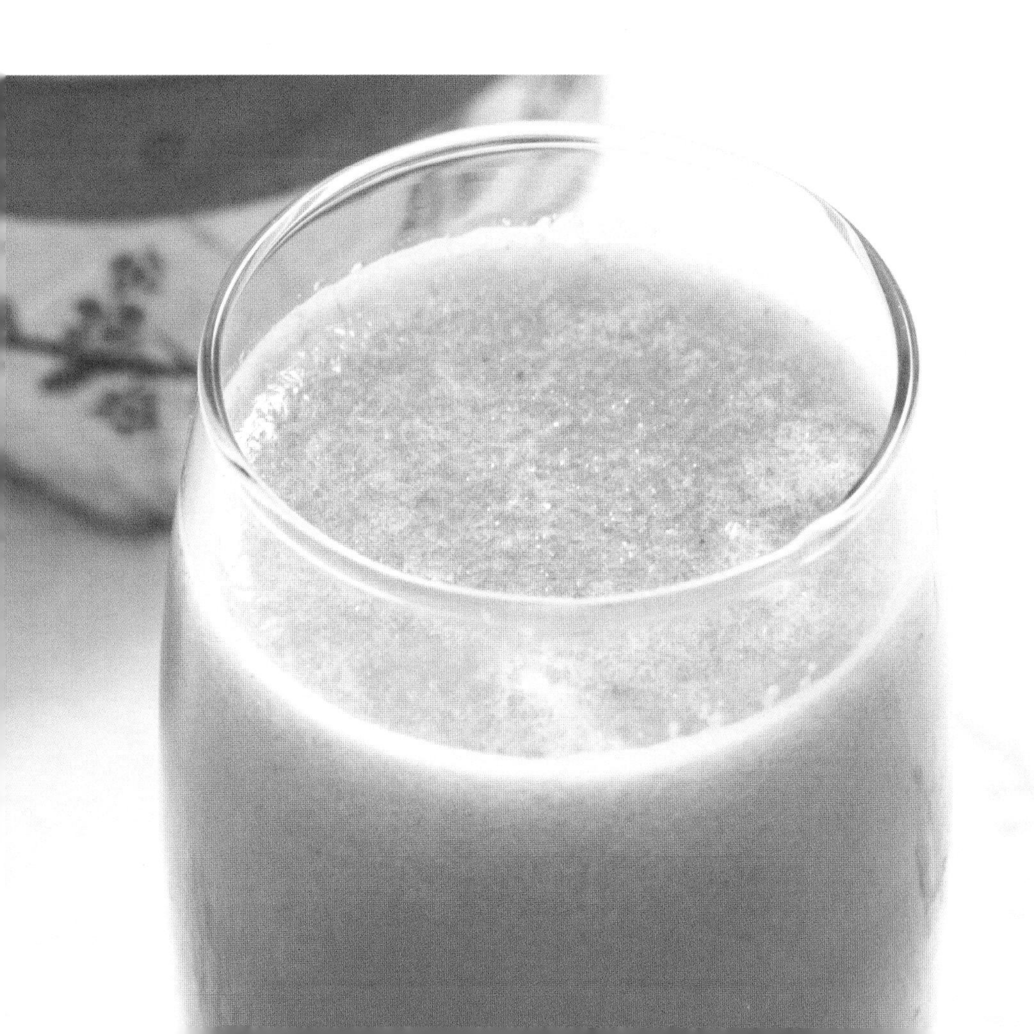

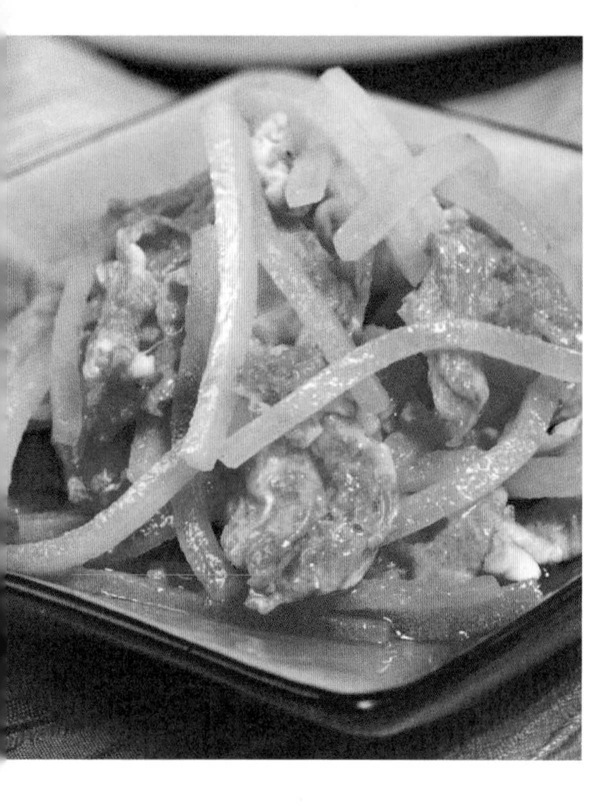

蛋香蘿蔔絲

食材 白蘿蔔200公克、雞蛋1顆；蔥花、花椒粉、鹽、雞精各適量，葵花籽油5公克。

做法

❶白蘿蔔洗淨，切絲；雞蛋入碗中，打散。

❷炒鍋置火上，倒入葵花籽油，待油燒至七分熱，倒入蛋液炒成蛋塊，盛出。

❸鍋內留底油，加蔥花和花椒粉炒香，放入白蘿蔔絲和適量清水炒至白蘿蔔絲熟透，放入蛋塊，用鹽和雞精調味即可。

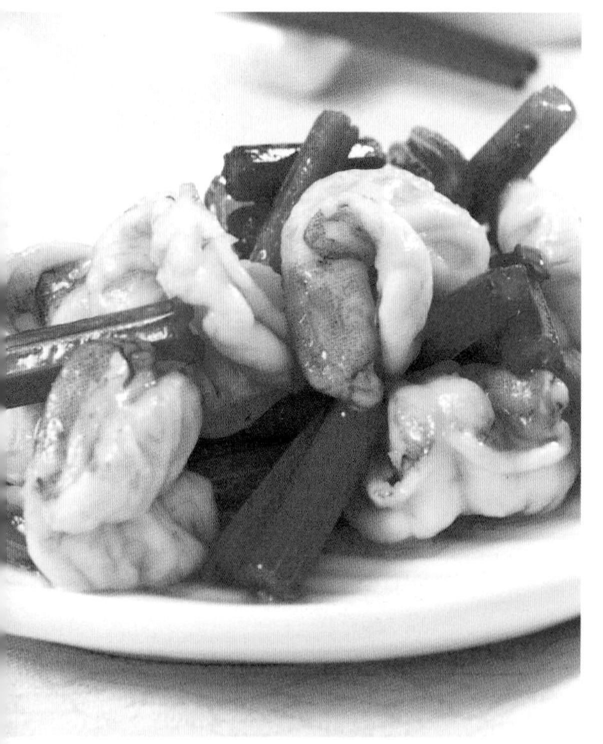

蝦仁炒芹菜

食材 芹菜200公克，蝦仁100公克，蔥花、薑絲、料酒、雞精、鹽、清湯、植物油各適量。

做法

❶芹菜擇洗乾淨，切段，在沸水中燙一下，撈出瀝乾；蝦仁泡發，洗淨待用。

❷炒鍋上火，倒油燒熱，放入蝦仁炒香，然後倒進蔥花、薑絲、芹菜煸炒片刻，烹入料酒、鹽、雞精、清湯炒勻芡即可。

飲食＋運動戰勝糖尿病

不能只吃不動

糖尿病的發生與遺傳、環境、飲食和運動等多種因素有關。運動療法和飲食療法可謂治療糖尿病的兩大法寶。

運動是戰勝糖尿病的又一法寶

一般來說，糖尿病的發生與遺傳、環境、飲食和運動等多種因素有關。運動療法和飲食療法是治療糖尿病的兩大法寶。

運動的好處

選擇合適的運動，可以幫助消耗血糖，節約胰島素，還能幫助減肥，預防糖尿病併發症如眼部微血管障礙、腎臟疾病、心血管疾病等 ，具體來說有以下幾點好處：

1. 運動可以使血糖降低：當開始運動時，身體就要分解身體儲存的肝醣來提供能量，隨著運動的推進，儲存的能源不斷消耗，身體就開始利用血糖來供應能量。當運動結束後，肌肉和肝臟還需要攝取大量的葡萄糖來合成肝醣，儲存能量。這些都能使血糖降低。
2. 運動可改善脂類代謝：運動能使三酸甘油酯、膽固醇、低密度脂蛋白膽固醇等心血管疾病的危險因子降低，同時能使具有保護作用的高密度脂蛋白增高，所以可以防止糖尿病慢性併發症。
3. 運動有利於調整體重：運動療法可以使肥胖型糖尿病患者減輕體重，可以使消瘦的糖尿病患者增加體重。

如何確定適合自己的運動量？

糖尿病患者無論採取哪種運動方式，都必須長期堅持，養成習慣。但是運動量一定要量力而行，如不顧身體情況，片面追求運動，將適得其反，使身體受到更大傷害。因此確定自己每次該做多大量的運動非常重要。

確定運動強度

運動強度可分極輕、輕、中、重四級。

按照一個運動單位消耗 80 大卡的熱量來估計。

極輕運動持續 30 分鐘

輕度運動持續 20 分鐘

中度運動持續 10 分鐘

重度運動持續 5 分鐘

脈搏數衡量運動強度

最簡單的方法就是數運動時的脈搏數（即心跳率）來衡量運動強度。

最大心率跳 = 220 － 年齡

一般來說，運動時的心跳率以達到最大安全運動心率的 60%～ 70%為宜，即運動後心跳率（次／分）=170 －年齡。

比如，患者年齡 60 歲，運動心跳率達到 110 次／分時則不應再繼續增加運動強度，持續 30 分鐘即可。

如果情況良好，可逐漸增加運動量，應以身體能耐受、無不良反應、達到健康鍛鍊的目的為準。

運動心率的簡單算法為：運動剛結束時數脈搏（心跳率）15 秒，再乘以 4 即得出 1 分鐘的脈搏數。若運動後時間稍長，在查出的脈搏數上再加 10，就是運動時的心跳率了。

憑自我感覺判定運動量

除用脈搏數估算外，還可以根據自我感覺來判定運動量是否合適。合適的運動強度，應以身體無明顯不適且次日無明顯疲勞感為宜。

不同人群的運動量選擇

一天適宜運動量為 80 ～ 160 大卡的人	1. 70 歲以上的老人，控制狀況良好，沒有引發併發症顧慮者。 2. 60 歲以上的女性，控制狀況良好，沒有引發併發症顧慮者。 3. 雖然肥胖程度超過標準體重 20 公斤以上，但控制狀況良好，沒有引發併發症顧慮者。 4. 醫師指示從事輕度運動的人。
一天適宜運動量為 160 ～ 320 大卡的人	1. 目前進行飲食療法，沒有引發併發症顧慮者。 2. 患有糖尿病且肥胖，目前進行飲食療法者。 3. 須減肥，雖然進行飲食療法，卻很難瘦下來的糖尿病患者。 4. 醫師指示必須運動的人。
一天適宜運動量超過 320 大卡的人	1. 未患有糖尿病，但是基於預防糖尿病而想運動者。 2. 肥胖、想預防糖尿病而希望減肥者。 3. 長時間控制狀態穩定，想積極鍛鍊、促進健康的人。

適合糖尿病患者的運動方式

散步

散步是最簡單、最經濟、最有效的運動方式，不但可減輕胰島 β 細胞的過度負擔，利於病情的控制，還能預防骨質疏鬆。步行時應直視前方，肩膀不晃動，背挺直，收緊小腹，手臂應大幅度擺動，穿輕便的服裝和運動鞋，且一定要穿襪子。步行 20 分鐘以上才可有降血糖的作用，同時步伐盡可能大一些。病情較輕的患者每天可以進行快走：20 分鐘走 1,600 ～ 1,800 公尺或 30 分鐘走 2,400 ～ 2,700 公尺；病情中等的糖尿病患者每天可選擇 20 分鐘走 1,200 ～ 1,600 公尺或 30 分鐘走 1,800 ～ 2,400 公尺。一般來說，飯後散步，每天不少於 30 分鐘，每週不少於 5 次。

快慢步行

「快慢步行」是指步行速度可採取快慢結合的方式，先快步行走 5 分鐘，然後慢速行走（相當於散步）5 分鐘，然後再快行，這樣快慢交替進行。步行的正確姿勢是：抬頭挺胸，兩眼注視前方；手握空拳，肘關節自然彎曲，肩膀向下、向後放鬆，雙臂靠近身體自然擺動；腰背挺直，腹肌輕收；腳跟先著地，腳掌向前滾動，然後腳尖觸地；步伐自然有力，步幅適中舒適，步履輕盈敏捷；呼吸均勻自如。

可選擇公園、體育場、江河湖海之濱、樓群綠地等視野開闊、平坦、空氣清新的場所進行此項運動。

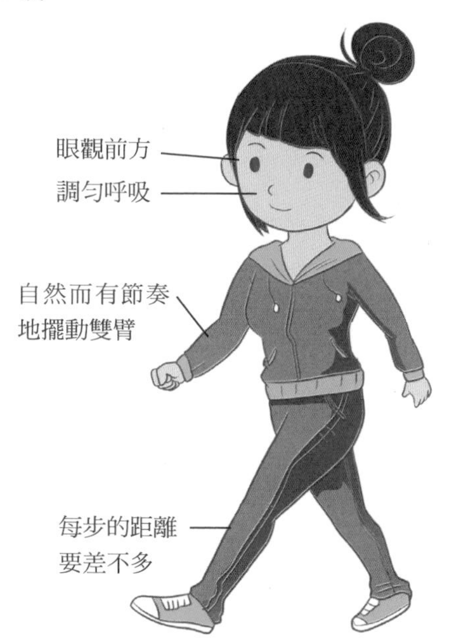
眼觀前方
調勻呼吸
自然而有節奏
地擺動雙臂
每步的距離
要差不多

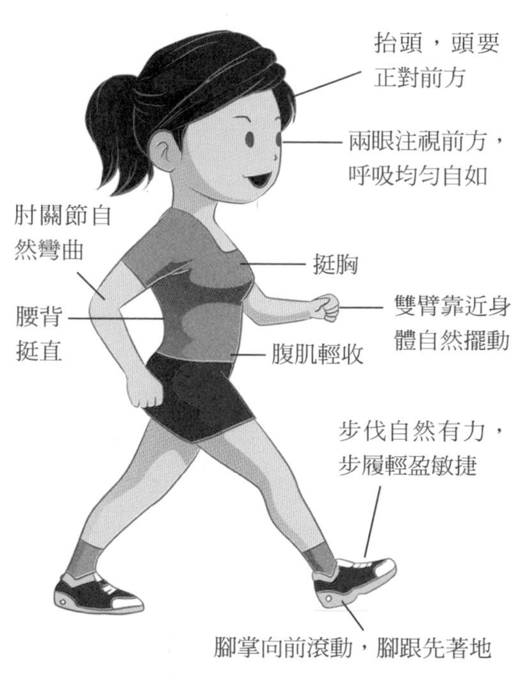
抬頭，頭要
正對前方
兩眼注視前方，
呼吸均勻自如
肘關節自
然彎曲
挺胸
雙臂靠近身
體自然擺動
腰背
挺直
腹肌輕收
步伐自然有力，
步履輕盈敏捷
腳掌向前滾動，腳跟先著地

慢跑

慢跑較為輕鬆，屬於中等強度的運動，適合於年輕、身體條件較好，有一定鍛鍊基礎、無併發心血管疾病的糖尿病患者。

慢跑時，全身肌肉要放鬆，呼吸要深長，緩緩而有節奏，可兩步一呼、兩步一吸，亦可三步一呼、三步一吸，宜用腹部深呼吸，吸氣時鼓腹，呼氣時收腹。慢跑時步伐要輕快，雙臂自然擺動。

慢跑運動可分為原地跑、自由跑和定量跑等。原地跑即原地不動地進行慢跑，開始每次可跑 50 ～ 100 步，循序漸進，逐漸增多，持續 4 ～ 6 個月之後，每次可增加至 500 ～ 800 步。自由跑是根據自己的情況隨時改變跑的速度，不限距離和時間。定量跑有時間和距離限制，即在一定時間內跑完一定的距離，從少到多，逐步增加。慢跑的運動量以每天跑 20 ～ 30 分鐘為宜，但必須長期堅持方能奏效。

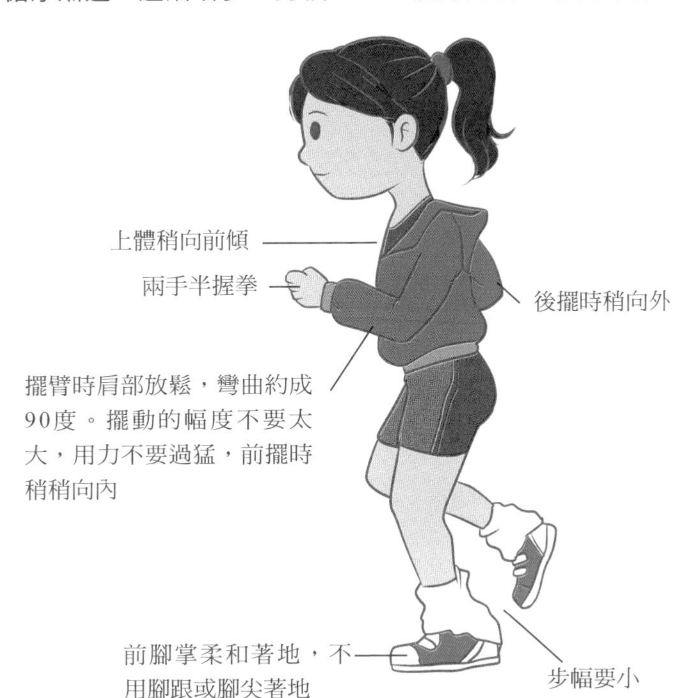
上體稍向前傾
兩手半握拳
後擺時稍向外
擺臂時肩部放鬆，彎曲約成90度。擺動的幅度不要太大，用力不要過猛，前擺時稍稍向內
前腳掌柔和著地，不用腳跟或腳尖著地
步幅要小

游泳

游泳適用於大多數糖尿病患者，一般認為第 2 型糖尿病肥胖者和血糖在 200 ～ 300 mg/dL 以下者，及第 1 型糖尿病穩定期病人均適宜。年輕力壯的糖尿病患者，每週大運動量（游泳後脈搏頻率 120 ～ 140 次／分）的游泳鍛鍊不應超過 2 次；中年糖尿病患者宜進行中等運動量（游泳後脈搏頻率 90 ～ 110 次／分）的游泳鍛鍊；老年糖尿病患者宜進行小運動量（游泳後脈搏頻率 70 ～ 80 次／分）的游泳鍛鍊。

踢毽子

糖尿病患者不適合較長時間的運動，而踢毽子運動量不大，能使全身得到活動，不僅能使下肢的關節、肌肉、韌帶得到鍛鍊，同時也能充分活動腰部。更值得一提的是，踢毽子還能使居高不下的血糖值有所下降。另外，由於糖尿病患者血糖偏高，缺乏運動，下肢會逐漸萎縮，而踢毽子主要以腿部、腳部運動為主，從而帶動全身血液循環，這對血糖的調節具有非常重要的作用。

踢毽子時，支撐腿要伸直，身體重心要移至支撐腿。眼隨毽動，注意動作的節奏，正確判斷毽的方位、落點和下落速度，做好繼續踢毽的準備。

剛開始鍛鍊時，可從 5 ～ 10 分鐘開始，在 1 ～ 2 個月內將運動時間延長到 20 ～ 30 分鐘。中老年人踢毽子應從不十分激烈的動作開始，以不出現心悸、呼吸急促為準。

太極拳

太極拳姿勢優美，動作柔和，且不受時間、地點和季節的限制。但是病情較嚴重的患者，要在醫務人員的指導下進行鍛鍊。

練習太極拳時心要靜而且精神要振作，既不要低眉垂目，萎靡不振，缺少生氣，也不要怒目攢睛，挺胸露齒。只有遵照正確的姿勢來認真鍛鍊，才能使身心得到放鬆，動作輕靈。練習太極拳時要「以心領意，以意導氣，以氣運身」，做到動作均勻和連綿不斷，呼吸自然，手腳上下一致、內外一致，虛實分清，動靜分明，剛柔並濟，各部分器官協調，才能達到袪病健身的功效。

適合糖尿病患者的體操

【全身柔韌操】

每天牽拉。每天早晨略微牽拉一下就可以緩解肌肉的緊張，我們可以讓牽拉成為我們運動中的一部分。

每天早晨醒後，糖尿病患者不宜一下子就起床，可以在床上再休息幾分鐘，然後做一做身體柔韌操。也可以在每天睡覺前進行一下輕微的運動，既運動了身體，又能使精神放鬆下來，為睡眠做好準備。

牽拉運動的原則

緩慢、平穩地進行。
不要忘記調整呼吸。
鬆弛一下緊張的肌肉。
只要無痛感，就盡可能地做。
至少堅持 8 ～ 10 秒鐘。

● 腿部牽拉運動

1. 仰臥，彎曲雙下肢，腳部著床，抬起一條腿。
2. 用雙手抓住小腿，繼續抬高下肢，盡量拉直、鬆開，再拉直、再鬆開。
3. 然後換另一條腿重複此動作。

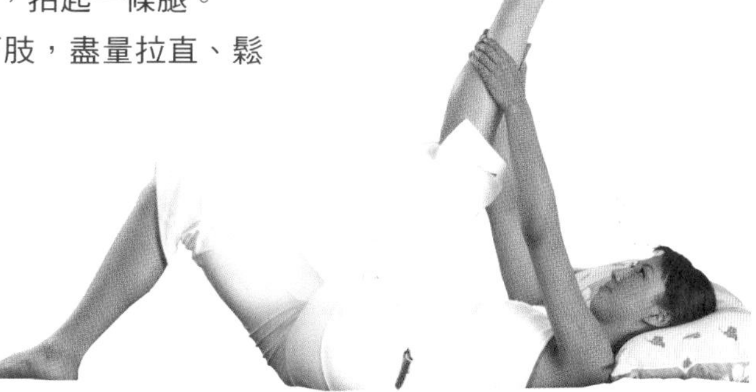

● 大腿、腹部牽拉運動

1. 臉朝上平躺，單腳往上抬 10 公分，保持 30 秒。
2. 換腳，做同樣的動作。

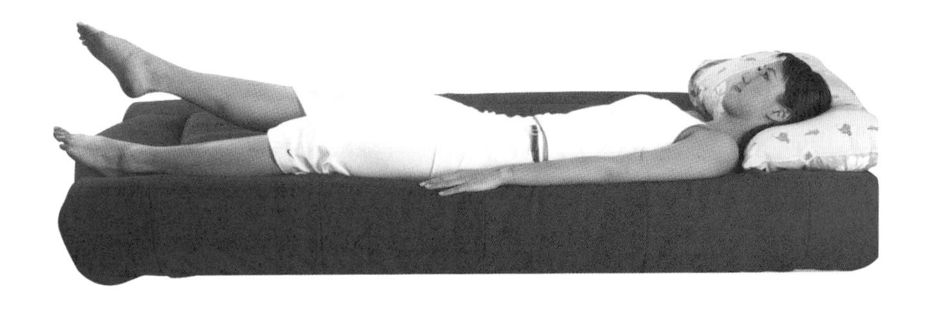

● **背部及臀部牽拉運動**

1. 俯臥於床上，慢慢地抬起左手和右腳，再慢慢地放下。
2. 換右手和左腳也做同樣的動作。

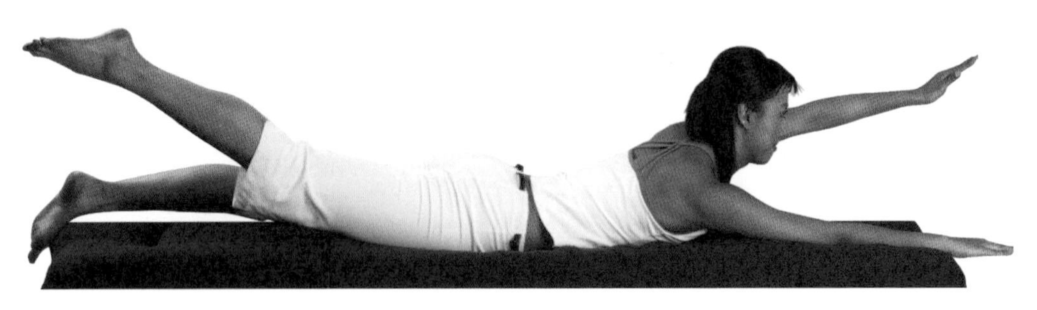

● **腹部牽拉運動**

膝蓋彎曲，兩手向前伸直，使上身揚起，眼睛看肚臍部位。

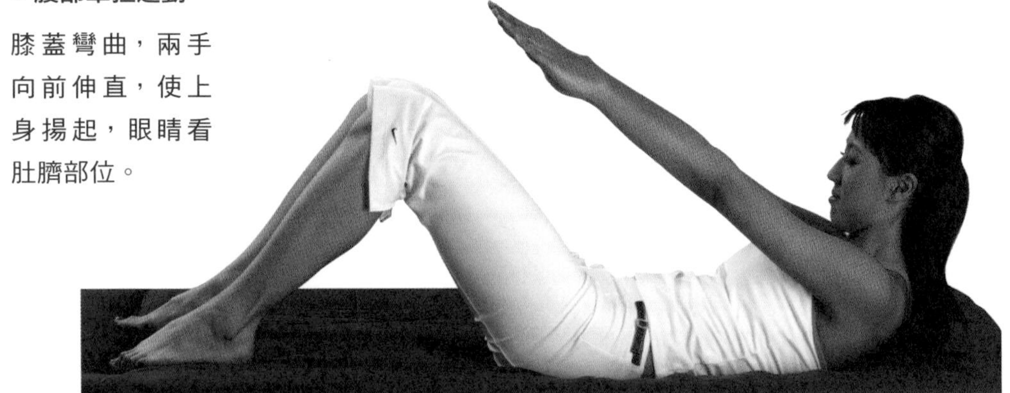

● **腹部、臀部牽拉運動**

1. 臉朝上平躺，以臀部、腰部、背部順序上抬。
2. 以相反的順序放平。

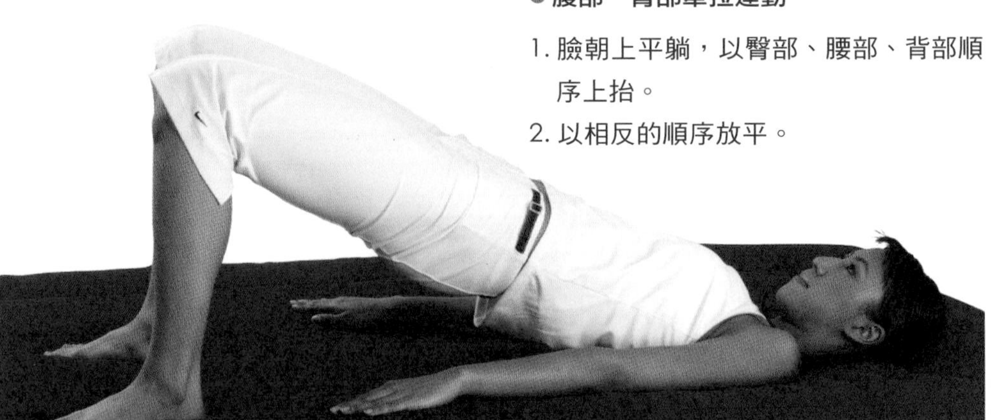

【輕鬆舒緩的廣播體操】

早餐前可以伴隨著舒緩的音樂進行一下廣播體操鍛鍊。時間以 3 ～ 5 分鐘為宜；若在早餐後則可以延長 10 ～ 20 分鐘，運動者可以自行酌情調控時間。

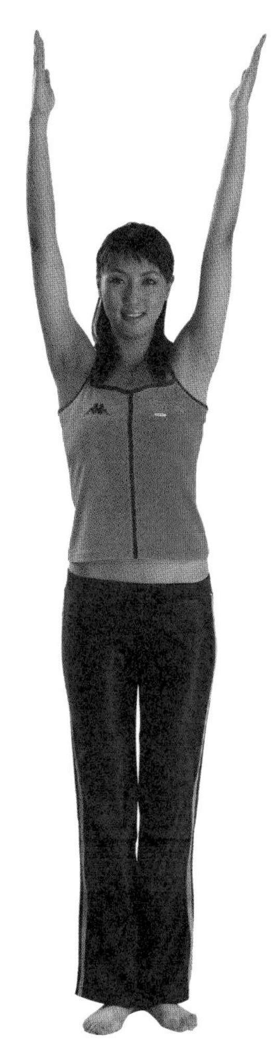

1 兩手上舉，背部緩緩地伸拉3～5次。

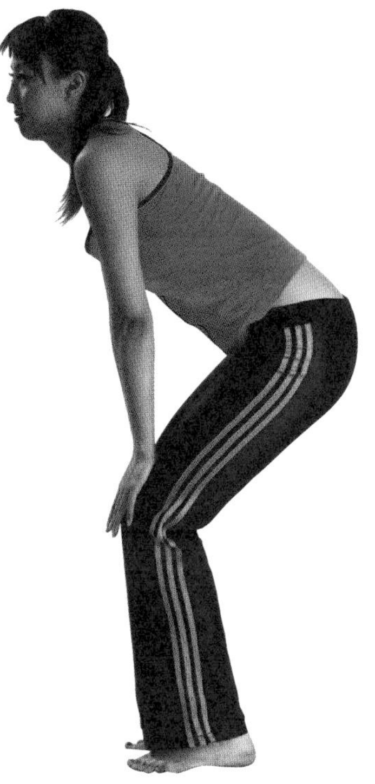

2 雙膝彎曲，兩手放在膝蓋上，然後膝蓋再伸展，反復做8～16次。

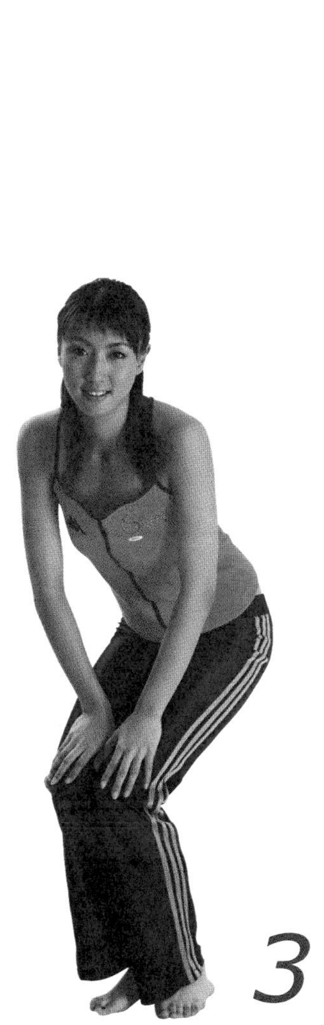

3 膝關節緩緩旋轉8～16次。

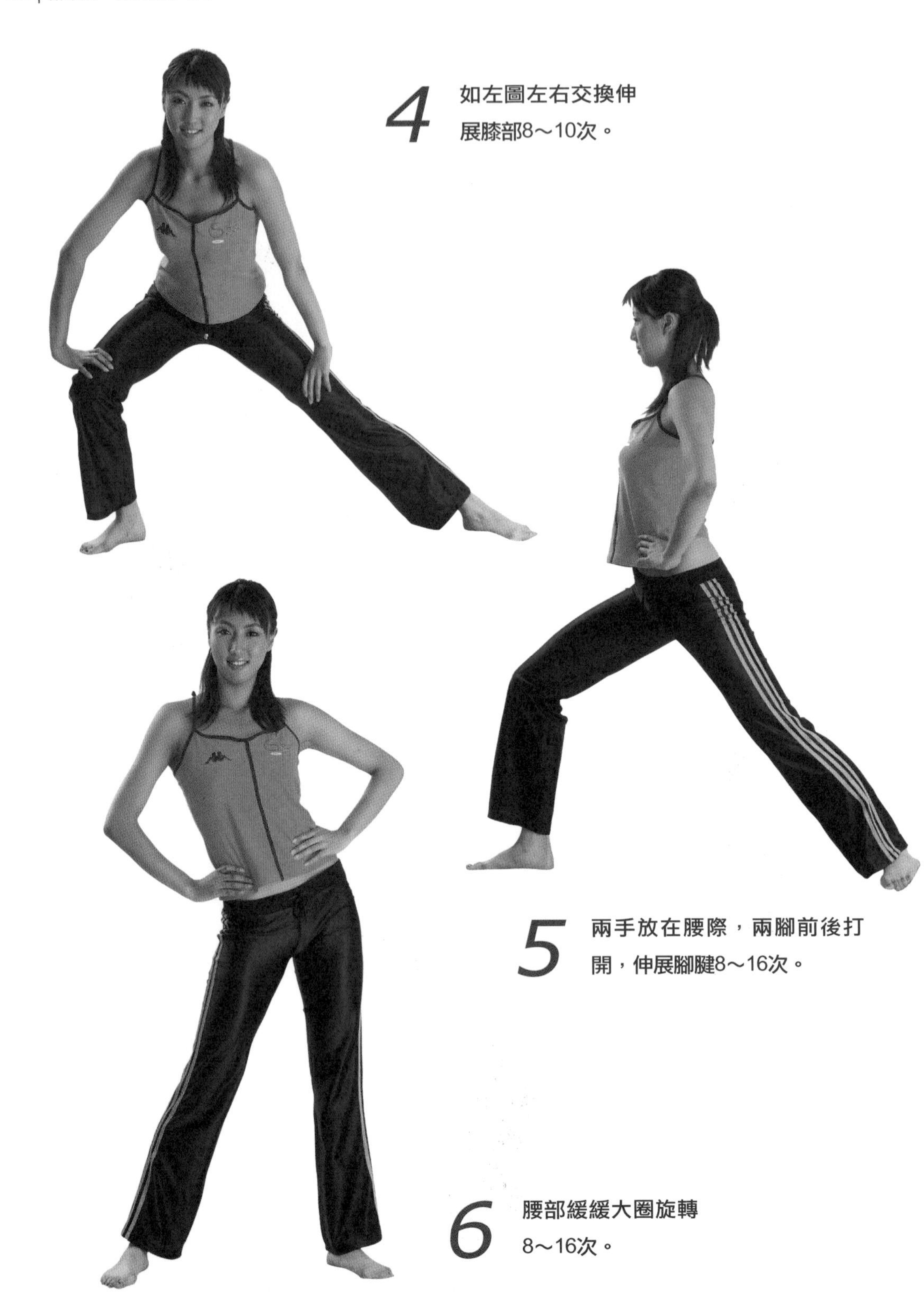

4 如左圖左右交換伸展膝部8～10次。

5 兩手放在腰際，兩腳前後打開，伸展腳腱8～16次。

6 腰部緩緩大圈旋轉8～16次。

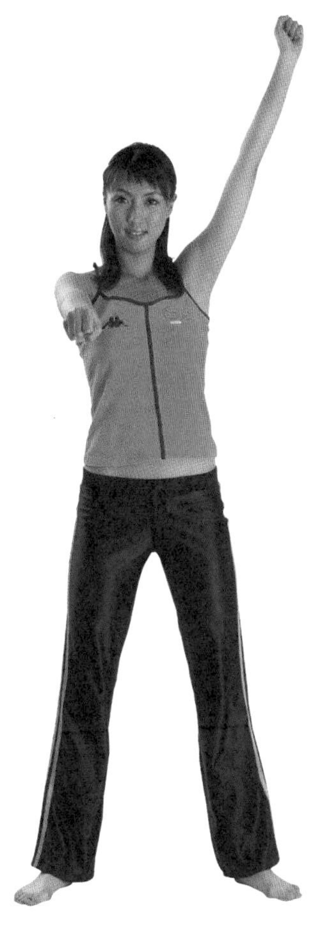

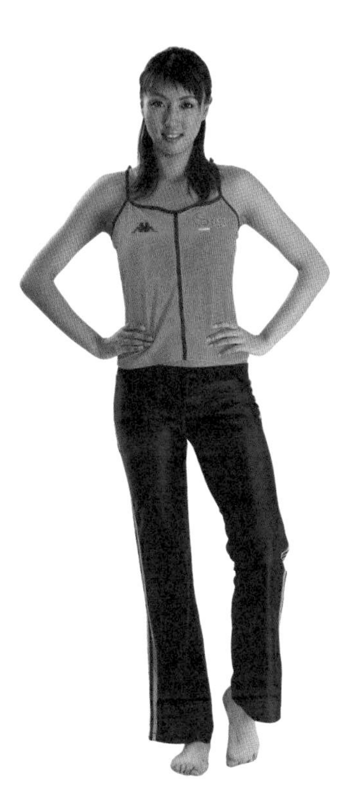

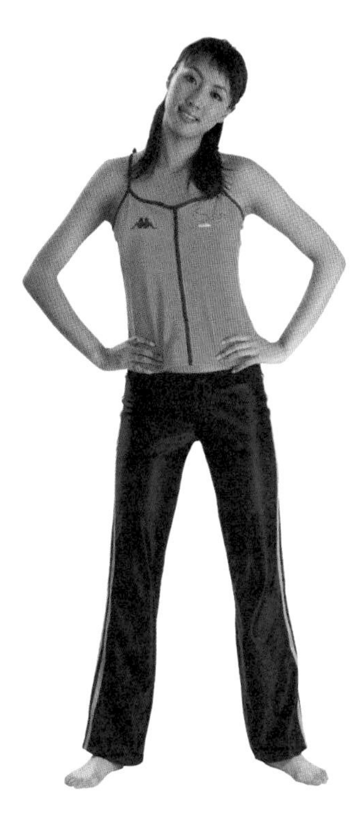

9 緩緩旋轉頸部3～5次。

8 分別轉動兩腳腳踝3～5次。

7 兩手前後大幅旋轉8～16次。

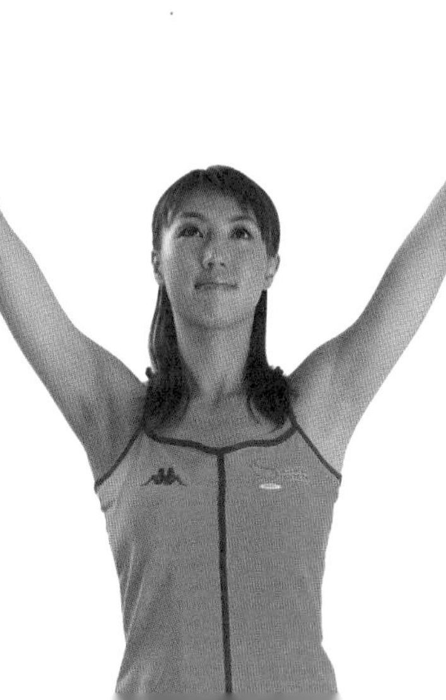

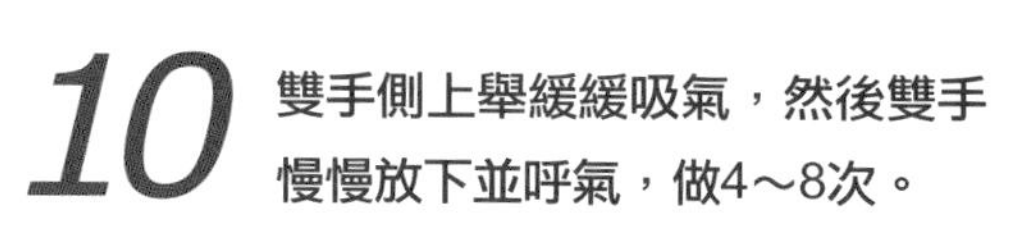

10 雙手側上舉緩緩吸氣，然後雙手慢慢放下並呼氣，做4～8次。

隨時隨地可以做的微運動

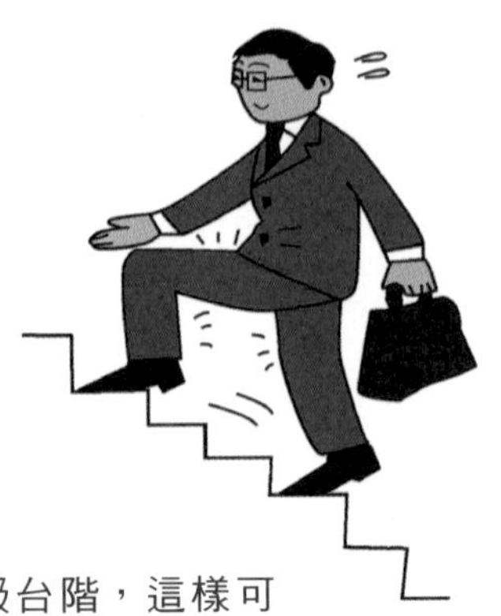

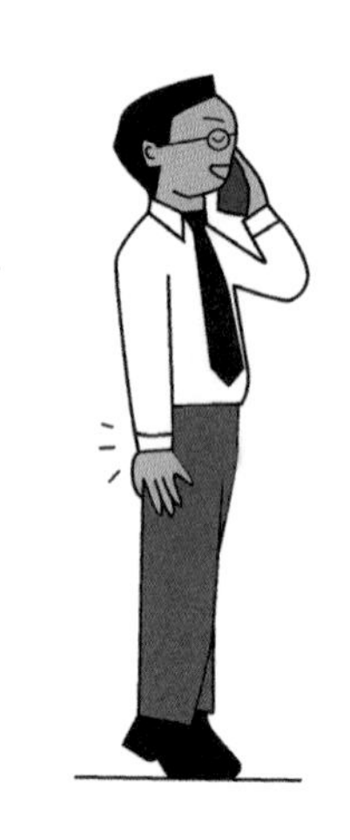

爬樓梯時

可以一步邁2～3級台階，這樣可以更有效地鍛鍊大腿、小腿的肌肉。

打電話時

身體直立，臀部上提，不停地踮起腳尖。

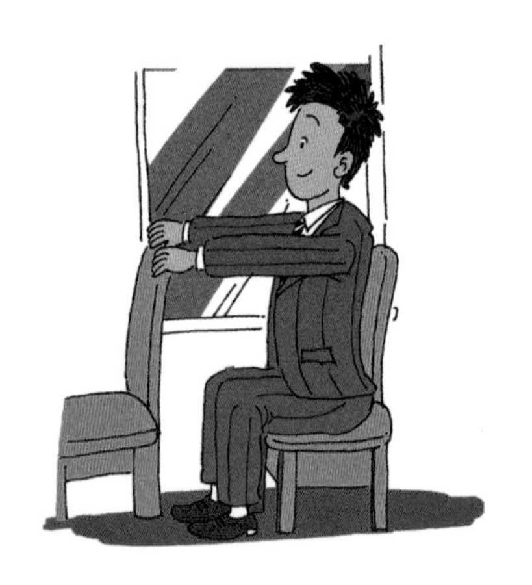

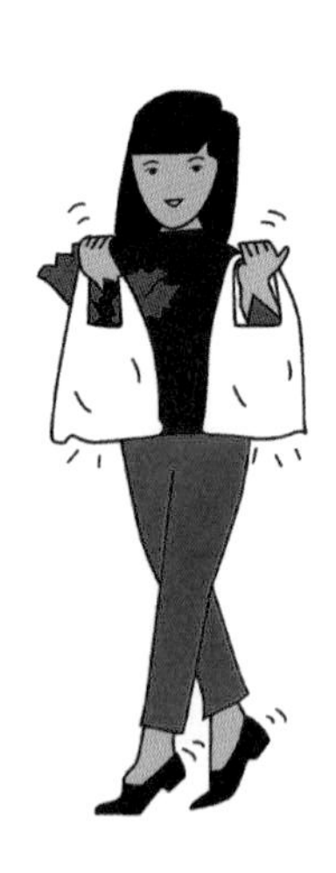

搭乘大眾運輸工具時

1. 坐在座位時可收緊小腹，隨時讓雙腳輕輕離地，每次堅持20秒左右，可增加腰部柔韌性。
2. 站立時，在保證安全的前提下，雙手抓住吊環，抬起腳跟，腳尖用力，以鍛鍊腿部、腹部肌肉。

逛街時

逛街購物時最好將東西分裝在兩個袋子裡，左手一個，右手一個，脊背挺直，踮著腳尖走路。

糖尿病患者運動過程中必注意

防止低血糖

糖尿病第1型和第2型患者應用胰島素或磺脲類藥物治療者，在運動時和運動後容易出現低血糖。運動後30小時內均有可能發生運動後低血糖，一般發生在運動後4～10小時之間。此時的低血糖發生率要比運動後1～2小時高，因此，尤其要注意防止運動後晚發的低血糖。

選擇運動時間

最好飯後運動，血糖達到108 mg/dL左右，先進食10～15公克碳水化合物，如一顆橘子或半顆蘋果，30分鐘後再運動；如低於108 mg/dL，則要進食30公克的碳水化合物，等15分鐘後測量血糖達到108 mg/dL，再去運動。如果運動時間過長，運動前1～3小時進食者，運動中每30分鐘進食含20～25公克碳水化合物的食物。

每次運動時間

一般建議每次運動30～45分鐘為宜。首先，運動要達到30分鐘，因為運動時最先被消耗的是血液中的葡萄糖，大約在運動後15分鐘才開始燃燒脂肪，所以必須做持續性的運動，但也不是說運動時間越長越好，因為長時間運動的話，葡萄糖使用過量，會產生空腹感。空腹運動時，消耗體力易出現低血糖。糖尿病患者的運動應先從低度做起，在時間上可從10分鐘開始，逐步延長至30～40分鐘，其中穿插必要的間歇時間，運動累計時間以20～30分鐘為宜。

調整藥物劑量

一般若每天有效運動（心跳率在最高心跳率的60%以上）超過30分鐘，可減少20%口服降血糖藥物的用量。

調整胰島素用量

單純早餐前注射中效胰島素者，可在運動前將胰島素用量減少30%～50%，或改為分次注射，其中早餐前用65%，晚餐前用35%。使用中效型和短效型胰島素治療者，運動前可減少中效型胰島素，使用短效型胰島素多次注射者，運動前減少30%～50%，運動後據血糖調整。胰島素治療者，應避免飯前運動，宜在注射胰島素並進餐後1小時後運動。

注意注射部位

注射普通型胰島素後1小時內，注射中效型胰島素1.5小時內，切勿注射在運動部位的肌群，以防運動對胰島素吸收產生影響。若運動上肢，則在下肢注射；若運動下肢，則在上肢注射；若上下肢都運動，則在腹部注射。

附錄 1　兒童及青少年糖尿病患者的飲食調養方法

吃多少

兒童糖尿病患者的能量計算公式為：

全天總能量（大卡）= 年齡 × 係數 +1,000

係數值一般為 70 ～ 100，決定係數的因素如下：

①身體較胖的兒童攝取的能量應低一些。

②活動量大的兒童應適當增加能量的攝取。

③與年齡有關，年齡越小係數越大，見下表。

年齡係數	
3 歲以下	95 ～ 100
3 ～ 4 歲	90 ～ 95
5 ～ 6 歲	85 ～ 90
7 ～ 10 歲	80 ～ 85
10 歲以上	70 ～ 80

例一　患者 4 歲，活動量小，身體瘦弱。

因為 3 ～ 4 歲的係數是 90 ～ 95，取 90 ～ 95 的中間值 92。

全天總能量（大卡）=4×92+1,000=1,368（大卡）

例二　患者 11 歲，活動量大，體型較胖。

因為這名患者身體較胖，活動量大，由於 10 歲以上的係數是 70 ～ 80，取 70 ～ 80 的中間值 75（如果這名小患者不胖，可以取係數 70 ～ 80 的最高值 80，由於身體較胖與活動量大並存，建議取係數的中間值）。

全天總能量（大卡）=11×75+1,000=1,825（大卡）

兒童糖尿病患者的飲食治療原則

除鹽以外的一切食物包括主食、副食、蔬菜、烹調油應以淨重為準，烹調過程中嚴禁加糖調味，忌用煎、炸等烹調方法。

蛋白質的攝取量充足。每天每公斤體重以攝取 2~3 公克蛋白質為宜。宜選用牛奶、雞蛋、瘦肉、魚類、豆類等食物的蛋白質。

主食應含帶皮的穀類，每天都應搭配一定量的天然穀類作為主食，如糙米、小米等。

多吃富含膳食纖維和維生素、礦物質的蔬菜和水果，蔬菜應首選綠葉蔬菜，其次為瓜類和茄類。

脂肪的攝取量不宜多，一般占總能量的 30%，最多不超過 35%。動物油、動物內臟、肥肉、油炸食品等要少吃或不吃。

澱粉含量高的食物如馬鈴薯、芋頭、冬粉等原則上不吃，如須食用，應減去部分主食取代之。

對兒童患者的一些小要求不用太苛刻，只要控制在總能量以內，什麼都可以嚐一嚐，因為孩子的生活需要一些樂趣。

附錄 2　妊娠期糖尿病患者的飲食調養方法

妊娠期糖尿病患者的能量計算

懷孕前 4 個月與未懷孕時每天能量的供給量相似，可參考「成人糖尿病患者每日每公斤體重所需能量表」，懷孕中、晚期每天能量供給量按標準體重 ×（30 ～ 35）大卡／公斤（體重）來計算。

例一 患者 32 歲，從事售貨員的工作，懷孕 2 個月，身高 165 公分，體重 70 公斤，計算其每天需要多少能量？

患者標準體重 = 身高（公分）－ 105 = 165 － 105 = 60 公斤

BMI ＝現有體重（公斤）÷〔身高（公尺）〕^{2} = 70÷（1.65）^{2} = 25.7，對照「BMI 評定標準表」得知，這名糖尿病患者屬於肥胖。

已知這名妊娠期糖尿病患者從事的是售貨員工作，屬於輕體力勞動，查「成人糖尿病患者每日每公斤體重所需能量表」得知，該患者每日每公斤標準體重需要 20 ～ 25 大卡能量。

總能量 = 標準體重（公斤）× 每日每公斤標準體重需要的能量（大卡）=（20 ～ 25）大卡 ×60 公斤＝ 1,200 ～ 1,500 大卡／日

例二 患者 26 歲，懷孕 9 個月，身高 155 公分，體重 60 公斤，計算其每天需要多少能量？

患者標準體重＝身高（公分）－ 105 = 155 － 105 = 50 公斤

因為這名妊娠期糖尿病患者處於妊娠晚期，每天能量供給量應按標準體重 ×（30 ～ 35）大卡 ÷ 公斤（體重）來計算。

總能量＝標準體重（公斤）× 每日每公斤標準體重需要的能量（大卡）= 50×（30 ～ 35）= 1,500 ～ 1,750 大卡／日

妊娠期糖尿病患者的飲食治療原則

每天蛋白質的攝取量以每公斤體重 1.5 ～ 2.0 公克為宜，以牛奶及乳製品、禽蛋、魚等含優質蛋白質的動物性食物為主。

- 每天脂肪的攝取量每公斤體重要小於 1 公克。
- 糖、蜂蜜、巧克力、甜點等雙醣、單醣食物應盡量避免。
- 少喝咖啡，茶及含蘇打、酒精的飲料。
- 飲食應低鹽，否則容易引起水腫，同時高血壓患者要嚴格限制鹽的攝取量。
- 少食多餐，每天 5 ～ 6 餐，睡前加餐。
- 宜透過飲用加入維生素 D 的牛奶或每天出去晒晒太陽來補充身體所需的維生素 D。
- 常吃些綠葉蔬菜、豆類等富含葉酸且對血糖影響較小的食物。
- 每天應保證攝取 1,500 毫克的鈣，牛奶是鈣的良好來源。
- 每天補充 28 毫克的鐵，可適量吃些瘦肉、牛肉、紅棗、黑木耳等富含鐵的食物。
- 烹調用油以植物油為主，少吃煎炸食品及肉皮、肥肉等食物。
- 減少堅果類食物的攝取量。

盡量選擇膳食纖維含量較高的主食，如用糙米或五穀飯取代白米飯，用全穀類麵包取代饅頭、花捲等。另外，由於妊娠期糖尿病患者早晨的血糖值較高，因此早餐食物的澱粉含量必需低一些，忌食粥等熬煮時間過長的澱粉類食物。

糖尿病，你吃對了嗎？

營養科醫師的飲食調養黃金法則，讓你安全、有效、快速穩定血糖（二版）

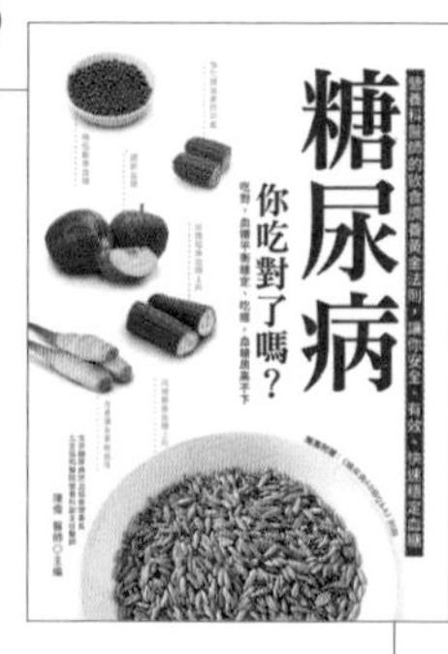

作　　者　陳　偉

發 行 人　林敬彬
主　　編　楊安瑜
編　　輯　王艾維．林子揚
內頁編排　王艾維
封面設計　高鍾琪
編輯協力　陳于雯．高家宏

出　　版　大都會文化事業有限公司
發　　行　大都會文化事業有限公司
11051 台北市信義區基隆路一段 432 號 4 樓之 9
讀者服務專線：（02）27235216
讀者服務傳真：（02）27235220
電子郵件信箱：metro@ms21.hinet.net
網　　　　址：www.metrobook.com.tw

郵政劃撥　14050529　大都會文化事業有限公司
出版日期　2016 年 04 月初版一刷．2019 年 07 月初版三刷
2021 年 07 月二版一刷．2022 年 03 月二版二刷
定　　價　450 元
I S B N　978-986-06497-1-0
書　　號　Health+175

Content Photography: All photos provided by
Phoenix Science Press, except some from
DENNIS INTERNATIONAL / B004 (P. 128).

國家圖書館出版品預行編目（CIP）資料

糖尿病，你吃對了嗎?營養科醫師的飲食調養黃金法則，
讓你安全、有效、快速穩定血糖 / 陳偉 主編. -- 二版. --
臺北市：大都會文化, 2021.07
288 面；17×23 公分

ISBN 978-986-06497-1-0（平裝）
1. 糖尿病 2. 健康飲食

415.668　　110007557

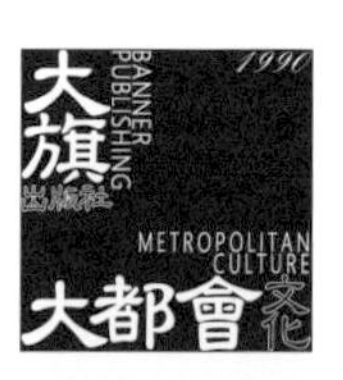

不可不知

Diabetes

糖尿病 68個Q&A

實用 基本常識・飲食・運動
解惑 生活調養・用藥・急救

《糖尿病，你吃對了嗎？》 贈品

大都會文化 出品

糖尿病基本知識 Q&A

Q1.什麼是原發性糖尿病？

A 原發性糖尿病是一種遺傳異質性疾病，會出現血糖緩慢增高、尿糖丟失、脂肪分解過度的情況，嚴重的會出現酮酸中毒。原發性糖尿病分為胰島素依賴性糖尿病和非胰島素依賴性糖尿病兩種。前者由胰島素分泌量降低引起，後者是胰島素正常，但葡萄糖刺激後，胰島素釋放反應降低引起代謝紊亂。

Q2.什麼是繼發性糖尿病？

A 繼發性糖尿病是指由某些原發病引起的慢性高血糖狀態，比如胰源性糖尿病、內分泌性糖尿病等。一般來說，如果原發病能得到根治，繼發性糖尿病也可以痊癒。

Q3.第1型和第2型糖尿病會相互轉化嗎？

A 就目前的觀點來看，第 1 型和第 2 型糖尿病不是同一類疾病，其病因和病理改變截然不同，是不會相互轉變的。雖然這兩種糖尿病都可以注射胰島素治療，但並不能說明二者會互相轉化的。

Q4.糖尿病會「傳染」嗎？

A 糖尿病不是傳染性疾病，並不會發生傳染，只是有遺傳傾向，但父母親都患有糖尿病，其子女並非一定罹患糖尿病；若父母親中只有一方有糖尿病，則子女患糖尿病的機率更底，並且糖尿病患者的子女注意飲食、控制體重、適當運動可以避免罹患糖尿病。

Q5.父母有糖尿病，子女就一定有嗎？

A 糖尿病與遺傳因素密切相關，是一種遺傳性疾病，但遺傳的並不是疾病本身，而是容易發生糖尿病的體質。有資料表明，父母親都是糖尿病患者，其子女得病的機率不超過 50%；若父母親中只有一方患糖尿病，則子女得病的機率為 20%～ 30%。在糖尿病家族中，糖尿病患者越多，其他成員患糖尿病的風險就越高。家族中如有一位以上的糖尿病患者，其他成員應該定期檢查盡早防範。

Q6.如何預防妊娠期糖尿病？

A 妊娠期的婦女進食增多、運動減少、體重增加，再加上懷孕期的生理變化導致糖代謝紊亂，所以極易發生糖尿病。為此，孕婦最好在懷孕第 18 週和第 32 週時到醫院進行血糖測定。同時合理安排飲食，避免進食高糖食品，少食多餐，多吃蔬菜和富含膳食纖維素的食物，注意維生素、鐵和鈣的補充，並且盡量選擇含糖量低的水果，千萬不可無節制地吃高糖分水果。

Q7.糖尿病能預防嗎？

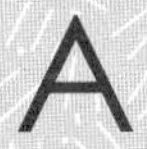

糖尿病雖然發病率高，但是並非不能避免，注意預防就可以大大降低糖尿病的罹患率。

一級預防

樹立正確的進食觀，採取合理的生活方式。熱量攝取適當、低糖、低鹽、低脂、高纖維、維生素充足是最佳飲食原則。

二級預防

定期測量血糖，以盡早發現無症狀性的糖尿病。中老年人應該將血糖測量列入常規的體檢項目。凡有皮膚異常、性功能減退、視力不佳、多尿、白內障等症狀，更要及時就診、檢查。

三級預防

糖尿病患者很容易併發其他慢性病，進而危及生命。因此要對糖尿病慢性併發症加強監測，做到早診斷、早治療，降低併發症危害。

Q8.治療糖尿病有最好的藥嗎？

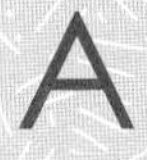

目前在世界上還沒有一種藥能完全根治糖尿病。治療糖尿病要因人施治、個體化治療、防治結合、綜合達標。所以治療糖尿病並沒有最好的藥品，只有最適合某個人的藥品。為了達到最好的治療效果，一定要根據自身經濟狀況等，在醫生的指導下用藥。

Q9.什麼是胰島素？

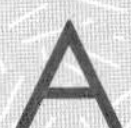

胰島素是由胰腺中的胰島 β 細胞分泌的一種蛋白質激素，是身體內唯一可以調節血糖的激素，還能促進肝醣、脂肪、蛋白質的合成。

胰島素分泌過多時，血糖下降迅速，腦組織受影響最大，會出現驚厥、昏迷，甚至引起胰島素休克。若胰島素分泌不足或胰島素受體缺乏，常導致血糖升高。

Q10.什麼是「索莫奇效應」和「黎明現象」？

A 索莫奇效應（Somogyi effect）是指當天夜裡出現低血糖，第二天早晨又出現高血糖的現象，一般第 1 型糖尿病患者易出現此類現象。

黎明現象（Dawn Phenomenon）是指糖尿病患者在夜間血糖平穩，在清晨 3 點到 9 點時段出現清晨高血糖的狀態。

Q11.罹患糖尿病就一定會有併發症嗎？

A 很多糖尿病患者可能聽說過這樣一句話，「糖尿病並不可怕，可怕的是糖尿病併發症」。因為糖尿病的併發症發生率非常高，並且致殘率高，從死因上看，糖尿病患者的死因也主要是各種併發症。但是並不是得了糖尿病就一定會得併發症，合理的飲食和運動是預防糖尿病併發症的重要手段。

Q12.什麼是葡萄糖耐受性受損？

A 正常人在進食了富含碳水化合物的食物後或服用葡萄糖後血糖會升高，但最高血糖不超過 180 mg/dL，且能保持在一個穩定範圍內，這是葡萄糖耐受性正常。葡萄糖耐受性受損是指身體對葡萄糖的耐受量降低，表現為血糖超過正常範圍，但又沒診斷為糖尿病。

Q13.血糖的主要來源是什麼？

A ❶食物如：米、麵、玉米、薯類、砂糖（蔗糖）、水果（果糖）、乳類（乳糖）等，經腸胃道的消化作用轉變成葡萄糖，經腸道吸收進入血液成為血糖。

❷儲存於肝臟中的肝醣原和儲存於肌肉的肌醣原分解成葡萄糖進入血液中。

❸非醣物質，即飲食中蛋白質、脂肪分解胺基酸、乳酸、甘油等透過醣異生作用而轉化成葡萄糖。

Q14.正常人的血糖有哪些去處？

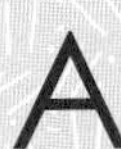

❶葡萄糖在組織器官中氧化分解供應能量。

❷在劇烈活動時或身體缺氧時，葡萄糖進行無氧酵解，產生乳酸及少量能量來補充身體急需。

❸葡萄糖可以合成肝醣原和肌醣原儲存起來。

❹多餘的葡萄糖可以在肝臟轉變為脂肪等。

Q15.什麼是糖尿病合併低血糖？

A 糖尿病患者的血糖值低於 70 mg/dL，即是低血糖。或出現低血糖症狀和徵狀：血糖值不低於此值，但因血糖短期內下降太多，如由 180 mg/dL 快速下降至 80 mg/dL，雖然血糖值正常，但也是低血糖。

Q16.治療糖尿病只要控制好血糖就行了嗎？

A 血糖雖然是診斷糖尿病的標準，但血糖正常不一定就沒有發展為糖尿病的可能。有些患者早晨空腹時血糖基本上正常，但吃了東西後血糖會忽然升高並持續較長時間。因此糖尿病除降糖外，還應降壓、調脂，並改變不良生活習慣，如戒煙、飲酒等。

Q17.做「耐糖試驗」需要注意哪些問題？

A

❶試驗前 3 天要保證足夠的碳水化合物進食量，一般每日攝取量不應低於 250 公克。

❷對可能影響血糖的藥物應停用一段時間，如利尿劑、腎上腺皮質激素及口服避孕藥等。

❸試驗前空腹 10 ～ 14 小時，也就是說，前一天必須吃晚餐，但之後就不要再吃東西了。

❹試驗中不要做劇烈的體力活動，不要大量飲水，不要抽菸，不要喝酒或咖啡等刺激性的飲料。

Q18.如何自我監測血糖？

A

❶血糖：每天測空腹、三餐後 2 小時血糖，病情穩定後，可每週 1 ～ 2 次。

❷血壓：糖尿病併高血壓患者，應堅持每天在家裡測量血壓。

❸體重：肥胖者應該每天在固定狀態下測量體重，有助於減少高血糖、高血壓、血脂異常等心血管疾病之危險因素。

❹糖尿病足：每天應有意識地觀察雙腳膚色，如發現異常，應及時就醫。每半年至 1 年，做一次糖尿病足篩檢。

Q19.如何借助儀器監測血糖？

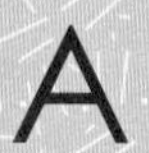

❶糖化血紅素：糖化血紅素是反映血糖控制好壞的重要指標，建議每 3 個月查一次。

❷血脂：血脂正常者，一般每年監測 1 ～ 2 次即可。血脂異常者，在治療期間應 1 ～ 3 個月複查一次。

❸表淺動脈超音波：至少 1 年做一次。如果頸動脈、下肢動脈出現動脈粥樣硬化，往往說明心臟、腦血管出現了問題。

❹眼底檢查：糖尿病患者應半年至 1 年檢查一次眼底。

❺尿液分析：可以幫助了解是否有尿道感染，是否有糖尿病酮酸中毒。建議 1 ～ 3 個月檢查一次。

❻微量白蛋白尿：這是反映早期糖尿病腎病變的重要指標，建議 3 ～ 6 個月檢查一次。

❼心電圖：許多糖尿病患者併發心血管疾病而無症狀，因此定期檢查心電圖特別重要。一般 1 ～ 3 個月查一次，若病情穩定，宜半年查一次。

Q20.糖尿病患者應該定期做哪些檢查？

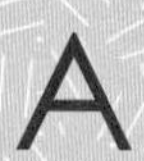

❶應至少每週測定一次脈搏數、血壓、體重及腰臀圍情況。

❷應至少每個月檢查一次血糖、尿液分析。尿液分析的檢查尤其應注意尿糖、尿蛋白、尿酮體的變化情況。

❸每 2 ～ 3 個月檢查一次糖化血紅素。

❹每半年至 1 年做一次眼底檢查。

❺每半年至 1 年檢查一次尿微量白蛋白。

❻每半年檢查一次肝功能、腎功能和血脂。

Q21.糖尿病患者什麼情況下該住院觀察治療？

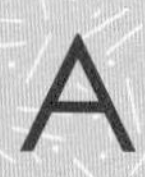

❶初得糖尿病的患者，住院治療能使其學會自我監測，掌握糖尿病的基本知識。

❷院外治療不易良好地控制血糖、血脂異常、血壓高、血糖波動大且查不出原因者。

❸急性併發症者。如酮酸中毒、乳酸性酸中毒、低血糖症。

❹處在感染、手術、腦中風、外傷、分娩、大出血、心肌梗塞等緊急狀態時的糖尿病患者。
❺發生嚴重慢性併發症的糖尿病患者。如糖尿病性視網膜病變、心律不整、糖尿病腎病變合併腎功能不全、糖尿病足等。

糖尿病患者的飲食 Q&A

Q22.糖尿病患者吃得越少越好嗎？

A 適當地減少飲食量，是有效控制糖尿病的重要舉措，但是這種限制是建立在保證能量需求的基礎上。如果不能提供獲得足夠熱量的食物，必然會導致營養不良，患者會出現頭昏眼花、疲乏無力等症狀，嚴重者還會因肝臟、胰腺功能障礙而加重病情。

Q23.糖尿病患者的理想早餐應包含哪些食物？

A

種類	食物	原理
碳水化合物	麵包、饅頭、花捲、麵條、麥片、包子、餛飩、餅乾等	碳水化合物是血液中葡萄糖的主要來源，是大腦所需能量最直接、最快速也是最簡單的供應者，營養早餐不可缺少
蛋白質	牛奶、雞蛋、豆漿、肉類等	如果早餐缺少蛋白質，血液中葡萄糖的濃度會下降很快，易飢餓
維生素礦物質	新鮮蔬菜、水果或蔬果汁等	在早餐中配以蔬菜或水果，更有利於營養平衡，並且是對早餐質量的提升

Q24.糖尿病患者如何低鹽飲食？

A 現代醫學研究表明，過多的鹽可促進澱粉消化和小腸吸收游離葡萄糖，引起血糖濃度增高。因此糖尿病患者不宜多吃鹽。糖尿病非高血壓患者每日的攝鹽量應在 5 公克以下，糖尿病腎病變患者每日的攝鹽量應不超過 3 公克。低鹽飲食還應減少含鹽食品的攝取，如醬油、大豆醬、甜麵醬、鹹菜、鹹肉、鹹魚、泡菜等，並且在烹飪時要在菜出鍋時再放鹽。此外，含鈉高的食品及蔬菜也應限制，如餅乾、味精、芹菜、茴香等。

Q25.糖尿病患者如何食用豆類食品？

A 豆類及其製品中含有一種「豆膠」的多醣物質，具有促進胰島素的分泌及改善組織細胞對胰島素的敏感性作用，可提高葡萄糖的利用率，有利於糖尿病病情的控制，綠豆、紅豆、黃豆、豆漿、豆芽、豆腐等豆類製品都可適當食用。但是糖尿病腎病變患者需低蛋白飲食，應少食豆類及其製品。

Q26.糖尿病患者可以吃薯類食品嗎？

A 番薯、馬鈴薯、芋頭、荸薺、菱角、豆薯等都屬於薯類食品，薯類食品一般含有較多的糖，所以糖尿病患者應該少吃，如果進食了一定量的薯類食品，應適當減少主食量，以免導致糖攝取過多而升高血糖。此外，薯類中的山藥具有降糖功效，可適當食用。

Q27.為什麼糖尿病患者應少嗑瓜子？

A 瓜子中含有油脂，會使血脂升高，一部分血脂可轉化為葡萄糖，導致血糖升高。嗑瓜子時，唾液會因黏附在瓜子殼上被吐出而損失，唾液的損失容易使糖尿病患者患上口腔潰瘍，糖尿病患者一旦患上口腔潰瘍則很難痊癒。因此糖尿病患者每天嗑瓜子不要超過 150 克，而且要將能量從總熱量中減去。

Q28.糖尿病患者怎樣控制飲食？

A ❶控制主食循序漸進，可每週減少 100 ～ 200 公克的主食，一般 1 個月左右應限制到每日 300 公克。

❷多吃高纖維食品，可增加耐飢餓的能力，如蕎麥麵等。

❸多吃有飽足感、低熱量的食品，如大白菜、黃瓜、豆芽、及豆類等。此外，糖尿病患者兩餐之間飢餓時，可進行加餐，但加餐的量要從正餐中減去。

Q29.糖尿病患者應遠離哪些食物？

A ❶富含雙醣或單醣的食物：如白糖、紅糖、糖果、糕點等，食後會使血糖迅速升高。

❷含飽和脂肪酸和膽固醇較多的食物，如牛油、豬油、羊油、蛋黃等，多吃會導致多種併發症。

❸熏、醃、泡製過的肉類和蔬菜不應該吃，這類食物中不但含有致癌物質，還會因鹽的攝取量增多而易併發高血壓。

Q30.副食含糖少可以多吃嗎？

A 肉、蛋、魚雖然含糖量不高，但卻富含蛋白質和脂肪，在體內可轉變成葡萄糖，此過程在糖尿病患者體內尤為活躍，多食會升高血糖，只是比主食遲緩得多。另外，過多攝取蛋白質會加重腎臟負擔，並能引起高尿酸血症。

Q31.糖尿病患者應如何吃雜糧？

A 燕麥、蕎麥、裸燕麥、苦蕎麥等雜糧中含有較豐富的膳食纖維、維生素和微量營養素，多食雜糧有利於糖尿病的防治，所以每個人都應該適當吃些雜糧。當然，如果天天頓頓都吃雜糧，對不少人來說難以接受，那樣吃反倒不能持久，可以用精糧與雜糧混合製成食品，味道較好，還可以將白米、白麵與雜糧混合食用或交替食用，比如說每天吃 1 ～ 2 頓雜糧，每頓吃一半雜糧等。

Q32.糖尿病患者選擇何種油脂好？

A 糖尿病患者應避免攝取過多的動物性油脂，如豬油、牛油、羊油等，以免給心血管帶來負擔。在植物油中，糖尿病患者可以選擇不飽和脂肪酸含量較豐富的橄欖油、山茶油、苦茶油、花生油、玉米油等。糖尿病患者常有血脂異常的情形，所以選擇高單元不飽和脂肪酸的油脂較適合糖尿病患者食用，但食用量同樣要受到限制，每人每天不超過 25 公克。

糖尿病患者的運動 Q&A

Q33.哪些運動對糖尿病患者最適宜？

A 對任何一位糖尿病患者來說，以選擇適量的、全身性的、有節奏的運動項目為宜。如散步、快走、慢跑、廣播體操、騎自行車及各類健身操、打太極拳、球類、划船、爬山、上下樓梯等。

Q34.糖尿病患者為什麼不宜晨運？

A 糖尿病患者多伴有心腦血管併發症，早晨氣溫較低，遇冷空氣刺激很容易突然發病。清晨運動的糖尿病患者大多是空腹鍛鍊，極易誘發低血糖，甚至引起低血糖昏迷。糖尿病患者（尤其是伴有心腦血管併發症者）在清晨到上午 9 點這段時間內不宜進行運動。

Q35.有心肌梗塞病史的糖尿病患者如何運動？

A 處在心肌梗塞急性階段的糖尿病患者應臥床休息，不能進行運動。4 ～ 8 週的恢復早期，可進行一些簡單的活動，如舉胳膊、抬腿等。8 週至 6 個月，可以慢速散步等。6 個月以後可以逐漸延長運動時間和增加運動強度，如打太極拳等，但絕不可以劇烈活動。運動中一旦出現心痛、胸悶、氣喘、大汗不止，或活動後心電圖顯示心肌缺血等，則應暫時減少運動強度或停止運動。

Q36.爬山能降血糖嗎？

A 爬山可使糖尿病患者對胰島素的敏感性增強，促進全身組織比休息時更能利用血糖，從總體上降低血糖；爬山能增強身體各器官尤其是心、腦、肝、腎、肺的免疫防病功能，抵禦糖尿病對各個臟器的侵犯；爬山能加速脂肪分解，改善脂代謝，有利於預防糖尿病心腦血管併發症。但爬山時應注意在活動前少吃一些食物或飯後 1 小時再開始爬山，以免發生低血糖，爬山後不要感覺過度疲勞。

Q37.家務勞動能代替運動嗎？

A 家務勞動不能完全代替運動，因為家務勞動雖然繁瑣、累人，但實際上消耗的熱量是很少的，屬於一種輕體力勞動，且常以局部運動為主，不能代替全身運動。因此糖尿病患者還是要安排單獨的時間來運動。至於進行何種運動，可以根據自己的工作、居家環境和具體條件酌情選擇。

Q38.糖尿病患者如何自我監控運動量？

A ❶運動量不足：運動後身體沒出汗、無發熱感。脈搏數無任何變化或在 2 秒內很快恢復。

❷運動量過大：運動後氣喘、胸悶、大汗淋漓、食慾減退。運動後 15 分鐘內脈搏數尚未恢復正常，第二天渾身痠痛、無力。

❸運動量適宜：運動後有微汗滲出，並伴有輕度的肌肉痠痛，但休息後即可恢復。第二天精力充沛，睡眠和食慾良好。

Q39.糖尿病患者如何確保運動安全？

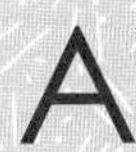

❶不要在寒風中或大太陽下運動。

❷隨身攜帶糖尿病病人卡。卡上要填寫姓名、年齡、住址及電話號碼、現在使用的胰島素或口服降糖藥的劑量、出現意外其他人應如何處理等。

❸運動前最好在腹部等肌肉運動少的部位注射胰島素。若注射在四肢，運動時會加快胰島素的吸收，易造成低血糖。

❹運動中如果出現胸痛、胸悶或腿痛，應立即停止運動。

❺每天檢查雙腳。糖尿病患者的雙腳是最易受傷害的部位，每天堅持洗腳並細心檢查，以便及時發現感染、紅腫、水泡等症狀。

Q40.為什麼運動時間安排要跟隨服藥的時間？

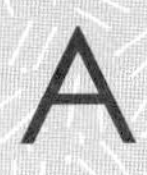

糖尿病患者要以服藥的時間為中心來安排運動，這樣能防止運動中出現低血糖的症狀。一般來說，服用降糖藥的糖尿病患者可以在飯後1小時左右開始活動，因為運動能夠降低血糖，飯後1小時降糖藥物的藥力開始減弱，從而避免了降糖作用的疊加，降低了低血糖的發生率。而一些在四肢注射胰島素的患者，如果注射後馬上就運動，會加快胰島素的吸收量，很容易發生低血糖。另外，沒有吃降糖藥物且病情較輕的糖尿病患者，必須要透過改變生活方式來調整血糖，可以選擇在空腹時運動。

Q41.運動療法都有哪些潛在的副作用？

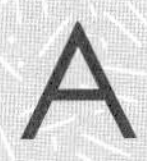

運動對糖尿病患者來說具有諸多的好處，但運動療法潛在的副作用也應引起糖尿病患者的重視。

❶視網膜有病變的糖尿病患者，運動後視網膜出血的可能性增加，而且還易加重病情。

❷運動會加重心臟負擔，誘發心絞痛甚至心肌梗塞。

❸運動會增加糖尿病腎病變的患者腎臟的血流量，使尿蛋白的排出量增加，加重腎臟的病變。

❹血壓過高的糖尿病患者，運動後可能會發生姿勢性低血壓。

❺採用磺脲類藥物或胰島素治療的糖尿病患者，在運動中易發生低血糖。

❻部分糖尿病患者，尤其是第1型糖尿病患者，在血糖沒有得到良好控制的情況下運動，會使血糖上升，出現尿酮體，甚至酮酸中毒。

Q42.罹患糖尿病的兒童可以參加哪些運動？

A 患糖尿病的兒童在血糖獲得較好的控制之後，可以根據年齡和個人愛好選擇適量的運動。較適宜兒童糖尿病患者的運動包括騎單車、羽毛球、跑步、足球、桌球、踢毽子等。注射胰島素的兒童患者在胰島素作用的高峰期應避免有危險的運動，如攀高或游泳等，以免出現低血糖而發生危險；兒童患者運動時最好隨身帶上一些食物、糖果和飲用水，以便在發生低血糖或口渴時進食；天氣太熱或運動時間過長時，還要防止脫水。當然，如果兒童患者有感冒、發燒或酮酸中毒時，應該臥床休息，避免運動。

糖尿病患者的用藥 Q&A

Q43.糖尿病患者用藥時要注意什麼？

A ❶根據自己病情，在醫生指導下用藥，千萬不可隨意用藥。

❷如果開始服用某一種降糖藥時效果良好，服用一段時間後效果不那麼理想時，則是產生了耐藥性，應改服其他降糖藥物。

❸用法用量要遵醫囑，不可擅自減量或加量。

❹服藥期間，如同時服用磺胺藥、阿斯匹靈、抗甲狀腺藥物、單胺氧化酶抑制劑等，均應減少降糖藥物的劑量，因為它們能增強降糖藥物的作用，易引起低血糖，甚至會發生低血糖休克。

❺用藥後不可突然中斷，以免病情惡化，甚至出現酮酸中毒。

Q44.胰島素應該怎麼用？

A 最初胰島素都是使用注射器注射，現在一般都使用胰島素筆型注射器，因相對來說更方便，且容易攜帶，用量也好控制，因此很多糖尿病患者選擇使用。

Q45.什麼情況下需要注射胰島素？

A ❶第1型糖尿病患者必須接受外源胰島素才能得以控制血糖時。

❷第 2 型糖尿病患者經口服降糖藥足夠劑量治療一段時間後，療效不明顯，血糖始終很高，可改用胰島素治療。

❸糖尿病患者具有進行性發展的慢性併發症時，如視網膜病變，或出現糖尿病腎病變後。

❹糖尿病患者併發高滲症候群及酮酸中毒時。

❺患糖尿病的婦女處於妊娠期與分娩期時。

❻糖尿病患者伴慢性消耗性疾病、重度感染、需進行外科手術等情況時。

Q46.胰島素有哪些類型？

A

速效型：諾和瑞諾易筆（NovoRapid Flex pen）、優泌樂（Humalog）等。

短效型：優泌林常規型（Humulin R）、愛速基因人體胰島素（Actrapid 100 IU/ML）等。

中效型：優泌林中效型（Humulin N）、因速來達胰島素注射液（Insulat-ard）等。

超長效型：蘭德仕（Lantus）、瑞和密爾諾易筆（Levemir Flex pen）等。

混合型：由不同比例的短效型胰島素和中效型胰島素混合而成，如優泌林混合型 70 ／ 30（Humulin 70/30 100 IU/ML）等。

Q47.使用胰島素治療應注意什麼？

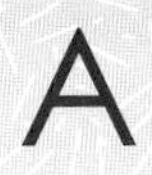

採用胰島素強化治療可能會導致體重增加、低血糖。因此有嚴重低血糖危險的患者，如近期有嚴重低血糖史者、對低血糖缺乏感知者、患愛迪生氏病者（Addison's disease）、β-阻斷劑治療者、垂體功能低下者，幼年和高齡患者，有糖尿病晚期併發症者（已行腎臟移植者除外），有其他縮短預期壽命的疾病或醫療情況者，酒精中毒和藥物成癮者，精神病或精神遲緩者，都不宜進行胰島素強化治療。

Q48.如何識別胰島素瓶上的標誌？

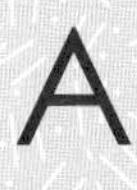

常見的標誌有：RI（簡寫為 R）代表短效胰島素；NPH（簡寫為 N）代表中效胰島素；PZI 代表長效胰島素；30R（或 70 ／ 30）表示 30%短效胰島素和 70%中效胰島素的混合型胰島素，50R（或 50 ／ 50）表示 50%短效胰島素和 50%中效胰島素的混合型胰島素；U-40 表示胰島素的濃度是 40 U/ml（單位／毫升），U-100 表示胰島素的濃度是 100 U/ml。

Q49.使用胰島素後出現水腫怎麼辦？

A 使用胰島素後出現的水腫為暫時性的，輕者幾天內自行消退，重者1～2週內消退，一般不必特殊治療。水腫嚴重者，可用利尿劑對症治療。對有血壓增高或有腎臟病、心臟病者，則應給予相應治療。

Q50.胰島素的用量如何控制？

A 胰島素起始劑量

2歲以上：0.25～0.5U／公斤（體重）

青春期兒童：0.7～1U／公斤（體重）。

胰島素全天用量

部分病情緩解的兒童患者：0.5U／公斤（體重）以下

病程長的青春期患者：0.7～1U／公斤（體重）

青春期者：1.2～1.5U／公斤（體重）或更高劑量

青春期結束後：胰島素用量須下降。

Q51.打胰島素過敏怎麼辦？

A 局部過敏的處理方法：

❶換另一品牌胰島素。

❷經常變換注射部位。

❸必要時口服抗組織胺藥。

全身過敏的處理方法：

❶改用人胰島素（Humulin，優泌林），對其過敏者，改用其類似物。

❷如第2型糖尿病患者情況許可，可暫停胰島素，待過敏反應消失後，再進行脫敏治療。若不能停用胰島素，必須及時送醫院就診。

❸必要時口服抗組織胺藥。

Q52.注射胰島素會上癮嗎？

A 對於第1型糖尿病和中晚期的第2型糖尿病，往往需要注射胰島素，將血糖控制在理想範圍。但是很多病人擔心注射胰島素會上癮。其實這是錯誤的！是否需要注射胰島素是醫生根據病人的病情評估後所決定，並不會導致胰島素成癮和胰島素依賴性。

Q53.常見口服降糖藥有哪些？

A 磺脲類：甲苯磺丁脲（tolbutamide）、氯磺丙脲（chlorpropamide）、格列本脲（Glibenclamide）、格列齊特（gliclazide）等。

雙胍類：主要有苯乙雙胍（phenformin）、二甲雙胍（metformin）。

苯甲酸衍生物：瑞格列奈（Repaglinide）。

胰島素增敏劑：羅格列酮（Rosiglitazone）。

α-葡萄糖苷酶抑制劑：醣祿錠（Acarbose）。

Q54.什麼時間服用口服降糖藥效果最好？

A α-葡萄糖苷酶抑制劑，透過競爭性抑制小腸刷狀緣的α-葡萄糖苷酶，來減慢糖的分解和吸收，從而降低飯後血糖，因此應在餐前幾分鐘吃下。二甲雙胍類降糖藥因為有抑制食慾的作用，宜在就餐前服用，胃腸反應太大者也可在飯中或飯後服用。磺脲類降糖藥的作用是促進胰島β細胞分泌胰島素，從而降低血糖，所以要在餐前30分鐘左右服用。

Q55.如何保存好胰島素製劑？

A 胰島素製劑在高溫下容易分解失效。溫度在30～50℃時，各種胰島素都會部分失效；溫度在55～60℃時，各種胰島素均會迅速失效。但存放胰島素的溫度也不能太低，胰島素冰凍後即變性，失去生物活性。因此胰島素應在10℃以下的溫度中冷藏。在2～8℃的冰箱冷藏室中可保持活性2～3年不變，在此種溫度和此種環境下即使保存已部分抽吸使用的胰島素也是如此。注射胰島素時，應將胰島素放在溫度不超過30℃並大於2℃的避光處。

Q56.老年糖尿病患者不宜用哪些降糖藥？

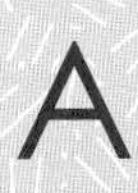

❶磺脲類。格列本脲（Glibenclamide）適合輕中度的60歲以下成年糖尿病患者，60歲以上的老年糖尿病患者應慎用。老年人由於生理功能減退，胰島素拮抗激素減少，糖異生功能降低，而且老年糖尿病患者容易併發肝腎功能不全，對胰島素和藥物的清除能力下降，會使格列本脲（Gliben-clamide）在體內蓄積，達到一定的蓄積量後極易誘發低血糖症，嚴重時可出現低血糖昏迷甚至死亡。

❷雙胍類。長期服用雙胍類的降糖藥將造成吸收不良，易導致葉酸和維生素B_{12}

缺乏；大劑量會導致酮血症、乳酸血症及電解質紊亂，死亡率會高達 50%。由於老年糖尿病患者常併發多種疾病，如心臟、腎臟等疾患，若服用危險性更大。老年糖尿病患者宜選擇蓄積較少、作用緩和的降糖藥物。

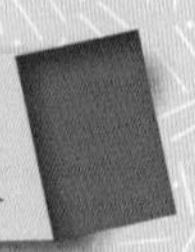

糖尿病患者的生活調養 Q&A

Q57.糖尿病患者外出時要注意什麼？

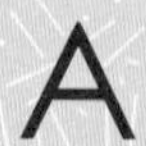

❶向醫師要一份病歷摘要及處方影本。
❷攜帶血糖測量儀和測尿糖的試紙。
❸備足所需藥品。根據旅遊的天數準備 2 倍的藥量，分裝在不同的旅行袋內，隨身攜帶。
❹準備些餅乾、牛奶、三明治等食物，以備延誤用餐時食用。
❺準備補充糖分的食物，如果汁、方糖等。
❻準備腳部護理所需的物品，如乳液、指甲刀、棉襪等。
❼準備兩雙方便走路的鞋，供長時間步行用。

Q58.糖尿病患者能開車嗎？

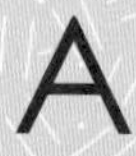

糖尿病患者可以開車，但是要注意以下幾個問題：
❶避免做專職司機。過度勞累既不利於糖尿病病情的控制，也不利於行車安全。
❷避免在血糖控制不好的情況下開車。
❸出現糖尿病併發症時避免開車。有些併發症對開車影響極大，如視網膜病變會影響糖尿病患者的視力，極易導致危險。
❹準備補充糖分的食物，及時補充糖分，防止低血糖情況的發生。

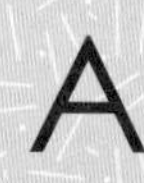

Q59.糖尿病患者睡懶覺不利於血糖控制嗎？

A 早晨 4 點到上午 10 點，是血糖最容易升高的時段，如果糖尿病患者早上睡懶覺，不按時用藥，整個白天的血糖規律就會被澈底打亂，將引起血糖的升高，增加腎臟的負擔，隨後導致血糖的波動，增加對血管的傷害，加重病情。
糖尿病患者晚上睡覺的時間不要太遲，最好在 22 點前，而第二天早晨應在 6 點至 8 點起床，這樣才能保證血糖不受影響。

Q60.糖尿病患者搭乘飛機時要注意什麼？

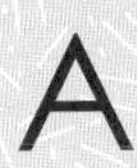

❶如果血糖沒有得到很好的控制，最好暫時取消。

❷近期出現過酮酸中毒、高滲性昏迷等急性併發症，或者併發冠心病、心臟自主神經病變、心律不整、腎衰竭、甲亢等疾病，及在心腦血管意外後處於手術恢復期，都不適合乘坐飛機。

❸在乘坐飛機的前幾天最好將身體調整到良好的狀態，充分休息，保持旺盛的精力和體力。

❹在登機前可適當服用抗暈止吐藥物，避免暈機。

❺旅行過程中，要注意合理膳食，在飛機上可以適當減少進食，避免血糖異常波動，但要注意多飲水，避免身體缺水。

❻如果是長途（3 小時以上）飛行，可適當進食，以補充飛行負荷所帶來的能量消耗。

❼飛行途中，記得按時測量血糖和應用降糖藥物，以便將血糖控制在正常範圍，避免發生意外。

Q61.糖尿病患者能泡溫泉嗎？

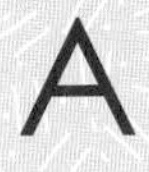

因為溫泉的溫度高，泡溫泉時血管舒張，容易出汗，造成脫水，引起血糖升高。而注射了胰島素的糖尿病患者泡溫泉，將使胰島素吸收加快，出現低血糖反應。此外，皮膚長時間浸泡在過熱而且酸性較高的溫泉水裡，受水中礦物質或硫磺的刺激，會使皮膚變得乾燥而發癢，臨床上稱為「溫泉皮膚炎」。糖尿病患者的皮膚較一般人脆弱，發生「溫泉皮膚炎」的可能性更大，甚至會引起潰瘍。建議糖尿病患者在血糖穩定的情況下，可短時間泡泡溫泉，最好每 15 分鐘起來休息一下，溫度不宜超過 40℃，並且要及時補充水分。

Q62.糖尿病婦女如何避孕？

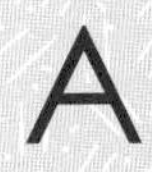

患有糖尿病的婦女不宜口服避孕藥，也不宜採用在體內放置避孕環的方法避孕，因為用電子顯微鏡觀察時顯示，在糖尿病婦女體內放置的避孕環上面，有大量的硫和氯化物的沉澱物存在。這類物質對避孕環有較強的腐蝕作用，避孕環長時間受到腐蝕後，阻礙受孕的作用就會減弱。糖尿病婦女比較安全可靠的避孕方法是輸卵管結紮術，或是讓丈夫做輸精管結紮術。糖尿病患者一般都存在不同程度的血管損害和病變，長期口服避孕藥，會進一步增加心、腦血管疾病的發病風險，用安全套避孕也是糖尿病婦女的一種選擇。

Q63.家庭護理糖尿病患者要掌握哪些要點？

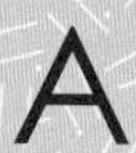

❶ 學習有關糖尿病的基本知識和防治常識，督促患者加強信心，配合醫生治療。

❷ 飲食符合醫生的要求，並符合患者的口味。

❸ 應用降糖藥時注意觀察藥物的療效及副作用，了解低血糖的表現和緊急處理措施。

❹ 提醒患者注意皮膚清潔，尤其是口腔、陰部、腳部的清潔，預防感染，有炎症、癰和創傷時要及時治療。

❺ 督促患者按時服藥，學會注射胰島素。

❻ 鼓勵患者戒煙、戒酒。

❼ 督促患者做適當的運動，注意運動時的安全。

❽ 督促或提醒患者定期到醫院複診、檢查。

❾ 細心觀察患者的食慾和精神狀態，以此判斷患者病情的好壞。

❿ 提醒患者注意併發症的出現。

Q64.糖尿病患者泡腳時要注意什麼？

A 晚上睡覺前用熱水泡泡腳可促進血液循環，然而糖尿病患者因末端神經對熱的感覺遲鈍，無法判斷水溫的高低，常已燙傷時還不自知，同時微循環障礙和血管病變使皮膚和血管不能正常擴張，血液供應的減少使皮膚沒有足夠的血液把熱量帶走，而導致熱量在腳部的某個部位聚集，導致燙傷的發生。所以糖尿病患者泡腳時水溫不要超過體表溫度。

糖尿病患者的急救 Q&A

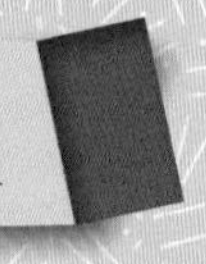

Q65.糖尿病患者昏迷時如何急救？

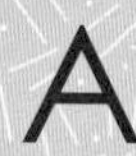

首先要辨別患者是低血糖性昏迷還是高血糖性昏迷。

若患者有意識並能吞嚥的話，那麼低血糖性昏迷就餵患者喝下糖水，高血糖性昏迷就餵患者喝下加鹽的茶水或低鹽番茄汁。

若患者失去意識，則應讓其平躺，解開衣領，保證呼吸通暢。

若患者未能快速恢復意識，則應立即送往醫院。

Q66.糖尿病患者發生低血糖時如何急救？

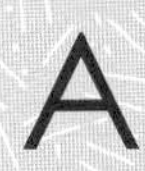

❶ 讓糖尿病患者臥床，保持安靜狀態。

❷ 病情較輕且神志清醒者，可將 25 ～ 50 克紅糖、白糖或葡萄糖用溫水化開後喝下，一般 10 分鐘左右症狀即可消失。

❸ 病情嚴重、神志不清，但能吞嚥者，可將糖調成糊狀，讓患者慢慢嚥下，如服糖後仍不能甦醒，應送醫院搶救，可於靜脈注射 40 ～ 60 毫升濃度為 50%的葡萄糖溶液，或打點滴（濃度為 10%的葡萄糖溶液）。

❹ 患者甦醒後可讓其進食米、麵類食物，以防再度昏迷。

Q67.糖尿病酮酸中毒如何急救？

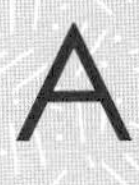

如果糖尿病患者發生酮酸中毒卻又一時來不及送往醫院，應立即採用一些簡易的急救方法，如讓患者多飲水，包括飲淡鹽水（1,000 毫升水加 9 公克食鹽）、每 2 ～ 3 小時深部肌肉注射短效胰島素 10 ～ 20 單位等，並設法盡快送往醫院救治。

Q68.如何護理糖尿病病足壞死的患者？

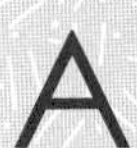

糖尿病病足壞死僅靠治療是不夠的，完善的護理會使治療達到事半功倍的效果。

❶局部處理。對腳部壞死組織應分期分次清除，以保持切口和創口引流通暢。感染性傷口須用 3%雙氧水和 0.1%的洛赫西定擦洗，即使是對非感染性的小創傷也不例外。局部應改善微循環，每天換藥 1 次。患者宜抬高患肢，以利血液回流。

❷飲食護理。根據患者的理想體重計算出每日的總熱量，糖尿病病足壞死的患者因感染，熱量消耗大，應適當增強 10%～ 20%的熱量。

❸保持腳部清潔。糖尿病病足壞死的患者會出現肢端痛和感覺障礙，每晚睡前宜用溫水泡腳（非患側），每次 10 ～ 15 分鐘，水溫不宜高，泡腳後要將趾隙間處的水分擦乾。每週應剪指甲 1 次，以防抓傷腳部皮膚，導致感染。

隨書附贈　非賣品